卫生职业教育数字化创新教材

供高等职业教育护理、助产等医学相关专业使用

妇产科护理

（第 3 版）

主　编　谭　严
副主编　王丽君　李德琴
编　者　（按姓氏汉语拼音排序）
胡　欢　毕节医学高等专科学校
蒋　佩　重庆三峡医药高等专科学校
李德琴　襄阳职业技术学院
林仁娟　皖西卫生职业学院
刘爱珍　宜春职业技术学院
陆　雯　梧州职业学院
谭　严　重庆三峡医药高等专科学校
王丽君　沧州医学高等专科学校
徐雅轲　郑州卫生健康职业学院
郑昌婧　唐山职业技术学院

科学出版社
北　京

内 容 简 介

本教材全面介绍了妊娠期、分娩期及产褥期母婴护理相关知识，妇科常见病、多发病疾病患者的护理，同时还介绍了计划生育及生殖护理等内容。在重要章节或内容前用临床案例进行引导，增强学生分析问题、解决问题和适应实际工作的能力。将医护人员、医学相关科技工作者的先进事迹和课程内容相结合，编写了“医者仁心”模块，对学生进行医德医风教育，提升学生职业荣誉感，将价值塑造、知识传授和能力培养三者融为一体。

本教材可供高等职业教育护理、助产等医学相关专业使用。

图书在版编目（CIP）数据

妇产科护理 / 谭严主编. —3 版. —北京：科学出版社，2023.6
卫生职业教育数字化创新教材
ISBN 978-7-03-075414-1

Ⅰ. ①妇… Ⅱ. ①谭… Ⅲ. ①妇产科学-护理学-高等职业教育-教材
Ⅳ. ①R473.71

中国国家版本馆 CIP 数据核字（2023）第 068548 号

责任编辑：段婷婷 / 责任校对：周思梦
责任印制：霍 兵 / 封面设计：涿州锦晖

科学出版社 出版
北京东黄城根北街 16 号
邮政编码：100717
http：//www.sciencep.com

三河市骏杰印刷有限公司印刷
科学出版社发行 各地新华书店经销
*
2013 年 3 月第 一 版 开本：850×1168 1/16
2023 年 6 月第 三 版 印张：17
2026 年 3 月第十三次印刷 字数：515 000

定价：69.80 元

（如有印装质量问题，我社负责调换）

前　言

党的二十大报告对新时代新征程上推进健康中国建设作出了新的战略部署，提出“把保障人民健康放在优先发展的战略位置”。这凸显了以人民为中心的发展思想，是推进中国式现代化的重要内涵。这对医药卫生事业提出了更高要求。贯彻落实党的二十大决策部署，积极推动健康事业发展，离不开人才队伍建设。“培养造就大批德才兼备的高素质人才，是国家和民族长远发展大计。”教材是教学内容的重要载体，是教学的重要依据、培养人才的重要保障。本次教材修订旨在贯彻党的二十大报告精神，坚持为党育人、为国育才。

本教材是根据《高等职业学校专业教学标准》《职业教育专业目录（2021 年）》要求，以人才培养目标为依据，由来自全国不同地区、不同学校的妇产科护理专家和一线教师悉心编写而成。

《妇产科护理》实践应用性强，本教材在体现“三基”（基本理论、基本知识、基本技能）、“五性”（思想性、科学性、启发性、先进性、适用性）的基础上，注重加强医者仁心教育，在培养精湛医术的同时，教育引导学生始终把人民群众生命安全和身体健康放在首位，尊重患者，善于沟通，提升综合素养和人文修养。

本教材共 23 章，其中第 1 章、第 2 章介绍了妇产科护理学的基础知识，第 3 章至第 6 章具体讲解了正常及异常妊娠期妇女的护理，第 7 章至第 9 章为正常及异常分娩期母婴的护理，第 10 章及第 11 章为正常及异常产褥期妇女的护理，第 12 章至第 23 章全面介绍了妇科炎症、肿瘤、内分泌疾病等常见病、多发病，计划生育及妇产科常用护理技术等妇产科护理相关知识。每章以“案例”引导学生带着具体问题学习；挖掘蕴含于课程内容的思政元素，形成“医者仁心”模块，积极引导当代医学生树立正确的世界观、人生观和价值观，实现与思想政治理论课的同向同行。为适应现代教育信息技术在教学上的广泛应用，增设了配套的信息化数字资源，为学生提供丰富的学习资源，充分发挥学习者的主体作用。

本教材得到了编者所在院校领导和广大妇产科护理教师的指导和帮助，在此表示诚挚的谢意！鉴于临床妇产科护理的快速发展，也限于编者们的知识面和护理实践的区域局限性，书中若存在疏漏和不妥之处，热忱欢迎广大读者批评指正，以便修订完善，共同打造精品教材。

编　者

2023 年 3 月

配 套 资 源

欢迎登录“中科云教育”平台，**免费**数字化课程等你来！

“中科云教育”平台数字化课程登录路径

电脑端

- 第一步：打开网址 http://www.coursegate.cn/short/1C8OB.action
- 第二步：注册、登录
- 第三步：点击上方导航栏“课程”，在右侧搜索栏搜索对应课程，开始学习

手机端

- 第一步：打开微信“扫一扫”，扫描下方二维码
- 第二步：注册、登录
- 第三步：用微信扫描上方二维码，进入课程，开始学习

PPT 课件，请在数字化课程中各章节里下载！

目 录

第1章 女性生殖系统解剖与生理

第1节 女性生殖系统解剖

案例 1-1

王女士，28 岁，身高 163cm，体重 65kg。2 年前结婚，婚后性生活正常，采取避孕措施，现计划备孕。夫妇俩到医院进行孕前检查及咨询，护士评估王女士的月经情况。

问题： 1. 评估王女士的月经情况，需要从哪些方面进行询问？

2. 哪些指标可以帮助评估王女士有无排卵？正常月经周期中排卵时间如何估算？

一、外生殖器

女性外生殖器是指生殖器官的外露部分，位于两股内侧间，前为耻骨联合，后为会阴，包括阴阜、大阴唇、小阴唇、阴蒂和阴道前庭，统称为外阴（图 1-1）。

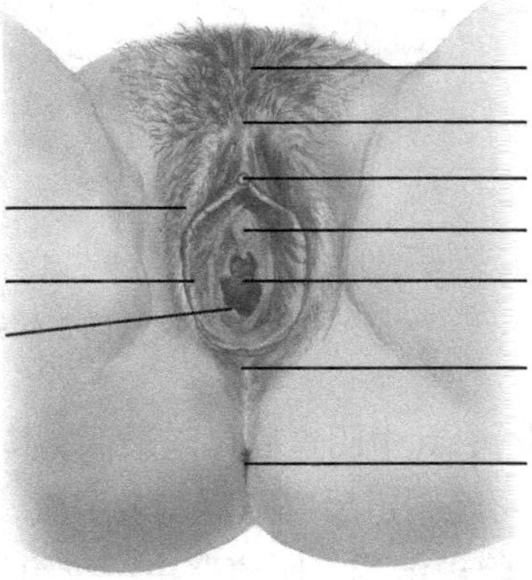

图 1-1　女性外生殖器

（一）阴阜

阴阜（mons pubis）即耻骨联合前方隆起的脂肪垫。青春期该区域皮肤开始生长阴毛，呈倒三角形分布。阴毛为女性第二性征之一，其疏密、精细、色泽可因人或种族而异。

（二）大阴唇

大阴唇（labium majus）是近两股内侧的一对隆起的皮肤皱襞，起自阴阜，止于会阴。两侧大阴唇前端左右两侧相互联合形成唇前连合，后端在会阴体前相融合称为唇后连合。外侧面为皮肤，多有色素沉着，皮层内有皮脂腺和汗腺，湿润似黏膜。大阴唇皮下组织松弛，脂肪较厚，内含丰富的血管、淋巴管和神经，外伤时易形成血肿，疼痛明显。

（三）小阴唇

小阴唇（labium minus）是位于大阴唇内侧的一对薄皱襞。表面湿润、无阴毛，神经末梢丰富，是性兴奋敏感部位。两侧小阴唇在前端融合，分为前后两叶，前叶形成阴蒂包皮、后叶形成阴蒂系带。大、小阴唇于后端会合，在正中线形成阴唇系带。

（四）阴蒂

阴蒂（clitoris）位于两侧小阴唇顶端的联合处，类似男性的阴茎海绵体，可勃起，为性反应器官。阴蒂自前向后分为阴蒂头、阴蒂体、阴蒂脚三部分，仅阴蒂头暴露于外阴。

（五）阴道前庭

阴道前庭（vaginal vestibule）为两侧小阴唇之间的菱形区，前为阴蒂，后为阴唇系带，该部位有以下结构。

1. 前庭球 又称球海绵体，位于前庭两侧，由勃起组织构成。表面被球海绵体肌覆盖。

2. 前庭大腺 又称巴氏腺，位于大阴唇后部，如黄豆大小，左右各一。腺管细长（1～2cm），开口于阴道前庭后方小阴唇与处女膜之间的沟内。性兴奋时，分泌黏液起润滑作用。正常情况下不能触及此腺，若腺管闭塞，可形成前庭大腺囊肿或前庭大腺脓肿。

3. 尿道外口 位于阴蒂头后下方，其后壁上有一对尿道旁腺，其分泌物有润滑尿道口的作用。腺体开口小，常为细菌潜伏之处。

4. 阴道口及处女膜 位于前庭后部。阴道口覆盖有一层较薄的黏膜皱襞，称为处女膜。膜中央有一小孔，孔的大小、形状及膜的厚薄因人而异。处女膜多在初次性交或剧烈运动时撕裂，阴道分娩时进一步破损，产后仅留有处女膜痕。

二、内 生 殖 器

女性内生殖器位于真骨盆内，包括阴道、子宫、输卵管和卵巢，临床上，将输卵管和卵巢合称为子宫附件（图 1-2）。

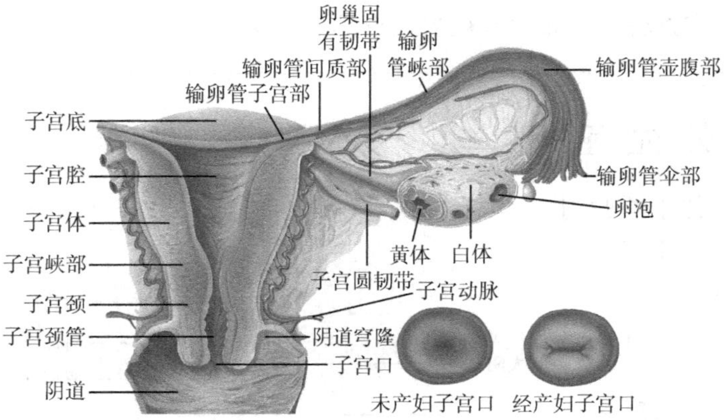

图 1-2 女性内生殖器

（一）阴道

阴道（vagina）是性交器官，也是月经排出及胎儿娩出的通道。

1. 位置和形态 位于真骨盆的下部中央，是一上宽下窄的管道，前壁短（7～9cm），后壁长（10～12cm）。上端包绕子宫颈阴道部，下端开口于前庭后部。环绕子宫颈周围的组织称为阴道穹隆。按其位置分为前、后、左、右四部分，其中阴道后穹隆最深，其顶部与盆腔位置最低的直肠子宫陷凹紧密相贴，当盆腔有积液或出血时，可经阴道后穹隆穿刺或引流，是某些疾病诊断和手术实施的途径。

2. 组织结构 阴道壁由纤维组织膜、肌层和黏膜构成。阴道壁富含静脉丛，损伤后易出血或形成血肿。黏膜层由非角化复层鳞状上皮覆盖，无腺体，色淡红，横行皱襞多，伸展性大。阴道上端 1/3 处黏膜受性激素影响产生周期性变化。幼女与绝经后妇女阴道黏膜上皮薄，容易受伤及感染。肌层由内环和外纵两层平滑肌构成，纤维组织膜与肌层紧密粘贴。

（二）子宫

子宫（uterus）是产生月经、孕育胚胎与胎儿的器官，也是精子到达输卵管的通道。

1. 位置 子宫位于盆腔中央，膀胱与直肠之间，下端接阴道，两侧为输卵管和卵巢。膀胱空虚时，子宫一般呈前倾前屈位。女性直立时，子宫底位于骨盆入口平面之下，子宫颈外口位于坐骨棘水平稍上方。子宫的正常位置主要依靠子宫韧带、盆底肌肉和筋膜的支托，若盆底组织结构受损或功能障碍均可导致子宫脱垂。

2. 形态 子宫是一个腔小、壁厚的肌性器官，呈前后略扁的倒置梨形，重约 50g，长 7～8cm，宽 4～5cm，厚 2～3cm，容量约 5ml。子宫上部较宽的称子宫体，子宫体顶部隆起部分称为子宫底，子宫底两侧称为子宫角，与输卵管相通。子宫下部较窄处呈圆柱状，称为子宫颈。子宫体与子宫颈的比例因年龄而异，青春期前为 1∶2，性成熟期为 2∶1，老年期后为 1∶1。

子宫体与子宫颈之间形成的最狭窄部分，称为子宫峡部，在非孕期长约1cm，其上端为解剖学内口，下端为组织学内口。妊娠期子宫峡部变软变长，妊娠末期可达7～10cm，形成子宫下段，成为软产道的一部分。子宫颈内腔呈梭形，成年妇女2.5～3.0cm，下端通向阴道称子宫颈外口。未产妇的子宫颈外口呈圆形，经产妇受分娩的影响呈横裂状。子宫颈以阴道为界，分为伸入阴道内的子宫颈阴道部和其上的子宫颈阴道上部（图1-3）。

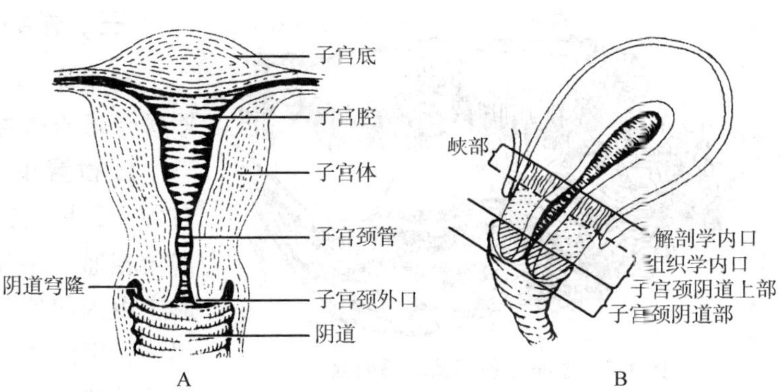

图1-3　子宫各部

A. 子宫冠状断面；B. 子宫矢状断面

3. 组织结构　子宫体与子宫颈组织结构不同。

（1）子宫体　子宫体壁由内向外由子宫内膜层、肌层和浆膜层构成。①子宫内膜层：为黏膜层，由内向外分为致密层、海绵层和基底层三层。内膜表面的2/3为致密层和海绵层，统称为功能层，受卵巢性激素影响，发生周期性变化而脱落，靠近子宫肌层的1/3为基底层，不受性激素影响，无周期性变化，功能层脱落后由此层再生。②子宫肌层：较厚，由大量平滑肌组织、少量的弹力纤维与胶原纤维组成。分为外、中、内3层：内层肌纤维环形排列，中层肌纤维围绕血管交叉排列成网状，子宫收缩时压迫血管，起到有效止血作用；外层肌纤维纵行排列，是子宫收缩的起点。③子宫浆膜层：为覆盖子宫底部及其前后面的脏腹膜。腹膜在近子宫峡部处向前反折覆盖膀胱，形成膀胱子宫陷凹。在子宫颈后方及阴道后穹隆向后反折覆盖直肠，形成直肠子宫陷凹，是盆腔位置的最低部位，具有重要临床意义。

（2）子宫颈　主要由结缔组织组成，含有少量的平滑肌纤维、血管及弹力纤维。子宫颈管黏膜为单层高柱状上皮，分泌碱性黏液形成黏液栓堵塞子宫颈管，有一定阻止病原体入侵的作用，黏液栓的成分及其性状受卵巢性激素影响发生周期性变化。子宫颈阴道部由复层鳞状上皮覆盖，子宫颈外口柱状上皮与鳞状上皮交接处是子宫颈癌的好发部位。

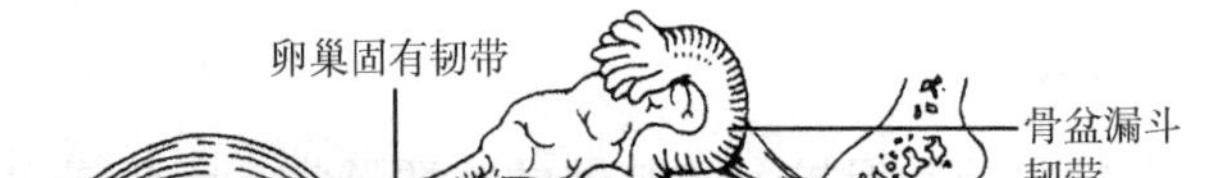

图1-4　子宫各韧带

4. 子宫韧带　子宫韧带共有4对（图1-4），韧带与骨盆底肌肉和筋膜共同维持子宫的正常位置。

（1）子宫圆韧带　呈圆条索状，起自双侧子宫角的前面输卵管的稍下方，向前外侧走行到达两侧骨盆侧壁，经腹股沟管止于两侧大阴唇前端。具有维持子宫呈前倾位置的作用。

（2）子宫阔韧带　位于子宫两侧的双层腹膜皱襞，呈翼状，维持子宫在盆腔正中的位置。子宫阔韧带有前后两叶，其上缘游离，内2/3部包绕输卵管，外1/3部包绕卵巢动、静脉，形成骨盆漏斗韧带，又称卵巢悬韧带。卵巢内侧与子宫角之间的子宫阔韧带稍增厚，称为卵巢固有韧带或卵巢韧带。卵巢与子宫阔韧带后叶相接处称为卵巢系膜。子宫阔韧带中有丰富的血管、神经、淋巴管及大量疏松结缔组织，称为子宫旁组织。子宫动静脉和输尿管均从子宫阔韧带基底部穿过。

（3）子宫主韧带　又称为子宫颈横韧带。在子宫阔韧带的下部，横行于子宫颈两侧和骨盆侧壁之间。有固定子宫颈正常位置的作用，若主韧带松弛，可致子宫脱垂。

（4）子宫骶韧带　起于子宫颈的后上侧方，向两侧绕过直肠，终于第2、3骶椎前面。向后向上牵引子宫颈，间接维持子宫处于前倾位置。

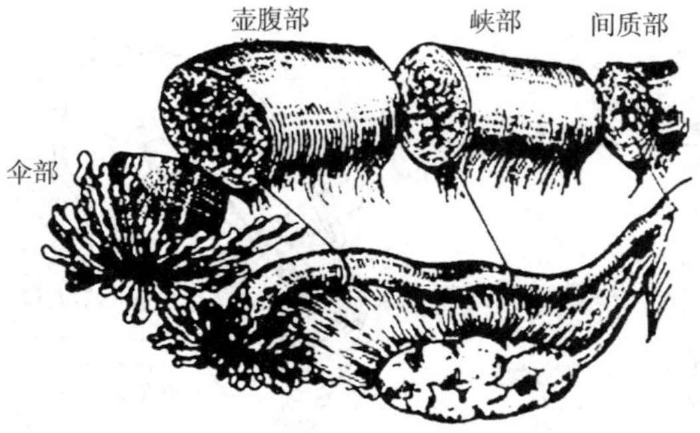

图 1-5 输卵管各部及其横断面

（三）输卵管

输卵管（fallopian tube，oviduct）是受精的场所，也是输送受精卵的通道（图 1-5）。

1. 位置和形态 输卵管位于子宫阔韧带的上缘内，左右各一，是细长而弯曲的肌性管道，长 8～14cm。内与子宫角相通，外端游离呈伞状，与卵巢接近。根据输卵管的形态由内向外分为四部分。①间质部：穿行于子宫角内的部分，短而狭窄，长约 1cm，管腔最窄。②峡部：在间质部的外侧，管腔较细而直，长 2～3cm，为输卵管结扎术的结扎部位。③壶腹部：在峡部外侧，管腔宽大、弯曲、壁薄，长 5～8cm，为正常受精部位。④伞部：呈漏斗状，长 1～1.5cm，开口于腹腔，有"拾卵"的作用。

2. 组织结构 输卵管从内向外由黏膜层、平滑肌层、浆膜层（腹膜）构成。①内层：为黏膜层，由单层高柱状上皮覆盖，上有纤毛细胞，其纤毛朝向子宫腔摆动。②中层：为平滑肌层，肌层有节律地收缩，可引起输卵管由远端向近端蠕动。③外层：为浆膜层，系子宫阔韧带上缘腹膜延伸包绕输卵管而成。输卵管肌肉的收缩和黏膜上皮细胞的形态、分泌及纤毛摆动也受卵巢性激素的影响，呈周期性变化，但其内膜变化不如子宫内膜明显。

（四）卵巢

卵巢（ovary）是女性性腺器官，具有产生与排出卵子、分泌性激素的功能。

1. 位置和形态 卵巢在外侧骨盆漏斗韧带和内侧卵巢固有韧带作用下，悬于骨盆壁与子宫之间。卵巢为一对扁椭圆形的腺体，成年女性卵巢大小约 4cm×3cm×1cm，重 5～6g，灰白色。其大小、形状随年龄而不同，青春期前表面光滑，青春期排卵后，表面逐渐凹凸不平。绝经后卵巢萎缩、变小变硬。

2. 组织结构 卵巢表面无腹膜，利于排卵，但同时卵巢癌也易于扩散。表面由单层立方上皮覆盖，称为生发上皮。卵巢组织分为外层的皮质和内层的髓质。皮质内有大小不等的各级发育卵泡及结缔组织；髓质内无卵泡，含有疏松结缔组织及丰富的血管、神经、淋巴管及少量平滑肌纤维。

三、骨　盆

骨盆（pelvis）是躯干和下肢之间的骨性连接，是支持躯干和保护盆腔脏器的重要器官。女性骨盆是胎儿自然分娩时必经的骨产道，其大小、形状直接影响分娩能否顺利进行。女性骨盆宽而浅，有利于胎儿娩出。

（一）骨盆的组成

1. 骨盆的骨骼 骨盆由一块骶骨、一块尾骨及左右各一块髋骨共同组成。每块髋骨又由髂骨、坐骨及耻骨融合而成。骶骨由 5～6 块骶椎融合而成，第一骶椎向前突出的部分为骶岬；尾骨由 4～5 块尾椎组成（图 1-6）。

2. 骨盆的关节 包括耻骨联合、骶髂关节和骶尾关节。耻骨联合为两耻骨之间的纤维软骨，妊娠期受激素影响变松动，在分娩过程中可出现轻度分离，有利于胎儿的娩出。两髂骨与骶骨之间相接形成骶髂关节。骶尾关节有一定活动性，分娩时后移增加骨盆出口前后径。

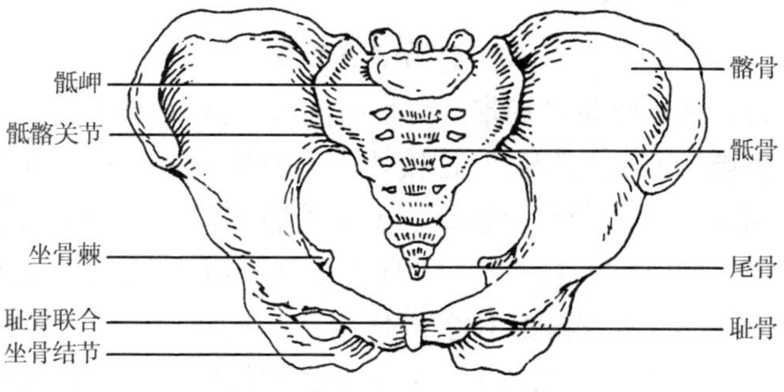

图 1-6 正常女性骨盆（前上观）

3. 骨盆的韧带　在关节与耻骨联合周围均有韧带附着。骶、尾骨与坐骨棘之间的韧带为骶棘韧带，骶棘韧带宽度是判断中骨盆有无狭窄的重要指标。骶、尾骨与坐骨结节之间的韧带为骶结节韧带。妊娠期受激素的影响，韧带稍松弛，各关节的活动略增加，有利于分娩。

（二）骨盆的分界

骨盆是以耻骨联合上缘、两侧髂耻缘及骶岬上缘的连线为界，将骨盆分为真、假骨盆两部分。分界线以上是假骨盆，又称大骨盆，为腹腔的一部分，与产道无直接关系，但可间接反映真骨盆的大小。分界线以下是真骨盆，又称小骨盆，是胎儿娩出的骨产道。真骨盆有上（骨盆入口）、下（骨盆出口）两口，其间为骨盆腔，呈前浅后深形态，骨盆腔的中轴称骨盆轴，分娩时胎儿沿此轴方向娩出。真骨盆分为三个平面，入口、中骨盆和出口平面，并对应相关径线，是影响分娩的重要因素（具体内容详见第7章第1节影响分娩的因素）。

（三）骨盆标记

1. 骶岬　第一骶椎上缘向前明显突出，称为骶岬，是妇科腹腔镜手术的重要标志之一，也是测量对角径的重要标记，与骨盆入口平面大小密切相关。

2. 坐骨棘　位于真骨盆的中部，为坐骨后缘突出部分。两坐骨棘连线的长短是衡量中骨盆大小的重要径线，坐骨棘平面是分娩时判断胎儿下降的重要标志，阴道检查时可触及。

3. 耻骨弓　耻骨两降支的前部相连构成耻骨弓，正常女性骨盆耻骨弓角度＞90°，角度大小可反映骨盆出口横径的宽度。

4. 坐骨结节　位于真骨盆的下部，为坐骨体与坐骨支后部的粗糙隆起，是骨盆的最低点。可在体表扪及。两坐骨结节内侧缘的距离是骨盆出口的横径，决定着骨盆出口的大小。

5. 髂嵴　髂骨翼上缘肥厚形成弓形的髂嵴，其前端为髂前上棘。髂嵴与髂前上棘是骨盆外测量的重要标记。

（四）骨盆底

骨盆底由多层肌肉和筋膜构成，封闭骨盆出口。主要功能是承载和维持盆腔器官于正常位置。尿道、阴道和肛管从此穿过，分娩时可不同程度地损伤骨盆底，若骨盆松弛，可致盆腔器官膨出、脱垂。骨盆底由外向内分为3层。

1. 外层　为骨盆底浅层肌肉与筋膜，在外生殖器、会阴皮肤和皮下组织的下面。由会阴浅筋膜及深面的三对肌肉（球海绵体肌、坐骨海绵体肌、会阴浅横肌）和肛门外括约肌组成。该层肌肉的肌腱会合于阴道外口与肛门之间。

2. 中层　即泌尿生殖膈。由上、下两层筋膜及之间的会阴深横肌、尿道括约肌构成。其中有尿道和阴道穿过。

3. 内层　即盆膈。为骨盆底最坚韧的一层，由两侧肛提肌及筋膜组成，封闭骨盆下口，由前向后有尿道、阴道及直肠穿过。肛提肌纤维每侧从前内向后外由耻尾肌、髂尾肌、坐尾肌三部分组成，左右对称，向下向内合成漏斗状。肛提肌起最重要的支托作用，且有些肌纤维在阴道及直肠周围交织，加强了肛门括约肌与阴道括约肌的作用。

会阴（perineum）有广义与狭义之分。广义会阴是指封闭骨盆出口的所有软组织。狭义会阴是指位于阴道口和肛门之间的楔形软组织，又称为会阴体（perineal body），厚3～4cm，由外向内逐渐变窄呈楔形，由表及里为皮肤、皮下脂肪、筋膜、部分肛提肌和会阴中心腱。会阴伸展性很大，妊娠后逐渐变软，有利于分娩。分娩时需要保护，以免发生组织裂伤。

四、血管、淋巴及神经

（一）血管

女性生殖器官的血管与淋巴管相伴行，各器官间静脉及淋巴管以丛、网状相吻合。

1. 动脉 女性内、外生殖器官的血液供应主要来自卵巢动脉、子宫动脉、阴道动脉及阴部内动脉。

（1）卵巢动脉 自腹主动脉发出，分别供应输卵管、卵巢、子宫血液。

（2）子宫动脉 为髂内动脉前干分支，在腹膜后沿骨盆侧壁向下向前，经子宫阔韧带基底部、子宫旁组织到达子宫外侧，相当于子宫颈内口水平约 2cm 处，横跨输尿管达子宫侧缘后分为上下两支，分别供应子宫体、卵巢、输卵管、子宫颈及阴道上段血液。

（3）阴道动脉 为髂内动脉前干分支，主要供应阴道中段血液。

（4）阴部内动脉 为髂内动脉前干终支，分别供应阴道下段、会阴、外生殖器、直肠下段及肛门血液。

2. 静脉 盆腔静脉与同名动脉相伴行，但数量更多，在相应器官及其周围形成静脉丛，且相互吻合，因此盆腔静脉感染容易蔓延。卵巢静脉与同名动脉伴行，右侧汇入下腔静脉，左侧汇入左肾静脉，故左侧盆腔静脉曲张较多见。

（二）淋巴

女性生殖器官和盆腔均具有丰富的淋巴系统，淋巴结通常沿相应的血管排列，成群或成串分布，分为外生殖器淋巴与盆腔淋巴两组。当内、外生殖器官发生感染或恶性肿瘤时，常沿各部回流的淋巴管扩散或转移，引起相应淋巴结肿大。

（三）神经

女性内、外生殖器官由躯体神经（包括运动及感觉神经）和自主神经支配。外生殖器主要由（第Ⅱ、Ⅲ、Ⅳ骶神经分支）支配。内生殖器主要由交感神经和副交感神经支配。子宫平滑肌有自主节律活动，因此完全切除其神经后仍能有节律性收缩，甚至完成分娩。临床上可见低位截瘫产妇仍能自然分娩。

五、邻 近 器 官

女性生殖器官与尿道、膀胱、输尿管、直肠及阑尾相邻。其不仅在位置上相邻，其血管、淋巴及神经也有密切联系。当某一器官有病变时，常累及邻近器官，妇产科手术时应注意避免损伤邻近器官。

1. 尿道 是一条肌性管道，始于膀胱三角尖端，止于阴道前庭部的尿道外口，长 4～5cm。女性尿道短而直，且与阴道接近，易引起泌尿系统感染。肛提肌及筋膜对尿道有支持作用，因分娩等原因受损时，可出现张力性尿失禁。

2. 膀胱 是囊状肌性器官。空虚膀胱位于耻骨联合和子宫之间，膀胱充盈可妨碍盆腔检查，妇科手术时易受损伤，故妇科检查及手术前必须排空膀胱。膀胱底部与子宫颈及阴道前部相连，其间组织疏松，当盆底肌肉及其筋膜受损，可致膀胱与尿道膨出。

3. 输尿管 是一对肌性圆索状管道，全长约 30cm，粗细不一。起自肾盂，在腹膜后沿腰大肌前面偏中线侧下行，在骶髂关节处跨过髂外动脉起点的前方进入骨盆腔，继续沿髂内动脉下行，到达子宫阔韧带基底部向前内方，在子宫颈外侧约 2cm 处，于子宫动脉下方穿过，再经阴道侧穹隆斜向前内进入膀胱底，在膀胱肌壁内斜行开口于膀胱内面。在进行子宫附件切除或子宫动脉结扎时，应避免损伤输尿管。

4. 直肠 在盆腔后部，上接乙状结肠，下接肛管，全长 15～20cm，前为子宫及阴道，后为骶骨。其中肛管长 2～3cm，借会阴体与阴道下段分开，若阴道分娩时会阴严重撕裂，常与阴道后壁一并膨出，重者损伤肛管。

5. 阑尾　是盲肠内侧壁的盲端细管，长 7～9cm。形似蚯蚓，常位于右髂窝内。其长短、位置、粗细变异较大，其下端有时可达右侧输卵管及卵巢位置，女性患阑尾炎时可能累及右侧附件。妊娠合并急性阑尾炎时，增大的子宫将阑尾推向外上侧，容易延误诊断。

第2节　女性生殖系统生理

女性一生各阶段具有不同的生理特征，体现了下丘脑-垂体-卵巢轴功能发育、成熟和衰退的变化过程。熟悉其生理变化是诊治及护理女性生殖内分泌疾病的基础。

一、女性一生各阶段生理特点

根据年龄和生理特点可将女性一生分为胎儿期、新生儿期、儿童期、青春期、性成熟期、绝经过渡期和绝经后期 7 个阶段。

（一）胎儿期

从卵子受精开始到胎儿出生称为胎儿期。受精卵是由父系和母系来源的 23 对（46 条）染色体组成的新个体，其中性染色体 X 与 Y 决定胎儿的性别，即 XY 合子发育为男性，XX 合子发育为女性。

（二）新生儿期

出生后 4 周内称为新生儿期。女性胎儿因受母体性激素影响，其子宫内膜和乳房均有一定程度的发育，出生后因脱离母体环境，血中性激素水平迅速下降，可出现少量阴道出血，即假月经，乳房可稍肿大或有少许泌乳，均属生理现象，短期内会自行消失。

（三）儿童期

从出生 4 周至 12 岁左右称儿童期。儿童早期（8 岁以前）下丘脑-垂体-卵巢轴功能处于抑制状态，生殖器为幼稚型，子宫、卵巢及输卵管均位于腹腔内；儿童后期（8 岁起），下丘脑促性腺激素释放激素抑制状态解除，卵巢有少量卵泡发育，但不成熟也不排卵；子宫、卵巢及输卵管降至盆腔；乳房和内生殖器开始发育增大，脂肪分布开始出现女性特征，其他性征也开始出现。

（四）青春期

青春期是指由儿童期向性成熟期过渡的一段快速生长时期，是女性内分泌、生殖、体格、心理等逐渐发育成熟的过程。世界卫生组织（WHO）提出青春期为 10～19 岁。此期的生理特点如下。

1. 生殖器官（第一性征）逐渐发育成熟　在促性腺激素作用下，卵巢增大，卵泡开始发育和分泌雌激素；阴阜隆起，大、小阴唇变肥厚并有色素沉着；阴道长度及宽度增加，阴道黏膜变厚，子宫增大，子宫体和子宫颈比例变为 2∶1；输卵管变粗，弯曲度减小，黏膜出现许多皱襞与纤毛；卵巢增大，皮质内有不同发育阶段的卵泡，致使卵巢表面稍呈凹凸不平。此时已初步具有生育能力。

2. 第二性征出现　除生殖器官外，其他女性特有的性征即第二性征。乳房发育是女性第二性征的最初特征。随着肾上腺雄激素分泌增加，阴毛和腋毛开始出现；其他包括声调变高、骨盆宽大、胸和肩部皮下脂肪增多等。

3. 月经初潮　女性第一次月经来潮称为月经初潮，为青春期的重要标志。月经来潮表明卵巢产生的雌激素已经达到一定水平，能引起子宫内膜脱落出现月经。但此时由于中枢对雌激素的正反馈机制尚未成熟，月经周期常不规律。

4. 其他　青春期少女体格生长速度加快。此外，青春期女性出现性意识，关注自我形象，情绪易出现波动，应引起注意和关心。

（五）性成熟期

性成熟期又称生育期，是卵巢生殖功能与内分泌功能最旺盛的时期。一般自 18 岁左右开始，持续 30 年左右。此期卵巢功能成熟并分泌性激素，已建立规律的周期性排卵。生殖器官及乳房在卵巢分泌的性激素作用下发生周期性变化。

（六）绝经过渡期

绝经过渡期指从开始出现绝经趋势直至最后一次月经的时期。一般始于 40 岁，历时短为 1～2 年，长为 10～20 年。此期卵巢功能逐渐减退，卵泡数明显减少且易发生卵泡发育不全，因而月经不规律，常为无排卵性月经。最终卵巢内卵泡自然耗竭，对垂体促性腺激素丧失反应，导致卵巢功能衰竭。月经永久性停止，称绝经。我国妇女平均绝经年龄为 49.5 岁，80%在 44～54 岁。1994 年 WHO 提出废除“更年期”这一术语，推荐采用“围绝经期”一词，将其定义为从卵巢功能开始衰退直至绝经后 1 年内的时期。围绝经期妇女由于卵巢功能减退，雌激素水平降低，容易出现潮热、出汗、失眠、抑郁或烦躁等，称为绝经综合征。

（七）绝经后期

绝经后期是指绝经后的生命时期。在早期阶段，卵巢间质仍能分泌少量雄激素，在外周组织转化为雌酮，维持体内较低水平的雌激素。妇女 60 岁以后进入老年期。此阶段卵巢功能完全衰退、生殖器官进一步萎缩退化，主要表现为雌激素水平不能维持女性第二性征，生殖器官进一步萎缩老化，易患萎缩性阴道炎，骨代谢异常而引起骨质疏松，易发生骨折。

二、月经及其临床表现

月经（menstruation）是指伴随卵巢周期性变化而出现的子宫内膜周期性脱落及出血。规律月经的建立是生殖功能成熟的重要标志。月经初潮年龄多在 13～15 岁，可以早至 11～12 岁，或迟至 15～16 岁；若 16 岁以后月经尚未来潮，应及时就医。月经初潮年龄受遗传、营养、气候、环境等因素影响。

1. 月经血的特征 月经血呈暗红色，除血液外，尚含有子宫内膜碎片、炎性细胞、子宫颈黏液及脱落的阴道上皮细胞。来自子宫内膜的大量纤维蛋白溶酶溶解纤维蛋白，因此，通常月经血不凝，若出血速度过快，也可形成血块。

2. 正常月经的临床表现 正常月经具有周期性。出血第 1 日为月经周期的开始，两次月经第 1 日的间隔时间，称为月经周期。一般为 21～35 日，平均 28 日。每次月经的持续时间，称为经期，一般为 2～8 日，平均 4～6 日。每次月经的总失血量，称为经量，正常为 20～60ml，超过 80ml 为月经过多。

3. 月经临床表现 月经期多数女性无特殊不适，但由于盆腔充血，可以引起腰骶部酸胀等不适。个别女性可有膀胱刺激症状（如尿频）、轻度神经系统不稳定症状（如头痛、失眠、精神忧郁、易于激动）、胃肠功能紊乱（如食欲缺乏、恶心、呕吐、便秘或腹泻），以及鼻黏膜出血、皮肤痤疮等，一般不影响妇女的正常工作和学习。

4. 经期健康教育 月经是一种生理现象，首先应解除不必要的思想顾虑，保持精神平和、愉快。经期应注意防寒保暖，避免淋雨、冷水浴，保持外阴清洁干燥，禁止阴道冲洗、盆浴、游泳及性生活；少吃寒凉食物、忌食辛辣等刺激性食物；避免举重、剧烈运动和重体力劳动。

三、卵巢功能及其周期性变化

卵巢具有产生卵子并排卵的生殖功能和分泌性激素的内分泌功能。

（一）卵泡的发育及排卵的周期性变化

从青春期开始到绝经前，卵巢在形态和功能上发生周期性变化，称为卵巢周期。新生儿出生时卵巢内有 100 万～200 万个卵泡，至青春期只剩下 30 万～40 万个。女性一生中仅 400～500 个卵泡发育成熟并排卵，其余卵泡发育到一定程度自行退化，称为卵泡闭锁。

正常生育期女性每个月经周期可有 3～11 个卵泡发育，但一般只有一个优势卵泡发育成熟并排卵，排卵前成熟卵泡直径可达 18～23mm。排卵多发生在两次月经中间，一般在下次月经来潮之前 14 日左右，卵子可由两侧卵巢轮流排出，也可由一侧卵巢连续排出。

排卵后卵泡液流出，卵泡壁塌陷，卵泡壁的卵泡颗粒细胞和卵泡内膜细胞向内侵入，周围由卵泡外膜包围，共同形成黄体，排卵后 7～8 日黄体体积和功能达到高峰，若排出的卵子未受精，黄体在排卵后 9～10 日开始退化。排卵日至月经来潮为黄体期，一般为 14 日，黄体功能衰退后月经来潮，此时卵巢又有新的卵泡发育，开始新的周期（图 1-7）。

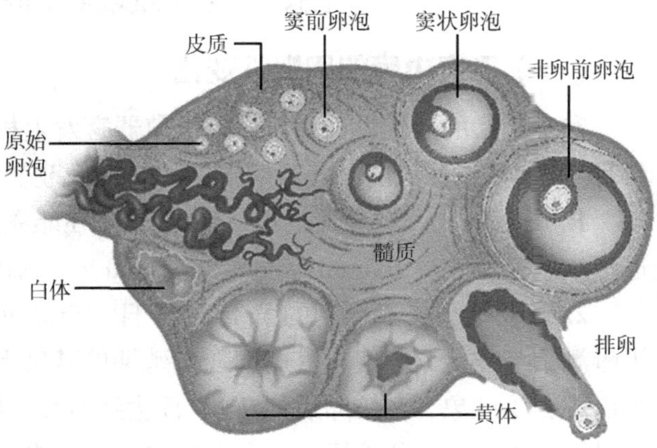

图 1-7　卵巢的周期性变化

黄体退化时萎缩变小，组织纤维化，外观色白，称为白体。若卵子受精，则黄体在胚胎滋养细胞分泌的绒毛膜促性腺激素（hCG）作用下增大，转变为妊娠黄体，至妊娠 3 个月末退化。

（二）卵巢分泌的性激素及其周期性变化

卵巢合成及分泌的性激素主要为雌激素、孕激素及少量雄激素，均为甾体激素。

1. 雌激素　卵巢主要合成雌二醇（E_2）及雌酮（E_3）。E_2 是生物活性最强的雌激素。

在卵泡早期，雌激素分泌量很少，随着卵泡发育，于排卵前达高峰，排卵后稍减少。排卵后 1～2 日，黄体开始分泌雌激素，血液中雌激素又逐渐增加，在排卵后 7～8 日黄体成熟时，血液中雌激素达第二高峰，但低于排卵前第一高峰。此后黄体萎缩，雌激素水平急剧下降，于月经期前降至最低水平。

雌激素的主要生理功能：①对生殖系统的作用：促进和维持子宫发育，增加子宫对缩宫素的敏感性；促进子宫内膜增生和修复；使子宫颈口松弛，子宫颈黏液分泌增加、变稀薄，有利于精子通过；促进输卵管上皮细胞的分泌活动，增强输卵管节律性收缩的振幅；促进阴道上皮细胞的增生、分化、成熟及角化，使细胞内糖原增加；促进外生殖器发育。②对第二性征的作用：促进乳腺管增生，乳头、乳晕着色；促进其他第二性征发育。③代谢作用：促进体内水钠潴留，降低血液循环中胆固醇水平，维持和促进骨基质代谢，促进钙、磷的重吸收及其在骨质中沉积等。④调节作用：通过对下丘脑和垂体的正、负反馈调节，控制促性腺激素的分泌。

2. 孕激素　孕酮是卵巢分泌的具有生物活性的主要孕激素。卵泡期卵泡不分泌孕酮，排卵前成熟卵泡分泌少量孕酮，排卵后卵巢黄体分泌孕酮，随着黄体的发育其分泌量显著增加，排卵后 7～8 日黄体成熟时分泌量达高峰；以后逐渐下降，到月经来潮时达最低水平。

孕激素常在雌激素作用基础上发挥其作用。主要生理功能：①对生殖系统的作用：使增殖期子宫内膜转化为分泌期内膜，有利于受精卵着床；可降低子宫对缩宫素的敏感性，从而抑制子宫收缩，有利于受精卵与胎儿在子宫腔内生长发育；使子宫颈口闭合，黏液变黏稠，阻止精子及微生物进入；抑制输卵管节律性收缩；促进阴道上皮细胞脱落。②对乳腺作用：促进乳腺腺泡发育。③代谢作用：促进体内水与钠的排泄。④调节作用：参与下丘脑、垂体的反馈调节；对体温调节中枢有兴奋作用，正常女性在排卵后基础体温可升高 0.3～0.5℃，即在月经周期中基础体温呈双相型，这可作为判断排卵、排卵日期及黄体功能的指标之一。

3. 雄激素 女性雄激素主要来自肾上腺，卵巢分泌少量雄激素，主要是睾酮。排卵前血液中雄激素水平升高，可促进非优势卵泡闭锁，并可提高性欲。其主要生理功能：①对生殖系统的作用：促使阴蒂、阴唇和阴阜发育，促进阴毛、腋毛生长。②代谢作用：促进蛋白合成和肌肉生长，刺激骨髓中红细胞的增生；在性成熟期，促使长骨骨基质生长和钙的沉积；性成熟后可导致骨骺的关闭，使生长停止；促使肾远曲小管对水、钠的重吸收并保留钙。

四、子宫内膜及其他生殖器官的周期性变化

（一）子宫内膜的周期性变化

卵巢激素的周期性变化，导致生殖器官发生相应的变化，其中子宫内膜的变化最为明显。以一个正常月经周期 28 日为例，其组织形态的周期性改变可分为 3 期。

1. 增殖期 月经周期的第 5～14 日。在雌激素影响下，内膜上皮、腺体、间质及血管增殖，内膜逐渐生长变厚，由 0.5mm 增生至 3～5mm。子宫内膜的增生与修复在月经周期第 2～3 日即已开始。

2. 分泌期 月经周期的第 15～28 日，与卵巢周期中的黄体期对应。排卵后，卵巢内形成黄体，分泌雌激素与孕激素，使子宫内膜在增殖期的基础上继续增厚，血管迅速增加，间质疏松、水肿，腺体增大出现分泌现象，在排卵后的 7～8 日达到高峰，与胚泡植入同步。至月经周期的第 24～28 日，子宫内膜可厚达 10mm，呈海绵状，含丰富的营养物质。

3. 月经期 月经周期的第 1～4 日。卵子未受精，黄体功能衰退，雌、孕激素水平骤然下降，子宫内膜螺旋小动脉开始收缩痉挛，血管远端的管壁及所供应的组织缺血、缺氧，继而坏死，坏死的子宫内膜功能层从基底层脱落，脱落的碎片与血液从阴道排出，形成月经。

（二）子宫颈黏液的周期性变化

子宫颈内膜腺细胞的分泌受雌、孕激素的影响，有明显的周期性变化。子宫颈黏液检查可了解卵巢的功能。月经来潮后，由于体内雌激素水平低，子宫颈黏液分泌量少。随雌激素水平增高，子宫颈黏液分泌量逐渐增多，至排卵前黏液拉丝可长达 10cm 以上，有利于精子通行。取黏液涂于玻片，显微镜下可见羊齿植物叶状结晶。这种结晶于月经周期的第 6～7 日即可出现，至排卵前最典型，月经周期的第 22 日左右完全消失。排卵后，受孕激素影响，黏液分泌量减少，变浑浊黏稠，拉丝易断，涂片镜下可见成行排列的椭圆体。

（三）输卵管的周期性变化

在雌、孕激素的影响下，输卵管也发生周期性变化。在雌、孕激素的协同作用下，受精卵才能通过输卵管正常到达子宫腔。

（四）阴道黏膜的周期性变化

随着体内雌、孕激素的变化，阴道黏膜也发生周期性改变，临床上常根据阴道脱落细胞的变化，间接了解雌激素水平和排卵情况。其中阴道上段黏膜改变更为明显。排卵前，受雌激素影响，黏膜上皮增生，表层细胞角化，以排卵期最显著。细胞内有丰富的糖原，糖原被阴道乳酸杆菌分解为乳酸，使阴道保持酸性环境，可以抑制致病菌的繁殖。排卵后，受孕激素影响，阴道黏膜表层上皮大量脱落，脱落细胞多为中层细胞或角化前细胞。

五、月经周期的调节

月经周期的调节是一个非常复杂的过程，与下丘脑、垂体和卵巢的功能密不可分。三者均有其独特

的内分泌功能，在神经中枢的参与下互相调节、互相影响，形成一个完整而协调的神经内分泌系统，称为下丘脑–垂体–卵巢轴（HPOA）。

（一）下丘脑分泌的调节激素与功能

下丘脑弓状核神经细胞分泌促性腺激素释放激素（GnRH），其生理功能是调节垂体促性腺激素的合成和分泌。其呈脉冲式释放，GnRH 的脉冲式释放可调节卵泡刺激素与黄体生成素的比值。

（二）垂体分泌的调节激素及其功能

在 GnRH 作用下，腺垂体（垂体前叶）分泌的相关激素有促性腺激素和催乳素。

1. 促性腺激素 包括卵泡刺激素（FSH）和黄体生成素（LH）。FSH 和 LH 均为糖蛋白激素，共同促进卵泡发育及成熟、促进排卵并形成黄体。

2. 催乳素（PRL） 是由腺垂体的催乳细胞分泌的多肽激素，具有促进乳汁合成的功能。

（三）卵巢的激素及反馈作用

卵巢在 FSH 和 LH 的作用下，使卵泡、黄体依次发育，分泌雌激素、孕激素，两者作用于子宫内膜及其他生殖器官使其发生周期性变化。雌、孕激素在体内达到一定水平后对下丘脑–垂体产生正、负反馈。

1. 雌激素 对下丘脑可产生正反馈与负反馈两种作用。排卵前，随着卵泡的发育，雌激素水平达到高值并维持 48 小时以上，雌激素发挥正反馈作用，刺激 LH 形成分泌高峰，形成 FSH 和 LH 峰，两者协同促使卵泡排卵。排卵后，协同孕激素对下丘脑产生负反馈作用。

2. 孕激素 排卵后，随着黄体成熟，孕激素分泌达到高峰，高水平的孕激素对下丘脑–垂体产生负反馈作用，垂体分泌的 LH 减少，黄体萎缩退化，雌、孕激素骤然减少。

（四）月经周期的调节机制

1. 卵泡期 在一次月经周期的黄体萎缩后，雌、孕激素水平降至最低，对下丘脑和垂体的抑制解除，下丘脑又开始分泌 GnRH，使垂体 FSH 分泌增加，促进卵泡发育，分泌雌激素，子宫内膜发生增殖期变化。随着雌激素逐渐增加，其对下丘脑的负反馈作用增强，抑制下丘脑 GnRH 的分泌，使垂体 FSH 分泌减少。随着卵泡逐渐发育，接近成熟时卵泡分泌的雌激素达到高峰，即对下丘脑和垂体产生正反馈作用形成 LH 和 FSH 峰，两者协同作用，使成熟卵泡排卵。

2. 黄体期 排卵后 LH 和 FSH 均急剧下降，黄体形成并逐渐发育成熟。黄体主要分泌孕激素，也分泌雌二醇，使子宫内膜转化为分泌期内膜。排卵后第 7～8 日孕激素达到高峰，雌激素亦达到又一高峰。雌、孕激素的共同负反馈作用，使垂体 LH 和 FSH 分泌相应减少，黄体开始萎缩，雌、孕激素分泌减少，子宫内膜失去性激素支持，发生剥脱而月经来潮。雌、孕激素水平降至最低，解除了对下丘脑和垂体的负反馈抑制，FSH 分泌增加，卵泡开始发育，下一个月经周期重新开始，如此周而复始（图 1-8）。

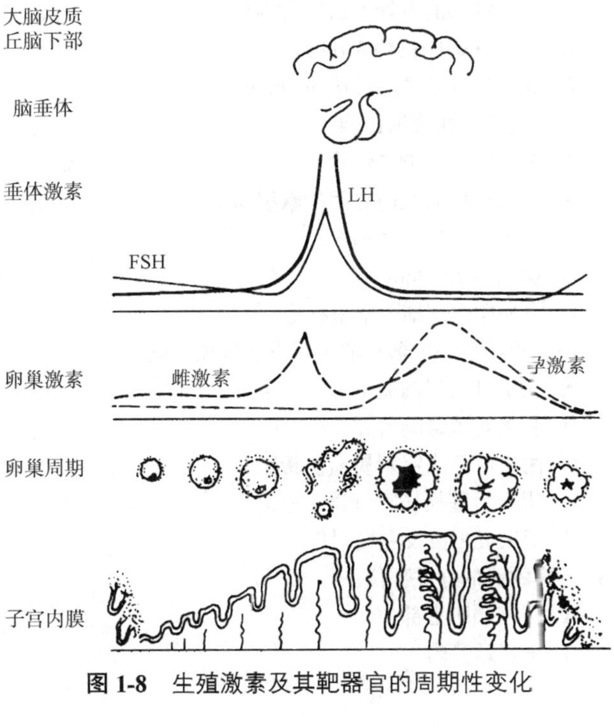

图 1-8 生殖激素及其靶器官的周期性变化

医者仁心

医德楷模孙思邈

唐代医药学家孙思邈是我国研究中医药的先驱，为中国中医学发展作出了不可磨灭的贡献。他首先主张治疗妇女儿童疾病要单独设科，在其著作《千金要方》中有三卷专论《妇人方》，包括妊娠、胎产、妇科杂病、调经等。孙思邈不但医术精湛，更是中国医德思想的创始人。他对“大医精诚”的医德规范专门立题，重点论述：“凡大医治病，必当安神定志，无欲无求，先发大慈恻隐之心，誓愿普救含灵之苦。若有疾厄来求救者，不得问其贵贱贫富，长幼妍媸，怨亲善友，华夷愚智，普同一等，皆如至亲之想。”这种严谨高尚的医德思想，实为后世之楷模，千余年来，影响着一代又一代的医务工作者。

自 测 题

A_1/A_2 型题

1. 有关阴道下述哪项是错误的（　　）
   A. 阴道介于膀胱尿道和直肠之间
   B. 阴道下端开口于前庭
   C. 阴道上端环绕子宫颈形成阴道穹隆
   D. 阴道前壁比后壁长
   E. 阴道后穹隆顶端为腹腔最低处
2. 保持正常子宫前倾位置的主要韧带是（　　）
   A. 子宫阔韧带　B. 子宫圆韧带
   C. 子宫主韧带　D. 骶骨韧带
   E. 骶结节韧带
3. 关于子宫峡部，下列描述正确的是（　　）
   A. 指子宫颈最狭窄的部分
   B. 指子宫体最狭窄的部位
   C. 子宫峡部的下端为组织学内口
   D. 在非妊娠期长约 0.1cm
   E. 妊娠足月时可拉长达 5～6cm
4. 关于会阴下述哪项正确（　　）
   A. 分娩时会阴伸展性很小
   B. 指尿道口与肛门之间的软组织
   C. 分娩时不易发生损伤
   D. 会阴厚 1～2cm
   E. 由外向内逐渐变窄呈楔形
5. 内生殖器与邻近器官的关系下述哪项正确（　　）
   A. 尿道开口于前庭下部
   B. 膀胱充盈影响盆腔检查
   C. 阴道后穹隆穿刺易损伤膀胱
   D. 阴道后壁损伤时可累及尿道
   E. 阑尾炎可波及左侧附件
6. 子宫颈癌的好发部位在（　　）
   A. 子宫颈阴道部
   B. 子宫颈管内
   C. 子宫峡部组织学内口
   D. 子宫峡部解剖学内口
   E. 子宫颈外口柱状上皮与鳞状上皮交接处
7. 成年女性子宫体与子宫颈的比例为（　　）
   A. 1∶1　B. 1∶2　C. 2∶1
   D. 3∶1　E. 2∶3
8. 骨盆的组成包括（　　）
   A. 骶骨、尾骨、坐骨　B. 髂骨、尾骨、坐骨
   C. 骶骨、尾骨、髂骨　D. 骶骨、尾骨、两块髋骨
   E. 骶骨、耻骨、坐骨
9. 某女性，其卵巢内分泌功能处于最旺盛时期，此时是在人生的（　　）
   A. 幼年期　B. 青春期　C. 性成熟期
   D. 老年期　E. 更年期
10. 某女 26 岁，丈夫出国留学，回国探亲，想尽快受孕。若此女性月经周期为 32 天，其排卵时间最有可能为月经周期的（　　）
    A. 第 10 天　B. 第 12 天　C. 第 14 天
    D. 第 16 天　E. 第 18 天

A_3/A_4 型题

（11、12 题共用题干）

患者，女，38 岁，已婚。平时月经规律，周期 28 日，近 2 个月出现淋漓不断阴道流血。

11. 对该患者进行诊断性刮宫术取出子宫内膜进行病理检查。如果子宫内膜处于增殖期，则使子宫内膜呈增殖期表现的因素是（　　）
    A. 孕激素　B. 雌激素　C. 雄激素
    D. 卵泡刺激素　E. 黄体生成素
12. 如果此患者基础体温测定结果为双相型体温。则导致双相型体温出现的因素是（　　）
    A. 孕激素　B. 雌激素　C. 雄激素
    D. 卵泡刺激素　E. 黄体生成素

（谭　严）

第2章 健康史采集及身体评估

案例 2-1

患者，女，17 岁，因停经 2 个月来院就诊。患者一直低头，目光躲闪，说话吞吞吐吐。自述是第一次来妇产科就医，由一名女同学陪同。假如你是该妇产科门诊检查室的护士。

问题：1. 如何准确有效地采集该患者的健康史？

2. 患者做妇科检查时，应注意什么问题？

健康史采集与身体评估是为护理对象提供护理的主要依据，妇科检查更是妇产科所特有的身体评估方法。妇产科护士不仅要熟悉有关患者健康史的采集方法，更要通过临床实践，逐渐掌握妇产科疾病患者的身体评估技术。

第 1 节 健康史采集

妇产科健康史采集可以获取妇女生理、病理及心理社会等方面的资料。采集健康史的过程也是加强沟通，建立良好护患关系的重要时机。

（一）健康史采集方法

妇产科疾病大多涉及隐私或与性相关，采集健康史时患者可能会害羞、抵触，甚至隐瞒真实情况。所以在采集过程中，护士要亲切耐心，尊重患者；承诺保护患者隐私，尽量避免第三者在场；患者明显抵触的问题勿过度追问，可先行检查，明确病情后再补充询问；避免诱导暗示或主观臆断；尽可能少用医学术语。危重患者无法自己口述健康史时，可询问其随行家属或亲友。外院转诊者，及时索阅病情介绍作为重要参考资料。

（二）健康史采集内容

1. 一般项目 包括患者的姓名、年龄、民族、籍贯、婚姻、职业、教育程度、宗教信仰、家庭住址、入院日期、入院方式、健康史记录日期、健康史陈述者及其可靠程度等。

2. 主诉 指患者就诊的主要症状、体征及其持续时间。主诉务必简明扼要，一般不超过 20 个字。尽量使用症状名称描述，避免使用疾病名称。妇产科常见主诉有外阴瘙痒、阴道出血、白带异常、下腹痛、下腹部包块、闭经及不孕等。

3. 现病史 指患者本次疾病的发生、变化和诊疗的整个过程，是健康史的主体部分。应围绕主诉了解发病时间、主要症状及其发展变化、伴随症状、诊疗经过及效果，另外还需了解患者的食欲、睡眠、情绪、体重及大小便等情况。

4. 月经史 应询问患者的初潮年龄、月经周期、经期持续时间、经量及经期伴随症状，可记录为：初潮年龄 $\frac{\text{经期}}{\text{月经周期}}$。未绝经患者常规询问并记录末次月经（LMP）起始日期及行经时间和经量；已绝经者应询问患者绝经年龄，有无绝经后阴道出血、白带增多或其他不适。

5. 婚育史 婚姻情况包括是否已婚、婚次及每次结婚年龄、有无近亲结婚、男方健康状况、性病史及双方性生活情况等。生育情况包括患者的足月产数、早产数、流产次数及现存子女数，以阿拉伯数字表示，可记录为：足-早-流-存，或孕×产×（$G_{\times}P_{\times}$）。询问并记录分娩方式、新生儿出生情况、有无异常妊娠史、难产史、有无产后出血或产褥感染史、有无流产情况、末次分娩或流产日期、避孕情况等。

6. 既往史 指患者过去的健康和疾病情况。询问患者曾患何种疾病，尤其是妇产科疾病或与妇产科密切相关的疾病，如生殖系统炎症、肿瘤、肝肾疾病等；还应了解患者的预防接种史、手术外伤史、输血史、过敏史。可按全身各系统依次询问记录，以免遗漏。如患过某种疾病，应记录疾病的治疗过程及转归。

7. 个人史 询问患者的生活和居住情况、出生地、曾居住地、生活方式、自理程度、饮食和运动习惯及有无烟酒嗜好、吸毒史等。

8. 家族史 询问患者双亲、兄弟姐妹及子女的健康情况。了解家族成员有无遗传性疾病（如血友病、白化病）、可能与遗传相关的疾病（如糖尿病、高血压、乳腺癌）及传染病（如结核）等病史。

第2节 身体评估

身体评估常在采集健康史后进行，检查范围包括全身检查、腹部检查和妇科检查。除病情危急外，应按下列顺序进行。

（一）全身检查

测量体温、脉搏、呼吸、血压、体重及身高；观察患者精神状态、面容、体态、步态、全身发育及毛发的分布情况；检查皮肤、淋巴结（尤其注意左锁骨上淋巴结及腹股沟淋巴结）、甲状腺、乳房、心、肺、脊柱及四肢等。

（二）腹部检查

腹部检查是妇产科身体评估的重要组成部分。视诊了解腹部形状及大小，观察腹壁有无隆起、水肿、瘢痕、静脉曲张、妊娠纹、腹直肌分离等；触诊了解腹壁厚度，肝、脾、肾有无增大及压痛，腹部有无压痛、反跳痛和腹肌紧张度增高，能否扪及包块，以及包块的部位、大小、形状、质地、活动度、表面是否光滑及有无压痛等；叩诊注意鼓音及浊音的分布范围，有无移动性浊音存在；听诊了解肠鸣音或胎心音等情况。

（三）妇科检查

妇科检查也称盆腔检查，包括外阴、阴道、子宫颈、子宫体及双侧附件的检查。检查前根据需要准备光源、无菌手套、阴道窥器、液体石蜡或生理盐水等物品。

1. 基本要求

（1）检查者应关心体贴患者，做到亲切认真、动作轻柔。检查前做好解释工作。检查过程中注意遮挡，保护患者隐私。

（2）检查前嘱患者排空膀胱，必要时导尿。大便充盈者应排便或灌肠后再行检查。

（3）患者臀下垫单为一次性，应一人一换，以防交叉感染。

（4）患者取膀胱截石位，臀部置于检查台缘，头部稍抬高，双手平放于身旁，以使腹肌放松；检查者面向患者，立于患者两腿之间。尿瘘患者需取膝胸卧位。不宜搬动的危重患者，直接在病床上检查。

（5）月经期应避免妇科检查，但异常阴道出血需检查者除外，此时应消毒外阴后戴无菌手套再行检查，以防感染。

（6）无性生活患者禁做阴道窥器及双合诊或三合诊检查，可行直肠-腹部诊。确有检查必要时，须先征得患者及家属同意，仅用示指放入阴道扪诊即可。

（7）腹壁肥厚、高度紧张不合作者，若妇科检查不满意，可行 B 超检查，必要时可在麻醉下进行检查。

（8）检查者为男性时，须有女性医护人员在场方可进行妇科检查，以缓解患者紧张，并避免不必要的误会。

2. 检查方法及步骤

（1）外阴部检查　观察外阴发育情况、阴毛多少和分布情况，有无畸形、皮炎、溃疡、赘生物或肿块，观察皮肤和黏膜色泽及质地变化，有无色素减退、增厚或萎缩。分开小阴唇，观察阴道前庭、尿道口及阴道口，注意尿道口周围黏膜色泽及有无赘生物。确定处女膜是否完整，无性生活女性处女膜一般完整未破，其阴道口勉强可容一示指；有性生活女性的阴道口能容两指通过；经产妇的处女膜受分娩等因素影响，仅余残痕。检查时还应嘱患者用力向下屏气，观察有无阴道前后壁膨出、子宫脱垂或压力性尿失禁等发生。

（2）阴道窥器检查　根据患者阴道大小及阴道壁松紧度，选择适当型号的阴道窥器。

1）放置及取出：放置前，应先将阴道窥器两叶合拢，前端表面涂润滑剂以利插入。拟行阴道分泌物检查或宫颈细胞学检查时，为避免影响检查结果，用生理盐水润滑。放置阴道窥器时，检查者用一手拇、示指将两侧小阴唇分开，暴露阴道口，另一手持阴道窥器沿阴道侧后壁斜行缓慢插入阴道内，边旋转边向上向后推进，将阴道窥器两叶转平并逐渐张开，直至完全暴露子宫颈、阴道壁及穹隆部，旋转阴道窥器固定旋钮，固定阴道窥器（图 2-1）。取出阴道窥器时应先松开阴道窥器固定旋钮，将两叶合拢后沿阴道侧后壁缓慢退出，以免阴道壁黏膜或小阴唇被夹入两叶间而引起疼痛或损伤。

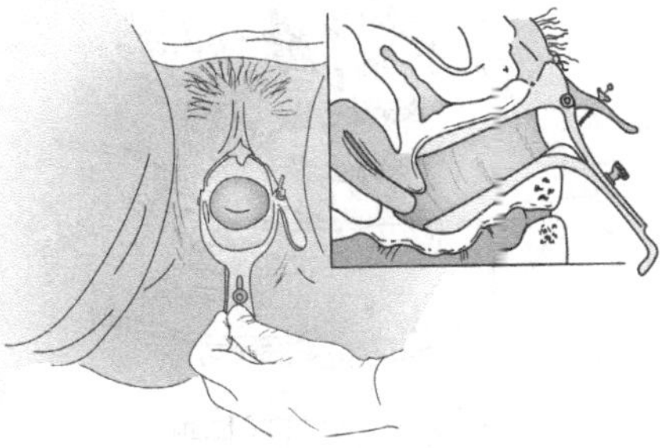

图 2-1　阴道窥器检查

2）视诊：阴道窥器放置好后，进行视诊，包括阴道、子宫颈的视诊。①阴道视诊：观察阴道前后壁、侧壁及穹隆黏膜的颜色、皱襞，有无溃疡、赘生物、囊肿、阴道膈及双阴道等。观察过程中应注意旋转阴道窥器，以免阴道窥器两叶遮挡而造成漏诊。了解阴道内分泌物的量、性质、颜色及气味，有异常者应取分泌物做滴虫、外阴阴道假丝酵母菌、线索细胞及淋菌等检查。②子宫颈视诊：观察子宫颈的大小、颜色、外口形状，有无出血、撕裂、糜烂样改变、外翻、息肉、畸形等改变，子宫颈管内有无出血或分泌物。必要时可采集子宫颈外口鳞-柱上皮交界处脱落细胞行宫颈细胞学检查和人乳头瘤病毒（HPV）检测。

（3）双合诊　是妇科检查中最重要的项目。检查者一手的示、中指放入阴道，另一手在腹部配合检查，称为双合诊。目的是了解阴道、子宫颈、子宫体、附件、子宫旁结缔组织及盆腔内壁有无异常。

双合诊时，检查者戴无菌手套。一手示、中指蘸润滑剂后，顺阴道后壁轻轻插入，检查阴道通畅情况、深度、弹性，有无畸形、瘢痕、肿块及阴道穹隆情况。触诊子宫颈大小、形状、硬度及外口情况，观察有无接触性出血或子宫颈举痛。当触诊子宫颈外口朝后时，子宫为前倾；子宫颈外口朝前时，子宫为后倾，此时阴道内手指伸至后穹隆顶部，如可触及子宫体为后屈。注意正常子宫应为前倾前屈位。随后检查者将阴道内手指置于子宫颈后方，另一只手掌心朝下，手指平放在患者腹部平脐处，此时阴道内手指向上向前抬举子宫颈，而腹部的手指同时向下向后按压腹壁并逐渐由脐部向耻骨联合部位移动，双手同步抬举-按压协调配合，扪清子宫的位置、形状、大小、软硬度、活动度及有无压痛（图 2-2）。扪清子宫后，检查者将阴道内两指置于一侧穹隆部并尽可能向盆腔深部扪触，同时，腹部的手从同侧下腹壁髂嵴水平开始，由上及下按压腹壁，与阴道内手指同步对合，以确定该侧子宫附件区有无增厚、压痛，有无肿块及肿块位置、大小、形状、硬度、活动度、压痛等（图 2-3）。一侧触诊完成后，再以同样方法完成对侧子宫附件区检查。正常情况下，卵巢可被触及，扪触后略感酸胀，但正常输卵管不能扪及。

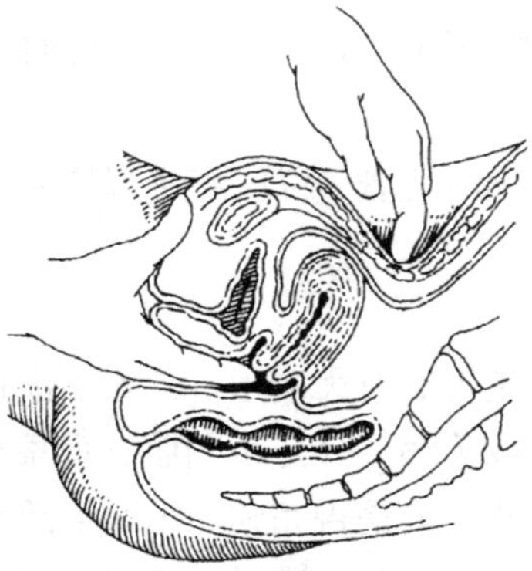

图 2-2 双合诊检查（检查子宫）

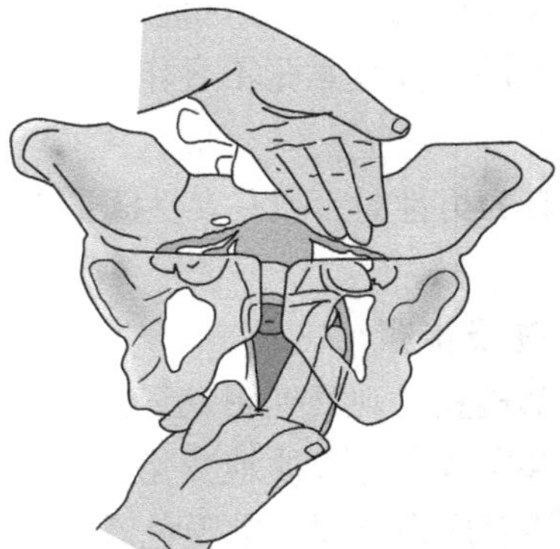

图 2-3 双合诊检查（检查附件）

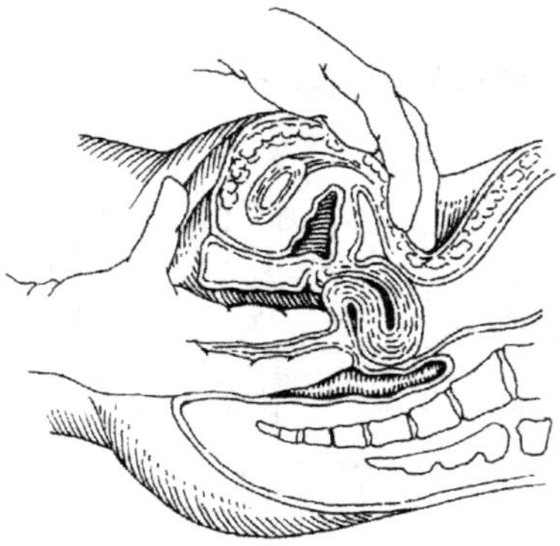

图 2-4 三合诊检查

（4）三合诊 经直肠、阴道、腹部联合检查，称为三合诊。

双合诊完成后，检查者一手示指放入阴道，中指放入直肠，其余步骤与双合诊相同（图 2-4），是对双合诊检查不足的重要弥补。通过三合诊能明确后倾或后屈子宫大小，了解子宫后壁、子宫颈旁、直肠子宫陷凹、子宫骶韧带和盆腔后部的病变，估计盆腔病变范围及其与子宫或直肠的关系，判断直肠阴道隔、骶骨前方或直肠内有无病变。三合诊并非妇科检查常规项目，在妇科肿瘤、结核、炎症等疾病的评估中更重要。

（5）直肠–腹部诊 检查者一手示指伸入直肠，另一手在腹部配合检查。直肠–腹部诊不及双合诊清楚，适用于无性生活、阴道闭锁、经期或其他原因不宜行双合诊者。

3. 记录 妇科检查结束后，检查结果按下列解剖部位先后顺序记录。

（1）外阴 记录外阴发育情况、阴毛分布形态及婚产式（未婚、已婚未产或经产）。有异常时应仔细描述。

（2）阴道 记录阴道是否通畅，黏膜情况，分泌物的量、颜色、性状及气味。

（3）子宫颈 记录子宫颈的大小、硬度，是否有糜烂样改变、撕裂、息肉、腺囊肿，有无接触性出血及子宫颈举痛等。

（4）子宫体 记录子宫的位置、大小、硬度、活动度，有无压痛等。

（5）附件 记录附件区有无增厚、肿块、粘连或压痛。如扪及肿块，应描述其位置、大小、硬度、表面是否光滑、活动度、有无压痛及其与子宫和骨盆壁的关系。左右两侧附件应分别记录。

自 测 题

A_1/A_2 型题

1. 关于健康史采集下列说法错误的是（ ）
   A. 检查应态度和蔼、语言亲切
   B. 尽可能避免第三人在场
   C. 应给予患者保密承诺
   D. 尽量使用医学术语
   E. 避免诱导暗示或主观臆断
2. 妇科常见主诉不包括下列哪项（ ）
   A. 外阴瘙痒 B. 白带异常 C. 尿频
   D. 下腹部包块 E. 下腹痛
3. 末次月经的缩写形式正确的是（ ）
   A. FMP B. PMP C. LMP
   D. PML E. GMT
4. 妇科检查不包括下列哪项（ ）
   A. 乳腺检查 B. 外阴检查 C. 阴道检查
   D. 子宫检查 E. 输卵管及卵巢检查

5. 下列关于妇科检查基本要求正确的是（　　）
A. 月经期行妇科检查效果更佳
B. 臀下垫巾须每日一换
C. 尿瘘患者应取膝胸卧位
D. 双合诊检查为必查项目
E. 肥胖妇女检查困难时应屏气用力

6. 妇科检查患者常规体位是（　　）
A. 平卧位　B. 侧卧位　C. 膝胸卧位
D. 自由体位　E. 膀胱截石位

7. 下列属于妇科检查的项目是（　　）
A. 阴道分泌物检查　B. 阴道窥器检查
C. 阴道后穹隆穿刺　D. 子宫颈刮片
E. 输卵管畅通试验

8. 患者，女，64 岁。14 岁月经初潮，平时月经规律，月经周期是 28～32 天，月经期是 3～5 天。该患者月经史的正确记录方式是（　　）
A. $14\frac{4}{30}$　B. $14\frac{3\sim5}{28\sim32}$　C. $\frac{3\sim5}{28\sim32}14$
D. $\frac{28\sim32}{3\sim5}14$　E. $14\frac{28\sim32}{3\sim5}$

9. 患者，女，16 岁，未婚。妇科检查时适合该患者的项目是（　　）
A. 阴道窥器检查　B. 双合诊
C. 三合诊　D. 直肠–腹部诊
E. 宫腔镜检查

10. 患者，女，40 岁，已婚。体检发现子宫颈糜烂样改变。下列哪项检查可以观察到子宫颈糜烂程度（　　）
A. 外阴检查　B. 阴道窥器检查
C. 双合诊　D. 三合诊
E. 直肠–腹部诊

11. 患者，女，46 岁，因下腹部包块半年就诊。双合诊检查不能发现的是（　　）
A. 包块大小　B. 包块位置　C. 包块活动度
D. 包块硬度　E. 包块与盆腔后壁的关系

12. 患者，女，38 岁，其婚育史记录为 2-1-1-3，可转换为（　　）
A. G_2P_2　B. G_3P_2　C. G_4P_2
D. G_3P_3　E. G_4P_3

A_3/A_4型题

（13～15 题共用题干）

患者，女，30 岁，已婚。自述足月产 2 次，流产 1 次。因外阴瘙痒伴白带过多 4 天就诊。拟行妇科检查及阴道分泌物检查。

13. 该患者婚育史记录方式正确的是（　　）
A. 2-1-0-3　B. 2-0-1-3　C. 1-0-2-3
D. 2-0-1-2　E. 2-1-0-2

14. 该患者阴道窥器检查时润滑剂应选下列哪项（　　）
A. 75%乙醇　B. 生理盐水　C. 软皂液
D. 液体石蜡　E. 以上均可

15. 该患者妇科检查结果记录正确的是（　　）
A. 子宫颈、子宫体、附件、外阴、阴道
B. 附件、子宫体、子宫颈、阴道、外阴
C. 阴道、子宫颈、子宫体、附件、外阴
D. 子宫体、子宫颈、附件、外阴、阴道
E. 外阴、阴道、子宫颈、子宫体、附件

（徐雅轲）

第3章 正常妊娠期妇女的护理

第1节 妊娠生理

妊娠（pregnancy）是胚胎和胎儿在母体内发育成长的过程。妊娠开始于成熟卵子受精，终止于胎儿及其附属物自母体排出。从末次月经第1日算起，妊娠期约40周（280日），妊娠是一个变化复杂又极其协调的生理过程。

一、受精与受精卵着床

（一）受精及受精卵的发育与输送

成熟的精子和卵子结合的过程称为受精（fertilization）。受精后的卵子称受精卵，受精卵的形成标志着新生命的开始（图3-1）。

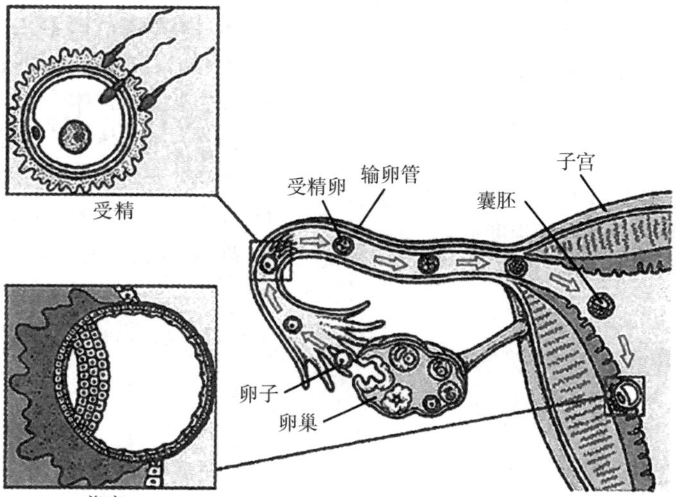

图3-1　受精及受精卵发育、输送与着床

成熟卵子从卵巢排出后，经输卵管伞端的“拾卵”作用进入输卵管，停留在输卵管壶腹部与峡部连接处等待受精。受精通常发生在排卵后12小时内，整个受精过程大约需要24小时。当精子与卵子相遇后，精子顶体外膜破裂，释放顶体酶，在酶的作用下，精子穿过放射冠、透明带，与卵子表面接触，开始受精。精子进入卵子后，卵子透明带结构改变，阻止其他精子进入透明带，称为透明带反应。透明带反应保证了人类单卵子受精。卵原核与精原核融合，核膜消失，形成二倍体的受精卵，完成受精过程。

受精卵进行有丝分裂即卵裂的同时，借助输卵管蠕动和输卵管上皮纤毛的摆动向子宫腔方向移动。约于受精后72小时分裂成16个细胞的实心细胞团，称为桑葚胚，随后形成早期囊胚。受精后第4日早期囊胚进入宫腔，受精后第5～6日早期囊胚的透明带消失，继续分裂发育，形成晚期囊胚。

（二）受精卵着床

晚期囊胚侵入子宫内膜的过程称为受精卵着床或植入，从受精后第 6～7 日开始，受精后 11～12 日完成。着床需经过定位、黏附和侵入 3 个阶段。子宫有一个极短的窗口期允许受精卵着床，完成着床的必备条件：①透明带消失；②囊胚滋养层分化出合体滋养细胞；③囊胚和子宫内膜同步发育并相互协调；④孕妇体内有足够的雌激素和孕酮。

（三）蜕膜的形成

受精卵着床后，在雌、孕激素作用下子宫内膜腺体增大弯曲，腺上皮细胞内及腺腔中含大量糖原，血管充血，此时的子宫内膜称为蜕膜（decidua）。按蜕膜与囊胚的位置关系，将蜕膜分为三部分（图 3-2）。

1. 底蜕膜　囊胚着床部位与囊胚及滋养层接触的蜕膜。以后发育成胎盘的母体部分。

2. 包蜕膜　覆盖在囊胚表面的蜕膜，随着囊胚的发育突向子宫腔，妊娠 14～16 周时包蜕膜和真蜕膜相贴近、融合，子宫腔消失。

3. 真蜕膜　也称壁蜕膜，是指除底蜕膜、包蜕膜以外，覆盖子宫腔其他部分的蜕膜。

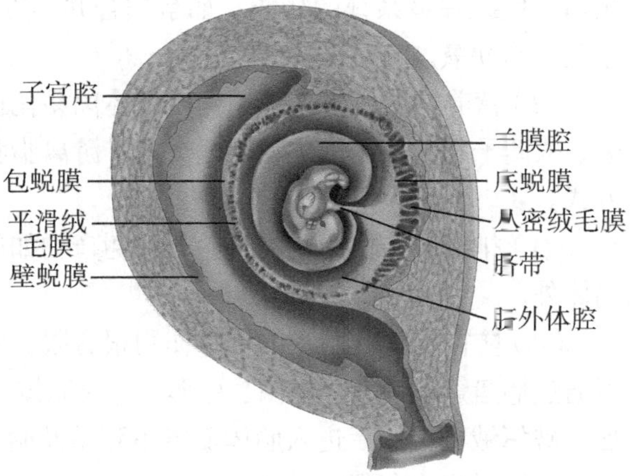

图 3-2　胚胎与蜕膜间的关系

二、胎儿附属物的形成与功能

胎儿附属物是指胎儿以外的妊娠产物，包括胎盘、胎膜、脐带和羊水，它们对维持胎儿宫内的生命及生长发育起着重要作用。

（一）胎盘

胎盘（placenta）介于母体与胎儿之间，由羊膜、叶状绒毛膜和底蜕膜构成，是母儿唯一的结合体。妊娠足月时，胎盘呈圆形或椭圆形盘状，重 450～650g，直径 16～20cm，厚 1～3cm，中间厚，边缘薄。胎盘除进行母体与胎儿之间的物质交换外，还具有屏障作用、免疫调控、内分泌、多种细胞因子及酶类等生物活性物质的合成功能，但屏障作用有限。

1. 胎盘的形成与结构　胎盘于妊娠 6～7 周开始形成，12 周末时完全形成。胎盘分为胎儿面和母体面。胎儿面的表面被覆羊膜，呈灰白色，半透明，中央或稍偏处有脐带附着，脐带动静脉从附着处分支向四周呈放射状分布直达胎盘边缘。母体面粗糙，呈暗红色，由 20 个左右胎盘小叶组成。

（1）羊膜　为附着在胎盘胎儿面的半透明薄膜。羊膜光滑，无血管、神经及淋巴，具有一定的弹性。

（2）叶状绒毛膜　为胎盘的主要结构。晚期囊胚着床后，滋养层细胞迅速增殖，表面形成毛状突起称为绒毛，此时的滋养层称为绒毛膜。与底蜕膜相接触的绒毛因血供丰富发育良好，称为叶状绒毛膜；与包蜕膜接触的绒毛膜因血液供应不足而萎缩退化，称为平滑绒毛膜。绒毛上的合体滋养细胞溶解周围的蜕膜形成绒毛间隙，大部分叶状绒毛膜游离其中，称为游离绒毛。少数绒毛紧紧附着于底蜕膜深部起固定作用，称为固定绒毛。绒毛间隙之间有蜕膜间隔，该间隔不超过胎盘厚度的 2/3，绒毛间隙是相通的。

绒毛的形成经历一级（初级）绒毛、二级（次级）绒毛、三级绒毛三个阶段，受精后第 2～3 周是绒毛膜发育分化最旺盛的时期，约在受精后第 3 周末，绒毛内血管形成，与胚胎血管相连接，胎儿胎盘循环建立。

（3）底蜕膜　构成胎盘的母体部分。底蜕膜的螺旋小动脉和小静脉开口于绒毛间隙，动脉因压力高把血液喷入绒毛间隙，经蜕膜小静脉回流入母体血液循环，故绒毛间隙充满母血。绒毛中有毛细血管，胎儿血自脐动脉入绒毛毛细血管网，再经脐静脉返回胎儿体内。因此，胎盘有母体和胎儿两套血液循环，分别在各自封闭的管道内循环，互不相混，但可以通过绒毛间隙，隔着绒毛毛细血管壁、绒毛间质及绒毛表面细胞层进行物质交换及转运。

2. 胎盘的功能 胎盘有极复杂的功能，其是维持胎儿发育、胎儿生命的重要器官。

（1）气体交换 O_2是维持胎儿生命的重要物质。母儿间 O_2 和 CO_2 在胎盘中以简单扩散方式交换，相当于胎儿呼吸系统的功能。如孕妇合并心脏病、严重贫血，母体动脉血氧分压（PaO_2）明显降低，胎儿容易缺氧。

（2）营养物质供应 葡萄糖由母体以易化扩散方式通过胎盘到达胎儿体内；氨基酸、钙离子、磷离子、碘离子和铁离子为主动运输方式；游离脂肪酸、水、钾离子、钠离子、镁离子、维生素为简单扩散方式。

（3）排出胎儿代谢产物 胎儿代谢产物如尿素、尿酸、肌酐、肌酸等，经胎盘进入母血，由母体排出体外。

（4）防御功能 胎盘的屏障作用很有限。大部分药物及各种病毒（如巨细胞病毒、风疹病毒等）均可通过胎盘影响胎儿。细菌、弓形虫、衣原体、螺旋体虽然不能通过胎盘屏障，但可在胎盘部位形成病灶，破坏绒毛结构后进入胎体而感染胚胎及胎儿。母血中的免疫物质，如 IgG 能通过胎盘，使胎儿在出生后短时间内获得被动免疫力。

（5）合成功能 胎盘主要合成激素和酶，如人绒毛膜促性腺激素、人胎盘催乳素、雌激素、孕激素、缩宫素酶、耐热性碱性磷酸酶等。

1）人绒毛膜促性腺激素（human chorionic gonadotropin，hCG）：受精后第 6 天，合体滋养细胞开始分泌微量人绒毛膜促性腺激素，在受精后 10 日左右用放射免疫法（RIA）即可在母体血清中测出，是诊断早孕最敏感的指标。至妊娠第 8～10 周分泌达高峰，持续 1～2 周以后迅速下降，至妊娠中晚期仅为峰值的 10%，持续至分娩，产后 2 周内消失。

hCG 的主要功能：促使月经黄体增大成为妊娠黄体；增加甾体激素的分泌；抑制淋巴细胞的刺激作用以维持妊娠等。

2）人胎盘催乳素（human placental lactogen，hPL）：由合体滋养细胞分泌，妊娠 5～6 周可在母体血浆中测出，至妊娠 34～36 周达高峰，并维持至分娩。产后迅速下降，约产后 7 小时即不能测出。

hPL 的主要功能：促进乳腺腺泡发育，为产后泌乳做准备；促进胰岛素合成，促进蛋白质合成；抑制母体对葡萄糖的摄取和利用，使多余葡萄糖运送给胎儿，利于胎儿发育；抑制母体对胎儿的排斥作用。因此，hPL 是通过母体促进胎儿发育的重要“代谢调节因子”。

3）雌激素和孕激素：妊娠早期由妊娠黄体产生，妊娠 8～10 周后，由胎盘合体滋养细胞分泌。雌、孕激素含量随妊娠进展逐渐增高，两者共同参与妊娠期母体各系统的生理变化。

4）酶：胎盘可合成多种酶，如缩宫素酶、耐热性碱性磷酸酶等，其生物学意义尚不十分明了，缩宫素酶能灭活缩宫素分子，起到维持妊娠的作用。临床上动态测其数值，可作为胎盘功能检查的一项指标。

（二）胎膜

胎膜（fetal membranes）由绒毛膜和羊膜组成，外层为平滑绒毛膜，内层为羊膜。羊膜无血管，与覆盖胎盘、脐带的羊膜层相连，能转运溶质和水。胎膜有防止细菌进入子宫腔、避免感染的作用，并且在分娩发动上有一定作用。

（三）脐带

脐带（umbilical cord）是连接胎儿与胎盘的条索状组织，妊娠足月的脐带长 30～100cm，平均约 55cm，表面被羊膜覆盖呈灰白色。脐带内有 2 条脐动脉和 1 条脐静脉，具有保护作用的华通胶包绕在脐血管周围。脐带是母体与胎儿气体交换、营养物质供应和代谢产物排出的重要通道。若脐带受压，胎儿血流受阻可致胎儿缺氧，甚至危及胎儿生命。

（四）羊水

羊水（amniotic fluid）是充满在羊膜腔内的液体。

1. 羊水的来源与吸收 妊娠早期的羊水主要来自母体血清经胎膜进入羊膜腔的透析液；妊娠中期以后，胎儿尿液成为羊水的主要来源。胎儿通过吞咽羊水使羊水量趋于平衡。

2. 羊水量、性状及成分 羊水在妊娠 38 周时约 1000ml，之后羊水量逐渐减少，妊娠 40 周时约 800ml。妊娠任何时期羊水量超过 2000ml 为羊水过多，妊娠晚期少于 300ml 为羊水过少。妊娠足月时羊水 pH 约为 7.20，妊娠早期羊水为无色澄清液体，足月时略浑浊，其中含有胎脂、毳毛、脱落上皮细胞等。

3. 羊水的功能

（1）保护胎儿 保持羊膜腔内恒温；使胎儿有一定活动度，防止胎体畸形和胎体粘连；具有缓冲作用，保护胎儿不受外来损伤；避免子宫壁或胎儿对脐带直接压迫所致的胎儿窘迫；临产后，羊水能使子宫收缩压力均匀分布，避免胎儿局部受压。

（2）保护母体 减少胎动所致的不适感；临产后，前羊水囊促进子宫口扩张；破膜后羊水润滑和冲洗阴道，减少疼痛与感染机会。

三、胚胎、胎儿发育及胎儿生理特点

（一）胚胎、胎儿的发育

妊娠周数从末次月经第 1 天开始计算，妊娠 10 周（受精后 8 周）内的胚体称为胚胎，胚胎期是主要器官完成分化的时期；自妊娠第 11 周（受精后第 9 周）起至分娩前称为胎儿，胎儿期是各器官进一步发育、成熟的时期。以 4 周为一个孕龄单位描述胚胎及胎儿发育的特征（表 3-1）。

表 3-1 不同孕周胚胎、胎儿的发育特征

胎龄/孕周	身长（cm）	体重（g）	发育特征
4 周末	—	—	可辨认出胚盘和体蒂
8 周末	—	—	胚胎初具人形，心脏已形成，超声可见原始心脏搏动，易受外界不良刺激导致畸形
12 周末	9	14	外生殖器已发育，可初辨性别，四肢可活动
16 周末	16	110	从外生殖器可确认胎儿性别，出现呼吸运动。皮肤菲薄呈深红色，无皮下脂肪。部分孕妇能自觉胎动
20 周末	25	320	有吞咽、排尿功能，皮肤暗红，出现胎脂，全身覆盖毳毛。听诊器检查可听到胎心音，胎动明显增加
24 周末	30	630	各脏器已发育，皮下脂肪开始沉积，出现眉毛和睫毛，肺泡已经发育。出生后可有呼吸，但生存力极差
28 周末	35	1000	皮下脂肪不多，皮肤粉红，四肢活动好，有呼吸运动，出生后加强护理可能存活，但易患呼吸窘迫综合征
32 周末	40	1700	皮肤深红，仍呈皱缩状。面部毳毛已脱落，生活力尚可，出生后注意护理可以存活
36 周末	45	2500	皮下脂肪较多，毳毛明显减少，指（趾）甲已达指（趾）端。出生后能啼哭及吸吮，生活力良好，基本能存活
40 周末	50	3400	发育成熟，皮肤粉红，皮下脂肪多。男性睾丸已降至阴囊内，女性大小阴唇发育良好。出生后能很好地存活

胎儿身长和体重是逐渐增长的，临床常用身长作为判断胎儿妊娠月数的依据。公式为：妊娠前 5 个月，胎儿身长（cm）=（妊娠月数）^{2}；妊娠后 5 个月，胎儿身长（cm）=妊娠月数×5。如妊娠 4 个月，胎儿身长（cm）=4^2=16cm；如妊娠 8 个月，胎儿身长（cm）=8×5=40cm。

（二）胎儿生理特点

1. 循环系统 脐静脉 1 条，带有来自胎盘的氧含量高、营养较丰富的血液；脐动脉 2 条，带有来自胎儿的氧含量较低的混合血。胎儿出生后动脉导管闭锁为动脉韧带，卵圆孔出生后数分钟开始关闭，多于出生后 6 个月完全闭锁。胎儿体内无纯动脉血，而是动静脉混合血，各部分血液的含氧量不同，进入头部、心脏、肝及上肢的血液含氧量和营养较高以适应需要，注入肺及身体下半部的血液含氧量及营养相对较少。胎儿出生后开始自主呼吸，肺循环建立，胎盘循环停止。

2. 血液系统

（1）红细胞 妊娠早期主要来自卵黄囊，以后肝、骨髓、脾逐渐有造血功能。妊娠足月时，至少 90%的红细胞是由骨髓产生的。

（2）血红蛋白 胎儿期血红蛋白从结构和生理功能上分为三种，即原始血红蛋白、胎儿血红蛋白和成人血红蛋白。在妊娠前半期为胎儿血红蛋白，随妊娠的进展，成人血红蛋白增多，至临产时胎儿血红蛋白仅占 25%。

（3）白细胞 妊娠 8 周以后胎儿血液循环出现粒细胞。于妊娠 12 周，胸腺、脾脏产生淋巴细胞，成为体内抗体的主要来源。妊娠足月时白细胞计数可高达（15～20）$\times 10^9$/L。

3. 呼吸系统 胎儿期的呼吸功能由母儿血液在胎盘进行气体交换完成。但胎儿在出生前必须完成呼吸道（包括气管直至肺泡）、肺循环及呼吸肌的发育。妊娠 11 周 B 超可见胎儿胸壁运动，妊娠 16 周时 B 超可见羊水进出呼吸道的呼吸运动。新生儿出生后肺泡扩张，开始呼吸，若胎肺不成熟可导致呼吸窘迫综合征，影响新生儿生存能力。胎儿肺成熟主要取决于肺泡Ⅱ型细胞合成的肺表面活性物质，包括卵磷脂和磷脂酰甘油，能降低肺泡表面张力，有助于肺泡的扩张以完成呼吸运动。临床上通过检测卵磷脂和磷脂酰甘油值，可以判定胎肺成熟度。糖皮质激素可刺激肺表面活性物质的产生，促进肺成熟。

4. 神经系统 妊娠 24～26 周，胎儿在子宫内已能听见一些声音。妊娠 28 周时胎儿的眼睛对光开始出现反应，而对形象及色彩的视觉是出生后才逐渐形成的。

5. 消化系统 妊娠 16 周胃肠功能基本建立，胎儿可吞咽羊水，吸收水分、葡萄糖、氨基酸及其他可溶性营养物质。胎儿肝脏功能不健全，缺乏许多种酶，不能结合因红细胞破坏产生的大量游离胆红素。胆红素主要经胎盘由母体肝脏代谢后排出体外。小部分在胎儿肝内结合，经胆道排入小肠氧化成胆绿素，胆绿素的降解产物致胎粪呈黑绿色。

6. 泌尿系统 妊娠 11～14 周时胎儿肾脏具有排尿功能，妊娠 14 周时，胎儿膀胱内已有尿液。妊娠中晚期，胎儿尿液成为羊水的重要来源之一。

7. 内分泌系统 胎儿甲状腺于妊娠 6 周开始发育，是发育最早的内分泌腺，妊娠 10～12 周已能合成甲状腺激素。妊娠 12 周后直至娩出，胎儿甲状腺对碘的蓄积高于母体甲状腺，因此，妊娠期补碘要慎重。胎儿肾上腺发育良好，与胎儿肝脏、胎盘、母体共同完成雌三醇的合成。因此，妊娠期测定血、尿雌三醇值已成为临床上了解胎儿、胎盘功能最常见的有效方法。

第 2 节 孕妇的身心变化

一、生 理 变 化

妊娠期在胎盘产生的激素和神经内分泌的影响下，母体各系统发生一系列生理变化以适应胎儿生长发育和分娩的需要，同时为产后哺乳做好准备。熟悉妊娠期母体的变化，有助于护理人员帮助孕妇了解妊娠期的常见生理症状与护理措施，减轻孕妇焦虑；帮助孕妇及家庭成员识别潜在的或现存的病理变化，积极诊治，有助于做好妊娠期保健工作。

（一）生殖系统的变化

1. 子宫

（1）子宫体　妊娠后随着胎儿发育、胎盘及羊水的形成，子宫体明显增大变软。妊娠早期子宫略增大，呈球形且不对称，着床部位突出明显，妊娠12周时，子宫均匀增大并超出盆腔，在耻骨联合可触及子宫底。妊娠晚期子宫多呈不同程度的右旋，与盆腔左侧有乙状结肠占据有关。子宫腔容积由非妊娠时约5ml增加至妊娠足月时约5000ml，子宫大小由非妊娠时的7cm×5cm×3cm增大至妊娠足月时的35cm×25cm×22cm，重量约1100g。

自妊娠早期开始，子宫可出现稀发、不规则、不对称的无痛性收缩，随妊娠进展逐渐加强，但子宫收缩时子宫腔内压力通常为5～25mmHg，持续时间不足30秒，不伴有子宫颈扩张，这种生理性无痛性子宫收缩称为Braxton Hicks收缩。

妊娠期子宫血管扩张、增粗，子宫血流量增加，以适应胎儿-胎盘循环需要。妊娠早期子宫血流量为50ml/min，足月时达到450～650ml/min，其中80%～85%供应胎盘。子宫螺旋血管行走于子宫肌纤维之间，子宫收缩时血管被紧压，子宫血流量明显减少。过强子宫收缩可致胎儿宫内缺氧。另一方面，有效的子宫收缩也是产后使子宫胎盘剥离面迅速止血的主要机制。

（2）子宫峡部　是子宫体与子宫颈之间最狭窄的部分。非孕时长1cm，妊娠后子宫峡部变软，逐渐伸展拉长变薄，扩展成子宫腔的一部分，临产时达7～10cm，成为产道的一部分，称为子宫下段。

（3）子宫颈　妊娠早期子宫颈充血、水肿，呈紫蓝色，质软。子宫颈黏液增多，形成黏液栓，富含免疫球蛋白及细胞因子，可防止病原体侵入子宫腔。

2. 卵巢　卵巢略增大，停止排卵。一侧卵巢可见妊娠黄体，于妊娠6～7周前产生雌激素及孕激素，以维持早期妊娠。妊娠8～10周后胎盘取代其功能，妊娠黄体开始萎缩。

3. 输卵管　伸长，肌层无明显增厚，有时黏膜可见蜕膜样改变。

4. 阴道　黏膜充血水肿，呈紫蓝色、变软，黏膜增厚，皱襞增多，结缔组织变松软，伸展性增加。阴道分泌物增多，呈白色糊状。阴道上皮细胞糖原增多，乳酸含量增多，使阴道pH降低，有利于防止感染。但孕妇容易患外阴阴道假丝酵母菌病。

5. 外阴　皮肤充血增厚，大、小阴唇色素沉着，大阴唇内结缔组织变松软，伸展性增加，会阴厚而软，弹性增加，有利于分娩时胎儿的通过。由于增大子宫的压迫，盆腔及下肢静脉血液回流受阻，部分孕妇可出现外阴静脉曲张，产后多自行消失。

（二）乳房的变化

妊娠期在雌激素、孕激素、人胎盘催乳素、垂体催乳素、胰岛素、皮质醇等协同作用下，乳腺发育。孕妇自觉乳房发胀是妊娠早期的常见表现。随着乳腺腺泡增生导致乳腺增大并出现结节。乳头增大变黑，易勃起。乳晕颜色加深，其外围皮脂腺肥大形成散在结节状隆起称为蒙氏结节。妊娠期间乳腺充分发育，为泌乳做准备，但并无乳汁分泌，可能与大量雌、孕激素抑制乳汁生成有关。妊娠末期，尤其在接近分娩期挤压乳房时，可有少量淡黄色稀薄液体溢出。产后胎盘娩出，雌、孕激素水平迅速下降，新生儿吸吮乳头，乳汁开始分泌。

（三）循环系统的变化

1. 心脏　妊娠后期增大的子宫使膈肌升高，心脏向左、前、上方移位，心尖搏动左移1～2cm，心浊音界稍扩大。心脏容量至妊娠末期约增加10%，妊娠晚期休息时心率每分钟增加10～15次。心脏移位使大血管轻度扭曲，加之血流量增加及血流速度加快，多数孕妇心尖部可闻及Ⅰ～Ⅱ级柔和的吹风样收缩期杂音，产后逐渐消失。

2. 心搏出量　心搏出量自妊娠10周开始增加，至妊娠32～34周达高峰，维持该水平直至分娩。

临产后特别是在第二产程，心搏出量显著增加。

3. 血压 妊娠早、中期血压偏低，妊娠24～26周后血压轻度升高。一般收缩压无变化，舒张压因外周血管扩张、血液稀释及胎盘形成动静脉短路而轻度降低，使脉压稍增大。孕妇体位影响血压，妊娠晚期若长时间处于仰卧位，子宫压迫下腔静脉，使回心血量减少，心搏出量减少使血压下降，称为仰卧位低血压综合征。侧卧位能解除子宫压迫、改善血液回流，因此，妊娠中、晚期鼓励孕妇左侧卧位休息。

4. 静脉压 妊娠期下肢静脉压显著升高，加之增大的子宫压迫下腔静脉，导致下肢水肿、静脉曲张和痔疮的发生率增加，同时也增加深部静脉血栓（DVT）的发生风险。

（四）血液的变化

1. 血容量 于妊娠6～8周开始增加，妊娠32～34周达高峰，增加40%～45%，平均增加约1450ml，并维持此水平至分娩。其中血浆平均增加约1000ml，红细胞平均增加约450ml，血浆增加多于红细胞，故血液相对稀释，孕妇出现生理性贫血。

2. 血液成分

（1）红细胞 由于血液稀释，红细胞计数约为$3.6\times10^{12}/L$（非孕妇女为$4.2\times10^{12}/L$）；血红蛋白值约为110g/L（非孕妇女约为130g/L）；血细胞比容0.31～0.34（非孕妇女为0.38～0.47）。孕妇容易缺铁，为适应红细胞增生、胎儿生长及孕妇各器官生理变化的需要，应在妊娠中、晚期开始补充铁剂，以防止发生缺铁性贫血。红细胞沉降率加快，可达100mm/h。

（2）白细胞 妊娠期白细胞计数轻度增加，一般为（5～12）$\times10^9/L$，有时可达$15\times10^9/L$，主要为中性粒细胞增多，淋巴细胞增多不明显，单核细胞及嗜酸性粒细胞几乎无改变。

（3）凝血因子 孕妇血液处于高凝状态。妊娠期凝血因子Ⅱ、Ⅴ、Ⅶ、Ⅷ、Ⅸ、Ⅹ均增加，仅凝血因子Ⅺ、Ⅻ降低，有利于产后胎盘剥离面血管内迅速形成血栓防止发生产后出血。妊娠期血小板轻度减少。妊娠期女性发生血管栓塞性疾病较非妊娠时风险增加5～6倍。

（4）血浆蛋白 由于血液稀释，血浆蛋白在妊娠早期开始降低，至妊娠中期为60～65g/L，主要是白蛋白减少。

（五）泌尿系统的变化

妊娠期肾脏略增大。肾血浆流量（RPF）及肾小球滤过率（GFR）于妊娠早期均增加，RPF约增加35%，GFR约增加50%。由于GFR增加，而肾小管对葡萄糖的重吸收能力不能相应增加，约15%的孕妇饭后出现妊娠期生理性糖尿，应注意与糖尿病鉴别。RPF与GFR均受体位影响，孕妇仰卧位时尿量增加，故夜尿量多于日尿量。受孕激素影响，肾盂及输尿管自妊娠中期轻度扩张，尿流缓慢，可致肾盂积水，易患急性肾盂肾炎，以右侧居多。妊娠早期增大的子宫压迫膀胱，孕妇出现尿频，妊娠12周以后子宫增大超出盆腔，尿频消失；妊娠晚期随胎先露下降进入盆腔，孕妇再次出现尿频，甚至出现压力性尿失禁，产后消失。

（六）呼吸系统的变化

因妊娠子宫增大，膈肌上升，肋骨外展，胸廓横径加宽、周径加大，肺通气量增加，有利于供给孕妇及胎儿所需的氧。妊娠期耗氧量增加，呼吸稍增快，呼吸较深，以胸式呼吸为主。受雌激素影响，上呼吸道黏膜增厚，轻度充血、水肿，容易发生上呼吸道感染。

（七）消化系统的变化

妊娠期受雌激素影响，牙龈肥厚，容易出现充血、水肿、出血。妊娠早期受绒毛膜促性腺激素等影响，容易出现恶心、厌油、呕吐等“早孕反应”，妊娠12周左右逐渐消退。受孕激素影响，胃肠平滑肌张力降低，胃贲门括约肌松弛，胃内酸性内容物可回流至食管，产生“烧灼感”；胃排空时间延长，肠蠕动减弱，孕妇易出现胃肠胀气、便秘、痔疮或使原有痔疮加重。妊娠期胆囊排空时间延长，胆道平滑肌松弛，容易诱发胆囊炎及胆石症。妊娠期增大的子宫可使胃、肠管向两侧移位，如发生阑尾炎时可表现为右侧腹部中部或上部疼痛。

（八）内分泌系统的变化

妊娠期腺垂体增大，垂体分泌的促性腺激素在大量雌、孕激素的负反馈作用下，分泌减少，故妊娠期卵巢无排卵。催乳素随妊娠进展逐渐增加，妊娠足月分娩前达高峰，为非妊娠妇女10倍，以促进乳腺发育，为产后泌乳做准备。促甲状腺激素和促肾上腺皮质激素分泌增加，但因游离含量不多，故没有功能亢进的表现。

（九）皮肤的变化

孕妇黑色素增加，导致乳头、乳晕、腹白线、外阴等处出现色素沉着。面颊呈蝶状褐色斑，称为妊娠黄褐斑，产后逐渐消退。孕妇腹壁皮肤弹力纤维因膨胀伸展而断裂，呈多量紫色或淡红色不规则裂纹，称为妊娠纹，见于初产妇。产后变为银白色。

（十）新陈代谢的变化

1. 基础代谢率 妊娠早期稍下降，于妊娠中期逐渐增高，妊娠晚期可增高至15%～20%。

2. 体重 于妊娠12周前无明显变化，以后平均每周增加350g，妊娠晚期每周体重增加不超过500g，妊娠期间体重平均增加约12.5kg，包括胎儿、胎盘、羊水、子宫、乳房、血液、组织间液及脂肪沉积等。

3. 糖类代谢 妊娠期胰腺分泌胰岛素增多，孕妇空腹血糖值略低，糖耐量试验可见血糖增幅大且恢复延迟，餐后高血糖和高胰岛素血症有利于对胎儿葡萄糖的供给。

4. 脂肪代谢 妊娠期能量消耗多，母体脂肪积存多，血脂较孕前增加约50%。母体能量消耗过多时，动用体内大量脂肪，使血中酮体增加，易发生酮血症。

5. 蛋白质代谢 孕妇对蛋白质的需要量明显增加，呈正氮平衡。妊娠期储备足够的蛋白质，供给胎儿生长发育及子宫、乳房增大的需要，并且为分娩期消耗做准备。

6. 矿物质代谢 胎儿生长发育需要大量钙、磷、铁等，主要在最后3个月积累，因此妊娠中、晚期应加强饮食中钙的摄入，至少应在妊娠最后3个月补充维生素D及钙。多数孕妇铁的储存量不足，需补充铁剂，否则容易发生缺铁性贫血，一般于妊娠16周开始补充。

（十一）骨骼、关节及韧带的变化

妊娠期骨质通常无改变。部分孕妇自觉腰骶部及肢体关节不适。妊娠晚期由于腹部增大明显，孕妇重心前移，为保持身体平衡，头部与肩部向后倾，腰部向前挺，形成典型孕妇姿势。

二、心理-社会变化

（一）心理-社会反应

妊娠期孕妇及其家庭成员的心理会逐渐发生变化。虽然这是一种自然的生理现象，但是每位女性的心理变化却不相同。对妇女而言，妊娠是一种挑战，会出现不同程度的压力和焦虑。孕妇及家属在心理及社会方面需要重新适应和调整。护士需要了解其心理变化，才能给予恰当的护理照顾，并指导孕妇及家庭主动适应。以下是孕妇常见的心理反应。

1. 惊讶和震惊 在怀孕的初期，几乎所有的孕妇都会对妊娠产生惊讶和震惊的反应。

2. 矛盾心理 惊讶和震惊的同时，孕妇会出现矛盾的心理，尤其是计划外妊娠的妇女。

3. 接受 随着妊娠的进展，胎动的出现，使孕妇真正感觉到新生命的存在，产生了幸福感。开始接受“宝宝”，出现“筑巢反应”，并且计划着为孩子买衣服、起名字等。

4. 情绪波动 由于妊娠期体内激素的作用和妊娠期出现的不适，孕妇情绪波动较大，表现为激动或抑郁，常因一些小事生气、哭泣，严重者会影响夫妻关系和家庭和睦。

5. 内省 孕妇经常以自我为中心，表现为注重饮食、穿着、休息，喜欢独处等。这种行为有助于孕妇逐渐调节与适应，但是也会使其他家庭成员受到冷落，有可能影响家庭和谐。

（二）心理–社会调适

美国心理学家鲁宾（Rubin）提出妊娠期妇女为了接受新生儿的诞生，维持个人及家庭的功能完整，应完成 4 项妊娠期母性的心理任务。

1. 确保安全 为了平安顺利地度过妊娠期、分娩期，确保自己和胎儿的安全，孕妇应寻求良好的产科护理方面的知识，并养成良好的习惯。自觉听从医生的建议和指导，均衡饮食，适当运动，保持足够的休息和睡眠，使整个妊娠期保持最佳的健康状态。

2. 接受孩子 随着妊娠的进展，尤其是胎动的出现，孕妇逐渐接受了孩子，开始寻求家庭重要成员（尤其是丈夫）对孩子的接受和认可，在此过程中，配偶是关键人物，他的支持和接受，能使孕妇顺利完成心理适应和对母亲角色的认同。

3. 学会奉献 孕妇学习为孩子贡献自己，发展自制的能力，学习延迟自己的需要以迎合另一个人的需要。在妊娠过程中，孕妇应该开始调整自己，以适应胎儿的成长，从而顺利担负起产后照顾孩子的重任。

4. 融为一体 孕妇在情绪上与胎儿连成一体，随着妊娠进展，孕妇和胎儿建立起亲密的感情，尤其是胎动出现以后。孕妇常常通过抚摸、对着腹部讲话等行为表现对胎儿的情感。

第3节 妊娠诊断

案例 3-1

张女士，28 岁，已婚，未避孕。平时月经规律，现月经已过 10 天未来潮。晨起时感恶心，有时进餐后呕吐，感乳房胀痛明显，易疲乏、犯困。

问题：1. 张女士可能发生了什么情况？需要通过什么方法确诊？
2. 如何对张女士进行保健指导？

妊娠期全过程从末次月经的第 1 天开始计算，约 40 周（280 天）。根据妊娠不同时期的特点，临床上分为三个阶段：妊娠 13 周末及以前称为早期妊娠（first trimester of pregnancy），第 14～27 周末称为中期妊娠（second trimester of pregnancy），第 28 周及其后称为晚期妊娠（third trimester of pregnancy）。

一、早期妊娠的诊断

（一）症状

1. 停经 是妊娠最早、最重要的症状。育龄期有性生活的健康妇女，平时月经周期规律，若月经过期 10 日以上，首先应考虑妊娠。停经 8 周以上，则妊娠可能性更大。但停经不一定就是妊娠，应与精神、环境、药物等因素导致的闭经相鉴别。哺乳期妇女月经虽未恢复，仍可能再次妊娠。

2. 早孕反应 半数妇女在停经 6 周左右，出现畏寒、乏力、头晕、流涎、嗜睡、缺乏食欲、厌油腻、喜食酸物或偏食、恶心、晨起呕吐等症状，称为早孕反应。一般不影响生活与工作，主要与体内 hCG 增多、胃酸分泌减少、精神紧张等因素有关，多数孕妇在停经 12 周左右自行消失。

3. 尿频 是由增大的前倾子宫压迫膀胱所致。妊娠 12 周后子宫增大超出盆腔，尿频症状自然消失。

4. 乳房变化 孕妇自觉乳房发胀、疼痛，偶有麻刺感。

（二）体征

1. 妇科检查 阴道黏膜和子宫颈阴道部充血呈紫蓝色，质软。停经6～8周时，双合诊检查子宫峡部极软，感觉子宫颈与子宫体之间似不相连，称为黑加征（Hegar sign），是早期妊娠典型的体征。子宫逐渐增大变软，停经8周时，子宫为非妊娠时的2倍，停经12周时为非妊娠时的3倍，在耻骨联合上方可触及。

2. 乳房检查 乳房增大，静脉充盈；乳头增大，乳头、乳晕着色加深；乳晕周围可见深褐色蒙氏结节。

（三）辅助检查

1. 妊娠试验 受精后10天，即可用放射免疫法测出受检者血液中hCG升高。临床上多用早早孕试纸法检测受检者尿液，结果阳性结合临床表现可诊断为妊娠。但要确定是否为宫内妊娠，还需超声检查。

2. 超声检查 B超是诊断早期妊娠快速而准确的方法。还可以确定是否为宫内妊娠，排除异位妊娠和滋养细胞疾病等病理情况。腹部超声检查更为常用。阴道超声较腹部超声可提前1周诊断早期妊娠。其最早在停经4～5周时，宫腔内可见到妊娠囊，停经6周时，可见胚芽和原始心管搏动。

3. 基础体温（BBT）测定 每日清晨醒来后（夜班工作者于休息6～8小时后），在起床之前，尚未进食、谈话等，测量体温5分钟，并记录于基础体温单上，按日连成曲线。如有发热或用药等情况，在体温单上注明。若基础体温呈双相型，高温相持续18天不下降，早孕可能性大；若高温相持续超过3周，则早孕的可能性更大。

4. 宫颈黏液检查 宫颈黏液量少、黏稠、拉丝易断裂，涂片检查见排列成行的椭圆体结晶，提示受到孕激素影响，见于非妊娠的黄体期，也可见于妊娠期。若动态观察，持续见到椭圆体，提示妊娠。

因症状怀疑妊娠就诊者，首先做妊娠试验协助诊断；停经6～7周时，可行B超检查判断是否宫内妊娠、确定胎儿数量、估算孕周、了解胚胎发育情况、排除异位妊娠等；如就诊时间过早或月经不规则，根据症状与体征、辅助检查难以判断时，可一周后复查。

二、中、晚期妊娠的诊断

中、晚期妊娠是胎儿生长和各器官发育成熟的重要时期，应在此期间判断胎儿生长发育情况、宫内状况和了解有无畸形。

（一）症状

有早期妊娠的经过，腹部逐渐增大，感觉到胎动。经产妇胎动感觉略早于初产妇。

（二）体征

1. 子宫增大 腹部检查时见子宫增大，手测子宫底高度或尺测耻上子宫长度，可以估计胎儿大小与孕周是否相符（表3-2，图3-3）。个体之间因胎儿发育、羊水量、胎儿数量等稍有差异。子宫增长过速或过于缓慢均可能为异常。

表3-2 不同妊娠周数的子宫底高度及子宫长度

妊娠周数	手测子宫底高度	尺测耻上子宫长度（cm）
12周末	耻骨联合2～3横指	—
16周末	脐耻之间	—
20周末	脐下1横指	18（15.3～21.4）

续表

妊娠周数	手测子宫底高度	尺测耻上子宫长度（cm）
24 周末	脐上 1 横指	24（22.0～25.1）
28 周末	脐上 3 横指	26（22.4～29.0）
32 周末	脐与剑突之间	29（25.3～32.0）
36 周末	剑突下 2 横指	32（29.8～34.5）
40 周末	脐与剑突之间或略高	33（30.0～35.3）

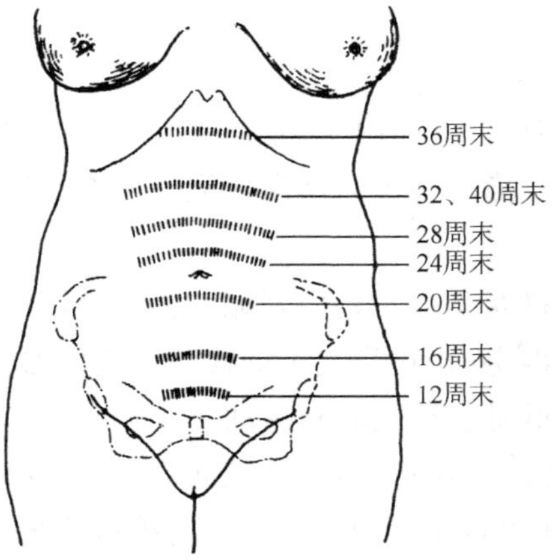

图 3-3 妊娠周数与子宫底高度

2. 胎动（fetal movement，FM） 指胎儿的躯体活动，正常的胎动是胎儿情况良好的表现。孕妇一般在妊娠 20 周左右自觉胎动。有时在腹部检查可以看到或触及胎动，胎动夜间和下午较为活跃，胎动常在胎儿睡眠周期消失，持续 20～40 分钟。胎动随妊娠进展逐渐活跃，至妊娠 32～34 周达高峰，妊娠 38 周后逐渐减少。妊娠 28 周以后，正常胎动次数＞10 次/2 小时。

3. 胎体 妊娠 20 周后经腹壁能触到子宫内的胎体。妊娠 24 周后，经腹部触诊能区分胎头、胎背、胎臀和胎儿肢体。随妊娠进展，通过四步触诊法能够判断胎方位。

4. 胎心音 听到胎心音能确诊为妊娠且为活胎。妊娠 12 周用多普勒胎心听诊仪能够探测到胎心音；妊娠 18～20 周用听诊器经孕妇腹壁能够听到胎心音。胎心音呈双音，似钟表的"滴答"声，正常频率为 110～160 次/分，应与脐带杂音、子宫杂音、腹主动脉杂音相鉴别。子宫杂音是血液流经子宫血管时产生的柔和吹风样低音响，腹主动脉音为单调的咚咚样强音，这两种杂音均与孕妇的脉搏数一致；脐带杂音为脐带血流受阻时产生的与胎心率一致的吹风样低音响，改变体位后可消失。

（三）辅助检查

1. B 超 不仅能显示胎儿数目、胎心搏动、胎方位、胎盘位置及分级、羊水量等，还能测量胎头双顶径、股骨长等多条径线。了解胎儿的生长发育情况。在妊娠 20～24 周，可采用超声进行胎儿系统检查，筛查胎儿结构畸形。

2. 彩色多普勒超声 可检测子宫动脉、脐动脉与胎儿动脉的血流速度和波形，评估子痫前期的风险、胎盘的血流等。

三、胎产式、胎先露、胎方位

妊娠 28 周以前，羊水较多、胎儿较小，胎儿在子宫内活动范围较大，位置不固定。妊娠 32 周以后，胎儿生长迅速、羊水相对减少，胎儿与子宫壁贴近，胎儿的姿势和位置相对恒定。胎儿在子宫内的姿势称为胎姿势（fetal attitude）。为了适应椭圆形子宫腔的形状，正常胎姿势为胎头俯屈，颏部贴近胸壁，脊柱略前弯，四肢屈曲交叉于胸腹前。

（一）胎产式

胎体纵轴与母体纵轴的关系称为胎产式（fetal lie）（图 3-4）。胎体纵轴与母体纵轴平行者称为纵产式，占足月妊娠分娩总数的 99.75%；胎体纵轴与母体纵轴垂直者，称为横产式，仅占足月妊娠分娩总数的 0.25%。胎体纵轴与母体纵轴交叉呈角度者，称为斜产式，斜产式属暂时性的，在分娩过程中多数转为纵产式，偶尔转成横产式。

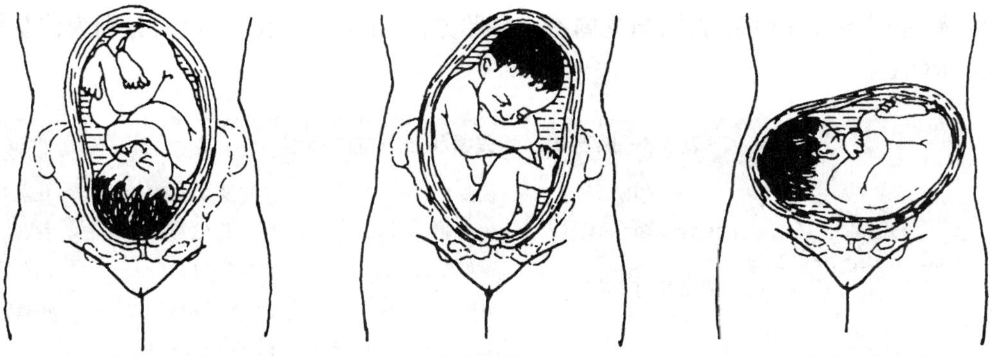

A. 纵产式-头先露　　B. 纵产式-臀先露　　C. 横产式-肩先露

图 3-4　胎产式

（二）胎先露

最先进入母体骨盆入口的胎儿部分称为胎先露（fetal presentation）。纵产式有头先露和臀先露，横产式为肩先露。头先露因胎头屈伸程度不同分为枕先露、前囟先露、额先露、面先露（图 3-5）。臀先露分为单臀先露、混合臀先露和足先露（图 3-6）。偶见头先露或臀先露与胎手或胎足同时入盆，称为复合先露（图 3-7）。

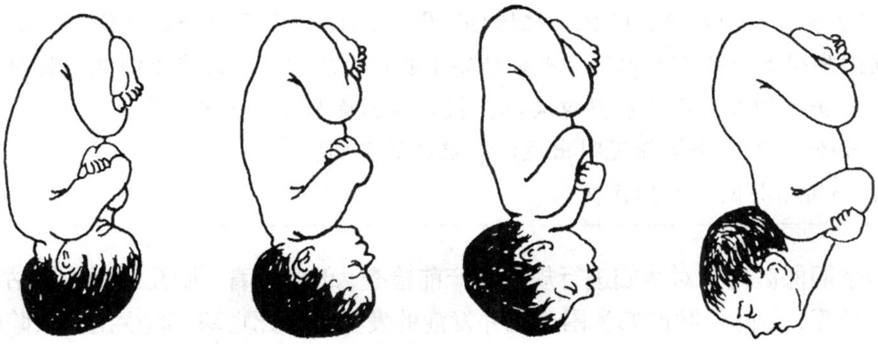

A. 头先露　　B. 枕先露　　C. 额先露　　D. 面先露

图 3-5　头先露的种类

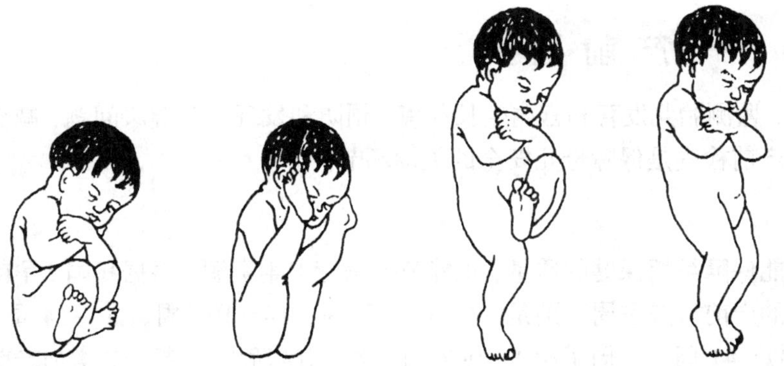

A. 混合臀先露　　B. 单臀先露　　C. 单足先露　　D. 双足先露

图 3-6　臀先露的种类

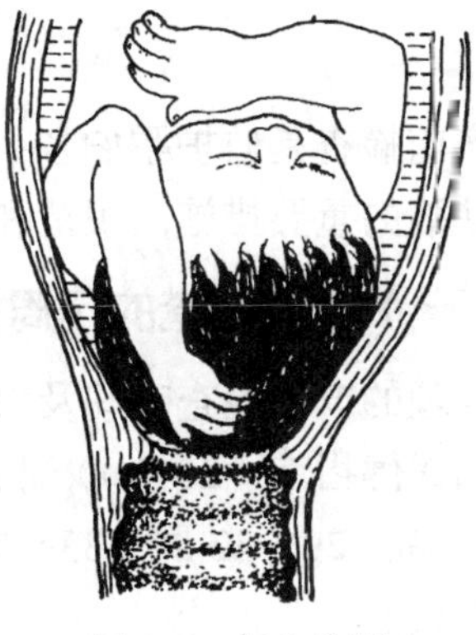

图 3-7　复合先露

（三）胎方位

胎儿先露部的指示点与母体骨盆的关系称为胎方位（fetal position）。枕先露以枕骨、臀先露以骶骨、肩先露以肩胛骨、面先露以颏骨为指示点。根据指示点与母体骨盆入口左、右、前、后、横的关系构成不同的胎方位（表 3-3）。如枕先露时，胎头枕骨位于母体骨盆的左前方，应为枕左前位，余类推。枕先露、面先露、臀先露各有 6 种胎方位，肩先露有 4 种胎方位。正常胎方位有两种，分别为枕左前位（LOA）和枕右前位（ROA）。

表 3-3　胎产式、胎先露和胎方位的类型

纵产式（99.75%）	头先露（95.75%～97.75%）	枕先露（95.55%～97.55%）	枕左前（LOA）	枕左横（LOT）	枕左后（LOP）
			枕右前（ROA）	枕右横（ROT）	枕右后（ROP）
		面先露（0.2%）	颏左前（LMA）	颏左横（LMT）	颏左后（LMP）
			颏右前（RMA）	颏右横（RMT）	颏右后（RMP）
	臀先露（2%～4%）		骶左前（LSA）	骶左横（LST）	骶左后（LSP）
			骶右前（RSA）	骶右横（RST）	骶右后（RSP）
横产式（0.25%）		肩先露（0.25%）	肩左前（LScA）	—	肩左后（LScP）
			肩右前（RScA）	—	肩右后（RScP）

注：百分率表示占足月妊娠分娩总数的比例。

第 4 节　产前检查与孕期保健

案例 3-2

王女士，27 岁，文职人员，G_1P_0，妊娠 30 周，近日 3～5 天解一次大便，大便干、硬，且排便很费力；双侧脚踝和小腿有时水肿，平躺抬高下肢后可减轻；有时晚上睡觉小腿痉挛，感觉疼痛并影响睡眠。王女士担心自己患有严重疾病，担心会影响胎儿的生长发育。

问题： 1. 如何向王女士解释说明出现以上症状的原因？

2. 如何指导做好孕期保健？

产前检查与孕期保健包括对孕妇进行规范的产前检查、健康教育、胎儿健康的评估、孕期营养及体重管理和用药指导等，是降低孕产妇和围产儿并发症的发生率及死亡率、减少出生缺陷的重要措施。围产期（perinatal period）是指产前、产时和产后的一段时期，我国现阶段围产期是指从妊娠满 28 周（即胎儿体重≥1000g 或身长≥35cm）至产后 1 周。以此来计算围产期死亡率，它是衡量产科和新生儿科质量的重要指标。

一、产前检查

产前检查是监护孕妇各系统变化，监测胎儿发育和宫内生长环境，预防和发现母儿健康问题，减少出生缺陷的重要措施。规范和系统的产前检查是保障母儿安全的关键环节。

（一）产前检查的孕周和次数

合理的产前检查时间及次数不仅能保障孕期保健的质量，也能节省医疗卫生资源。根据我国《孕前和孕期保健指南（2018）》，目前推荐的产前检查孕周分别是妊娠 6～13^{+6} 周、14～19^{+6} 周、20～24 周、25～28 周、29～32 周、33～36 周、37～41 周（每周 1 次），共 7～11 次，有高危因素者，应增加产前检查次数。

（二）产前检查的内容

1. 健康史

（1）年龄　＜18 岁或≥35 岁妊娠为高危因素，≥35 岁妊娠者为高龄孕妇。

（2）职业　接触过有毒、有害或放射性物质的孕妇，应注意检查血常规及肝功能等。如果工作环境对胎儿健康不利应考虑调换岗位。

（3）月经史和孕产史　询问末次月经日期、初潮年龄、月经周期。月经周期延长者预产期需相应推迟。初产妇应了解孕次、流产史；经产妇应了解分娩方式，询问有无死胎死产史、难产史、产后出血史，了解新生儿情况。

（4）本次妊娠过程　了解有无早孕反应、早孕反应出现的时间、胎动开始时间；妊娠早期有无病毒感染及用药史；妊娠过程有无阴道流血、腹痛、头晕、头痛、下肢水肿等症状；并询问饮食、运动、工作环境、睡眠及大小便等情况。

（5）既往史和手术史　了解妊娠前有无心脏病、高血压、糖尿病、肝肾疾病、血液病、结核病等病史及发病时间与治疗情况，了解何时做过何种手术。

（6）家族史　询问家族中有无结核病、高血压、糖尿病、双胎妊娠及其他遗传性疾病。

（7）配偶情况　着重询问配偶健康状况、有无烟酒嗜好及遗传性疾病等。

2. 推算及核对预产期　预产期（expected date of confinement，EDC）按末次月经（last menstrual period，LMP）第 1 日算起，月份减 3 或加 9，日数加 7。如末次月经第 1 日是 2022 年 6 月 22 日，预产期为 2023 年 3 月 29 日。若孕妇只知农历日期，应先换算成公历再推算。若孕妇记不清末次月经日期或哺乳期月经未复潮而受孕者，可根据早孕反应开始出现的时间、胎动开始时间、子宫底高度和 B 超检查结果等推算预产期。

3. 全身检查　观察孕妇体格发育、营养及精神状态；注意行走步态及身高，身材矮小（＜145cm）者常伴有骨盆狭窄；注意脊柱及下肢有无畸形；检查心肺有无病变；检查乳房发育情况、乳头大小及有无乳头凹陷；测量血压、体重和身高，计算体重指数（BMI），妊娠晚期每周体重增加不超过 500g，超过者多有水肿或隐性水肿、羊水过多、双胎妊娠等。

4. 产科检查　包括腹部检查、骨盆测量、阴道检查等。

（1）腹部检查　检查者站在孕妇的右侧，嘱孕妇排尿后仰卧在检查床上，头部稍垫高，暴露腹部，双腿略屈曲稍分开，使腹肌放松。

1）视诊：注意腹部形状及大小，有无妊娠纹、手术瘢痕和水肿等。腹部横径较宽，子宫底位置较低，横位可能性大；若腹部过小，可能为胎儿生长受限、孕周推算错误等；若腹部过大，可能为多胎妊娠、巨大儿、羊水过多。

2）触诊：妊娠中晚期，应采用四步触诊法检查子宫大小、胎产式、胎先露、胎方位，以及胎先露部是否衔接（图 3-8）。进行前 3 步操作时，检查者面向孕妇头部，第 4 步时面向孕妇足端。检查前先测量子宫高度及腹围。用手或软尺测量子宫高度即耻骨联合上缘至子宫底的距离。子宫高度异常者，需做进一步的检查如重新核对预产期、超声等。腹围通常是经脐绕下腹最膨隆处一周的数值。

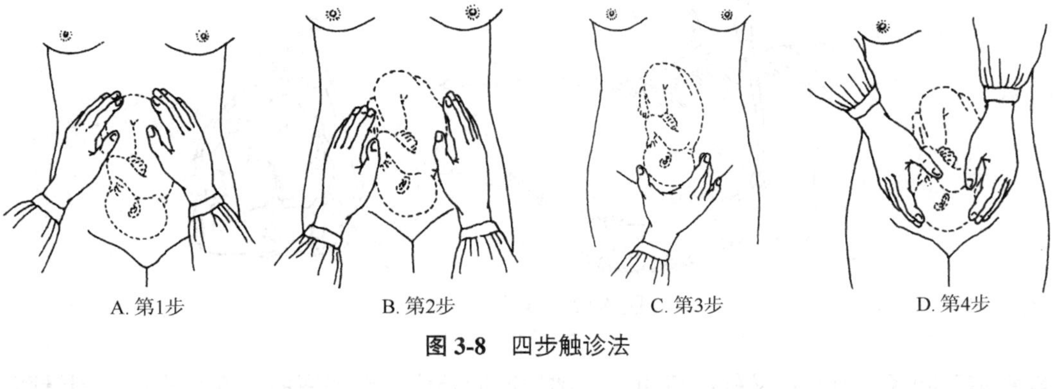

图 3-8　四步触诊法

A. 第 1 步手法：检查者双手放于子宫底，了解子宫外形及子宫底高度，估计胎儿大小与妊娠月份是否相符。然后以双手指腹相对轻推，判断子宫底部的胎儿部分，若硬而圆、有浮球感为胎头，若软而宽且形态不规则为胎臀，从而判断胎产式并推断胎先露。

B. 第 2 步手法：检查者双手下移，手掌相对分别放于腹部左右两侧，一手固定，另一手由上至下轻轻深按检查，左右手交替进行。触及平坦饱满部分为胎背，并了解胎背朝向（前方、侧方）；触及较空虚、高低不平可变形的是胎儿肢体，有时可以感觉到胎儿肢体活动。

C. 第 3 步手法：检查者右手拇指与其余 4 指分开，放于耻骨联合上方握住胎先露，进一步摸清是胎头还是胎臀；接着握住先露左右推动，如先露部高浮表示尚未入盆，如先露部不能被推动表示已衔接。

D. 第 4 步手法：检查者左右手分别放于胎先露两侧轻轻按压，进一步核对胎先露；然后向骨盆入口方向深按，确定胎先露入盆程度。双手能伸入、左右能推动胎先露者表示先露未入盆，临床上称为“浮”；手能伸入一点，胎先露稍能活动，称为“半固定”；手不能伸入，胎先露不能活动，称为“固定”。

3）听诊：胎心在靠近胎背上方的孕妇腹壁上听得最清楚。妊娠 24 周后，枕先露的听诊部位在脐左或右下方；臀先露的听诊部位在脐左或右上方；肩先露在靠近脐部下方听得最清楚（图 3-9）。

（2）骨盆测量　骨盆大小及其形状是决定胎儿能否顺利经阴道分娩的重要因素。骨盆测量分为外测量和内测量两种方法。

1）骨盆外测量：能间接判断骨盆大小及其形状。主要测量以下径线。

A. 髂棘间径（IS）：孕妇取伸腿仰卧位，测量两侧髂前上棘外缘的距离（图 3-10），正常值是 23～26cm。

B. 髂嵴间径（IC）：孕妇体位同上，测量两侧髂嵴外缘最宽的距离（图 3-11），正常值是 25～28cm。

C. 骶耻外径（EC）：孕妇取左侧卧位，左腿屈曲，右腿伸直。测量第 5 腰椎棘突下至耻骨联合上缘中点的距离（图 3-12），正常值是 18～20cm。第 5 腰椎棘突下相当于米氏菱形窝的上角，或相当于两髂嵴后连线中点下 1～1.5cm 处。此径线可间接推测骨盆入口前后径的长度，是骨盆外测量中最重要的径线。

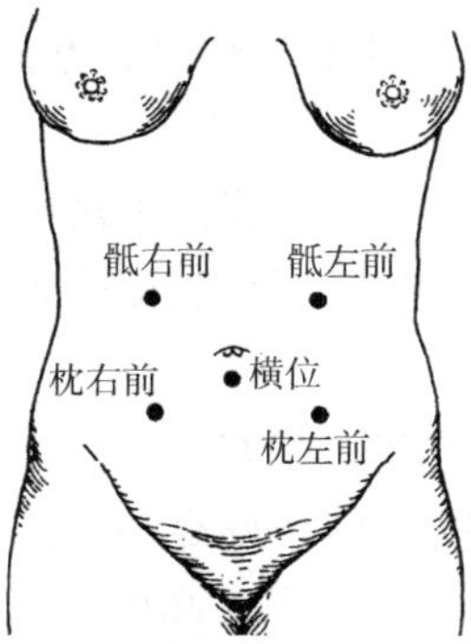

图 3-9　不同胎位胎心音的听诊部位

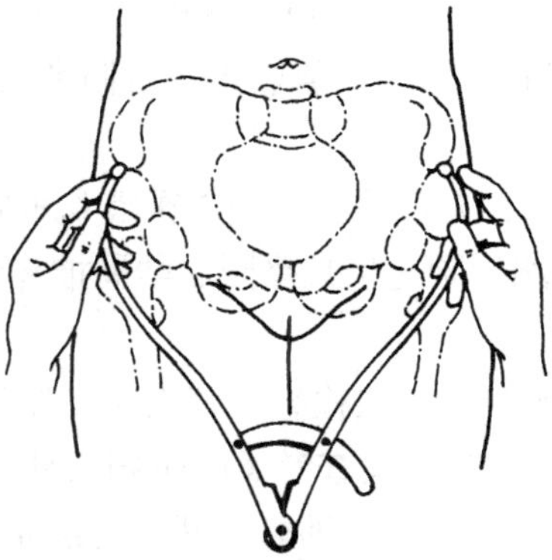

图 3-10　髂棘间径测量

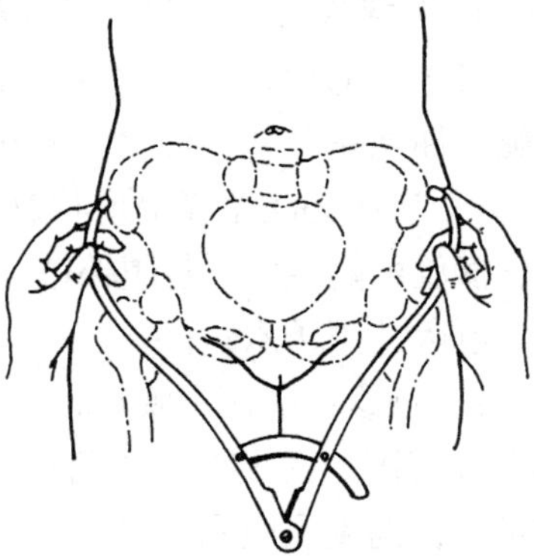

图 3-11　髂嵴间径测量

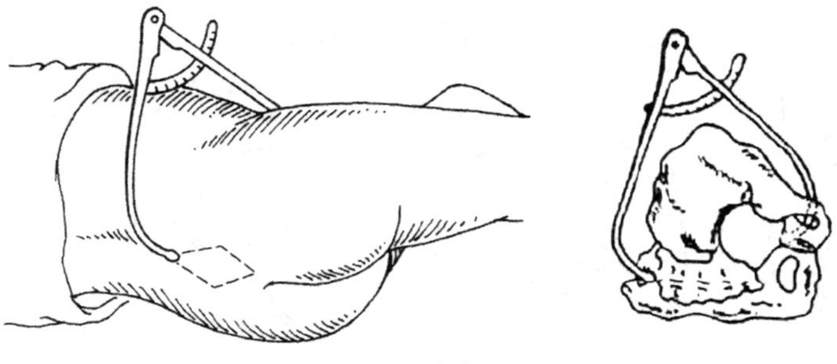

图 3-12　骶耻外径测量

D. 坐骨结节间径（TO）：又称出口横径。孕妇取仰卧位，双腿屈曲，双手抱膝。测量两侧坐骨结节内缘间的距离（图 3-13），正常值是 8.5～9.5cm，平均 9cm。也可通过检查者手拳估计，此径能容纳成人横置手拳属正常。如果出口横径小于 8cm，应测量出口后矢状径。

E. 出口后矢状径：为坐骨结节间径中点至骶骨尖端的长度（图 3-14），正常值为 8～9cm。出口后矢状径与坐骨结节间径之和＞15cm 者，一般足月儿可以通过骨盆出口娩出。

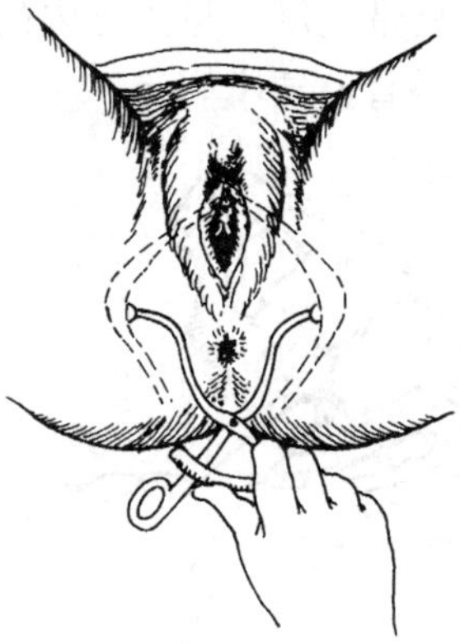

图 3-13　坐骨结节间径测量

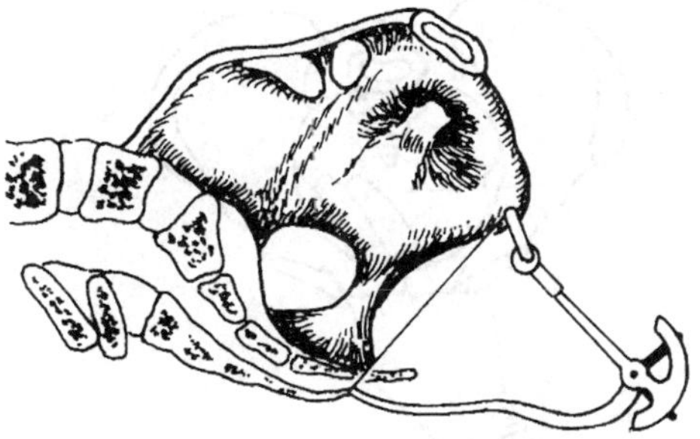

图 3-14　出口后矢状径测量

F. 耻骨弓角度：该角度可反映骨盆出口横径的宽度。将两拇指指尖斜着对拢，放于耻骨联合下缘，两拇指分别放于两侧耻骨降支上面，两拇指间的角度即为耻骨弓角度（图 3-15），正常值是 90°，小于 80°为异常。

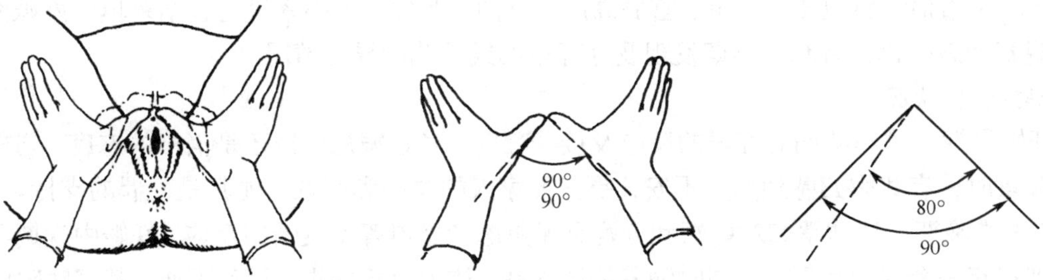

图 3-15　耻骨弓角度测量

《孕前和孕期保健指南（2018）》认为，骨盆外测量并不能预测产时头盆不称，孕期不需要常规进行骨盆外测量。怀疑骨盆出口狭窄时，可测量坐骨结节间径和耻骨弓角度。

2）骨盆内测量：阴道分娩前或产时，可进行骨盆内测量以确定骨产道情况。测量时，孕妇取膀胱截石位，严格消毒外阴，检查者戴无菌手套，涂润滑油。主要径线如下。

A. 对角径（DC）：又称骶耻内径，测量耻骨联合下缘到骶岬上缘中点的距离（图 3-16），正常值是 12.5～13cm，此值减去 1.5～2cm，即为真结合径，正常值为 11cm。检查者一手示、中指伸入阴道，用中指尖触骶岬上缘中点，示指上缘紧贴耻骨联合下缘，另一手示指标记此接触点，抽出阴道内手指测量中指尖到此接触点的距离，即对角径。如测量时中指尖触不到骶岬，表示对角径大于 12.5cm。

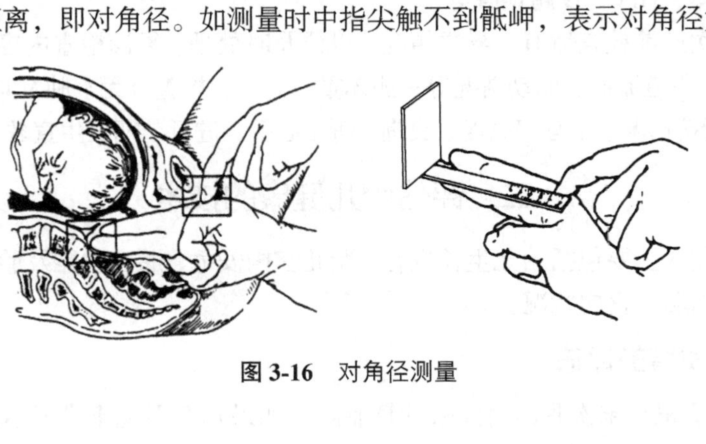

图 3-16　对角径测量

B. 坐骨棘间径：测量两侧坐骨棘间的距离，正常值为 10cm。检查者一手的示指、中指伸入阴道内，分别触及两侧坐骨棘，估计其间的距离（图 3-17）。

C. 坐骨切迹宽度：为坐骨棘与骶骨下部间的距离，即骶棘韧带宽度。将阴道内的示指置于韧带上移动（图 3-18），能容纳 3 横指（5.5～6cm）为正常，否则提示中骨盆狭窄。

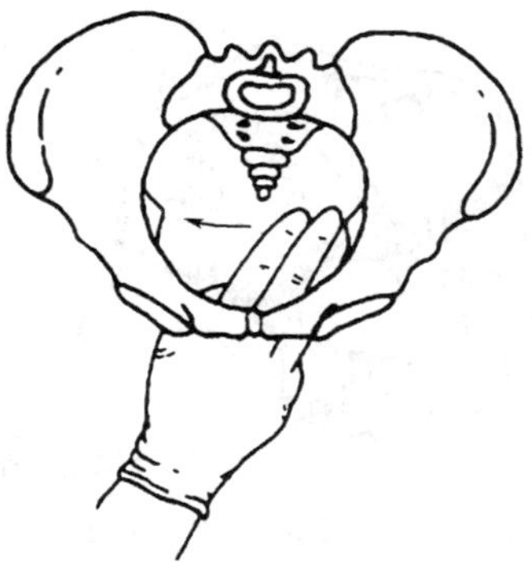

图 3-17　坐骨棘间径测量

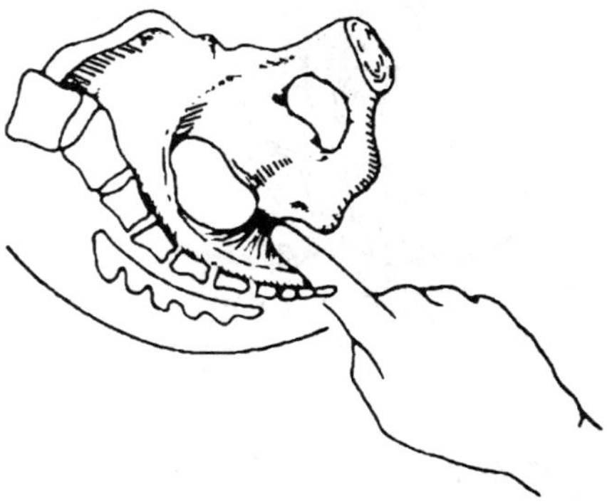

图 3-18　坐骨切迹宽度测量

（3）阴道检查　确诊早孕时或初次产检时应做盆腔双合诊检查，以了解产道、子宫及附件情况。妊娠最后一个月应避免不必要的阴道检查，以防感染。

每次产前检查时，将血压、体重、宫底高度、腹围、胎位、胎心率等检查结果填于妊娠图中，绘制成曲线，观察动态变化，有利于早期发现及处理孕妇或胎儿的异常情况。

5. 心理–社会状况

（1）妊娠早期　了解孕妇对妊娠的反应及接受程度，对妊娠是积极还是消极的态度。当出现早孕反应或反应较重时，有些孕妇感到焦虑不安，更需要家人的关心和照顾，尤其是配偶的支持。

（2）妊娠中晚期　评估孕妇对妊娠和分娩有无焦虑和恐惧等不良情绪反应。妊娠中晚期孕妇更加强烈地意识到将有一个新生命诞生，同时随着妊娠进展，体力负担加重，行动不便，甚至睡眠障碍等症状逐渐加重，大多数孕妇急切盼望早日分娩。随着预产期临近，孕妇既因即将分娩感到愉快，又因对分娩的疼痛而焦虑，担心分娩过程中的母儿安危等。同时评估孕妇的支持系统，尤其是配偶对此次妊娠的态度。了解孕妇的家庭经济情况、居住环境、宗教信仰及在家庭中的角色等。

6. 高危因素评估　重点评估孕妇是否存在以下高危因素：年龄＜18 岁或≥35 岁；流产、异位妊娠、早产、死胎、死产、难产、畸胎等异常孕产史；心脏病、高血压、肝炎等妊娠合并症；妊娠期高血压疾病、妊娠期糖尿病、前置胎盘、胎盘早剥、羊水异常、胎儿生长受限、过期妊娠、母儿血型不合等妊娠并发症；残疾；遗传性疾病史等。

7. 辅助检查　血常规、尿常规、血型（ABO 和 Rh）、肝功能、肾功能、糖耐量、宫颈细胞学、阴道分泌物、梅毒螺旋体、HIV、B 超检查等。

复诊可以了解前次产前检查后有无异常情况，以便及时处理。复诊检查内容包括：询问孕妇有无异常情况出现，如头痛、阴道流血、胎动情况等；测体重、血压，检查有无水肿及其他异常，复查有无蛋白尿；复查胎位、先露衔接情况、子宫底高度、腹围，听胎心等；进行孕期卫生宣教，并预约下次复诊时间。

二、评估胎儿健康的技术

胎儿健康的评估技术主要包括胎儿生长发育、胎儿宫内安危、胎盘功能及胎儿成熟度的评估，以确定是否为高危儿和监测胎儿宫内状况。

（一）胎儿生长发育的评估

1. 确定胎龄　主要根据末次月经时间来计算胎龄。如果月经不规律或记不清楚，可根据早孕反应和胎动出现的时间来推算，但可能导致2周左右的误差。B超检查胎儿不同部位的参数可确定胎龄。妊娠早期以胎儿顶臀长（GRL）评估胎龄，妊娠12周后，可通过胎头双顶径（BPD）长度推算胎龄，妊娠32周以后，可通过胎儿腹围或头围与腹围比值（HC/AC）和股骨长（FL）来评估胎龄。

2. 子宫高度及腹围 每次孕期检查测量子宫高度、腹围，并绘制在妊娠图中，以评估胎儿生长发育与胎龄是否相符。根据子宫高度、腹围估算胎儿大小，胎儿体重（g）=子宫高度（cm）×腹围（cm）+200。

3. 妊娠图 将每次产前检查的血压、体重、子宫高度、腹围、胎位、胎心率等结果记录在妊娠图上，绘制成曲线。观察动态变化有助于评估胎儿发育及孕妇健康状况，其中子宫高度是妊娠图中最重要的项目。

4. B超检查 妊娠早期常用于诊断早孕，判断是否为宫内妊娠。妊娠中、晚期不仅能评估胎产式、胎先露、胎方位，还能估计胎儿大小、是否成熟。在妊娠第5周可见妊娠囊；第6周可见到胚芽和原始心管搏动；妊娠11～13^{+6}周超声测量胎儿颈部透明层厚度（nuchal translucency，NT）和胎儿发育情况。若胎儿双顶径达8.5cm以上，则90%以上的胎儿体重超过2500g。另外，还可以发现部分胎儿先天畸形。

（二）胎儿宫内安危的评估

1. 胎心听诊 妊娠18～20周用听诊器经孕妇腹壁能听到胎心音，正常胎心率为110～160次/分。胎儿缺氧早期可兴奋交感神经使心率加快，出现胎心率过速；缺氧继续发展则兴奋迷走神经，胎心率减慢，出现胎心率过缓。

2. 胎动监测 是孕妇自我评价胎儿宫内状况的简便经济的有效方法。妊娠18～20周孕妇开始感觉到胎动。妊娠28周以后，胎动计数＜10次/2小时或减少50%，提示胎儿有缺氧的可能。

3. 电子胎儿监护 可以连续记录胎心率（fetal heart rate，FHR）的变化，同时描记子宫收缩和记录胎动，观察FHR变化与宫缩、胎动之间的关系。因此，电子胎儿监护成为筛查胎儿宫内窘迫、评判胎盘储备功能的首选方法，其中基线变异是最重要的评价指标之一。可以在妊娠34周开始进行监护，高危妊娠孕妇可酌情提前。

电子胎儿监护有两种功能，即监测胎心率和预测胎儿宫内储备能力。

（1）监测胎心率 用电子胎儿监护仪记录胎心率，有两种基本变化：胎心率基线和胎心率一过性变化。

1）胎心率基线（FHR-baseline，BFHR）：是指在没有胎动和宫缩影响时，10分钟以上的胎心率平均值。从每分钟胎心率及胎心率变异两方面评估胎心率基线（图3-19）。

正常平均胎心率维持在110～160次/分；胎心率＞160次/分或＜110次/分持续10分钟，称为心动过速或心动过缓。

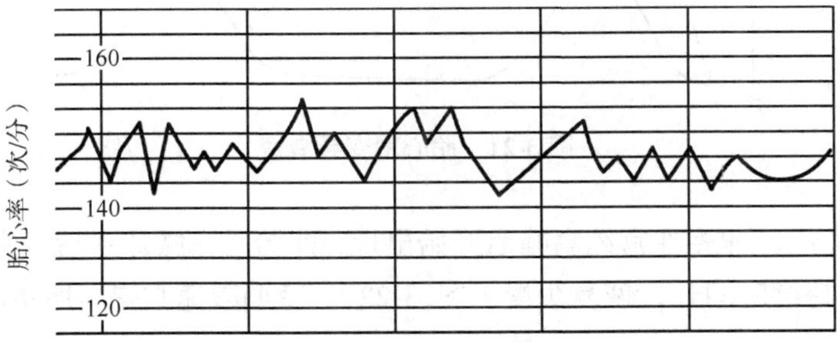

图3-19 胎心率基线与摆动

胎心率的基线摆动包括胎心率的摆动振幅和摆动频率。摆动振幅是指胎心率上下波动的范围，振幅变动范围为6～25次/分；摆动频率是指1分钟内波动的次数，正常≥6次/分。基线波动活跃则频率增高，基线平直则频率降低或消失。基线摆动表示胎儿有一定的储备能力，是胎儿健康的表现；基线变平即变异消失，提示胎儿储备能力丧失。

2）胎心率一过性变化：受胎动、宫缩、触诊及声响等刺激，胎心率发生暂时性加快或减慢，随后又能恢复到基线水平，称为胎心率一过性变化，是判断胎儿安危的重要指标。包括加速和减速两种情况。

加速：指宫缩时胎心率基线暂时增加 15 次/分以上，持续时间＞15 秒，提示胎儿有良好的心血管系统交感神经反应，可能是由宫缩时躯干或脐静脉受压引起的反射性心率加速。但若脐静脉持续受压，则可发展成减速。

减速：是指宫缩时胎心率出现胎心率减慢，包括以下三种情况。

A. 早期减速：指伴随宫缩出现的减速，宫缩达到峰值时胎心率达到最低点，宫缩停止后即恢复到基线（图 3-20）。胎心率下降持续时间短，恢复快。常见于第一产程后期，为宫缩时胎头受压引起，不受孕妇体位或吸氧改变。如持续早期减速、减速幅度过大，提示胎儿有缺氧的危险。

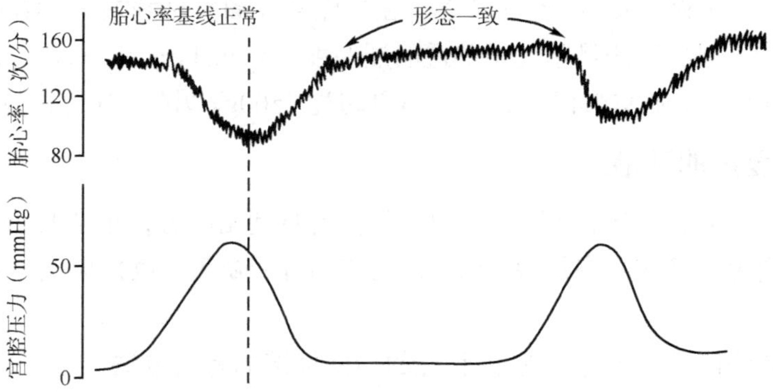

图 3-20 胎心率早期减速

B. 变异减速：胎心率减速与宫缩无恒定关系，下降迅速且幅度大，恢复迅速（图 3-21）。变异减速通常是由于宫缩时脐带受压兴奋迷走神经引起，嘱孕妇改变体位或给予吸氧可迅速改善或消失。但若变异减速伴胎心率基线变异消失，则提示胎儿缺氧。

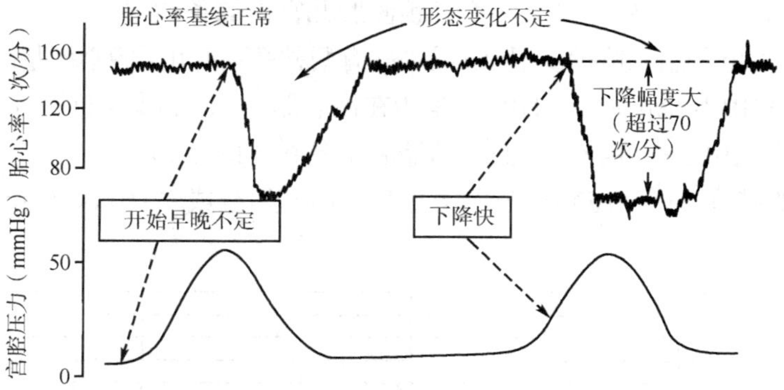

图 3-21 胎心率变异减速

C. 晚期减速：胎心率减速多在宫缩高峰后开始出现，即胎心率减速滞后于宫缩高峰期，下降缓慢，下降幅度＜50 次/分，持续时间长，恢复缓慢（图 3-22）。晚期减速常提示胎盘功能减退、胎儿宫内缺氧，应紧急处理。

（2）预测胎儿宫内储备能力 包括无应激试验和缩宫素激惹试验。

1）无应激试验（non-stress test，NST）：指在无宫缩、无外界负荷刺激下，观察和记录 20 分钟或 40 分钟内胎心率与胎动的变化，了解胎儿在宫内的储备能力。试验前 12 小时内一般不用镇静剂，以免影响试验结果。根据胎心率基线、胎动时胎心率变化（变异、加速、减速）等分为正常 NST（有反应型）、不典型 NST（可疑型）、异常 NST（无反应型）（表 3-4）。需注意的是，NST 结果的假阳性率较高，异常 NST 需要复查，延长监护时间。

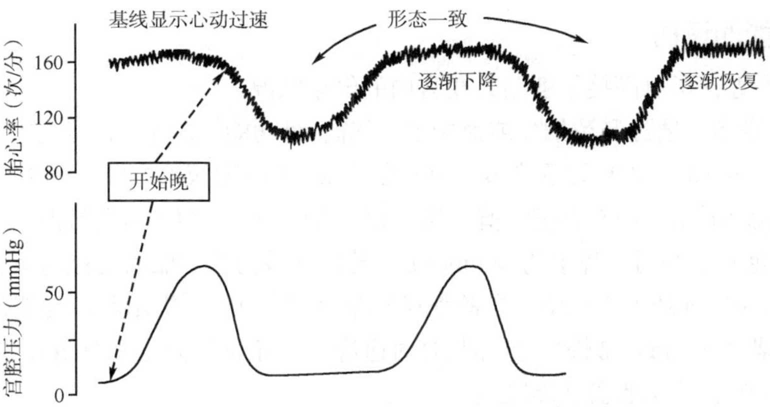

图 3-22　胎心率晚期减速

表 3-4　NST 的结果判读及处理

参数	正常 NST	不典型 NST	异常 NST
基线	110～160 次/分	100～110 次/分 >160 次/分持续<30 分钟 基线上升	胎心过缓<100 次/分 胎心过速>160 次/分>30 分钟 基线不确定
变异	6～25 次/分（中等变异）	≤5 次/分（无变异及最小变异）	≤5 次/分 ≥25 次/分>10 分钟 正弦型
减速	无减速或者偶出现变异减速但持续时间小于 30 秒	变异减速持续 30～60 秒	变异减速持续 60 秒以上 晚期减速
加速（足月胎儿）	20 分钟内≥2 次加速超过 15 次/分，持续 15 秒	—	20 分钟<1 次加速超过 15 次/分，持续 15 秒
处理	观察或进一步评估	需要进一步评估（复查 NST）	全面评估胎儿状况 生物物理评分 及时终止妊娠

2）缩宫素激惹试验（oxytocin challenge test，OCT）：又称宫缩应激试验（contraction stress test，CST）即应用缩宫素诱导宫缩并利用电子胎心监护仪记录胎心率变化，观察 20 分钟内宫缩时胎心的变化，了解胎盘一过性缺氧的负荷变化，测定胎盘功能和胎儿的储备能力。可以通过静脉滴注缩宫素或刺激乳头诱导宫缩，试验要求的宫缩为每 10 分钟内至少有 3 次宫缩，每次持续 30～40 秒。OCT 的结果判读主要基于是否出现晚期减速和变异减速：①阴性：没有晚期减速或重度变异减速。②可疑：间断出现晚期减速或重度变异减速；宫缩过频（>5 次/10 分）；每次宫缩时间>90 秒时出现胎心减速；出现无法解释的监护图形。③阳性：≥50%的宫缩伴随晚期减速。

4. 胎儿脐血流检查　通过彩色多普勒超声测定脐动脉和子宫动脉血流，监测胎盘血管阻力，判断胎盘功能。主要指标包括 S/D 值（收缩期最大血流速度 S 与舒张期末血流速度 D 的比值）、阻力指数（RI）和搏动指数（PI）。妊娠晚期 S/D>3、RI>0.7、PI>1.7，提示胎儿宫内窘迫。

5. 胎儿生物物理评分（BPS）　是应用多项生物物理现象进行综合评定的方法，常用 Manning 评分法，该法通过 NST 联合实时超声检查，前者是对胎儿储备能力和胎盘功能的实时、有效的观察手段，后者可以对胎儿器官发育、功能状况、胎儿血液循环、胎盘循环、胎盘子宫循环的血流动力学状态做出评价。通过观察 NST、胎儿呼吸运动（FBM）、胎动（FM）、胎儿张力（FT）、羊水最大暗区垂直深度（AFV）共 5 项指标综合判断胎儿宫内安危。每项指标 2 分，总分为 10 分，观察时间为 30 分钟。结果判断：5～6 分提示可疑胎儿窘迫；4 分及以下应及时终止妊娠。

（三）胎盘功能的评估

通过胎盘功能检查，可以间接了解胎儿在宫内的健康状况。

1. 雌三醇（E_3）测定 通过测孕妇尿或血中E_3了解胎盘功能。孕妇尿E_3正常值为＞15mg/24h，10～15mg/24h为警戒值，＜10mg/24h为危险值。由于留取24小时尿液不方便，可采用随机尿测雌激素/肌酐（E/C）值估计胎盘功能，＞15为正常值，10～15为警戒值，＜10为危险值。还可以测定孕妇血清中游离E_3值，正常足月妊娠时临界值为40nmol/L，若低于该值提示胎盘功能低下。如果妊娠晚期连续多次测得尿E_3＜10mg/24h或E/C＜10，或者急剧下降10%～30%，提示胎盘功能低下。

2. 血清胎盘催乳素（hPL）测定 妊娠足月时血清hPL正常值为4～11mg/L。若妊娠足月时hPL＜4mg/L或突然下降50%，提示胎盘功能减退。

3. 血清妊娠特异性糖蛋白（$PS\beta_1G$）测定 其为胎盘合体滋养层分泌的一种特异性糖蛋白，如妊娠足月时＜170mg/L，提示胎盘功能低下。

（四）胎儿成熟度的评估

在计划分娩时，围产儿能否存活与胎儿成熟度关系密切相关，其中胎肺成熟尤其重要。可通过临床评估、超声检查及羊水分析来了解胎儿成熟度。

1. 临床评估 明确胎龄可以判断胎儿成熟度，孕周36周以上，体重达到2500g，胎儿存活机会大。还可以计算胎儿发育指数来估计胎儿成熟度，计算方法为：胎儿发育指数=宫高（cm）–3×（孕月+1）。–3～+3提示胎儿成熟，＜–3提示胎儿未成熟，＞3提示胎儿过大、羊水过多或双胎。

2. 超声检查 超声测量胎头双顶径可判断胎儿成熟度，双顶径≥8.5cm提示胎儿成熟。还可以超声检查胎盘成熟度，胎盘Ⅱ级为成熟期，胎盘Ⅲ级提示胎儿已成熟。

3. 羊水分析 可经腹壁羊膜腔穿刺抽取羊水进行分析，了解胎儿成熟度。

（1）卵磷脂/鞘磷脂（L/S） 采用羊水薄层层析法测定L/S值，若L/S≥2，提示胎儿肺成熟。

（2）磷脂酰甘油（PG） 在孕35周时可测出，逐渐增加至足月，羊水中测出PG提示胎肺成熟，PG判断胎肺成熟的准确率高于L/S值。

（3）泡沫试验或振荡试验 利用胎肺表面活性物质亲脂亲水的特性，在羊水试管内加入95%乙醇振荡，在接触空气的液体界面形成环状泡沫，如两管均有完整泡沫环，提示胎肺成熟。这是一种简便、快速测定羊水中表面活性物质的方法。

（4）肌酐 肌酐值＞176.88μmol/L，提示胎儿肾脏成熟。

（5）胆红素类物质 用ΔOD450检测，该值＜0.02提示胎儿肝脏成熟。

（6）淀粉酶 淀粉酶值≥450U/L，提示胎儿唾液腺成熟。

（7）脂肪细胞出现率 脂肪细胞出现率值≥20%，提示胎儿皮肤成熟。

三、孕期营养与体重管理

妊娠期由于胎儿的生长发育及母体内的物质代谢和各器官系统功能的适应性变化，对营养的需要更加严格，此时期营养不足或过剩将影响母亲的健康和胎儿的发育，还会对子代出生后的成长和代谢产生远期的不利影响。因此，做好孕期营养指导和体重管理具有重要意义。

（一）孕期营养指导

1. 帮助制订合理的饮食计划 备孕期和妊娠期妇女应该摄入多样化的营养均衡膳食，即高蛋白、高维生素、高矿物质、适量脂肪及糖类、低盐饮食。同时，应注意避免由营养过剩引起巨大胎儿和微量元素过剩，导致中毒反应。

（1）备孕期 是指育龄妇女有计划地妊娠并对优孕进行必要的前期准备，是优孕与优生优育的重要前提。备孕妇女的营养状况直接关系着孕育和哺育新生命的质量。

（2）妊娠期　妊娠各期妇女膳食应根据胎儿生长状况及母体生理变化进行适当的调整。《中国居民膳食指南（2022）》建议孕期妇女膳食应在一般人群的膳食基础上补充以下5项内容。

1）补充叶酸，常吃含铁丰富的食物，选用碘盐。妊娠早期缺乏叶酸易致神经管畸形，妊娠期叶酸的推荐摄入量为600μg/d，除增加叶酸丰富的食物外，还应额外补充叶酸400μg/d。为了满足妊娠期血红蛋白合成增加和胎儿铁储备的需要，应常吃含铁丰富的食物如动物肝脏、瘦肉、蛋黄等，铁缺乏严重者可在医生指导下适量补铁。碘是调节新陈代谢和促进蛋白质合成的必需微量元素，除选用碘盐外，每周还应摄入1～2次含碘丰富的海产品如海带等。

2）妊娠反应较重者，可少量多餐，保证摄入含必要量糖类的食物。妊娠反应明显或食欲不佳的孕妇不必过分强调平衡膳食，但每天需摄取至少130g糖类，首选谷类粮食；进食少或妊娠反应严重者需寻求医生帮助。

3）妊娠中晚期适量增加奶、鱼、禽、蛋、瘦肉的摄入。妊娠中期开始，每天牛奶达到500g；妊娠中期每天增加鱼、禽、蛋、瘦肉共计50g，妊娠晚期每天增加75g左右；深海鱼类富含二十二碳六烯酸（DHA）对胎儿脑和视网膜功能发育有益，每周最好食用2～3次。

4）适量身体活动，维持妊娠期适宜增重。体重增长不足者，可适当增加能量密度高的食物摄入；体重增长过多者，应在保证营养素供应的同时注意控制总能量的摄入；健康的孕妇每天应进行不少于30分钟的中等强度身体活动。

5）禁烟酒，避免被动吸烟和不良空气，适当进行户外活动和运动，愉快孕育新生命，积极准备母乳喂养。

2. 饮食均衡、自然　采用正确的烹饪方法，避免破坏营养素；选择易消化、无刺激性的食物，避免烟酒、浓咖啡、浓茶及辛辣食品。

（二）体重管理

1. 孕妇体重增长　孕妇体重增长可以影响母儿的近期和远期健康。因此，要重视孕妇的体重管理，定期测量体重，监测体重增长情况。在孕妇第一次产检时确定孕前BMI，提供个体化的孕妇增重、饮食和运动指导。孕前正常体重者整个妊娠期体重增加约12.5kg为宜。

2. 运动指导　孕妇运动是体重管理的另一项措施。通过运动能增加肌肉力量和促进机体血液循环和胃肠蠕动，减少便秘；增强腹肌、腰背肌、盆底肌的能力；锻炼心肺功能，释放压力，促进睡眠。根据个人喜好可选择一般的家务劳动、散步、慢步跳舞、步行上班、孕妇体操、瑜伽和凯格尔（Kegel）运动等形式。但要注意运动的安全性，妊娠期不宜参加跳跃、震动、登高（海拔2500m以上）、长途旅行、骑马等具有一定风险的运动。

四、孕期常见症状及护理

（一）常见症状及护理

1. 消化系统

（1）恶心、呕吐　孕早期因胃酸分泌减少，胃排空时间延长，可出现恶心、呕吐等症状。应避免空腹或过饱，少食多餐。严重者可给予维生素$B_6$10～20mg，每日3次口服；消化不良者给予酵母片2～3片及胃蛋白酶合剂10ml，也可服用开胃健脾理气中药。如妊娠12周以后仍呕吐明显，甚至影响孕妇的营养时，应考虑妊娠剧吐的可能，须住院治疗。

（2）便秘　孕期活动少，肠蠕动减弱，易发生便秘。养成每日按时排便良好习惯。多吃易消化、富含纤维素的新鲜蔬菜和水果，多喝水，坚持每日适当的运动。必要时遵医嘱使用缓泻剂或乳果糖　慎用开塞露、甘油栓，禁用硫酸镁，也不应灌肠，以免引起流产或早产。

（3）痔疮　因子宫增大，腹压增高或妊娠期便秘使直肠静脉丛回流受阻，导致痔疮发生或加重，以妊娠晚期尤甚。应积极防治便秘，多喝水、多吃蔬菜和水果，少吃辛辣刺激性食物，温水坐浴能缓解胀痛。痔疮于分娩后可减轻或自行消失。

2. 泌尿生殖系统

（1)尿频　常发生在妊娠早期增大的子宫超出盆腔以前和妊娠晚期胎先露衔接后，由膀胱受压所致，无须减少饮水，应及时排尿，憋尿易致泌尿系感染。产后症状自行消失。

（2）白带增多　于妊娠早期和妊娠晚期明显，可为生理现象。应每日清洗外阴，保持外阴的清洁，穿透气性好的棉质内裤，并经常更换，严禁阴道冲洗。若伴瘙痒，分泌物呈豆渣样、血性或脓性，异味明显，应及时就诊。

3. 血液循环系统

（1）下肢及外阴静脉曲张　由下腔静脉受压使股静脉压升高所致。应尽量避免长时间站立、行走，下肢可绑弹性绷带，或穿弹力裤或袜，休息时适当垫高下肢以利静脉回流。

（2）贫血　我国营养学会主张妊娠 16 周开始补充铁剂，如硫酸亚铁或富马酸亚铁，同时加服维生素 C 或用果汁水送服，促进对铁的吸收。应在餐后 20 分钟服用，以减轻对胃肠道的刺激。

（3）仰卧位低血压综合征　嘱孕妇取左侧卧位后，血压将很快恢复，症状消失，不必紧张。

（4）下肢水肿　孕妇于妊娠晚期多有轻度下肢水肿，经休息后消退，属正常现象。若水肿明显，经休息后不消退，应及时查明原因。

4. 运动系统

（1）下肢肌肉痉挛　妊娠中晚期多见，痉挛常发生于小腿腓肠肌，夜间发作，多为缺钙引起。我国营养学会建议妊娠 16 周起每日摄入钙 1000mg，于妊娠晚期增加至 1500mg，可服用复方氨基酸螯合钙胶囊，摄入牛奶、肉类、豆类、小虾皮、芝麻等含钙量较高的食物。

（2）腰背痛　妊娠期关节韧带松弛，子宫增大向前突出，重心向后移，腰椎向前突，背伸肌持续紧张状态，导致腰背酸痛。指导孕妇穿平底鞋，少抬举重物，在提举物品时双手均分重量，在俯拾地面物品时，保持上身直立。休息时，腰背部垫枕头可缓解疼痛。

（二）孕期健康指导

1. 衣着与卫生　孕妇衣服应宽松、柔软、保暖、舒适，穿棉质、透气、吸水性好的内衣，不宜穿紧身衣，选用合身的胸罩，穿着轻便、舒适的平跟鞋。妊娠期应勤沐浴、更衣，沐浴以淋浴为主，妊娠晚期避免盆浴，防止感染。保持外阴部清洁，每天用温开水清洗外阴；注意口腔卫生，饭后及睡前用软毛牙刷刷牙。

2. 活动与休息　一般妊娠 28 周后孕妇应适当减轻工作量。每日睡眠不少于 8 小时，午休 1～2 小时。避免长期仰卧位，妊娠中期后取左侧卧位休息，以增加胎盘血供。活动时注意保持身体平衡，避免大幅度跳跃、急转等动作，避免腹部受压，避免受伤导致流产、胎盘早剥等。散步是孕妇最适宜的运动，但要注意避免去人多、空气不流通的公共场所。

3. 妊娠期自我监护　胎动计数是孕妇了解胎儿宫内安危的最常用且简单的方法，指导孕妇每日早、中、晚各数 2 小时胎动。胎动计数≥10 次/2 小时为正常，提示胎儿情况良好；若＜10 次/2 小时或骤减 50%者，提示胎儿有宫内缺氧，应立即就诊。

4. 性生活指导　妊娠期间适当减少性生活次数，原则上妊娠前 3 个月及末 3 个月，即 12 周前及 28 周后避免性生活，以防引起流产、早产或感染。

5. 识别先兆临产　临近预产期的孕妇，若出现阴道血性分泌物或规律宫缩（间歇 5～6 分钟，持续 30 秒），应尽快到医院就诊。若阴道突然大量液体流出，嘱孕妇平卧，由家属送往医院，以防脐带脱垂而危及胎儿生命。

6. 异常症状的判断　孕妇在妊娠期出现下列症状应立即就诊，如阴道流血、寒战发热、腹痛、头痛、眼花、抽搐、胸闷、心悸、气短、突然有液体自阴道流出、胎动突然减少等。

7. 妊娠期用药　很多药物可以通过胎盘进入胚胎、胎儿体内，对胚胎、胎儿不利的药物会影响胚胎分化和发育，导致胎儿畸形和功能障碍。孕妇用药要特别谨慎，尤其是妊娠 12 周内是致畸高度敏感期，需在医生指导下合理选择用药。

8. 胎教　是有目的、有计划地为胎儿的生长发育实施的最佳措施。妊娠中期是胎教的最佳时期，通过胎教，给胎儿提供良好的刺激，可促进胎儿发育。目前胎教主要的方法：①音响胎教，包括音乐胎教和语言胎教；②运动胎教，主要是触觉和动作协调训练。

9. 分娩前准备　指导准备新生儿和产妇用物。新生儿准备数套柔软、宽大、便于穿脱和无刺激性的衣服，尿布应用质地柔软、吸水性和透气性好的纯棉制品，还要准备婴儿包被、大小毛巾、澡盆、围嘴、爽身粉、婴儿沐浴液等。产妇应准备足够的消毒卫生垫、合适的胸罩、数套更换衣物、干净毛巾数条（用于全身擦浴、乳房护理等）。向孕妇介绍正常分娩的过程、可能出现的不适、检查、治疗和护理，减轻焦虑和恐惧心理，促进顺产。

第 5 节　高危妊娠妇女的护理

案例 3-3

林女士，36 岁，G_1P_0，妊娠 30 周，来医院产检。产检：身高 160cm，体重 80kg（妊娠前为 66kg），血压 145/95mmHg，双下肢水肿（+），宫高 26cm，腹围 76cm，胎方位 LSA，胎心音 135 次/分。实验室检查：血红蛋白 90g/L，尿蛋白（–）。

问题：1. 林女士是否属于高危妊娠？为什么？

2. 应如何对林女士进行健康指导？

一、概　　述

（一）定义

高危妊娠（high risk pregnancy）是指妊娠期的各种危险因素可能危害孕妇、胎儿及新生儿健康或者导致难产者。具有高危妊娠因素的孕妇称为高危孕妇。

（二）范畴

1. 高危孕产妇　部分高危因素是妊娠前或妊娠早期即已存在，称为固定高危因素，部分在妊娠期间出现，如贫血、妊娠期高血压疾病、妊娠期糖尿病等，为动态因素，可发生在妊娠不同阶段或分娩过程中，病情的变化也会导致危险程度的改变。例如，轻度子痫前期为较高妊娠风险，而发展到重度子痫前期或子痫则为高妊娠风险，监测内容和处理方法也全然不同。从第一次产前检查开始到此后的每次保健都需要通过询问病史、查体结合辅助检查手段，明确是否存在高危因素。包括北京在内的部分城市对于妊娠风险根据严重程度分为低风险、一般风险、较高风险和高风险，并以颜色作为标识，分别为绿、黄、橙、红，以便围产保健的医护人员一目了然。

妊娠全程孕产妇的高危因素主要包括以下几个方面，在采集病史中要着重询问相关情况。

（1）孕妇的基本情况，如年龄＜18 岁或分娩年龄≥35 岁以上的孕妇，职业接触有毒物质、放射线等应列为高危妊娠。

（2）既往史，如心脏病、肝病、肾病、高血压、糖尿病及其他免疫性疾病、妊娠合并肿瘤等内外科疾病。记录发病时间、治疗方案，必要时转诊专科评估是否可保留妊娠及妊娠期相关风险。注重了解手术指征、手术时间、手术方式及术后恢复和病理结果。

（3）婚育史　既往妊娠史和分娩经过、产后恢复，分娩新生儿体重及健康情况，若前一次为剖宫产分娩，应详细了解手术指征及手术方式和术后恢复情况。着重了解孕妇的流产史、死胎死产史。对采取辅助生殖妊娠女性要了解不孕原因，以及辅助生殖方式。询问丈夫有无遗传性疾病、传染病及性传播疾病等。

（4）家族史　有无传染病、高血压、糖尿病、双胎妊娠及其他遗传性疾病。若有遗传病家族史，应及时进行遗传咨询及筛查以明确高危等级。

（5）本次妊娠经过　妊娠早期用药及毒物接触，重点排查各种妊娠并发症，如妊娠期高血压疾病、妊娠期糖尿病等，并了解胎儿情况，如胎位异常、多胎、母儿血型不合等。

（6）产程中高危因素，如胎儿窘迫、脐带脱垂、产程异常、手术产等。

2. 高危胎儿　高危儿包括：①胎龄异常，早产或过期；②体重异常，＜2500g 或＞4000g，按孕周可有小于胎龄儿或大于胎龄儿；③新生儿窒息，出生后 Apgar 评分 1 分钟 0～4 分或 5 分钟＜7 分者；④各种手术产儿；⑤产伤；⑥某些高危妊娠的新生儿，如糖尿病、重度子痫前期；⑦先天畸形，染色体异常或形态结构异常；⑧各种原因所致的溶血等。

二、护理评估

（一）健康史

评估孕妇的年龄及孕前健康状况，包括疾病史、手术史、月经史、既往生育史，特别应评估有无不良孕产史。了解孕妇本次妊娠早期经过，是否接触过有害物质、放射线检查、病毒性感染等。

（二）身心状况

1. 体格评估　进行完整体格检查，了解孕妇体重、身高，计算体重指数，测量血压，评估心功能、下肢水肿程度等。身高＜140cm 者容易头盆不称，体重＜40kg 或＞85kg 者，危险性增加。血压＞140/90mmHg，应评估尿蛋白，警惕妊娠期高血压疾病。

2. 产科评估　测量子宫底高度、腹围，绘制妊娠图，进行骨盆外测量及腹部四步触诊，了解胎儿大小、胎方位、胎先露等，评估胎儿大小与孕周是否相符，进行胎心听诊，并了解胎动情况，若胎动＜10 次/2 小时，应警惕胎儿宫内缺氧。

3. 并发症及合并症评估　重视孕妇主诉，了解有无妊娠期并发症及合并症，如妊娠期高血压疾病、前置胎盘、胎膜早破等。

4. 胎儿生长发育及安危评估　通过妊娠图、胎心听诊、胎动计数、电子胎儿监护等了解胎儿生长发育及宫内状况，警惕胎儿宫内发育迟缓。破膜时了解羊水性状，若胎儿头位，羊水被胎粪污染时，应评估电子胎儿监护情况，以警惕胎儿宫内缺氧。

5. 心理-社会状况　高危孕妇因为担心母儿健康及安全，妊娠早期担心流产或胎儿畸形，妊娠晚期担心早产、胎死宫内、死产等，常存在焦虑、恐惧、悲哀、失落及无助感，应评估产妇的心理变化、社会支持系统及应对策略。

（三）辅助检查

1. 实验室检查　了解孕妇血、尿常规检查；肝肾功能检查；血糖及糖耐量；凝血时间及血小板计数；血/尿雌三醇检查，血清胎盘催乳素及妊娠特异性 β 糖蛋白检查；羊水检查结果等。

2. B 超检查　是产科常用的一种辅助检查方法。B 超可了解胎儿生长发育情况，还可以了解胎盘、羊水及脐带情况等。胎盘：评估胎盘大小、厚度、位置等。胎盘功能分级：①0 级：未成熟，多见于中期妊娠；②Ⅰ级：开始趋向成熟，多见于妊娠 29～36 周；③Ⅱ级：成熟期，多见于妊娠 36 周以后；④Ⅲ级：胎盘已经成熟，多见于妊娠 38 周以后。羊水：可以观察羊水的性状、评估羊水量是否正常。

脐带：了解脐带是否存在打结、绕颈、过长/过短等异常。

3. 胎心听诊 通过胎心听诊了解胎儿宫内情况，是否存在胎心异常。

4. 胎儿电子监护 了解胎心率基线及变异，是否存在早期减速、变异减速及晚期减速，评估 NST 及 OCT 结果，了解胎儿宫内储备能力。

5. 胎儿心电图 如出现 R 波低，提示羊水过多；如 R 波高达 50～60mV，提示过期妊娠、羊水过少；若振幅超过 40～60mV，提示胎盘功能不全。

6. 羊膜镜检查 通过羊膜镜，观察羊水性状，了解羊水是否被胎粪污染。

三、预防与处理要点

1. 一般预防与处理

（1）增加营养 孕妇的健康及营养状态对胎儿的生长发育极为重要。若孕妇存在营养不良、胎盘功能减退、胎儿宫内发育迟缓，应给予高蛋白、高能量饮食，并补充足够的维生素和铁、钙、碘等矿物质和微量元素。

（2）卧床休息 一般建议孕妇取左侧卧位，改善肾脏及子宫-胎盘血液循环。若孕妇有心脏病、阴道流血、早产、胎膜早破等，必要时绝对卧床。

（3）健康教育 指导孕妇加强孕期检查，酌情增加检查的项目和次数。严密观察孕妇有无阴道流血、水肿、腹痛等症状和体征，观察胎儿生长发育是否正常、是否有宫内缺氧，及时做好母儿的病情观察与监护记录。

2. 病因预防与处理

（1）遗传性疾病 积极预防、早期发现、及时处理。通过 B 超、无创产前检测技术、羊水穿刺等产前诊断方法早期发现异常胎儿，胎儿有异常者应及时终止妊娠。有下列情况时，孕妇应进行羊水穿刺诊断：孕妇年龄 37～40 岁或以上，曾经生育过唐氏综合征患儿或有家族史，曾有神经管开放性畸形儿妊娠史，有先天性代谢障碍或染色体异常家族史，孕期接触过可能导致胎儿畸形的物质。

（2）妊娠并发症 及时发现高危人群，积极预防，早期发现，并及时处理妊娠期高血压、前置胎盘、胎盘早剥等妊娠期并发症，避免不良妊娠结局的发生。

（3）妊娠合并症 对合并心脏病、糖尿病、贫血、肝炎及肺结核等疾病的孕妇应加强孕期保健，增加产前检查次数和项目，做好病情监测及胎儿监护，指导孕妇合理营养、活动与休息，遵医嘱给药，适时终止妊娠。

3. 产科处理

（1）提高胎儿对缺氧的耐受力 如 10%葡萄糖 500ml 加维生素 C 2g 静脉缓慢滴注，每日 1 次，5～7 日为一个疗程。

（2）间歇吸氧 每日 2 次，每次 30 分钟，可以改善胎儿的血氧饱和度。

（3）预防早产 指导孕妇避免剧烈运动、精神过度紧张和焦虑等，预防生殖道感染、胎膜早破等。

（4）适时终止妊娠 选择适当时间进行引产或剖宫产终止妊娠。对需终止妊娠而胎儿成熟度较差者，可用糖皮质激素促进胎儿肺成熟。

（5）加强产时监护 产时严密观察产妇的生命体征和胎心率变化，给予吸氧。从阴道分娩者应缩短第二产程，胎儿窘迫时应及早结束分娩，做好新生儿的抢救准备。产时、产后加强对高危儿的监护。

四、护理诊断/问题

1. 功能障碍性悲哀 与预感到妊娠失败或将失去胎儿有关。

2. 焦虑及恐惧 与母儿健康受到威胁有关。

3. 知识缺乏： 缺乏高危因素对母儿影响相关的医学知识。

4. 潜在并发症：胎儿生长受限、胎儿窘迫、新生儿窒息。

五、护 理 措 施

1. 一般护理 指导孕妇合理饮食，对胎儿发育迟缓的孕妇给予高蛋白、高热量饮食，补充维生素及钙、铁。对合并糖尿病的孕妇指导其控制饮食，嘱合并心脏病的孕妇避免劳累、增加休息时间等。

2. 病情观察 对住院的高危孕妇做好病情观察和记录，观察一般情况，如血压、心率等生命体征，观察有无阴道流血、腹痛等，并做好胎儿监护，监测胎心率等。有异常及时报告医生，及时处理。

3. 检查及治疗配合 指导做好各项检查和治疗，并告知孕妇检查和治疗的目的，取得其配合。妊娠合并糖尿病患者做好血糖、尿糖监测，妊娠合并心脏病患者正确给予洋地黄类药物，需要剖宫产的孕妇做好术前准备，并做好新生儿抢救准备。

4. 家庭自我监护 指导孕妇按期进行产前检查，并做好家庭自我监护，包括胎动计数、胎心听诊及测量体重、血压等。其中胎动计数尤为重要，如果胎动频繁或者减少，应及时就诊。孕妇感觉头晕、心悸、气促等不适需及时随诊。

5. 心理护理 评估孕妇的心理状态及应对方式，鼓励其倾诉内心的感受，支持家人的参与，及时告知相关信息和注意事项，减轻其焦虑和恐惧。

链 接 无创产前检测

无创产前检测（NIPT）技术是根据孕妇血浆中胎儿来源的游离 DNA 信息筛查常见的非整倍体染色体异常的方法。目前绝大部分采用二代测序和信息生物学技术，筛查的准确性高，对 21-三体、18-三体和 13-三体筛查的检出率分别为 99%、97%和 91%，假阳性率＜1%。但在一些特殊情况下可能出现误诊或漏诊，不宜采用该筛查方法。如可能存在胎儿其他染色体或基因疾病风险、胎儿结构畸形、孕妇本身染色体异常、胎盘嵌合体等不宜采用。NIPT 目前主要用于高危人群的次级筛查，是否可用于低危人群的一级筛查，还需要卫生经济学的进一步评价。

自 测 题

A_1/A_2 型题

1. 李某，孕 39 周，下列关于正常妊娠血液循环系统改变说法正确的是（　　）
   A. 妊娠期总血量增加 20%～30%
   B. 血量增加是指血浆增加少于红细胞增加
   C. 妊娠期出现血液浓缩
   D. 血液稀释容易发生生理性贫血
   E. 妊娠期大量凝血因子减少

2. 某孕妇，22 岁。平素月经不规则，末次月经不详。产科检查：子宫底脐上 1 横指，胎心音 146 次/分，考虑妊娠约为（　　）
   A. 24 周末　B. 26 周末　C. 28 周末
   D. 30 周末　E. 32 周末

3. 赵某，停经 40 天，下述可以确诊早孕的是（　　）
   A. 恶心呕吐　B. 停经
   C. 乳房增大　D. 子宫增大
   E. B 超子宫显示胚芽和原始血管搏动

4. 小张在为某孕妇做胎心听诊，下列关于胎心听诊的描述，正确的是（　　）
   A. 初孕妇在妊娠 18～20 周经腹壁可听及
   B. 为单音
   C. 妊娠 24 周后，在胎儿肢体侧听得最清楚
   D. 胎心率与孕妇心率近似
   E. 妊娠 14～16 周经腹壁可听及

5. 李女士，初孕妇，孕 36 周，于子宫底部触到圆而硬的胎头，在耻骨联合上方触到较软而宽不规则的胎臀，胎背位于母体腹部右前方。胎心音于脐上右侧听到。则胎方位为（　　）
   A. 骶左前位　B. 骶右前位　C. 骶左后位
   D. 枕右前位　E. 枕横位

6. 28 岁孕妇，平素月经规律，末次月经为 2022 年 1 月 6 日，其预产期是（　　）
   A. 2022 年 9 月 6 日　B. 2022 年 9 月 13 日
   C. 2022 年 4 月 13 日　D. 2023 年 1 月 6 日

E. 2022年10月13日

7. 护生小何正在练习孕期检查四步触诊，下列做法中错误的是（　　）

A. 可以了解子宫的大小、胎先露、胎方位等情况

B. 第1步是双手置于宫底部了解宫底高度，并判断是胎头还是胎臀

C. 第2步是双手分别置于腹部两侧，辨别胎背及胎肢的方向

D. 第3步是双手置于耻骨联合上方，判断先露部为头还是臀

E. 第4步是双手向骨盆入口方向插入，进一步检查先露部，并确定入盆程度

8. 汪女士，孕28周，产前检查均正常，汪女士自我监测胎儿情况最简单的方法是（　　）

A. 胎心听诊　　B. 自我胎动计数

C. 称体重　　D. B超检查

E. 激素测定

9. 李某，孕37周，正在做胎儿电子监护，下列有关胎心率描述正确的是（　　）

A. 受胎动、宫缩、触诊及音响等刺激，胎心率可发生一过性变化

B. 胎心＞150次/分，称心动过速

C. 早期减速系子宫收缩时脐带受压所致，时间短恢复快

D. 晚期减速与宫缩无固定关系，是胎儿缺氧的表现

E. 变异减速是宫缩时胎头受压，脑血流量一时性减少所致

10. 张某，孕36周，下列指标中不能作为胎盘功能检查的是（　　）

A. 孕妇尿中雌三醇值

B. 羊水中卵磷脂与鞘磷脂的比值

C. 孕妇血清人胎盘催乳素

D. 胎动

E. 特异性糖蛋白

11. 某孕妇对门诊护士的孕期保健指导进行复述，复述正确的是（　　）

A. 睡觉时取平卧位

B. 妊娠12周内用药应特别慎重

C. 便秘时使用泻药

D. 12周左右出现恶心、呕吐等早孕反应

E. 孕早期出现尿频、尿急可能是尿路感染

12. 叶某，孕33周，因胎儿窘迫入院，医生拟根据胎儿成熟度决定终止妊娠时间。以下可以比较准确判断胎儿成熟度的方法是（　　）

A. 测量宫高、腹围

B. 检测孕妇尿中雌三醇

C. 羊水检查

D. 根据末次月经推算胎龄

E. B超检查

A_3/A_4型题

（13、14题共用题干）

张女士，正常妊娠36周，医生检查告知胎儿发育良好。此时，胎儿的情况大致是

13. 身长大约为（　　）

A. 30cm　　B. 35cm　　C. 40cm

D. 45cm　　E. 50cm

14. 体重大约为（　　）

A. 500g　　B. 1000g　　C. 1500g

D. 2000g　　E. 2500g

（15、16题共用题干）

已婚妇女，28岁，平素月经规则，周期均为28日。末次月经为2012年5月7日，于2012年6月14日来院就诊，主诉为“少量阴道血性分泌物3天”，无腹痛。

15. 此时首先应检查（　　）

A. 基础体温　　B. 尿hCG

C. 尿常规　　D. 诊断性刮宫

E. 宫颈黏液涂片

16. 为确诊该女士是否宫内妊娠，应选择（　　）

A. 最早在停经4周时行阴道B超检查，查看宫内妊娠囊

B. 最早在停经4周时行阴道B超检查，查看宫内妊娠囊内有无胚芽和原始心管搏动

C. 测量血hCG

D. 行妇科检查子宫是否增大变软

E. 最早在停经5～6周时行阴道B超检查，查看宫内妊娠囊内有无胚芽和原始心管搏动

（17～19题共用题干）

李女士，妊娠36周，四步触诊法检查结果为宫底是圆而硬有浮球感的胎儿部位，耻骨联合的上方为软而宽、形态不规则胎儿部分，胎背位于母体腹部右侧。

17. 胎心最清楚的部位应是（　　）

A. 脐右下方　　B. 脐右上方　　C. 脐左下方

D. 脐左上方　　E. 脐周

18. 李女士的骨盆外测量结果中，小于正常值的是（　　）

A. 髂棘间径23cm　　B. 髂嵴间径27cm

C. 骶耻外径17cm　　D. 出口后矢状径8cm

E. 坐骨结节间径9cm

19. 测量骶耻外径的后据点是（　　）

A. 第5腰椎棘突下缘

B. 腰骶部菱形窝的菱形下角

C. 腰骶部菱形窝的中央

D. 髂后上棘连线中点下2.0～2.5cm

E. 第4腰椎棘突下

（刘雯珍）

第 4 章 妊娠并发症妇女的护理

第 1 节　自 然 流 产

案例 4-1

王女士，25 岁，已婚。自诉停经 50 天，阴道少量流血 2 天，伴下腹轻微疼痛，经卧床休息 1 天后症状并未好转，阴道流血量增多，下腹痛加剧，并有少量肉样组织自阴道排出。入院后妇科检查：子宫颈口已扩张，子宫小于孕周。尿妊娠试验检查显示为阴性，B 超下可见宫腔内有 7mm×5mm 稍强回声。

问题： 1. 目前患者可能发生了什么情况？

2. 目前患者的主要护理问题有哪些？

流产（abortion）是指妊娠不足 28 周，胎儿体重不足 1000g 而终止者。流产发生在 12 周以前者称为早期流产，发生在 12 周至不满 28 周者称为晚期流产。流产分为自然流产和人工流产。育龄期女性发生 1 次自然流产的风险为 10%左右。本节介绍自然流产。

一、概　述

（一）发病相关因素

1. 胚胎因素　染色体异常是早期流产的主要原因，占 50%～60%。染色体异常包括数目异常和结构异常。数目异常以三倍体为多，常见的有 13、16、18、21 和 22 号三体，其次为 X 单体。三倍体和四倍体少见，结构异常也不多见。孕妇接触有害物质、黄体功能不足、患生殖器官疾病、患某些急慢性疾病、身体或精神创伤等亦可导致流产。

2. 母体因素

（1）全身性疾病　严重感染、高热、严重贫血或心力衰竭、血栓性疾病、慢性消耗性疾病、慢性肝肾疾病、高血压等均可导致流产。TORCH 感染虽对孕妇影响不大，但会感染胎儿导致流产。

（2）生殖器官异常　子宫发育不良、子宫畸形、子宫肌瘤、子宫腺肌瘤、宫腔粘连等可影响胚胎着床导致流产。宫颈重度裂伤、宫颈内口松弛常引发胎膜早破导致晚期流产。

（3）内分泌异常　女性内分泌异常如黄体功能不良、多囊卵巢综合征、高催乳素血症等均可导致流产。

（4）强烈应激与不良习惯　孕期无论强烈的躯体或心理不良刺激均可导致流产。吸烟、酗酒、吸毒或过量饮用咖啡等也可引起流产。

3. 胎盘因素　滋养细胞的发育和功能不全是胚胎早期死亡的重要原因。此外，前置胎盘、胎盘早剥可致胎盘血液循环障碍，胎儿死亡等可致流产。

4. 环境因素　过多接触放射线和有毒物质如铅、汞、苯、砷、甲醛等均可导致流产。

链 接　**TORCH 感染**

TORCH 是由一组病原微生物英文名称的首字母组合而成，其中 T 指弓形虫（TOX），O 指其他（如梅毒螺旋体、微小病毒 B19 等），R 指风疹病毒（RV），C 指巨细胞病毒（CMV），H 主要指单纯疱疹病毒（HSV）。TORCH 综合征指由 TORCH 感染所致的围产儿的症状和体征，如流产、死胎、早产、先天畸形等，即使幸存，也可遗留中枢神经系统等损害。孕妇感染后多无症状或症状轻微，但可垂直传播给胎儿，引起宫内感染。

（二）病理

妊娠8周前的早期流产常常是胚胎先死亡，然后底蜕膜出血造成胚胎的绒毛与蜕膜分离，已分离的胚胎组织如同异物，引起子宫收缩而被完全排出。因绒毛发育不成熟，与子宫蜕膜联系不牢固，发生流产时胚胎排出完整，形成完全流产，出血不多；妊娠8～12周时，胎盘绒毛发育茂盛，与底蜕膜联系较牢固，流产时胚胎不易完整排出，常有部分组织残留宫腔，影响子宫收缩，导致不全流产，出血多；妊娠12周后，胎盘已完全形成，一般先有腹痛，而后胎儿胎盘排出，过程类似足月产。

二、护理评估

（一）健康史

详细询问孕妇本次妊娠月经史、停经时间、早孕反应、阴道流血及有无胚胎排出、腹痛出现的时间与性质和程度等情况。了解孕妇有无全身性疾病、生殖器官异常、生殖内分泌异常，以及有毒物质接触史，帮助分析流产的原因。

（二）身心状况

1. 症状和体征 停经后阴道流血和腹痛是流产的主要临床症状。流产发展的各个阶段不同，其就诊时的表现不同。按自然流产发展的不同阶段，分为以下临床类型。

（1）先兆流产 停经后阴道少量流血，常少于月经量，无或轻微下腹痛。妇科检查：子宫颈口未开，子宫大小与停经周数相符。检查尿hCG阳性。

（2）难免流产 一般由先兆流产发展而来，指流产已不可避免。阴道流血增多，阵发性腹痛加重，胎膜破裂可见阴道流水。妇科检查：子宫颈口已开大，有时在子宫颈口内可见胚胎样组织或羊膜囊堵塞，子宫大小与停经周数相符或略小。

（3）不全流产 指妊娠组织部分已排出体外，部分仍残留在子宫腔内。特点是子宫不能很好收缩，阴道持续流血不止，甚至导致失血性休克及感染机会增加。妇科检查：子宫颈口扩张，常有胚胎堵塞于子宫颈口或部分组织已排到阴道内，子宫小于停经周数。

（4）完全流产 指妊娠组织已全部排出。阴道流血逐渐停止，腹痛逐渐消失。妇科检查：子宫颈口关闭，子宫接近正常大小。

此外，流产有以下3种特殊类型。

（1）稽留流产 又称过期流产，指胚胎在宫腔内已死亡一定时间尚未自然排出者。表现为早孕反应消失，子宫不再增大反而缩小，妊娠中期者胎动也消失。妇科检查：子宫颈口未开，子宫小于妊娠周数。如死胎稽留过久发生机化与宫壁粘连不易剥离，且坏死组织释放凝血活酶进入母体血液循环可导致弥散性血管内凝血（DIC）。检查尿hCG阴性。

（2）复发性流产 指与同一性伴侣连续发生2次或2次以上自然流产者。每次流产多发生在同一妊娠月份，其临床表现经过与一般流产相同。早期复发性流产常见原因为胚胎染色体异常、免疫功能异常、黄体功能不全、甲状腺功能低下等；晚期复发性流产常见原因为子宫解剖异常、自身免疫异常等。

（3）流产合并感染 流产病程中尤其是不全流产，因其阴道流血时间长、有组织残留于宫腔内等引起宫腔内感染机会增加，常为需氧菌和厌氧菌混合感染。流产合并感染如不及时治疗，可引起盆腔炎、腹膜炎、败血症及感染性休克等。

2. 心理-社会状况 由于腹痛及反复阴道流血，孕妇感到焦虑不安，担心能否继续妊娠，害怕大出血危及生命安全，即将失去胎儿的孕妇会沮丧郁闷，家属可表现出紧张。

（三）辅助检查

1. 绒毛膜促性腺激素（hCG）测定 采用放射免疫法测定血或尿绒毛膜促性腺激素，若低于正常值，则有流产的可能。稽留流产者应检查凝血功能，评估凝血功能状态。

2. B 超检查 可显示有无胎囊、胎动、胎心等，以确定胚胎或胎儿是否存活，有助于诊断流产、鉴别其类型及指导处理。

三、治疗要点

流产的类型不同，处理原则也不同（表 4-1）。

表 4-1 各类流产的身体状况及治疗原则

类型	病史			妇科检查		辅助检查		治疗原则
	出血量	下腹痛	组织排出	子宫颈口	子宫大小	hCG	B 超	
先兆流产	少	无或轻	无	闭合	与孕周相符	+	见胎心搏动	保胎
难免流产	中→多	加剧	无	扩张	与孕周相符或略小	+/–	未见胎心搏动	清宫
稽留流产	少→无	无	无	闭合	较小	+/–	未见胎心搏动	尽早排出
不全流产	少→多	减轻	部分排出	扩张或有组织物堵塞	小于孕周	–	见组织物残留	清宫
完全流产	少→无	无	全部排出	闭合	正常或略大	–	未见胚胎组织	不需特殊处理

1. 先兆流产给予保胎治疗。
2. 难免流产及不全流产应尽快清除宫腔内容物，以防大出血和感染。
3. 完全流产一般不需特殊处理；复发性流产应查明原因，针对病因进行治疗。
4. 稽留流产应促使胎儿胎盘尽早排出，防止发生严重的凝血功能障碍及 DIC。
5. 流产合并感染者，原则上先控制感染再清宫。

四、主要护理诊断/问题

1. 有感染的危险 与宫口开大、持续出血有关。

2. 焦虑 与疾病发展的不确定性有关。

3. 预感性悲哀 与即将失去胎儿有关。

五、护理措施

1. 一般护理 卧床休息，嘱患者清洗外阴每日 2 次，保持清洁，预防感染。

2. 病情观察 注意观察阴道出血及分泌物的性质、颜色、气味等，观察腹痛程度、部位和性质；监测体温及血象，发现感染征象及时报告医生。

3. 治疗护理

（1）先兆流产 孕妇应卧床休息，禁止性生活，减少各种刺激，增加营养。遵医嘱给予对胎儿危害小的适量镇静剂；对于黄体功能不足的孕妇，按医嘱给予黄体酮等保胎治疗。

（2）难免流产及不全流产 大量阴道流血时，应立即测血压、脉搏，遵医嘱肌内注射缩宫素促进子宫收缩减少出血，同时迅速建立静脉通道，及时补充血容量，防治休克；及时做好清宫术或引产术的术前准备，术中密切观察生命体征，术后注意观察阴道流血量及子宫收缩情况，宫腔组织物送病理检查。

（3）稽留流产 清宫术前检查凝血功能，若凝血功能正常，先口服雌激素 3 天提高子宫对缩宫素敏感性；手术应特别小心，避免子宫穿孔，一次不能刮净，于 5～7 日后再次刮宫。若凝血功能异常则应尽早输新鲜血，用肝素、纤维蛋白原等纠正凝血功能，再行刮宫。

（4）复发性流产 以预防为主，查明原因，保胎至超过流产月份。如宫颈功能不全应在妊娠12～14周行预防性宫颈环扎术。

（5）流产合并感染 在抗感染同时用卵圆钳伸入宫腔钳夹出大块残留组织，使出血量减少，待感染控制后再彻底刮宫。嘱其半卧位以防炎症扩散，遵医嘱应用抗生素。

4. 心理护理 向患者说明病情，解释有关治疗及护理措施，稳定情绪解除焦虑。对先兆流产及复发性流产患者要增强保胎信心，鼓励积极配合治疗。对已经流产者加强心理支持，帮助其接受事实，尽早恢复正常心态。

5. 健康教育

（1）流产后要保持外阴清洁，禁止盆浴及性生活1个月。

（2）增加营养，纠正贫血，增强机体抵抗力。

（3）清宫术后如阴道流血淋漓不尽，流血量超过月经量，阴道分泌物混浊、有异味，或伴有发热、腹痛，应及时到医院复诊。

（4）指导患者预防流产诱因，为再次妊娠做好准备。

（5）有复发性流产史的患者，要查清原因，积极接受病因治疗，确诊妊娠后应卧床休息，加强营养，禁止性生活，保胎时间应超过以往发生流产的妊娠周数，病因明确者应接受对因治疗。

第2节 异位妊娠

案例4-2

王女士，32岁，G_2P_0，停经8周，散步时突感右下腹撕裂样疼痛，伴恶心、呕吐、头晕约30分钟而急诊入院。来院后查尿妊娠试验阳性，B超提示：宫内无妊娠囊，腹腔有液性暗区，右侧附件区探及异常低回声区，未见原始心管搏动。体格检查：体温36.5℃，脉搏110次/分，呼吸26次/分，血压80/46mmHg。腹部压痛、反跳痛，以右侧为甚，腹肌紧张较轻，移动性浊音阳性。妇科检查：子宫颈蓝色，质软，举痛阳性；后穹隆饱满、触痛阳性；子宫稍大、较软、有漂浮感，附件区未扪及明显包块。

问题：1. 目前患者的主要护理问题有哪些？

2. 作为值班护士应配合医生做哪些检查帮助确诊？

3. 应采取哪些紧急护理措施？

异位妊娠（ectopic pregnancy）是指受精卵在子宫腔以外的部位着床发育者，俗称宫外孕，是妇产科常见急腹症之一，如不及时诊断和处理，可危及生命。异位妊娠发生率为1.5%～2.0%，近年有上升趋势。根据受精卵着床部位不同，异位妊娠分为输卵管妊娠、卵巢妊娠、腹腔妊娠、宫颈妊娠、子宫残角妊娠及剖宫产瘢痕妊娠等，其中以输卵管妊娠最多见，占异位妊娠的95%左右（图4-1）。本节主要讨论输卵管妊娠。

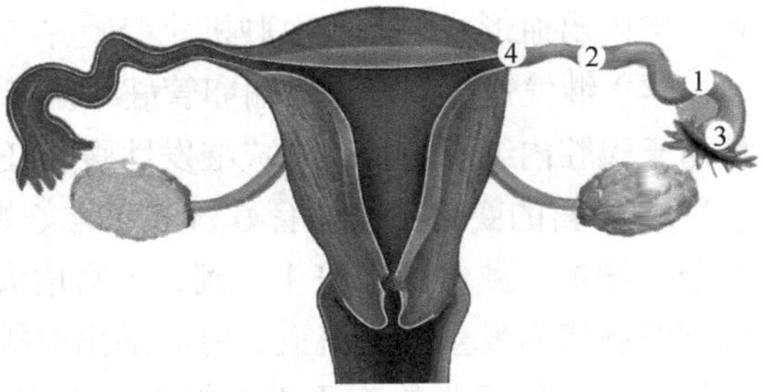

图4-1 输卵管妊娠的发生部位

①壶腹部妊娠；②峡部妊娠；③伞部妊娠；④间质部妊娠

一、概 述

输卵管妊娠多发生在壶腹部（75%～80%），其次为峡部，伞端和间质部妊娠较为少见。输卵管管腔狭小、管壁薄，妊娠时不能形成完整的蜕膜，受精卵植入后不能适应胚胎的生长发育，因此，当输卵管妊娠到一定时期可发生流产或破裂，从而引起腹腔内出血，严重者可发生大出血导致患者休克。

（一）发病相关因素

1. 输卵管炎症 是输卵管妊娠的主要病因。炎症使黏膜皱襞粘连，管腔变窄或纤毛功能受损，管壁与邻近器官粘连，致使输卵管扭曲，受精卵运行受阻而发生异位妊娠。

2. 输卵管妊娠史或手术史 曾有输卵管妊娠史，再次异位妊娠的概率达 10%。输卵管绝育史及手术史者，输卵管妊娠的发生率为 10%～20%。

3. 输卵管发育不良或功能异常 输卵管过长、肌层发育差、黏膜纤毛缺乏、先天性憩室等都可影响受精卵正常运行。

4. 辅助生殖技术 近年来辅助生殖技术的应用，使输卵管妊娠发生率增加。既往少见的卵巢妊娠、宫颈妊娠、腹腔妊娠发生率也有增加。

5. 避孕失败 包括宫内节育器避孕和口服紧急避孕药失败，发生异位妊娠的机会较大。

6. 其他 精神因素、内分泌失调、输卵管子宫内膜异位、肿瘤压迫等因素均可引发输卵管妊娠。

（二）病理

1. 输卵管妊娠的特点 输卵管管腔狭小，管壁薄且缺乏黏膜下组织，肌层远不及子宫肌层厚与坚韧，妊娠时不能形成完好的蜕膜，不利于胚胎的生长发育，常发生以下结局。

（1）输卵管妊娠流产 多见于输卵管伞部或壶腹部 8～12 周内的妊娠。由于输卵管管腔狭小、管壁薄，形成的蜕膜不完整，当输卵管妊娠到一定时期可发生输卵管妊娠完全流产，一般出血不多；或发生输卵管妊娠不完全流产，出血较多，形成盆腔内积血甚至休克（图 4-2）。

（2）输卵管妊娠破裂 多见于输卵管峡部或间质部 6 周左右的妊娠。可引起短期内大量腹腔内出血，严重时使患者陷入休克（图 4-3）。

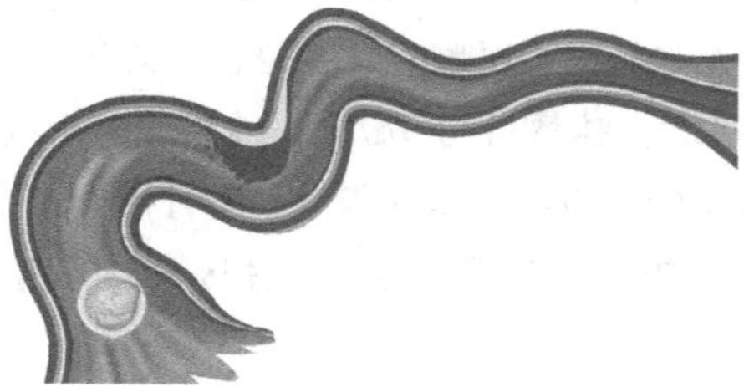

图 4-2 输卵管妊娠流产

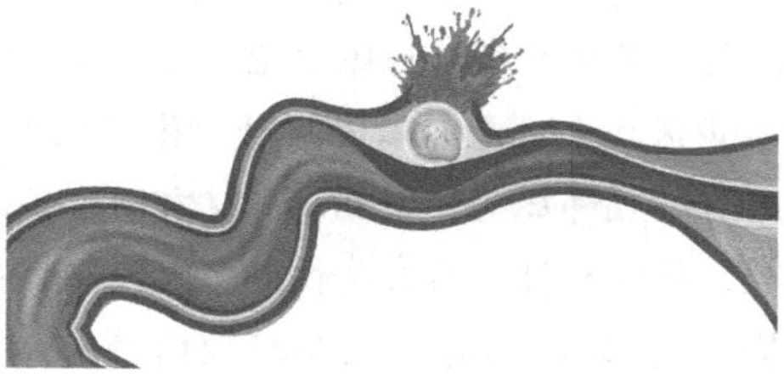

图 4-3 输卵管妊娠破裂

（3）陈旧性异位妊娠 输卵管妊娠流产或破裂后，若内出血量少，病情稳定，经一段时间后，胚胎死亡与内出血形成的盆腔血肿机化变硬并与周围组织粘连，形成的盆腔包块。

（4）继发性腹腔妊娠 输卵管妊娠流产或破裂后，胚胎排入腹腔，多数死亡，偶有存活者，若重新种植于腹腔内继续生长，形成继发性腹腔妊娠。

2. 子宫的变化 输卵管妊娠和正常妊娠一样，合体滋养细胞产生 hCG 维持黄体生长，使甾体激素分泌增加，致使月经停止来潮，子宫增大变软，子宫内膜出现蜕膜反应。若胚胎受损或死亡，蜕膜自宫壁剥离而发生阴道流血，有时随出血排出完整的三角形蜕膜管型，有时呈碎片排出。排出组织见不到绒毛，组织学检查无滋养细胞，子宫内膜形态学改变呈多样性，内膜可呈增殖期改变或分泌期反应。

二、护 理 评 估

（一）健康史

应详细询问有无可能导致慢性盆腔炎的病史，如放置宫内节育器、绝育术、输卵管吻合术、输卵管成形术后等均是诱发输卵管妊娠的高危因素。还要询问有无停经史，停经时间长短、早孕反应、阴道流血、腹痛出现的时间等详细情况。

（二）身心状况

1. 症状和体征　输卵管妊娠的临床表现与受精卵着床部位、有无流产或破裂，以及出血量多少与时间长短等有关。

（1）症状　典型症状为停经、腹痛与阴道流血，即异位妊娠三主征。①停经：多数患者有 6～8 周停经史，输卵管间质部妊娠停经可达 12 周以上。②腹痛：输卵管妊娠流产或破裂时，患者可突感一侧下腹部撕裂样疼痛，常伴有恶心、呕吐，并迅速向全腹扩散，血液积聚在直肠子宫陷凹时可出现肛门坠胀感。③阴道流血：常表现为短暂停经后不规则阴道流血，量少，点滴状、色暗红或深褐色。④晕厥或休克：严重出血患者可发生，休克程度与腹腔内出血量的多少及出血速度有关，与阴道流血量不成正比。

（2）体征　①出血较多者可有贫血貌及休克征象。②腹部检查：下腹部有明显压痛及反跳痛，尤以患侧为甚，内出血较多时叩诊有移动性浊音。③妇科检查：阴道后穹隆饱满、有触痛，宫颈举痛或摇摆痛明显，子宫稍大而软，内出血多时子宫可有漂浮感，子宫一侧或后方可触及边界不清、压痛明显的包块。

2. 心理–社会状况　由于大出血及剧烈腹痛，患者及家属担心有生命危险而恐惧。胎儿死亡或手术后担心以后的受孕能力而引起悲伤、失落、自责等情绪反应。

（三）辅助检查

1. 超声检查　是诊断输卵管妊娠的主要方法之一。B 超检查可见宫腔空虚，附件区可见轮廓不清的液性或实性包块，如包块内见胚囊或胎心搏动即可确诊。

2. 妊娠试验　hCG 测定对早期诊断异位妊娠至关重要。异位妊娠时 hCG 往往低于正常宫内妊娠，hCG 阴性不能完全排除异位妊娠。

3. 阴道后穹隆穿刺　是一种简单可靠的诊断方法，适用于疑有腹腔内出血者。腹腔内血液易积聚在直肠子宫陷凹，经阴道后穹隆穿刺可抽出暗红色不凝血，说明腹腔内有积血存在，如未抽出则不能排除诊断。

4. 腹腔镜检查　不再是异位妊娠诊断的“金标准”，且有 3%～4%的患者因妊娠囊过小而被漏诊，也可能因输卵管扩张和颜色改变而误诊为异位妊娠，目前很少将腹腔镜作为检查工具，而更多作为手术治疗工具。

5. 诊断性刮宫　刮出宫腔内容物送病理检查，仅见蜕膜样变组织而不见绒毛，有助于排除宫内妊娠。

三、治疗要点

异位妊娠的治疗包括手术治疗、药物治疗和期待治疗，通常以手术治疗为主。

1. 手术治疗　严重内出血、休克患者，应在积极纠正休克的同时尽快手术，行患侧输卵管切除术或保守性手术。无生育要求者可同时行对侧输卵管结扎术。

2. 药物治疗　采用化学药物治疗，适用于尚未破裂或流产的早期患者，或内出血少、病情稳定的患者，尤其是有生育要求的年轻妇女。常用药物如甲氨蝶呤、米非司酮等，也可给予中医中药治疗。

3. 期待治疗　适用于病情稳定、血清 hCG 水平较低（＜1000U/L）且呈下降趋势者，期待治疗必须向患者说明病情及取得同意。

四、主要护理诊断/问题

1. 潜在并发症：出血性休克。

2. 恐惧　与担心生命安危有关。

五、护 理 措 施

1. 一般护理 病室安静，以利于患者休息。卧床期间护士需提供相应的生活护理，此外还应指导患者摄取足够的营养物，尤其是富含铁蛋白的食物，如动物肝脏、鱼肉、豆类等以促进血红蛋白的增加，增强患者抵抗力。

2. 非手术治疗患者的护理 嘱患者卧床休息，避免半卧位以免增加腹压，保持大便通畅，以免诱发活动性出血；严密观察生命体征和一般情况，重视腹痛变化，如有无突然加剧、有无肛门坠胀、注意阴道流血的观察；鼓励积极配合治疗，对化疗者观察其化疗药物（甲氨蝶呤）的不良反应；有阴道排出物及时送检；及时正确留取送检血标本，监测治疗效果。

3. 休克及手术患者护理配合

（1）积极抗休克并做好术前准备：立即去枕平卧、吸氧、建立静脉通道、做好输血准备，按医嘱及时、准确补充血容量。

（2）严密监测生命体征，每 10～15 分钟测一次并记录，如出现血压下降、脉搏细速、面色苍白、四肢湿冷、尿量减少等休克征象，立即报告医生并配合抢救。

（3）严密观察腹痛部位、性质及伴随症状和阴道出血情况，以准确评估出血量。

（4）遵医嘱做好手术前准备及术中配合，加强术后护理。

4. 心理护理 向患者及家属介绍相关知识，对需要手术者耐心说明病情及手术的必要性，消除恐惧心理。帮助术后患者正视现实，度过悲伤期，以健康心态积极配合治疗。

5. 健康教育

（1）指导孕妇在妊娠早期通过 B 超检查及早发现异位妊娠。

（2）对手术治疗后的患者应指导休息，加强营养，纠正贫血，提高抵抗力；保持外阴清洁，禁止盆浴和性生活 1 个月。

（3）有生育要求的，应积极消除诱因，注意卫生保健，防止发生盆腔感染；有盆腔炎症者要及时彻底治疗，在医护人员指导下做好再次妊娠的准备。

第 3 节　妊娠期高血压疾病

案例 4-3

马女士，35 岁，G_2P_0，妊娠 39 周。诉妊娠 8 周时产前检查血压 120/80mmHg，妊娠 38 周时自觉头痛、头晕、眼花。入院后查血压 170/110mmHg，尿蛋白（+ +），有宫缩，但不规律，胎心率 145 次/分。孕妇和家属非常担心，多次找医生和护理人员询问有关疾病情况。

问题： 1. 目前患者的主要护理问题有哪些？

2. 应该如何对患者进行护理？

妊娠期高血压疾病是妊娠与血压升高并存的一组疾病，发生率 5%～12%，多发生于妊娠 20 周以后。该组疾病包括妊娠期高血压、子痫前期-子痫、慢性高血压并发子痫前期，以及妊娠合并慢性高血压，严重影响母婴健康，是孕产妇及围产儿死亡的主要原因之一。

一、概　　述

（一）发病相关因素

1. 确切病因不明 可能与子宫螺旋小动脉重铸不足、免疫机制、血管内皮细胞受损、遗传因素、子宫胎盘缺血缺氧、营养缺乏和胰岛素抵抗等有关。

2. 可能的高危因素　年龄＜18 岁或＞40 岁或高龄初产妇；子宫张力增高，如多胎妊娠、羊水过多；精神刺激或过度紧张；寒冷季节或气候变化过大；有原发性高血压、肾炎、糖尿病等病史；严重营养不良，如低蛋白血症和缺钙、贫血；孕前肥胖、妊娠期高血压疾病家族史、低社会经济状况等。

（二）病理

本病基本病理变化是全身小动脉痉挛。由于小动脉痉挛，造成管腔狭窄、周围阻力增大、血管内皮细胞损伤、通透性增加、体液和蛋白质渗漏，表现为血压上升、蛋白尿、水肿和血液浓缩等。由于各重要脏器小动脉痉挛，各器官组织因灌流量不足、缺血、缺氧而受到不同程度的损害，严重时心、脑、肝、肾及胎盘等发生病理生理变化，可导致母体出现抽搐、昏迷、脑水肿、脑梗死、脑出血、心肾衰竭、肺水肿、肝被膜下出血及 HELLP 综合征等；因血管痉挛，胎盘血流灌注量不足，胎盘功能减退导致胎儿生长受限或胎儿窘迫。若胎盘着床处血管破裂，可引起胎盘早剥及凝血功能障碍而导致 DIC 等严重并发症。

二、护 理 评 估

（一）健康史

重点询问既往有无高血压病史，有无头痛、视物模糊和上腹部不适等症状。妊娠后血压有无升高，是否伴有蛋白尿和水肿及抽搐等。是否存在妊娠期高血压疾病的高危因素等。

（二）身心状况

1. 症状和体征　典型表现为高血压、蛋白尿、水肿。严重时可有头痛、眼花、腹部不适等自觉症状，甚至发生抽搐。妊娠期高血压疾病的分类不同，临床表现也不完全相同。妊娠期高血压疾病有以下分类。

（1）妊娠期高血压　特征为妊娠 20 周后出现高血压，收缩压≥140mmHg 和（或）舒张压≥90mmHg，于产后 12 周内恢复正常；尿蛋白（–）。产后方可确诊。

（2）子痫前期–子痫

1）子痫前期：妊娠 20 周后孕妇出现收缩压≥140mmHg 和（或）舒张压≥90mmHg，伴有下列任意 1 项，尿蛋白定量≥0.3g/24h，或尿蛋白/肌酐值≥0.3，或随机尿蛋白≥（+）（无条件进行蛋白定量时的检查方法）；无蛋白尿但伴有以下任何 1 种器官或系统受累，心、肺、肝、肾等重要器官，或血液系统、消化系统、神经系统的异常改变，胎盘–胎儿受到累及等。子痫前期也可发生在产后。

2）子痫：在子痫前期基础上发生不能用其他原因解释的强直性抽搐，可以发生在产前、产时或产后，也可以发生在无临床子痫前期表现时。

子痫前期–子痫是妊娠期特有的疾病，在妊娠 20 周后发生。本病是一种动态性疾病，病情可持续性进展，这就是子痫前期–子痫严重程度的延续性。轻度子痫前期只代表诊断时的状态，任何程度的子痫前期都可能导致严重不良预后，因此不再诊断轻度子痫前期，而诊断为子痫前期，以免造成对病情的忽视。而将伴有严重表现的子痫前期诊断为重度子痫前期，以引起临床重视（表 4-2）。

表 4-2　重度子痫前期的诊断标准

子痫前期伴有下面任何一种表现：
· 收缩压≥160mmHg，或舒张压≥110mmHg（卧床休息，两次测量间隔至少 4 小时）
· 血小板减少（血小板＜100×10^9/L）
· 肝功能损害（血清转氨酶水平为正常值 2 倍以上），严重持续性右上腹或上腹疼痛，不能用其他疾病解释，或两者均存在
· 肾功能损害（血肌酐水平大于 1.1mg/dl 或无其他肾脏疾病时肌酐浓度为正常值 2 倍以上）
· 肺水肿
· 新发生的中枢神经系统异常或视觉障碍

（3）慢性高血压并发子痫前期　慢性高血压孕妇妊娠 20 周前无蛋白尿，妊娠 20 周后出现尿蛋白定量≥0.3g/24h 或随机尿蛋白≥（+），清洁中段尿并排除尿少、尿比重增高时的混淆；或妊娠 20 周前有蛋白尿，妊娠 20 周后尿蛋白量明显增加；或出现血压进一步升高等上述重度子痫前期的任何 1 项表现。

（4）妊娠合并慢性高血压　孕妇存在各种原因的继发性或原发性高血压，各种慢性高血压的病因、病程和病情表现不一，如孕妇既往存在高血压或在妊娠 20 周前发现收缩压≥140mmHg 和（或）舒张压≥90mmHg，妊娠期无明显加重或表现为急性严重高血压；或妊娠 20 周后首次发现高血压但持续到产后 12 周以后。

链 接　妊娠期高血压疾病水肿分度

妊娠期高血压疾病水肿一般分四度，可用“+”表示。Ⅰ度：水肿局限于足踝部和小腿，用“+”表示；Ⅱ度：水肿延及大腿，用“++”表示；Ⅲ度：水肿延及外阴和腹部，用“+++”表示；Ⅳ度：全身水肿或伴腹水，用“++++”表示。

2. 心理–社会状况　孕妇的心理状态与病情的严重程度及孕妇对疾病的认识程度密切相关。疾病早期孕妇未感明显不适，自己和家属往往不予重视。随着病情的发展，当血压明显升高，出现自觉症状时，孕妇和家属的紧张、焦虑、恐惧的心理会随之加重。

（三）辅助检查

1. 常规检查　血常规、尿常规、肝功能；肾功能、尿酸；凝血功能；心电图、电子胎心监护；超声检查胎儿、胎盘和羊水等。

2. 相关检查　视病情发展酌情增加以下有关检查项目：眼底检查；超声等影像学检查肝、胆、胰、脾、肾等脏器；电解质；动脉血气分析；心脏彩超及心功能检查；脐动脉血流等多普勒血流监测；头颅 CT 或磁共振检查等。

三、治疗要点

治疗目的是控制病情、延长孕周、尽可能保障母儿安全。治疗原则主要为降压、解痉、镇静等；密切监测母儿情况；适时终止妊娠是最有效的处理措施。

1. 妊娠期高血压　一般可在门诊治疗，加强孕期监测，保证休息，合理调节饮食，孕妇自测胎动。

2. 子痫前期　应住院治疗，防止子痫及并发症的发生。治疗原则为休息、解痉、镇静、降压，合理扩容，必要时利尿，密切监测母儿状况，适时终止妊娠。子痫前期患者经积极治疗母儿状况无改善或者病情持续进展时，终止妊娠是唯一有效的治疗措施。

（1）终止妊娠的指征　①妊娠期高血压、子痫前期患者可期待治疗至 37 周终止妊娠。②重度子痫前期患者：妊娠＜26 周经治疗病情不稳定者建议终止妊娠；孕 26～28 周根据母儿情况及当地医疗条件和医疗水平决定是否期待治疗；孕 28～34 周，若病情不稳定，经积极治疗 24～48 小时病情仍加重，促胎肺成熟后应终止妊娠。若病情稳定，可考虑继续期待治疗，并建议提前转至早产儿救治能力较强的医疗机构；妊娠＞34 周的孕妇，存在威胁母儿的严重并发症和危及生命者，应考虑终止妊娠。

（2）终止妊娠的方式　如无产科剖宫产指征，原则上考虑阴道试产。但如果不能短时间内阴道分娩，病情有可能加重，可放宽剖宫产指征。

3. 子痫　处理原则包括：①控制抽搐：硫酸镁为首选药物。地西泮、苯妥英钠、冬眠合剂等应酌情应用。②改善缺氧，纠正酸中毒：面罩和气囊给氧，适量给予 4%碳酸氢钠纠正酸中毒。③适时终止妊娠：控制血压，一旦抽搐控制后考虑终止妊娠。

四、主要护理诊断/问题

1. 体液过多 与水钠潴留、低蛋白血症有关。

2. 有受伤的危险（母亲） 与硫酸镁治疗或子痫抽搐有关。

3. 潜在并发症：胎盘早剥、肾衰竭、DIC、脑出血等。

五、护理措施

1. 一般护理 环境需安静、整洁。保证充足睡眠，每天不少于10小时，取左侧卧位为宜。必要时可给予镇静剂。指导孕妇摄入富含蛋白质、维生素、铁、钙及含锌等微量元素的食物，食盐不必严格限制，但全身水肿者应限制食盐摄入量。

2. 病情观察 观察血压变化尤其是舒张压变化；定时检查眼底，评估全身小动脉痉挛程度；每日或隔日测体重，每日记录液体出入量。重视孕妇的自觉症状，关注孕妇有无头痛、眼花、胸闷、恶心及呕吐等症状，了解有无胎盘早剥、DIC、脑出血、肺水肿、急性肾衰竭等并发症发生，以帮助判断病情变化和疾病严重程度。注意胎心、胎动变化，了解胎儿宫内情况并观察有无临产先兆。

3. 间断吸氧 增加血氧含量，改善全身主要脏器与胎盘的氧供。

4. 用药护理

（1）硫酸镁 是子痫治疗的一线药物，也是子痫前期预防子痫发作的首选解痉药物。护士应明确硫酸镁的用药方法、毒性反应及注意事项。

1）用药指征：①控制子痫抽搐及防止再抽搐；②预防重度子痫前期发展成子痫；③重度子痫前期患者临产前用药，预防产时子痫或产后子痫。

2）用药方法：静脉给药结合肌内注射，以维持体内有效浓度。预防子痫发作每天用药总量为15～20g，控制子痫发作24小时用药总量可达25～30g。首次负荷剂量为25%硫酸镁20ml加于10%葡萄糖液20ml内缓慢静脉注射（5～10分钟），继而25%硫酸镁60ml加于5%葡萄糖液500ml内静脉滴注，控制滴速，每小时1g为宜，最快不得超过2g。或25% 硫酸镁20ml加于2%利多卡因2ml，臀肌深部肌内注射，1～2次/天。

3）毒性反应：硫酸镁的治疗浓度与中毒浓度接近，用药过程中应严密观察其毒性作用。硫酸镁过量会使呼吸及心肌收缩力受到抑制，危及生命。中毒现象依次表现为膝反射减弱或消失，全身肌张力减退、呼吸抑制、复视、语言不清，严重者出现心搏骤停。

4）注意事项：使用硫酸镁的必备条件为：①膝腱反射存在；②呼吸≥16 次/分；③尿量≥25ml/h或≥600ml/24h；④备有10%葡萄糖酸钙。中毒时立即停用硫酸镁，并静脉缓慢注射（5～10分钟）10%葡萄糖酸钙 10ml。在用药前、用药中及用药后均应检测以上指标。如患者同时合并肾功能不全、心肌病、重症肌无力等，则硫酸镁应慎用或减量使用。条件许可的话，用药期间可监测血清镁离子浓度。

（2）镇静剂 可缓解孕产妇精神紧张、焦虑、改善睡眠，应用硫酸镁无效或有禁忌时，可使用镇静药物来预防并控制子痫。常用药物有地西泮2.5～5.0mg，口服3次/日，也可10ml地西泮肌内注射或静脉缓慢注射（>2分钟），24小时总量不超过100mg；冬眠Ⅰ号合剂（哌替啶100mg，氯丙嗪50mg，异丙嗪50mg），使用时嘱绝对卧床休息，防止发生直立性低血压。

（3）降压药 用降压药时，严密监测血压。用药原则：对胎儿无不良反应，不影响心搏出量、肾血流量和子宫胎盘灌注量，不引起血压急剧下降或下降过低。常用药物有拉贝洛尔、硝苯地平、尼莫地平等。禁止使用血管紧张素转换酶抑制剂。

（4）利尿剂 主张常规应用。仅用于全身水肿、急性心力衰竭、肺水肿、脑水肿时，可酌情使用呋塞米、甘露醇等。用药中应严密监测有无血容量不足的临床表现。

5. 分娩期与产褥期护理

（1）分娩期护理 根据母儿情况决定分娩方式，同时做好抢救母儿的准备。如经阴道分娩，在第一产程应密切注意孕妇生命体征及子宫收缩情况，勤听胎心，了解胎儿宫内的安危并重视产妇的主诉。尽量缩短第二产程，避免产妇屏气用力，宫口开全后行阴道手术助产。第三产程应高度重视预防产后出血，在胎儿娩出前肩后立即静脉注射催产素，但禁用麦角新碱。及时娩出胎盘并按摩宫底，观察血压变化。需剖宫产者做好手术准备。

（2）产褥期护理　产后监测血压，病情稳定后方可送回病房，尽可能保持环境安静，限制探视和陪护人员。产后48小时内应至少每4小时测量一次血压。病情严重者仍需继续使用硫酸镁24～48小时，防止产后子痫；大量硫酸镁治疗的患者易发生宫缩乏力性产后出血，应密切观察子宫复旧情况，严防产后出血。注意观察宫缩及阴道流血，加强会阴护理，防止感染。

6. 子痫护理

（1）控制抽搐　抽搐发生时，应协助医生尽快控制，首选硫酸镁静脉注射或滴注，必要时同时加用强有力的镇静剂。

（2）保持呼吸道通畅　面罩或气囊吸氧，取头低偏侧位，防止呕吐物吸入引起窒息或吸入性肺炎，并备好气管插管和吸引器，及时吸出呕吐物及分泌物。在患者昏迷或未完全清醒时，禁止给予一切饮食和口服药，防止误入呼吸道。

（3）专人护理　严密监测生命体征及尿量（留置尿管），记录24小时出入量。遵医嘱及时、正确地送检血、尿常规及各项特殊检查，及早发现与处理胎盘早剥、凝血功能障碍、脑出血、肺水肿、急性肾衰竭等并发症。加强胎心监护。

（4）防止受伤　取出义齿，用开口器或缠裹纱布的压舌板置于上下磨牙间，用舌钳固定舌以防唇咬伤；用床护栏防止患者坠床，必要时用约束带。

（5）减少刺激　应安排单间，空气流通，暗室布置，保持绝对安静，避免声、光刺激，所有治疗护理操作尽量轻柔且相对集中进行，尽量减少对孕妇的刺激，以免诱发抽搐。

（6）做好终止妊娠准备　子痫发作后多自然临产，应及时发现产兆，做好终止妊娠和抢救母儿的准备。控制血压；抽搐控制后可终止妊娠。

7. 心理护理　耐心倾听患者主诉，了解其心理变化；教会患者自我放松的方法，如听轻音乐、倾诉等，以减轻紧张、焦虑等情绪；指导患者及时发现病情变化，避免延误治疗时机；提高自我保健意识，保证充足的睡眠，精神放松、心情愉快，积极配合治疗、护理。

8. 健康教育

（1）使孕妇和家属了解妊娠期高血压疾病的知识及其对母儿的危害，引起孕妇和家属的重视，指导孕妇自数胎动进行胎儿监护，定期产前检查，以便发现异常、及时治疗。

（2）指导孕妇保持心情愉快，保证充分的休息和充足的睡眠，休息时多取左侧卧位；指导合理饮食，增加富含蛋白质、维生素、铁、钙、锌的食物，减少过量脂肪及钠盐的摄入。

（3）分娩后应指导产妇注意个人卫生，防止感染。定期复查血压、尿蛋白，预防慢性高血压。

第4节　早　　产

案例 4-4

张女士，30岁，G_2P_1，孕35周。检查今晨出现腹痛伴少量阴道流血。被家人急送入院。自诉曾有一次早产史，胎儿31周，未存活。现腹痛3～5分钟出现1次，每次30秒，宫颈管消退80%。查体：胎心145次/分，宫口扩张3cm。

问题：1. 目前患者的主要护理问题有哪些？

2. 应该如何对患者进行护理？

妊娠满28周至不足37周之间分娩者称为早产（premature delivery）。此时娩出的新生儿称为早产儿，出生体重为1000～2499g，各器官发育尚不成熟，出生孕周越小，体重越轻，预后越差。国内早产占分娩总数5%～15%。随着近年早产儿治疗学和监护手段的进步，其生存率明显提高、伤残率下降。

一、概　述

（一）分类及原因

早产可分为自发性早产和治疗性早产，前者又分为胎膜完整早产和未足月胎膜早破早产。

1. 胎膜完整早产　最常见的类型，约占45%。发生的机制主要为：①宫腔过度扩张，如双胎或多胎妊娠、羊水过多等；②母胎应激反应，由于孕妇精神、心理压力过大，内分泌轴紊乱诱发宫缩；③宫内感染，感染途径最常见为下生殖道病原体经宫颈管逆行而上，另外，母体全身感染病原体也可通过胎盘侵及胎儿或盆腔感染病原体经输卵管进入宫腔。

2. 胎膜早破早产　病因及高危因素包括未足月胎膜早破史、体重指数＜19kg/m^2、营养不良、吸烟、宫颈功能不全、子宫畸形（如纵隔子宫、单角子宫、双角子宫等）、宫内感染、细菌性阴道病、子宫过度膨胀、辅助生殖技术受孕等。

3. 治疗性早产　指由于母体或胎儿的健康原因不允许继续妊娠，在未达到37周时采取引产或剖宫产终止妊娠。

（二）预防

积极预防早产是降低围产儿死亡率的重要措施之一。

1. 加强产前保健系统　孕妇尽早就诊、定期产前检查；尽早发现早产高危因素，并对存在的高危因素进行评估和处理。

2. 特殊预防措施

（1）宫颈环扎术　①宫颈环扎术又称预防性宫颈环扎术。典型的病史为有3次及以上的妊娠中期自然流产史或早产史，一般建议于妊娠12～14周手术。②在妊娠中期排除临产及胎盘早剥的前提下，体格检查发现宫口已开，甚至羊膜囊已脱出宫颈外口，除外感染、宫缩及其他禁忌证后进行的环扎术，又称紧急宫颈环扎术。③既往有晚期流产或早产史患者，本次妊娠为单胎，妊娠24周前超声检查宫颈长度＜5mm，可行以超声为指征的宫颈环扎术，又称应急性宫颈环扎术。宫颈环扎术后，妊娠达到37周或以后应拆除环扎的缝线。

（2）孕酮制剂　近年的临床研究提示孕酮预防早产有一定的作用，一般用于单胎、妊娠中期短宫颈的孕妇，不管是否有晚期流产或早产史。

二、护理评估

（一）健康史

询问患者年龄和生育情况，注意有无妊娠并发症和合并症，有无外伤、精神创伤等致病因素的存在，询问既往有无流产和早产病史。

（二）身心状况

1. 症状和体征　早产的主要临床表现是子宫收缩，最初为不规则宫缩，常伴有少许阴道流血或血性分泌物，继之发展为规则宫缩，其过程与足月临产相似。临床上，早产可分为先兆早产和早产临产两个阶段。

（1）先兆早产　指有规则或不规则宫缩，伴有子宫颈管进行性缩短。

（2）早产临产　需符合下列条件：①出现规则宫缩（20分钟≥4次，或60分钟≥8次），伴有宫颈的进行性改变；②宫颈扩张1cm以上；③宫颈缩短≥80%。

2. 心理-社会状况 孕妇和家属事先无思想准备，一旦出现早产症状，因担心早产后胎儿能否存活而产生焦虑、恐惧、害怕及自责等情绪。

（三）辅助检查

1. B 超检查 判断胎儿大小，了解胎盘成熟度，估计羊水量等。

2. 胎心监护 监测宫缩、胎心、胎盘功能及胎儿血供情况。

三、治疗要点

若胎膜完整，在母胎情况允许时尽量保胎至 34 周，监护母胎情况，适时停止早产的治疗。若胎膜已破，早产已不可避免时，应设法提高早产儿存活率。

四、主要护理诊断/问题

1. 有新生儿受伤的危险 与早产儿发育不成熟、抵抗力差有关。

2. 焦虑 与担心早产儿安危及预后有关。

五、护理措施

1. 一般护理 做好孕期保健工作，指导孕妇加强营养，积极治疗泌尿系、生殖道感染，保持心情愉快，多休息和睡眠，避免诱发宫缩的活动，如性生活，抬举重物等。宫颈口松弛或功能不全者于妊娠 12～14 周行宫颈内口环扎术，以防早产发生。

2. 病情观察 在保胎过程中，应每日行胎心监护，教会患者自数胎动，有异常时及时采取应对措施。

3. 治疗护理 先兆早产的主要治疗为抑制宫缩，与此同时，还要积极控制感染，治疗合并症和并发症。护理人员应能明确具体药物的作用和用法，并能识别药物的副作用，以避免不良反应的发生，同时应对患者做相应的健康教育。常用抑制宫缩的药物有以下几类。

（1）β_2 肾上腺素受体激动剂 其作用为激动子宫平滑肌 β_2 受体，从而抑制宫缩。此类药物的副作用为心跳加快、血压下降、血糖增高、血钾降低、恶心、出汗、头痛等。常用药物有盐酸利托君、沙丁胺醇等。

（2）硫酸镁 镁离子直接作用于肌细胞，使平滑肌松弛，抑制子宫收缩。长时间大剂量使用硫酸镁可引起胎儿骨骼脱钙，但硫酸镁可以降低妊娠 32 周前早产儿的脑瘫风险和严重程度，推荐妊娠 32 周前早产者常规应用硫酸镁作为胎儿中枢神经系统保护剂。用法：硫酸镁 4～5g 静脉注射或快速滴注，随后 1～2g/h 缓慢滴注 12 小时，一般用药不超过 48 小时。

（3）钙通道阻滞剂 阻滞钙离子进入肌细胞而抑制宫缩。常用硝苯地平，口服。首次负荷量给予 20mg，然后每次 10～20mg，每日 3～4 次。根据宫缩情况调整，须密切注意孕妇心率及血压的变化。已用硫酸镁者应慎用，以防血压急剧下降。

（4）前列腺素合成酶抑制剂 前列腺素有刺激子宫收缩和软化宫颈的作用，其抑制剂则可减少前列腺素合成，从而抑制宫缩。常用药物有吲哚美辛及阿司匹林等。因其能通过胎盘，大剂量长期使用可致胎儿肺动脉高压、肾功能受损及羊水减少等副作用。此类药物仅在孕 32 周前短期选用。

（5）促胎肺成熟 妊娠＜35 周，一周内有可能分娩的孕妇，应使用糖皮质激素促胎儿肺成熟。方法：地塞米松注射液 6mg 肌内注射，每 12 小时一次，共 4 次。也可选用倍他米松。如果用药后超过 2 周，仍存在＜34 周早产可能者，可重复一个疗程。

4. 做好分娩准备 大部分早产儿可经阴道分娩，慎用吗啡、哌替啶等抑制新生儿呼吸中枢的药物；产程中密切监护胎儿状况。对臀位特别是足先露者应根据当地早产儿救治条件，权衡剖宫产利弊，因地制宜选择分娩方式。

5. 心理护理 护士可安排时间与孕妇进行开放式的讨论，让患者了解早产的发生并非她的过错。

也要避免为减轻孕妇的负疚感而给予过于乐观的保证。由于早产是出乎意料的，孕妇多没有精神和物质准备，对产程中的孤独感、无助感尤为敏感，丈夫、家人和护士在身旁提供支持更显重要，帮助孕妇以良好的心态承担早产儿母亲的角色。

6. 健康教育 加强孕期保健，积极防治妊娠合并症和并发症。妊娠晚期避免性生活，少到人多的拥挤场所，避免外伤及感染。向产妇传授早产儿喂养及相关护理知识，给予合适的早期健康干预指导。指导产妇采用避孕措施，如新生儿未存活者，至少半年后方可再次计划妊娠。

第5节 过期妊娠

案例 4-5

李女士，28岁，G_1P_0，孕42周$^{+6}$，见红伴下腹部坠胀4小时而入院。患者孕期产检无异常，既往月经规则。初步诊断：过期妊娠。孕妇及家属都很着急，情绪紧张。

问题：1. 该孕妇发生该状况的可能原因有哪些？

2. 作为护士，应该对该孕妇采取什么样的护理措施？

凡平时月经周期规律，妊娠达到或超过 42 周（≥294 日）尚未分娩者，称为过期妊娠（postterm pregnancy）。发生率占妊娠总数的 3%～15%。近年来由于对妊娠超过 41 周孕妇的积极处理，过期妊娠的发生率明显下降。

一、概　　述

（一）发病相关因素

过期妊娠可能与以下因素有关：①妊娠晚期雌、孕激素比例失调，导致孕激素优势，抑制前列腺素和缩宫素的作用，延迟分娩发动；②头盆不称，使胎先露部不能紧贴子宫下段及宫颈内口，致使反射性子宫收缩减少；③胎儿畸形；④遗传因素等。

（二）病理

1. 胎盘 过期妊娠的胎盘病理有两种类型：一种是胎盘功能正常，除重量略有增加外，胎盘外观和镜检均与足月妊娠胎盘相似；另一种是胎盘功能减退。

2. 羊水 妊娠42周后羊水迅速减少，约30%减至300ml 以下；羊水粪染率明显增高。

3. 胎儿 过期妊娠胎儿生长模式与胎盘功能有关，可分以下 3 种。①正常生长及巨大胎儿：胎盘功能正常者，能维持胎儿继续生长，约25%成为巨大胎儿，体重>4000g。②胎儿过熟综合征：过熟儿表现出过熟综合征的特征性外貌，与胎盘功能减退、胎儿缺氧及营养缺乏等有关。典型表现为皮肤干燥、松弛、起皱、胎脂消失等，容貌似“小老人”。因为羊水减少和胎粪排出，胎儿皮肤黄染，羊膜和脐带呈黄绿色。③胎儿生长受限：小样儿可与过期妊娠共存，后者更增加胎儿的危险性，约1/3过期妊娠死产儿为生长受限小样儿。

二、护 理 评 估

（一）健康史

询问平时月经情况，核实妊娠周数。平时月经规律、周期为28～30日的孕妇停经≥42周尚未分娩，可诊断为过期妊娠。若月经周期超过30日，应酌情顺延；月经不规律、哺乳期受孕或末次月经记不清的孕妇，可根据基础体温提示的排卵期推算预产期；根据性交日期推算预产期。了解妊娠早期血、尿hCG增高的时间，帮助推算妊娠周数。

（二）身心状况

1. 症状和体征

（1）症状　早孕反应开始出现时间、胎动开始出现时间及妊娠早期妇科检查发现的子宫大小，均有助于推算妊娠周数。通过胎动自我监测，如胎动明显减少提示胎儿宫内缺氧。

（2）体征　检查胎方位、胎先露衔接情况，听胎心了解胎儿宫内情况。子宫底高度和腹围符合足月妊娠。

2. 心理-社会状况　超过预产期仍迟迟不发动分娩，孕妇担心胎儿安全，出现烦躁、焦虑心理。少数孕妇及家属认为“瓜熟才蒂落”，对医生提出的引产建议不配合，想尽快分娩又不愿接受引产，产生矛盾心理。

（三）辅助检查

1. B 超　可协助确定妊娠周数，早期妊娠测量胎儿顶臀径推算孕周数最为准确，中期妊娠则综合胎儿双顶径、腹围和股骨长度推算预产期较好。超声检查观察胎动、胎儿肌张力、胎儿呼吸运动及羊水量、胎盘成熟度等有助于判断胎儿安危状况。

2. 电子胎心监护　如无应激试验为无反应型，需进一步做缩宫素激惹试验，若多次反复出现胎心晚期减速，提示胎盘功能减退、胎儿明显缺氧。出现胎心变异减速，常提示脐带受压，多与羊水过少有关。

三、治疗要点

核准妊娠周数和判断胎盘功能是处理的关键。明确诊断后及时终止妊娠。根据胎盘功能、胎儿大小、宫颈成熟度等综合分析，选择合适的分娩方式。

四、主要护理诊断/问题

1. 知识缺乏：缺乏对于过期妊娠危害性的相关知识。

2. 有围产儿受伤的危险　与胎盘功能减退、难产手术有关。

3. 焦虑　与担心围产儿的安危有关。

五、护理措施

1. 一般护理　嘱孕妇多取左侧卧位休息，吸氧，可增加子宫胎盘血流量。

2. 病情观察　勤听胎心音。嘱孕妇坚持每日数胎动，必要时做胎儿电子监护，有异常情况者，立即报告医生。

3. 终止妊娠护理

（1）若胎盘功能减退、有胎儿窘迫征象、高龄初产妇或引产失败者，遵医嘱做好剖宫产术前准备及新生儿抢救准备工作。

（2）对于胎盘功能及胎儿情况良好者可进行引产，宫颈条件未成熟者协助医生给予促宫颈成熟的药物，宫颈条件成熟者行人工破膜，遵医嘱缓慢静脉滴注缩宫素，严密观察产程进展，发现胎心异常或羊水浑浊及时处理。

（3）过期儿按高危儿加强护理。

4. 心理护理　协助孕妇完成各项检查，经核实确诊过期妊娠者，向孕妇及家属介绍过期妊娠对胎儿的危害性，了解孕妇的心理情况，耐心解释适时终止妊娠的必要性及终止妊娠的方法，解除他们的思想顾虑，使其能接受及配合医护人员的处理及护理。

5. 健康教育　产前向孕妇及家属介绍过期妊娠的危害性，定期进行产前检查，准确核实预产期，避免过期妊娠。教会孕妇自测胎动。临产前指导孕妇做适当的活动。嘱孕妇妊娠超过预产期 1 周未临产者，必须到医院检查。

自 测 题

A_1/A_2 型题

1. 可能引起患者发生凝血机制障碍的流产为（ ）
   A. 先兆流产 B. 难免流产 C. 不全流产
   D. 稽留流产 E. 习惯性流产
2. 孕妇，26岁。停经52天，阴道点滴状出血2天，伴有轻微下腹阵发性疼痛，尿妊娠试验阳性。妇科检查：宫口闭合，子宫如孕7周大小，最有可能的诊断是（ ）
   A. 先兆流产 B. 难免流产 C. 不全流产
   D. 稽留流产 E. 复发性流产
3. 孕妇，27岁，妊娠45天后出现阴道流血伴阵发性下腹痛。妇科检查：妊娠物已部分排出体外，尚有部分残留于宫内，应采取以下哪项处理措施（ ）
   A. 卧床休息 B. 立即行清宫术
   C. 不需特殊处理 D. 做凝血功能检查
   E. 行子宫内口缝扎术
4. 异位妊娠最多见于（ ）
   A. 卵巢 B. 腹腔 C. 输卵管
   D. 子宫颈 E. 大网膜
5. 下列哪项是异位妊娠最主要的原因（ ）
   A. 输卵管发育不良 B. 子宫内膜异位症
   C. 放置宫内节育器 D. 慢性输卵管炎
   E. 精神因素
6. 输卵管妊娠患者前来就诊时，最常见的主诉是（ ）
   A. 腹痛 B. 胸痛 C. 咳嗽
   D. 咯血 E. 里急后重
7. 妊娠期高血压疾病最基本的病理变化是（ ）
   A. 全身小动脉痉挛 B. 脑小动脉痉挛
   C. 水、钠潴留 D. 弥散性血管内凝血
   E. 肾小动脉痉挛
8. 控制子痫的首选药物是（ ）
   A. 硫酸镁 B. 冬眠Ⅰ号 C. 肼屈嗪
   D. 20%甘露醇 E. 氢氯噻嗪
9. 用硫酸镁治疗妊娠期高血压疾病时，其中毒反应最早出现的是（ ）
   A. 心率减慢 B. 呼吸次数减少
   C. 尿量减少 D. 膝反射减弱或消失
   E. 心脏停搏
10. 患者，女，28岁。停经45天，阴道少量流血1天。晨5时突发下腹剧痛，伴恶心、呕吐及一过性晕厥。面色苍白，血压70/50mmHg，脉搏120次/分，妇科检查：阴道畅，有少量血液，宫颈举痛明显，后穹隆触痛（+）。入院后初步诊断为输卵管妊娠，此时最有价值的辅助检查方法是（ ）
    A. 腹部B超 B. 血hCG C. 阴道后穹隆穿刺
    D. 腹腔镜检查 E. 输卵管造影
11. 孕妇，26岁，妊娠10周，今日突然出现阵发性下腹痛，阴道大量流血伴小块组织物排出，血压90/60mmHg，该患者可能发生了（ ）
    A. 不全流产 B. 先兆流产 C. 复发性流产
    D. 完全流产 E. 难免流产

A_3/A_4 型题

（12～14题共用题干）

患者，女，35岁，停经38天，少量咖啡色阴道流液1天，下腹痛2小时。2小时前因夫妻矛盾推搡中摔倒在地即感下腹剧痛，伴肛门坠胀感，晕厥一次。入院查体：面色苍白，血压70/50mmHg，脉搏120次/分，下腹明显压痛，反跳痛。妇科检查见阴道后穹隆饱满，有宫颈抬举痛，子宫略大稍软。

12. 该患者最可能的诊断是（ ）
    A. 前置胎盘 B. 异位妊娠 C. 难免流产
    D. 先兆流产 E. 急性盆腔炎
13. 该患者目前存在的主要护理问题是（ ）
    A. 体液不足 B. 恐惧 C. 知识缺乏
    D. 焦虑 E. 疼痛
14. 针对该患者的护理措施，错误的是（ ）
    A. 取半卧位 B. 保暖、给氧
    C. 密切监测生命体征 D. 迅速开放静脉通道
    E. 做好腹部手术前准备

（15～17题共用题干）

孕妇，25岁，孕38周。因头晕、眼花、呕吐12小时入院，查体：血压160/110mmHg，下肢水肿，尿蛋白2g/h。

15. 考虑该患者为（ ）
    A. 子痫前期 B. 子痫 C. 癫痫
    D. 妊娠水肿 E. 妊娠合并高血压
16. 首选的药物是（ ）
    A. 冬眠合剂 B. 硫酸镁 C. 地西泮
    D. 葡萄糖酸钙 E. 低分子右旋糖酐
17. 针对该患者的护理措施，错误的是（ ）
    A. 保持病室安静，避免各种刺激
    B. 检测胎心、胎动的变化
    C. 以5g/h的速度滴注硫酸镁
    D. 协助产妇取左侧卧位
    E. 观察硫酸镁的毒性反应

（李德琴）

第5章 多胎妊娠与胎儿及其附属物异常妇女的护理

胎儿及胎儿附属物在妊娠期或分娩期可能出现一些异常情况，如果不及时处理可能影响母儿健康甚至危及母儿生命，因此妊娠期做好产前检查，分娩过程中严密观察，可及时发现并处理这些异常问题。

第1节 多胎妊娠

案例5-1

患者，女，31岁，因孕35周，呼吸困难、腰背疼痛入院。孕妇在孕3个月产检发现三胞胎，腹围明显增大，食欲下降，常感到疲劳和腰背部不适；腹部检查宫高大于孕周、可触及多个胎头及肢体、听诊到三个不同频率的胎心音，孕妇心肺无异常；彩超提示左心室舒张期功能减低，血白蛋白28g/L。入院后改善低蛋白血症，促胎肺成熟，择期剖宫产。

问题：1. 多胎妊娠对孕母及胎儿的影响有哪些？

2. 针对该孕妇提供的主要护理措施是什么？

一、概　述

一次妊娠子宫腔内同时有两个或两个以上胎儿称为多胎妊娠（multiple pregnancy），临床以双胎妊娠多见。近年来因辅助生殖技术的广泛开展，多胎妊娠发生率明显增加，本节主要讲述双胎妊娠。

（一）分类

1. 双卵双胎　两个卵子分别受精形成的双胎妊娠。两个胎儿的遗传基因不同，性别、血型可相同或不同。双卵双胎各自形成自己的胎盘和胎囊，有时胎盘紧贴在一起似融合，但两者血液互不相通，两个胎囊之间隔有两层羊膜和两层绒毛膜。

2. 单卵双胎　由一个受精卵分裂形成的双胎妊娠。两个胎儿的遗传基因相同，性别、血型完全相同，容貌酷似。由于受精卵在早期发育阶段发生分裂的时间不同，形成双羊膜囊双绒毛膜单卵双胎、双羊膜囊单绒毛膜单卵双胎、单羊膜囊单绒毛膜单卵双胎、联体双胎四种类型。

（二）对母儿影响

1. 对孕妇的影响　可引起流产、早产、妊娠期高血压疾病、羊水过多、前置胎盘、胎盘早剥、贫血、胎膜早破、宫缩乏力、产后出血等问题。

2. 对胎儿的影响　可引起双胎输血综合征、选择性生长受限、双胎中某一胎儿死亡、胎头交锁、脐带缠绕或扭转、脐带脱垂、胎儿畸形等问题。

二、护理评估

（一）健康史

询问孕妇家族中有无多胎史；了解孕妇的年龄、胎次，孕前是否使用过促排卵药，孕妇本次妊娠经过及产前检查情况等。

（二）身心状况

1. 症状和体征

（1）症状 妊娠早期早孕反应较重，妊娠中期体重增加迅速，子宫增大明显。妊娠晚期常有呼吸困难、活动不便、胃部受膈肌挤压容积变小、胀满、食欲下降、摄入量减少；孕妇常感到极度疲劳和腰背部疼痛；下肢水肿、静脉曲张等压迫症状出现早且严重。

（2）体征 子宫明显大于停经周数；妊娠中晚期腹部可触及两个或多个胎头、多个小肢体；孕妇腹部不同部位可听到速率不一的胎心音，间隔有无音区，每分钟相差10次以上。

2. 心理-社会状况 多胎妊娠的孕妇在妊娠期表现为心理变化的复杂性：一方面是得知多胎妊娠时表现出的喜悦心情；另一方面是了解到多胎妊娠属于高危妊娠，常发生妊娠及分娩期并发症后，会担心胎儿及自身的健康而产生紧张和焦虑情绪，甚至产生恐惧心理。

（三）辅助检查

B超检查是诊断和监护多胎妊娠的主要检查。双胎妊娠时，妊娠早期即可发现宫腔内有两个妊娠囊及两个原始心管搏动。妊娠中晚期可筛查有无结构畸形和确定胎儿的胎位。

三、治疗要点

多胎妊娠按照高危妊娠进行管理，增加产前检查的次数和项目，积极防治妊娠期并发症。提前住院待产，根据孕妇的健康情况、既往的分娩史、孕周、胎儿大小、胎位、有无并发症和合并症、产道情况等综合判断后选择分娩方式，积极预防产后出血。

四、主要护理诊断/问题

1. 营养失调：低于机体需要量 与营养摄入不能满足双胎妊娠需要有关。

2. 舒适度减弱 与呼吸困难、食欲下降、下肢水肿、腰背痛等有关。

3. 潜在并发症：妊娠期高血压疾病、早产、胎盘早剥、产后出血等。

五、护理措施

1. 一般护理 保持病房内空气流通；协助孕妇取舒适体位、保证充足的营养与睡眠；保持外阴清洁卫生，无并发症者适度活动。

2. 病情观察 观察生命体征、腹痛情况，定时听胎心，必要时胎心监护，注意观察阴道是否有流液或流血情况。

3. 治疗护理

（1）妊娠期 指导孕妇补充营养，增加蛋白质、维生素、铁、钙等的摄入，预防贫血及妊娠期高血压疾病。预防早产，妊娠期避免过度劳累，多卧床休息，左侧卧位，抬高下肢。

（2）分娩期

1）阴道分娩：密切观察产程进展和胎心率变化；做好输液、输血和抢救新生儿的准备。保证产妇足够的营养摄入及睡眠，保持良好的体力。第一个胎儿娩出后，立即夹紧胎盘侧脐带，以防第二个胎儿失血。助手经腹壁固定第二个胎儿为纵产式，严密观察胎心、宫缩及阴道流血情况，适时阴道检查了解胎位、排除脐带脱垂及胎盘早剥。若发现脐带脱垂、胎盘早剥，立即行阴道助娩术，迅速娩出胎儿。若无异常，等待自然分娩。第二个胎儿一般间隔20分钟娩出，若等待15分钟仍无宫缩，可行人工破膜或遵医嘱静脉滴注小剂量缩宫素促进子宫收缩。第二个胎儿前肩娩出后遵医嘱立即肌内注射或静脉滴注缩宫素，预防产后出血，同时腹部放置沙袋，或用腹带包扎，防止腹压骤降引起休克。

2）剖宫产：做好术前准备和术后护理，以及新生儿抢救准备，积极防治产后出血。

4. 心理护理 帮助多胎妊娠孕妇完成角色转变，告知孕妇及家属多胎妊娠的知识，解除顾虑，消除对母儿安危的担心，积极配合治疗及护理。

5. 健康教育 指导产妇休息，加强营养，注意观察阴道流血和子宫复旧情况，发现产后出血和感染及时就诊。指导产妇正确进行母乳喂养，帮助产妇选择有效的避孕方法。

第2节 巨大胎儿

案例 5-2

初孕妇张女士，31 岁，妊娠 38 周，自述“见红”2 小时入院。孕妇因在异乡打工，未规范产检。查体：身高 166cm，体重 90kg，宫高 38cm，腹围 108cm，枕左前位，胎心 136 次/分。B 超提示：胎儿双顶径 9.6cm，股骨长 7.2cm，腹围 35.6cm，胎位正常，胎心搏动规则，胎盘实质回声，可见散在强光点。

问题：1. 该孕妇及胎儿各项指标有哪些提示异常？

2. 针对该孕妇提供的主要护理措施是什么？

一、概 述

胎儿体重达到或超过 4000g 者，称巨大胎儿（fetal macrosomia）。

高危因素有：妊娠合并糖尿病、过期妊娠、孕妇肥胖、营养过剩、经产妇、高龄产妇、有巨大胎儿分娩史、父母身材高大、种族、民族因素等。

巨大胎儿会增加头盆不称、手术产及死亡的发生率。经阴道分娩可引起肩难产、母体的软产道损伤，子宫过度扩张易引起宫缩乏力、产程延长，易导致产后出血。胎先露长时间压迫产道，容易发生尿瘘或粪瘘。胎儿大常需手术助产，可引起颅内出血、锁骨骨折、臂丛神经损伤等产伤，严重时甚至死亡。

二、护理评估

（一）健康史

询问有无巨大胎儿史，孕妇的年龄、胎次，孕前及孕期是否合并糖尿病。了解本次妊娠经过及产前检查等。

（二）身心状况

1. 症状 孕妇多存在上述高危因素，妊娠期体重增加迅速，常在妊娠晚期出现呼吸困难、腹部沉重及两肋部胀痛等症状。

2. 体征 腹部明显膨隆，宫高＞35cm。触诊胎体大，先露部高浮，若为头先露，多数胎头跨耻征阳性。听诊时胎心清晰，但位置较高。

3. 心理-社会状况 当孕妇了解到巨大胎儿常发生妊娠期及分娩期并发症后，因担心胎儿及自身的健康而产生紧张和焦虑情绪。

（三）辅助检查

B 超检查有助于诊断。测量胎儿双顶径、股骨长、腹围及头围等可预测胎儿体重，但准确预测巨大胎儿的体重还有一定的难度。巨大胎儿的胎头双顶径往往会大于 10cm，此时需进一步测量胎儿肩径及胸径，若肩径及胸径大于头径者，需警惕难产的发生。

三、治疗要点

判断胎儿体重，综合分析产力、产道及产妇的精神心理因素，决定分娩方式。谨慎试产，适当放宽剖宫产指征。

四、常见护理诊断/问题

1. 有新生儿受伤的危险　与手术助产有关。

2. 焦虑　与担心母儿安危有关。

3. 潜在并发症：胎膜早破、脐带脱垂、生殖道瘘、产后出血等。

五、护理措施

1. 一般护理　合理安排妊娠期饮食，保证营养均衡、防止营养过剩；进行科学的妊娠期运动，确保胎儿健康发育。

2. 治疗护理

（1）妊娠期　检查孕妇有无糖尿病。若确诊为糖尿病，应积极治疗，控制血糖。

（2）分娩期　结合胎儿体重、胎方位、产力、产道情况和有无合并症、并发症等因素综合考虑分娩方式。

1）剖宫产：估计胎儿体重≥4000g 且合并糖尿病者，建议剖宫产终止妊娠。做好术前准备和术后护理。

2）阴道试产：估计胎儿体重≥4000g 且无糖尿病的孕妇，可尝试阴道试产，但产程中适当放宽剖宫产指征。产时充分评估，做好肩难产的准备工作。分娩后仔细检查宫颈及阴道，了解有无软产道损伤，积极预防产后出血。

（3）新生儿处理　预防新生儿低血糖。在出生后 30 分钟检测血糖。出生后及早开奶，产后 1～2 小时开始喂糖水。新生儿易发生低钙血症，应补充钙剂，遵医嘱用 10%葡萄糖酸钙 1ml/kg 加入葡萄糖液中静脉滴注。

3. 心理护理　及时告知孕妇处理方案，解除顾虑，放松心情，积极配合治疗和护理。

4. 健康教育　应鼓励孕妇孕期合理饮食，避免营养过剩。重视产前检查，加强妊娠期保健，减少妊娠期、分娩期并发症。

第 3 节　胎 儿 窘 迫

案例 5-3

刘女士，28 岁，孕 37 周，胎膜破裂 2 小时、胎动频繁 1 小时入院。孕妇今晨散步时被电动车碰撞腹部后，感到下身有液体流出，继而出现阵发性腹痛，非常害怕，在家人陪伴下来医院就诊。B 超提示胎膜已破，听胎心 3 次，均在 90～100 次/分，孕妇自述胎儿活动频繁。

问题：1. 刘女士目前存在的主要护理问题有哪些？

2. 针对刘女士的目前情况，主要的护理措施包括什么？

一、概　　述

胎儿在宫腔内因急性或慢性缺氧危及其健康和生命的综合症状，称为胎儿窘迫（fetal distress）。急性胎儿窘迫多发生在分娩期；慢性胎儿窘迫常发生在妊娠晚期，临产后常发展为急性胎儿窘迫。母体血液含氧量不足、母胎间血氧运输及交换障碍、胎儿自身因素异常，均可导致胎儿窘迫。

1. 胎儿急性窘迫 因母胎之间血氧运输及交换障碍或脐带血液循环障碍所致。常见因素：①胎盘问题，如前置胎盘、胎盘早剥；②脐带异常，如脐带绕颈、脐带脱垂、脐带过长或过短等；③母体严重血液循环障碍致胎盘灌注急剧减少，如各种原因所致休克等；④缩宫素使用不当；⑤孕妇应用麻醉药或镇静剂过量，抑制呼吸。

2. 胎儿慢性窘迫 常见因素：①母体血液含氧量不足，如合并先天性心脏病、重度贫血等；②胎儿严重的心血管疾病、胎儿畸形、母儿血型不合、颅内出血等，导致胎儿运输及利用氧能力下降；③子宫胎盘血管硬化、狭窄、梗死，使绒毛间隙血液灌注不足，如妊娠期高血压疾病、慢性肾炎、糖尿病、过期妊娠等。

二、护理评估

（一）健康史

询问孕妇的年龄、生育史、既往病史等；了解本次妊娠是否平顺，有无并发症、合并症等；有无产程延长、缩宫素使用不当、急产情况；有无胎儿畸形、母儿血型不合等问题。

（二）身心状况

1. 症状和体征

（1）急性胎儿窘迫

1）胎心率变化：是急性胎儿窘迫最早出现的表现。缺氧早期胎心率加快＞160 次/分，随着缺氧的加重，胎心率减慢＜110 次/分，胎心率＜100 次/分则提示胎儿有危险。

2）胎动异常：缺氧早期可表现为胎动频繁，继而减弱且次数减少，进而消失。胎动消失 24 小时内胎心也会消失。

3）羊水胎粪污染：胎儿缺氧可兴奋迷走神经使肠蠕动亢进、肛门括约肌松弛，因而胎粪排入羊水中，使羊水污染。羊水胎粪污染不是胎儿窘迫的特有征象，10%～20%的分娩中会出现羊水被胎粪污染。如果电子胎心监护正常不需要特殊处理，如果胎心监护出现异常，存在宫内缺氧情况，会引起胎粪吸入综合征，造成不良胎儿结局。

4）酸中毒：破膜后采集胎儿头皮血进行血气分析。血 pH＜7.20，PO_2＜10mmHg（正常值 15～30mmHg），PCO_2＞60mmHg（正常值 35～55mmHg），可诊断为胎儿酸中毒。

（2）慢性胎儿窘迫 多发生在妊娠晚期，往往持续到分娩期并有所加重。主要表现为胎动减少或消失、胎儿生长受限。胎动计数＜10 次/2 小时或减少 50%者提示胎儿缺氧可能。

2. 心理–社会状况 孕产妇常因担心胎儿的安危而产生焦虑，对需手术分娩产生犹豫、无助心理。胎儿死亡的孕产妇，通常会经历否认、愤怒、抑郁、接受的心理过程。

（三）辅助检查

1. 胎盘功能检查 孕妇 24 小时尿 E_3 值急骤减少 30%～40%，或在妊娠末期连续多次测定 E_3 值在 10mg/24h 以下，或随意尿雌激素/肌酐值＜10，提示胎盘功能不良。

2. 电子胎心监护 可出现以下情况：基线变异≤5 次/分、NST 无反应型、OCT 频繁出现晚期减速或重度变异减速、胎心率＞160 次/分或＜110 次/分。

3. 羊膜镜检查 可见羊水呈浅绿色、黄绿色甚至棕黄色。

三、治疗要点

针对病因，及时纠正缺氧状态。

1. 急性胎儿窘迫 应采取果断措施，改善胎儿缺氧状态。轻者嘱产妇左侧卧位、吸氧、停用缩宫素、静脉滴注葡萄糖和维生素 C，如胎心率变为正常，可继续观察。如病情紧急或经上述处理无效者，尽快结束分娩。宫口开全，胎先露已达坐骨棘平面以下 3cm 者，行阴道助产娩出胎儿；宫口未开全或胎先露位置高，应立即行剖宫产。

2. 慢性胎儿窘迫　应根据孕周、胎儿成熟度和窘迫程度决定处理方案。首先应指导孕妇采取左侧卧位，间断吸氧，积极治疗各种并发症或合并症，密切观察病情变化。如果无法改善，则应在促使胎儿肺成熟后尽快终止妊娠。

四、主要护理诊断/问题

1. 气体交换障碍（胎儿）　与胎盘功能减退、脐带受压等有关。

2. 焦虑　与担心胎儿宫内安危有关。

3. 悲伤　与胎儿可能死亡有关。

五、护 理 措 施

1. 一般护理　慢性胎儿缺氧者，嘱孕妇卧床休息，取左侧卧位，保证充足的营养与睡眠。遵医嘱给予低流量间断吸氧，每日 3 次，每次 30 分钟。严密监测胎心变化，每隔 10～15 分钟听胎心 1 次或给予电子胎心监护，注意胎心变化类型，积极治疗并发症及合并症。

2. 病情观察　严密观察胎心变化、生命体征；注意阴道是否有流液或流血情况；教会孕妇自测胎动，及时反馈胎动变化。

3. 治疗护理

（1）遵医嘱静脉补液，积极纠正脱水、酸中毒、低血压及电解质紊乱。

（2）做好终止妊娠准备，协助医生做好阴道助产或剖宫产的术前准备。宫口未开全，估计短时间内不能结束分娩、胎心率＜110 次/分，OCT 出现晚期减速、重度变异减速者，应以剖宫产为宜。若双顶径已经达到坐骨棘平面 3cm 以下者，应尽快结束分娩。

（3）做好抢救新生儿窒息的准备，配合医生进行抢救。稠厚胎粪污染者应在胎头娩出后立即清理呼吸道，新生儿活力差要立即气管插管吸净气道后再行正压通气。

4. 心理护理　向孕产妇及家属提供相关信息，取得配合；对他们的疑虑给予适当的解释。对于胎儿死亡的父母，安排住单间，安排家人陪伴，鼓励他们诉说悲伤，缓解不良情绪。

5. 健康教育　做好围产期知识宣教，指导高危孕妇增加产检次数，酌情提前住院待产；教会孕妇自数胎动，有异常及时到医院检查；胎儿死亡者指导避孕，做好下次妊娠指导。

第4节　前 置 胎 盘

案例 5-4

田女士，孕 33^{+2} 周，阴道无诱因出血 2 小时来诊。自述夜间小便时发现身下床单被血浸湿，出血量多于平时月经量，没有腹痛等其他症状。G_2P_1，前次剖宫产为 3 年前，孕妇与家属非常紧张，立即来院。

问题： 1. 根据上述表现总结田女士的主要护理问题。

2. 确诊前置胎盘后请为田女士提供健康宣教。

一、概　　述

正常胎盘附着于子宫体的后壁、前壁或侧壁。妊娠 28 周后，若胎盘附着于子宫下段，下缘达到或覆盖宫颈内口，位置低于胎儿先露部，称为前置胎盘（placenta praevia）。前置胎盘是导致晚期妊娠出血的主要原因之一，若大量出血处理不当可危及母儿生命。

（一）病因

病因目前尚不清楚，流产史、宫腔操作史、产褥感染史、高龄、剖宫产史、吸烟、吸毒等为高危因素。可能与子宫内膜损伤及病变、多胎妊娠致胎盘面积过大、受精卵滋养层发育迟缓及胎盘异常等相关。

（二）分类

既往按胎盘下缘与宫颈内口关系分为4类，即完全性前置胎盘、部分性前置胎盘、边缘性前置胎盘和低置胎盘。但在临床上更倾向于分两类（图5-1）。

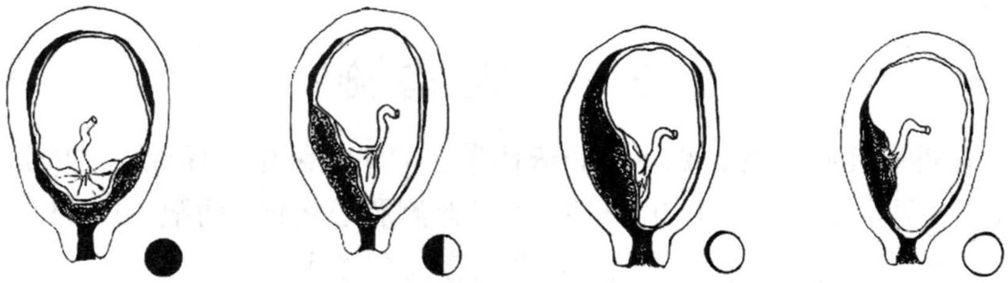

图5-1　前置胎盘的类型

1. 前置胎盘　宫颈内口全部或部分被胎盘组织所覆盖，包含既往分类中的完全性前置胎盘和部分性前置胎盘。

2. 低置胎盘　胎盘附着于子宫下段，边缘距宫颈内口的距离<20mm，包含既往分类中的边缘性前置胎盘和低置胎盘。

由于子宫下段的形成、宫颈管消失、宫口扩张等因素，胎盘边缘与宫颈内口的关系常随孕周的不同时期而改变。目前临床上以处理前最后一次检查结果来确定其分类。

既往有剖宫产史或子宫肌瘤剔除术史，若此次妊娠为前置胎盘，胎盘附着于原手术瘢痕部位者，发生胎盘粘连、植入和致命性大出血的风险增高，称为凶险性前置胎盘。

二、护理评估

（一）健康史

询问孕妇年龄、有无吸烟或吸毒史；有无多产、多次刮宫、子宫手术史或宫腔感染史；有无妊娠晚期阴道流血等情况。

（二）身心状况

1. 症状和体征

（1）症状　典型症状为妊娠晚期或临产时出现无诱因、无痛性反复阴道流血。前置胎盘阴道流血往往发生在妊娠32周前，可反复发生，量逐渐增多，也可一次就发生大量出血。低置胎盘者阴道流血多发生在妊娠36周以后，出血量较少或中等。有不到10%的孕妇至足月仍无症状。对于无产前出血的前置胎盘孕妇，要考虑胎盘植入的可能性。

（2）体征　与出血量、出血速度密切相关。大量出血呈现面色苍白、脉搏细数、血压下降等休克表现；反复出血为贫血表现。腹部检查：子宫软、无压痛，子宫大小与孕周相符；因胎盘位置低影响先露部入盆，胎先露高浮，易发生胎位异常；胎盘附着于子宫前壁者，可在耻骨联合上方听到胎盘血流杂音。

2. 心理-社会状况　孕妇及其家属因突发阴道流血表现为紧张与害怕，担心母儿安危。

（三）辅助检查

1. 超声检查　为安全、最有价值的检查方法，准确率 95%以上。超声可确定前置胎盘类型，但需结合孕周考虑。阴道超声诊断前置胎盘或低置胎盘优于经腹和经会阴超声，准确性明显高于腹部超声，并具有安全性。

2. 磁共振检查　有条件的医院，尤其对前置胎盘怀疑合并胎盘植入者，可选择磁共振检查，了解胎盘侵入子宫肌层的范围和程度，是否侵及膀胱、直肠或子宫旁。

3. 阴道检查　多采用超声检查确定胎盘位置，如诊断成立，一般不行阴道检查。

三、治疗要点

抑制宫缩、止血、纠正贫血及预防感染，根据病情决定期待疗法或终止妊娠。

1. 期待疗法　目的是在保证孕妇安全的前提下，尽量延长孕周，提高胎儿存活率。适用于妊娠＜36周，一般情况良好，胎儿存活，阴道流血不多，无须紧急分娩者，需在有抢救能力的医院进行期待治疗。对于阴道流血的患者，需住院治疗，密切监测生命体征及阴道流血情况；常规进行血常规、凝血功能检测并备血；监护胎儿宫内情况。阴道流血期间绝对卧床，左侧卧位，流血停止后可适当活动。指导孕妇加强营养，纠正贫血；间断吸氧，以增加胎儿血氧供应；酌情应用宫缩抑制剂、必要时给予促肺成熟治疗。

2. 终止妊娠　大出血甚至导致休克者，或期待疗法中反复、多量出血者应及时终止妊娠。无症状前置胎盘足月可考虑终止妊娠；合并胎盘植入性疾病者可于妊娠 36 周后终止妊娠，低置胎盘可于妊娠 38 周后终止妊娠。

剖宫产术既能提高胎儿存活率又能迅速减少或制止出血，是处理前置胎盘的主要手段，应积极做好术前准备。阴道分娩适用于边缘性前置胎盘、枕先露、阴道流血不多、估计在短时间内可结束分娩者。若为阴道分娩，在输血、输液条件下，积极处理产程，同时静脉滴注缩宫素以加强宫缩。阴道分娩后，应检查宫颈有无裂伤。

四、主要护理诊断/问题

1. 外周组织灌注无效　与反复大量阴道流血有关。

2. 潜在并发症：早产、胎儿窘迫、产后出血、植入性胎盘及感染等。

3. 焦虑　与担心自身及胎儿的安危有关。

五、护理措施

1. 一般护理　保持病房内空气流通，指导孕妇自测胎动，保证其充足的休息、适度活动；保持良好的卫生习惯，勤换内衣裤；预防便秘，以免诱发宫缩。

2. 病情观察　严密观察生命体征，定时听胎心，注意观察阴道流血情况。

3. 治疗护理

（1）期待疗法的护理　①保证休息，减少刺激：绝对卧床休息，以左侧卧位为佳，阴道出血停止后可轻微活动；禁止肛门检查和不必要的阴道检查。②纠正贫血：遵医嘱口服硫酸亚铁、输血等，加强营养，多食高蛋白及含铁丰富食物。③预防早产：遵医嘱给予宫缩抑制剂、镇静剂。④促进胎儿健康：给予孕妇定时间断吸氧，每日 3 次，每次 30 分钟，以提高胎儿血氧供应。必要时遵医嘱予地塞米松促进胎肺成熟。

（2）大出血的护理　抗休克的同时迅速做好剖宫产术前准备。

（3）终止妊娠的护理　若为阴道分娩，开放静脉，配血，做好输血准备，同时静脉滴注缩宫素加强宫缩。剖宫产者遵医嘱做好术前准备和术后护理，做好抢救新生儿窒息的准备。

（4）预防产后出血和感染　胎儿前肩娩出后遵医嘱给予缩宫素或麦角新碱加强宫缩，严密观察生命体征、阴道流血和宫缩情况。保持外阴清洁干燥，勤换会阴垫，定时测体温，发现感染征象及时报告医生。

4. 心理护理　鼓励孕妇说出焦虑的心理感受，耐心解释相关疾病信息，增强患者的信心与安全感，使其积极配合治疗与护理。

5. 健康教育　做好计划生育指导，避免多次刮宫导致子宫内膜损伤、子宫内膜炎；妊娠期出血需及时就诊；孕妇期待治疗出院后，嘱其多休息，避免剧烈运动，学会自我监测，发现异常及时就诊；注意产褥期卫生，保持外阴清洁，预防产后感染。

第5节　胎盘早剥

案例 5-5

初孕妇王女士，25 岁，孕 36^{+1} 周，外伤后持续腹痛急诊入院。自述孕期平顺。今晨被逆行的电瓶车刚蹭到腹部，随即出现持续性的腹痛，阴道少量出血，腹部硬如板状，孕妇疼痛难忍，迅速来医院检查。

问题： 1. 根据上述表现判断王女士面临的主要护理问题。

2. 为明确诊断，需完善哪些检查项目？

一、概　述

妊娠 20 周后或分娩期，正常位置的胎盘在胎儿娩出前全部或部分从子宫壁剥离，称为胎盘早剥（placental abruption）。该病起病急，发展快，处理不及时可危及母儿生命，是妊娠晚期一种严重并发症，发病率约为 1%。

（一）病因

胎盘早剥的病因和发病机制尚不明确，可能与下列因素相关。

1. 血管病变　严重的妊娠期高血压疾病、慢性高血压、慢性肾脏疾病或全身血管疾病时，底蜕膜螺旋小动脉痉挛或硬化，血管破裂出血，引起胎盘早剥。

2. 机械性因素　孕妇腹部受到撞击或挤压、外倒转手术、脐带过短等可引起胎盘剥离。

3. 子宫腔内压力骤减　羊水过多破膜后羊水流出过快，双胎第一个胎儿娩出过快，均可使子宫腔内压力骤减，子宫突然收缩，胎盘与子宫壁发生错位引起剥离。

4. 其他因素　高龄多产、有胎盘早剥史的孕妇再发胎盘早剥的风险明显增高。此外，其他因素还包括吸烟、吸毒、绒毛膜羊膜炎、接受辅助生殖技术助孕、有血栓形成倾向等。

（二）病理变化与类型

主要病理变化是底蜕膜出血并形成血肿，使胎盘自附着处剥离。依据出血方式分为 3 种类型（图 5-2）。

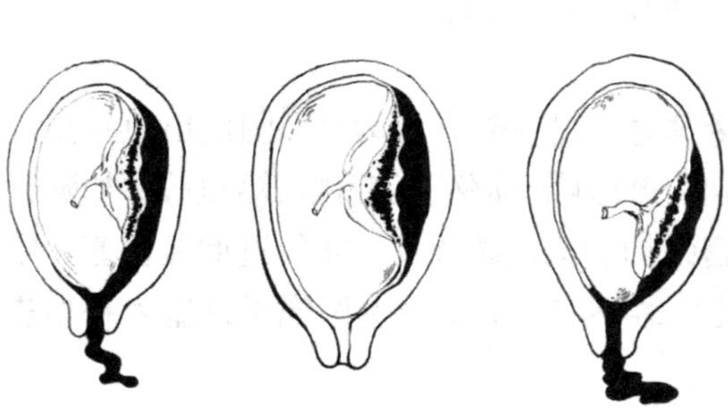

图 5-2　胎盘早剥的类型

1. 显性剥离（外出血）　胎盘剥离后，剥离面出血突破胎盘边缘，沿着胎膜与子宫壁之间经子宫颈管流出，有阴道流血。

2. 隐性剥离（内出血）　若胎盘边缘与子宫壁未剥离，或胎先露部固定于骨盆入口，使胎盘后出血不能流出，无阴道流血。

3. 混合性出血 当隐性剥离内出血增多时，血液冲开胎盘边缘，部分血液沿着胎膜与子宫壁之间流出。

胎盘剥离隐性出血时，胎盘后血肿不断增大，局部压力增大，血液浸入子宫肌层，引起肌纤维分离、断裂甚至变性。当血液侵入子宫浆膜层时，子宫表面出现紫蓝色瘀斑，称为子宫胎盘卒中。严重的胎盘早剥可引起弥散性血管内凝血（DIC）。

（三）对母儿的影响

孕妇剖宫产率、贫血发生率、产后出血率、DIC发生率均升高。急性胎儿宫内窘迫率、新生儿窒息率、早产率、胎儿宫内死亡率明显升高。另外，胎盘早剥新生儿还可遗留显著神经系统发育缺陷等后遗症。

二、护理评估

（一）健康史

询问有无妊娠期高血压疾病、慢性高血压、严重肾脏疾病、外伤等导致胎盘早剥的诱因；了解本次妊娠有无阴道出血、腹痛等情况。

（二）身心状况

1. 症状和体征

（1）症状 多数患者有突发腹痛、阴道流血、子宫张力增高和子宫压痛。胎盘早剥的严重程度与阴道出血量不符，也可无阴道出血。后壁胎盘隐性剥离多表现为腰背部疼痛，子宫压痛可不明显。多数可伴有胎儿窘迫的表现，开始为胎动剧烈，继而胎动消失。部分胎盘早剥伴有频繁的宫缩，间歇期子宫不能完全放松。

（2）体征 腹肌紧张、子宫强直、胎位触摸不清、胎心异常或消失为常见体征。随着剥离面的增大，表现出典型的胎盘早剥征象，触诊时子宫张力增大、压痛、宫底增高，并随着内出血增加而不断升高。严重时子宫呈板状，压痛明显，胎心消失，出现休克、凝血功能障碍甚至多器官功能损害，表现为面色苍白、脉搏细弱、血压降低等休克表现，还有皮肤黏膜出血、少尿甚至无尿等。

目前，临床上推荐按照胎盘早剥的Page分级标准评估病情的严重程度，具体分级及标准见表5-1。

表5-1 胎盘早剥的Page分级标准

分级	标准
0级	分娩后回顾性产后诊断
Ⅰ级	外出血，子宫软，无胎儿窘迫
Ⅱ级	胎儿宫内窘迫或胎死宫内
Ⅲ级	产妇出现休克症状，伴或不伴DIC

2. 并发症 严重者可引发胎儿宫内死亡、DIC、失血性休克、急性肾衰竭、羊水栓塞。

3. 心理-社会状况 胎盘早剥的病情凶险，孕妇及家属常因担心母儿安危而紧张、焦虑。胎儿死亡或需行子宫切除者易产生恐惧、悲哀情绪。

（三）辅助检查

1. B超 可见胎盘与宫壁之间有液性暗区，也可监测胎儿宫内情况。但是超声检查阴性结果不能完全排除胎盘早剥，尤其是胎盘附着在子宫后壁时。

2. 实验室检查 包括血常规、凝血功能、肝肾功能及血电解质检查等。

3. 电子胎心监护 协助判断胎儿的宫内状况，可出现胎心基线变异消失、变异减速、晚期减速，胎心率缓慢等。

三、治疗要点

胎盘早剥严重危及母儿生命，其预后取决于处理是否及时与恰当。治疗原则为早期识别、积极处理休克、及时终止妊娠、控制 DIC、减少并发症。根据病情严重程度、胎儿宫内状况及产程进展等情况决定分娩方式。

四、主要护理诊断/问题

1. 外周组织灌注无效 与胎盘剥离造成的大出血有关。

2. 潜在并发症：胎儿窘迫、DIC、产后出血、急性肾衰竭及羊水栓塞等。

3. 恐惧 与担心胎儿和自身安危有关。

五、护理措施

1. 病情观察 严密监测生命体征、尿量并及时记录；观察阴道流血量、颜色和性状，子宫底高度及压痛；观察有无皮下和注射部位出血、阴道流血不凝、咯血等凝血功能障碍的表现，同时密切监测胎儿情况，发现异常及时报告医生。

2. 治疗护理

（1）纠正休克 迅速建立静脉通路，遵医嘱补充血容量及凝血因子，及时输入新鲜血液，给予吸氧、保暖等。做好剖宫产术前准备。

（2）做好终止妊娠准备 ①阴道分娩：Ⅰ级胎盘早剥，一般情况好，病情轻，以外出血为主，宫口已开大，估计短时间内可结束分娩者，可行阴道分娩，做好接产和抢救新生儿的准备。②剖宫产术：Ⅰ级胎盘早剥出现胎儿窘迫征象者；Ⅱ级胎盘早剥，不能在短时间内结束阴道分娩者；Ⅲ级胎盘早剥，孕妇病情危重，胎儿已死，不能立即分娩者；破膜后产程无进展者；产妇病情急剧加重危及生命时，不论胎儿存活与否，均应立即行剖宫产术。术中若发现子宫胎盘卒中，给予宫缩剂及子宫按摩，无效者配合医生行子宫切除术。

（3）预防产后出血 分娩后及时给予宫缩剂，并配合按摩子宫，无效者遵医嘱做切除子宫的术前准备。产后密切观察生命体征，预防晚期产后出血。

3. 心理护理 稳定患者情绪，消除恐惧；详细说明治疗方式和效果，以取得理解和配合；为胎儿死亡、子宫切除的患者提供情感支持，使其尽快走出阴影，接受现实。

4. 健康教育 定期孕期检查，预防并积极治疗妊娠期高血压疾病、慢性高血压、慢性肾炎等疾病；指导孕妇自测胎动，妊娠晚期鼓励孕妇适量活动，避免长时间仰卧；腹痛及阴道流血时需及时就诊；产后加强营养，纠正贫血，保持外阴清洁，预防感染。

第6节 胎膜早破

案例 5-6

孕妇陈女士，29 岁，孕 36 周，因阴道不自主流液 2 小时入院。2 周前产检时医生提示胎儿为臀位，需提前 2 周入院待产。今晨起床后突然感觉一股液体从阴道流出，时多时少，自己不能控制，为查明原因来医院就诊。

问题：1. 根据上述表现分析陈女士存在的主要护理问题。

2. 确诊胎膜早破后如何进行健康教育。

一、概　　述

临产前胎膜自然破裂称为胎膜早破（premature rupture of membranes，PROM）。妊娠达到及超过 37 周发生者称足月胎膜早破；未达到 37 周发生者称未足月胎膜早破（PPROM）。未足月胎膜早破是早产的主要原因之一，胎膜早破孕周越小，围产儿预后越差。

（一）病因

引起胎膜早破的原因较多，常是多种因素作用的结果。

1. 生殖道感染　是主要原因。生殖道感染易引起胎膜炎，使胎膜局部张力下降而破裂。

2. 羊膜腔压力升高　宫腔压力过高如双胎妊娠、羊水过多等，容易引起胎膜早破。

3. 胎膜受力不均　头盆不称和胎位异常使胎先露不能衔接，胎膜受压不均导致破裂；宫颈内口松弛，使前羊膜楔入，受压不均。

4. 营养因素　缺乏维生素 C、锌及铜，使胎膜抗张能力下降而发生胎膜早破。

5. 创伤　妊娠晚期性交、腹部受到撞击、羊膜镜检查及外倒转术等机械性刺激也可诱发。

（二）对母儿影响

1. 对母体影响　可引起宫内感染、胎盘早剥、剖宫产率增加等。

2. 对胎儿影响　易诱发早产、感染、脐带脱垂、胎儿窘迫等，围产儿死亡率增加。

二、护 理 评 估

（一）健康史

评估孕妇是否有创伤史、妊娠晚期性交史、感染史；此次妊娠是否有羊水过多、胎位不正或头盆不称等；确定破膜时间、妊娠周数、有无宫缩及感染征象、治疗经过。

（二）身心状况

1. 症状和体征

（1）症状　典型症状是孕妇突感较多液体自阴道流出，不能控制。若破口大，位置低，可有迅速且多量液体从阴道流出；若破口小，位置高，可有间断阴道流液。腹压增加如排便、咳嗽时，阴道流液量增多。

（2）体征　阴道检查时触不到前羊膜囊，上推胎头时流液量增多。羊膜腔感染时，母儿心率加快，子宫有压痛。阴道窥器检查见液体自宫颈口内流出或后穹隆有液池形成。

2. 心理–社会状况　突然发生不可控制的阴道流液，常使孕妇及家属惊慌失措，因担心胎儿及孕妇的健康而产生紧张和焦虑情绪，甚至产生恐惧心理。

（三）辅助检查

1. 阴道液酸碱度检查　阴道液 pH 为 4.5～6.0，尿液 pH 为 5.5～6.5，羊水 pH 为 7.0～7.5，当阴道液 pH≥6.5 时，提示胎膜早破。但血液、尿液、精液及细菌污染可出现假阳性。

2. 阴道液涂片检查　阴道液涂片干燥镜检有羊齿状结晶出现为羊水。

3. 羊膜镜检查　可直视胎先露部，看不到前羊膜囊。

4. B 超检查　羊水量减少可协助诊断。

三、治 疗 要 点

未足月胎膜早破，应根据孕周、母胎状况、当地新生儿救治水平及孕妇和家属的意愿进行综合决策。28～33^{+6} 周无继续妊娠禁忌者给予期待治疗；妊娠 34 周以后，胎肺成熟，视具体情况可选择终止妊娠。足月胎膜早破破膜后 2～12 小时给予引产。随着破膜时间延长，宫内感染风险增加，破膜超过 12 小时应预防性应用抗生素。对存在羊膜腔感染、胎儿窘迫者无论孕周多少，均应终止妊娠。

四、常见护理诊断/问题

1. 潜在并发症：早产、脐带脱垂、胎儿窘迫等。

2. 有感染的危险 与胎膜破裂后，下生殖道内病原体上行感染有关。

五、护 理 措 施

1. 一般护理 卧床休息，禁止性生活，避免不必要的阴道检查。积极预防卧床时间过久导致的并发症如血栓形成、肌肉萎缩等。协助做好孕妇的基本生活需求，协助其在床上排泄。应保持外阴清洁干燥，使用消毒会阴垫并及时更换，每日擦洗2次，便后及时擦洗。

2. 病情观察 观察孕妇生命体征，注意阴道出血量、阴道排液量、疼痛、白细胞计数等情况；严密观察胎心及胎动情况，如有感染征象或其他异常，及时报告医生。

3. 防止脐带脱垂 胎膜破裂脐带脱出于宫颈口外，降至阴道内甚至露于外阴部，称为脐带脱垂。脐带脱垂易导致脐带受压引起胎儿缺氧，脐带血液循环阻断超过7～8分钟，可胎死宫内。胎膜早破胎先露尚未衔接的孕妇应绝对卧床，抬高臀部，取左侧卧位，预防脐带脱垂。宫口未开全者做好剖宫产及抢救新生儿窒息的准备；宫口已开全者协助医生行助产术，争取数分钟内娩出胎儿。

4. 治疗护理 期待治疗过程中密切监护母儿情况，及时发现可能的并发症，预防感染，破膜超过12小时未分娩者遵医嘱使用抗生素预防感染。如妊娠不足35周者，遵医嘱给予地塞米松促进胎儿肺成熟。足月胎膜早破者，如无剖宫产指征，协助医生在12小时内引产。

5. 心理护理 用和缓的语言向孕妇及家属说明可能发生的问题、治疗、护理措施及注意事项，取得他们的理解和配合。当发生脐带脱垂时，护理人员应保持镇静，在紧急处理的同时向孕妇说明所发生的情况及所采取的措施，以减轻其紧张、恐惧心理。

6. 健康教育 向孕妇讲解胎膜早破对母儿的影响，使孕妇重视妊娠期卫生保健。妊娠晚期嘱孕妇禁止性生活，不宜过劳，避免腹压突然增加；积极预防与治疗生殖道感染；指导孕妇加强营养，注意维生素、锌、铜、钙的补充；宫颈内口松弛者，于妊娠12～14周行宫颈环扎术并卧床休息；骨盆狭窄、胎位异常孕妇应提前入院待产。

第7节 羊水量异常

案例5-7

孕妇马女士，G_1P_0，妊娠24^{+5}周，自觉腹部胀痛、呼吸困难2周来诊。孕妇自诉妊娠22周开始，腹部膨隆速度加快，目前出现呼吸困难，行动不便。产科检查：宫高30cm，腹围92cm，胎位不清，胎心音遥远。

问题：1. 该孕妇最可能的医疗诊断是什么？首选的检查是什么？

2. 目前该孕妇的主要护理问题是什么？

正常妊娠时羊水的产生与吸收处于动态平衡，一旦失衡会造成羊水量异常。羊水量异常不仅可预示潜在的母胎合并症及并发症，也可直接危害围产儿安全。

一、羊 水 过 多

妊娠期羊水量超过2000ml称为羊水过多（polyhydramnios），发生率为0.5%～1%。羊水量在数日内急剧增多，称为急性羊水过多；羊水量在数周内缓慢增多，称为慢性羊水过多。在羊水过多的孕妇中，约 1/3 患者原因不明，称为特发性羊水过多。明显的羊水过多常与胎儿畸形（神经系统和消化系统畸形最常见）、多胎妊娠和妊娠合并症等因素有关。

（一）护理评估

1. 健康史　评估孕妇有无妊娠期高血压疾病、糖尿病、母儿血型不合、多胎妊娠，以及胎儿神经系统、消化系统畸形等易导致羊水过多的因素。

2. 身心状况

（1）急性羊水过多　较少见，多发生在妊娠 20～24 周，羊水量迅速增多，子宫于数日内明显增大，孕妇自觉腹部胀痛，行动不便，表情痛苦，因膈抬高出现呼吸困难，甚至发绀，不能平卧。产前检查见腹壁皮肤紧绷发亮，宫高与腹围明显大于孕周，胎位触诊不满意或胎儿有飘浮感，胎心遥远或听不清。

（2）慢性羊水过多　较多见，多发生在妊娠晚期，数周内羊水缓慢增多，症状缓和，孕妇多能适应，仅感腹部增大较快，临床上无明显不适。产检结果同急性羊水过多。

（3）心理–社会状况　孕妇常因担心胎儿存在畸形、担心自身与胎儿健康而产生烦躁、焦虑情绪。

3. 辅助检查

（1）B 超检查　是重要的辅助检查方法，不仅能测量羊水量，还可了解胎儿有无畸形等。羊水过多的标准：①羊水指数（AFI）：≥25cm 诊断为羊水过多，其中 AFI 25～35cm 为轻度羊水过多，35～45cm 为中度羊水过多，＞45cm 为重度羊水过多。②羊水最大暗区垂直深度（AFV）：≥8cm 诊断为羊水过多，其中 AFV 8～11cm 为轻度羊水过多，12～15cm 为中度羊水过多，＞15cm 为重度羊水过多。

（2）胎儿疾病筛查　取羊水或胎儿脐带血中细胞进行细胞或分子遗传学检查可排除胎儿染色体异常；若为胎儿神经管畸形或上消化道闭锁者，羊水中的甲胎蛋白平均值超过同期正常妊娠平均值 3 个标准差以上有助于诊断。

（二）治疗要点

根据胎儿有无畸形、孕周大小及孕妇自觉症状确定治疗方法。羊水过多合并胎儿畸形确诊后及时终止妊娠。羊水过多合并正常胎儿者，应寻找病因，治疗原发病，同时根据羊水过多的程度与胎龄决定处理方法。自觉症状轻胎儿未足月者，可不做干预，注意休息，加强监护。羊水量反复增长，自觉症状严重者，妊娠≥34 周，胎肺已成熟，可终止妊娠；如胎肺未成熟，可给予地塞米松促胎肺成熟治疗后再考虑终止妊娠。

（三）主要护理诊断/问题

1. 潜在并发症： 胎膜早破、胎盘早剥、脐带脱垂等。

2. 自主呼吸障碍　与子宫过度膨胀导致呼吸困难有关。

3. 焦虑　与担心母儿安全及胎儿畸形有关。

（四）护理措施

1. 一般护理　指导孕妇低钠饮食，多吃蔬菜、水果，防止便秘。嘱卧床休息，左侧卧位，减少下床活动，以防胎膜早破。如急性羊水过多者、有压迫症状者可取半卧位，改善呼吸情况并增加舒适度。

2. 病情观察　观察孕妇生命体征、重视孕妇的自觉症状。密切监测胎心及胎动情况，发现问题及时通知医生。

3. 治疗配合

（1）经腹羊膜腔穿刺放羊水的护理　妊娠＜37 周可在 B 超监测下行羊膜腔穿刺放出适量羊水。协助患者取平卧位或半卧位，排空膀胱；加强与孕妇沟通，以取得配合；在超声监测下，协助医生完成穿刺，避开胎盘部位穿刺，放羊水速度不宜过快，每小时约 500ml，一次放羊水量不超过 1500ml；术中严密观察孕妇生命体征及询问自觉症状，监测胎心，及时发现胎盘早剥、早产等情况；术后为防止腹压骤降引发休克，应在孕妇腹部放置沙袋。

（2）人工破膜引产的护理　如果妊娠已经足月，可协助行人工破膜终止妊娠。孕妇取膀胱截石位，消毒外阴部。行高位破膜，用穿刺针刺破胎膜 1～2 个小孔，使羊水缓慢流出，放羊水同时腹部放置沙袋或腹带包扎，观察记录羊水的颜色、性状和量，注意胎心和胎位的变化。破膜超过 12 小时无宫缩，遵医嘱静脉滴注缩宫素引产，并给予抗生素预防感染。

4. 心理护理　向孕妇及家属介绍羊水过多的相关知识，缓解焦虑；进行心理疏导，使患者积极配合治疗和护理。

5. 健康教育　指导孕妇低钠饮食，多吃蔬菜、水果，防止便秘。加强休息，左侧卧位、抬高下肢，压迫症状明显者取半卧位。介绍羊膜腔穿刺术的目的与过程。再次受孕时接受遗传咨询与产前检查，进行高危监护。

二、羊 水 过 少

妊娠晚期羊水量少于 300ml 者，称为羊水过少（oligohydramnios）。羊水过少的发生率为 0.4%～4%。羊水量过少严重影响围产儿预后，胎儿畸形率、死亡率增高。

羊水过少主要与羊水产生减少或羊水外漏增加有关。常见原因有胎儿泌尿系统畸形、胎盘功能减退，某些原因不明的羊水过少与羊膜通透性改变有关；另外妊娠期高血压疾病、孕妇脱水、血容量不足、长时间服用前列腺素合成酶抑制剂和血管紧张素转换酶抑制剂等也可造成羊水过少。

（一）护理评估

1. 健康史　评估孕妇生育史、健康史，有无妊娠并发症、畸胎史、过期妊娠等。

2. 身心状况

（1）临床表现　多不典型。检查见宫高、腹围小于正常孕周；部分孕妇自觉胎动时腹部疼痛明显，胎动减少；子宫敏感度较高，轻微刺激即可引发宫缩，临产后阵痛明显，宫缩多不协调。阴道检查前羊膜囊不明显，胎膜紧贴胎先露，破膜时羊水流出极少。

（2）心理-社会状况　孕妇会由胎动引起疼痛及不适感，担心胎儿可能有畸形、危及自身和胎儿健康，产生焦虑、紧张情绪。

3. 辅助检查

（1）B 超检查　是重要的辅助检查方法。羊水过少的标准：①羊水指数：≤5cm 诊断为羊水过少，≤8cm 为羊水偏少。②羊水最大暗区垂直深度：≤2cm 为羊水过少，≤1cm 为严重羊水过少。超声检查还能及时发现胎儿生长受限，以及胎儿畸形等。

（2）电子胎心监护　胎儿的胎盘储备功能减低，NST 为无反应型。子宫收缩时脐带受压加重，出现胎心变异减速和晚期减速。

（3）胎儿染色体检查　羊水穿刺获取胎儿细胞进行细胞或分子遗传学的检查。

（二）治疗要点

主要根据胎龄大小、有无畸形选择治疗方案。羊水过少合并胎儿畸形应尽早终止妊娠。羊水过少合并正常胎儿者，妊娠足月应尽快终止妊娠；若未足月，胎肺不成熟者，可针对病因对症治疗，尽量延长孕周。

（三）主要护理诊断/问题

1. 潜在并发症： 胎儿窘迫、胎儿生长受限、死胎等。

2. 焦虑　与担心胎儿畸形有关。

（四）护理措施

1. 一般护理　营造温馨舒适的病房环境，指导孕妇取左侧卧位，保持外阴部清洁。

2. 病情观察　观察孕妇的生命体征，定期测量宫高、腹围和体重，及时判断病情进展。依据胎盘功能测定结果，结合胎动、胎心监测和宫缩情况，及时发现并发症。密切关注B超动态监测羊水量、胎儿有无畸形情况。胎儿出生后应认真全面评估、识别畸形。

3. 治疗配合　对妊娠已足月者，如合并胎盘功能不良、胎儿窘迫或破膜时羊水胎粪污染严重者，估计短时间不能结束分娩者，做好剖宫产准备。对胎儿储备功能尚好，无明显宫内缺氧，可以阴道试产，并密切观察产程进展，连续监测胎心变化。对妊娠未足月给予羊膜腔灌注液体法增加羊水量期待治疗者，应严格无菌操作，必要时使用宫缩抑制剂防止早产。

4. 心理护理　向孕妇及家属解释病情，引导孕妇积极参与治疗和自我监测；对胎儿死亡或需引产的孕妇给予安慰，提供感情支持，帮助她们面对现实。

5. 健康教育　指导孕妇休息时取左侧卧位。教会孕妇自测胎动，有异常及时就医。胎儿畸形孕妇引产后应常规进行遗传咨询，避孕半年后考虑再次妊娠，孕后实行高危监护。

自　测　题

A_1/A_2型题

1. 前置胎盘的典型症状是（　　）
   A. 妊娠晚期或临产后无痛性阴道流血
   B. 出血伴腹痛
   C. 外出血与患者的症状不成正比
   D. 子宫底升高，硬，有压痛
   E. 胎心音消失

2. 足月巨大胎儿孕妇的临床表现，不正确的是（　　）
   A. 腹部明显膨隆
   B. 孕期体重增加迅速
   C. 妊娠晚期常出现呼吸困难
   D. 宫高＞35cm
   E. 如为头先露，多数胎头能入盆

A_3/A_4型题

（3～5题共用题干）

冯女士，32岁，初孕妇，妊娠33周，臀位，突然出现阴道流水4小时，时多时少不能控制，色淡黄，听胎心146次/分。

3. 该孕妇最可能的诊断是（　　）
   A. 前置胎盘　B. 羊水栓塞　C. 胎膜早破
   D. 产后出血　E. 子宫破裂

4. 下列检查中与明确诊断无关的是（　　）
   A. 阴道液涂片检查　B. 阴道液pH测定
   C. 尿hCG 测定　D. 羊膜镜检查
   E. 阴道液涂片染色后检查

5. 对该患者的护理措施，正确的是（　　）
   A. 注意保持外阴清洁，立即灌肠
   B. 勤做肛门检查了解病情的变化
   C. 注意观察羊水的性状
   D. 立即终止妊娠
   E. 给予缩宫素

（6～8题共用题干）

孙女士，27岁，孕40周，出现规律宫缩，宫口开大2cm，胎头平坐骨棘，宫缩间歇期听胎心3次，分别为168次/分、102次/分、100次/分。

6. 此时胎儿的情况可能是（　　）
   A. 胎儿安全　B. 急性胎儿窘迫
   C. 胎儿处于睡眠状态　D. 胎儿有畸形
   E. 慢性胎儿窘迫

7. 不符合此时情况的是（　　）
   A. 胎动先频繁后减弱　B. 胎心低弱不规律
   C. 胎动减弱　D. 基线胎心率变平
   E. 胎动不受影响

8. 此时的护理措施不包括（　　）
   A. 吸氧　B. 严密监测胎心
   C. 静脉滴注缩宫素　D. 遵医嘱给予碱性药物
   E. 左侧卧位

（9～11题共用题干）

梁女士，24岁，宫内孕37周，腹部外伤后突感腹部持续性疼痛，伴少量阴道流血3小时来诊。查体：血压100/60mmHg，宫底略升高，下腹部压痛明显，全腹肌紧张，胎位触及不清，胎心100次/分。

9. 该患者最可能的诊断是（　　）
A. 先兆子宫破裂　B. 前置胎盘　C. 先兆早产
D. 临产先兆　E. 胎盘早剥

10. 为进一步明确诊断，需要完善的检查是（　　）
A. B 超　B. 阴道检查
C. 肛门检查　D. 阴道后穹隆穿刺
E. 电子胎心监护

11. 该患者目前主要的护理措施是（　　）
A. 向患者耐心解释病情
B. 协助病人取平卧位休息
C. 继续观察
D. 进一步问清病史
E. 抗休克护理的同时做好剖宫产准备

（12～14 题共用题干）

张女士，25 岁，G_1P_0，妊娠 34 周，无痛性阴道出血 3 小时入院。出血量少于月经量，查患者血压 110/70mmHg，母胎一般情况较好。

12. 该患者可能的诊断是（　　）
A. 先兆流产　B. 胎盘早剥　C. 前置胎盘
D. 足月产　E. 先兆子宫破裂

13. 为进一步明确诊断，需要做的检查是（　　）
A. B 超　B. 灌肠　C. 阴道检查
D. 阴道后穹隆穿刺　E. 电子胎心监护

14. 对该患者的处理措施，错误的是（　　）
A. 嘱患者卧床休息，给予镇静剂
B. 严格观察临产先兆及胎心音
C. 注意阴道流血情况
D. 随时做好输血及手术准备
E. 必要时灌肠后做阴道检查

（15～17 题共用题干）

张女士，25 岁，宫内孕 35 周，本次产检中发现孕妇宫高与腹围明显大于妊娠周数，腹壁皮肤张力较大，腹部有液体震荡感，胎位触摸不清，胎心遥远。

15. 该孕妇最可能的医疗诊断是（　　）
A. 双胎妊娠　B. 前置胎盘　C. 胎盘早剥
D. 先兆子宫破裂　E. 羊水过多

16. 为明确诊断，应做的检查项目是（　　）
A. B 超　B. 羊膜镜检查　C. 阴道检查
D. 腹腔镜检查　E. 腹部 X 线检查

17. B 超检查提示羊水指数为 25cm，胎儿发育正常，首选的治疗方案是（　　）
A. 人工破膜引产　B. 剖宫产
C. 羊膜腔穿刺放羊水　D. 不做干预
E. 卡孕栓引产

（18、19 题共用题干）

李女士，32 岁，G_2P_1，妊娠 22 周，因前次妊娠剖宫产娩出胎儿，体重达 4500g，本次妊娠后来门诊咨询。

18. 导致巨大胎儿的高危因素除外下列哪项（　　）
A. 孕妇肥胖　B. 妊娠合并糖尿病
C. 过期妊娠　D. 妊娠期高血压疾病
E. 经产妇

19. 巨大儿出生后，不恰当的护理措施是（　　）
A. 监测新生儿血糖　B. 预防新生儿低血糖
C. 预防新生儿低血钙　D. 延迟哺乳
E. 观察有无锁骨骨折、新生儿颅内出血等表现

（王丽君）

第6章 妊娠合并症妇女的护理

在妊娠期间孕妇可发生各种内外科疾病，在妊娠前已有的各种内外科疾病也可在妊娠期间加重。妊娠与内外科疾病相互影响，若处理不当，可对母儿造成严重危害。

第1节 心 脏 病

案例 6-1

孕妇祖女士，28 岁，妊娠 33 周，因体力劳动后胸闷气短、呼吸困难 2 天入院。检查 血压 140/90mmHg，心率 116 次/分，呼吸 22 次/分；听诊心尖区闻及Ⅱ级收缩期杂音，两肺底闻及湿啰音，咳嗽后不消失，无发绀及水肿。产科检查未见异常。

问题：1. 该孕妇上述表现最可能发生的问题是什么？

2. 针对案例所述，如何护理该孕妇？

一、概 述

妊娠合并心脏病在我国孕产妇死亡原因中居第 2 位，位居非直接产科死因的第 1 位。在我国发病率约为 1%，其中，先天性心脏病占 35%～50%，居首位，风湿性心脏病居第 2 位。

（一）妊娠、分娩对心脏病的影响

1. 妊娠期 妊娠 6 周血容量开始增加，至 32～34 周达到高峰（较孕前增加 30%～45%）。血容量增加使心输出量增加、心率加快，心脏负担加重。妊娠晚期子宫增大，膈肌上移使心脏向左前和向上移位，大血管轻度扭曲，心脏负担进一步加重。

2. 分娩期 为心脏负担最重的时期。第一产程每次子宫收缩时有 250～500ml 的血液被挤入体循环导致全身循环血量增加，加重心脏负担。第二产程除宫缩加强外，产妇屏气使肺循环压力增加，腹压增加使回心血量增加，心脏前后负荷显著加重。第三产程胎儿娩出后，腹压骤降，大量血液流向内脏，回心血量减少；胎盘娩出后，胎盘血液循环停止，子宫收缩使子宫血窦内 500ml 血液进入体循环，回心血量又增加。血流动力学的急剧变化，容易诱发心力衰竭。

3. 产褥期 产后 3 日内仍是心脏负担较重的时期。尤其是 24 小时内，子宫的缩复作用使血液继续进入体循环，且妊娠期组织间隙潴留的液体也开始回流至体循环，加重心脏负担；加之产后疲劳、宫缩痛、新生儿哺乳等负担，仍需警惕心力衰竭的发生。

综上所述，妊娠 32～34 周、分娩期及产后 3 日内，心脏负担最重，是心脏病孕产妇最危险的时期，极易发生心力衰竭，应严密监护，确保母婴安全。

（二）心脏病对妊娠、分娩的影响

心脏病不影响受孕。心脏病变轻者，多数可以顺利度过妊娠期和分娩期，但剖宫产率较高。心功能不良者妊娠后，流产、早产、死胎、胎儿生长受限、胎儿窘迫及新生儿窒息的发生率明显提高。治疗心脏病的某些药物（如地高辛）对胎儿有一定的毒性。有些先天性心脏病（如室间隔缺损）还具有较高的

遗传性。

二、护理评估

（一）健康史

评估孕妇的产科病史，了解孕妇有无心脏病史、心力衰竭史及既往心功能状态。了解孕期有无呼吸道感染、贫血及妊娠并发症等心力衰竭的诱因。

（二）身心状况

1. 症状与体征

（1）评估心功能状态　美国纽约心脏病协会（NYHA）根据患者日常生活能力状况，将心功能分为4级。

Ⅰ级：一般体力活动不受限制。

Ⅱ级：一般体力活动轻度受限制，活动后心悸、轻度气短，休息时无症状。

Ⅲ级：一般体力活动明显受限制，休息时无不适，轻微日常工作即感不适、心悸、呼吸困难，或既往有心力衰竭史。

Ⅳ级：一般体力活动严重受限制，不能进行任何体力活动，休息时有心悸、呼吸困难等心力衰竭表现。

（2）与心脏病有关的表现　常见表现包括心悸、气短、发绀、双下肢水肿、肝脾大、心脏舒张期杂音或Ⅱ级以上收缩期杂音等。

（3）早期心力衰竭的表现　①轻微活动后即感胸闷、心悸、呼吸困难。②休息时心率＞110次/分，呼吸＞20次/分。③夜间常因憋闷而坐起呼吸，或到窗口呼吸新鲜空气。④肺底部出现少量持续性湿啰音，咳嗽后不消失。

（4）产科情况　多表现为胎心和胎动异常、胎儿宫内生长发育受限及早产等。

2. 心理-社会状况　评估孕产妇及家属掌握相关知识的程度，评估孕产妇有无良好的家庭支持系统。随着妊娠的进展，心脏负担逐渐加重，因缺乏相关知识，孕产妇及家属会出现焦虑和恐惧心理。

（三）辅助检查

1. 心电图检查　提示心律失常或心肌受损。

2. X线检查　显示心脏显著扩大。

3. 超声心动图　常显示心肌肥厚、瓣膜运动异常、心内结构畸形等。

4. B超检查和电子胎心监护　预测胎儿宫内储备能力，评估胎儿健康状况。

三、治疗要点

根据心脏病类型、心功能状态及病情决定是否可以妊娠。心功能Ⅰ～Ⅱ级，心脏病变较轻，无心力衰竭史者，严密监护下可以妊娠。心功能Ⅲ～Ⅳ级，有心力衰竭史，或年龄35岁以上，心脏病病程长者，发生心力衰竭的可能性大，不宜妊娠。

1. 妊娠期

（1）终止妊娠　不宜妊娠者一旦受孕，尽早终止妊娠，如伴心力衰竭，在心力衰竭控制后进行。一般应在妊娠12周前行人工流产。若妊娠到中期再行引产术，其危险性不亚于继续妊娠，应在密切监测下继续妊娠。

（2）可以妊娠　①加强孕期保健，减轻心脏负担，积极防治可能造成心力衰竭的诱因，于预产期产1～2周入院待产。②妊娠晚期发生心力衰竭，原则是待心力衰竭控制后再行产科处理，应放宽剖宫产手术指征。③药物治疗：不主张预防性应用洋地黄，早期心力衰竭者，可给予作用和排泄较快的地高辛，不要求达到饱和量，病情好转后应停药。如出现急性左心衰，则选用速效洋地黄制剂毛花苷 C 等，注意观察药物毒性反应。

2. 分娩期 于妊娠晚期，应提前选择好适宜的分娩方式。阴道分娩：心功能Ⅰ～Ⅱ级、胎儿不大、胎位正常、宫颈条件良好者，可在严密监护下经阴道分娩。对有产科指征及心功能Ⅲ～Ⅳ级者，均应择期行剖宫产。

3. 产褥期 产后 1 周内，尤其是产后 3 日内，应卧床休息并严密观察。产后出血、感染和血栓栓塞是严重的并发症，极易诱发心力衰竭，应重点预防。

四、主要护理诊断/问题

1. 活动无耐力 与心输出量下降有关。

2. 潜在并发症：心力衰竭和感染。

3. 焦虑 与担心胎儿和自身安全有关。

五、护 理 措 施

1. 加强孕期保健 嘱孕妇加强产前检查，妊娠 20 周前每 2 周 1 次，20 周以后每周 1 次。发现异常，应及时住院治疗。若孕期经过顺利，应在妊娠 36～38 周提前住院待产。

2. 预防心力衰竭

（1）充分休息，避免劳累 保证每天 10 小时以上睡眠和 2 小时午休，休息时应取左侧卧位或半卧位，避免劳累和情绪激动。

（2）科学合理安排膳食营养 指导孕妇摄入合理的高蛋白、高维生素、低盐低脂的饮食，少量多餐，多吃蔬菜和水果，预防便秘加重心脏负担；妊娠 4 个月起每日食盐量不超过 4～5g；加强孕期体重管理，以体重每周增长不超过 0.5kg，整个孕期不超过 12kg 为宜。

（3）预防治疗诱发心力衰竭的各种因素 预防各种感染，尤其是上呼吸道感染，卧床休息期间注意翻身拍背，协助排痰，注意保暖。纠正贫血及控制其他合并症。

3. 急性心力衰竭的紧急处理 与非妊娠者基本相同。①体位：帮助孕妇取半卧位或端坐位，双腿下垂。必要时可考虑“四肢轮流三肢结扎法”，减少静脉回心血量。②吸氧：立即高流量吸氧，根据动脉血气分析结果进行氧流量调整。③按医嘱给予药物：开放静脉通道，按医嘱正确给药，注意观察药物的毒性反应。④对妊娠晚期有严重心力衰竭者，经内科各种治疗措施均无效，继续发展必将导致母儿死亡时，协助医生在控制心力衰竭的同时，紧急行剖宫产术，取出胎儿，以减轻心脏负担，挽救孕妇的生命。

4. 分娩期护理 选择阴道分娩者应严密监护产程进展。

（1）第一产程 专人陪伴护理，鼓励产妇左侧卧位，抬高上半身，遵医嘱给氧。缓解产妇紧张情绪，必要时遵医嘱给予镇静剂。每 15 分钟监测产妇血压、呼吸、脉搏、心率 1 次，严密观察产程进展及胎儿宫内情况。产程开始即遵医嘱给予抗生素预防感染。

（2）第二产程 要避免产妇屏气用力，宫口开全后采用阴道助产术，尽量缩短产程。

（3）第三产程 胎儿娩出后，产妇腹部放置 1～2kg 沙袋，以防腹压骤降诱发心力衰竭。为防止产后出血，可按医嘱给予缩宫素 10～20U 肌内注射或静脉注射，禁用麦角新碱。产后出血过多时 应及时输血、输液，注意输液速度不可过快。

5. 产褥期护理

（1）严密监测 产后 3 日内严密监测生命体征，保证休息，产后 24 小时内绝对卧床，必要时遵医嘱给予小剂量镇静剂，如地西泮口服。

（2）饮食指导 指导产妇饮食宜清淡、少量多餐，预防便秘。

（3）预防感染　保持外阴清洁，遵医嘱使用抗生素1周，无感染征象停药。

（4）母乳喂养指导　心功能Ⅰ～Ⅱ级的产妇可以哺乳，但应避免劳累。心功能Ⅲ级或以上者不宜哺乳，应指导退奶和人工喂养，退奶不宜使用雌激素，以避免水钠潴留。

（5）避孕指导　不宜再妊娠者，可在产后1周或剖宫产同时行绝育术。若有心力衰竭者，充分控制后，再择期行绝育术。

6. 心理护理　向孕妇及家属讲解心脏病的相关知识，告知预防心力衰竭的有效措施，减轻孕妇及家属的焦虑和恐惧心理，增加安全感。分娩期提供安静、舒适的环境，安慰鼓励产妇，稳定情绪。及时向家属告知产程进展，消除焦虑。产后指导产妇保持平静，加强休息。

7. 健康教育　孕前咨询，确定心脏病患者能否妊娠。妊娠期告知孕妇及家属加强产前检查的必要性，避免诱发心力衰竭的因素。学会识别和应对早期心力衰竭的措施，出现异常症状及时就诊。产后指导产妇及家属共同制订康复计划，逐步恢复自理能力。鼓励产妇在病情允许时适度照顾新生儿，增进母婴感情。

第2节　糖　尿　病

案例6-2

孕妇齐女士，28岁，孕26周产检血糖升高来诊。孕妇为首次怀孕，既往无异常，本次体检：体温37.2℃，血压100/70mmHg，心率92次/分，呼吸22次/分，宫底在脐与剑突之间，胎心正常；实验室检查：空腹血糖8.9mmol/L，糖化血红蛋白6.5mmol/L，其他无异常。

问题：1. 该孕妇可能的医疗诊断是什么？

2. 作为责任护士，如何指导齐女士的饮食？

一、概　　述

糖尿病是一组以长期高血糖为主要特征的代谢综合征。妊娠合并糖尿病包括两种类型：一种是妊娠前已患糖尿病者称为糖尿病合并妊娠，也称孕前糖尿病（pregestational diabetes mellitus，PGDM）；另一种为妊娠前糖代谢正常，妊娠期才出现的糖尿病，称为妊娠期糖尿病（gestational diabetes mellitus，GDM），占糖尿病孕妇总数的90%以上。部分GDM患者分娩后血糖可恢复正常，但将来患2型糖尿病机会增加。

（一）妊娠、分娩对糖尿病的影响

妊娠使隐性糖尿病显性化，使既往无糖尿病的孕妇发生GDM，使原有糖尿病加重。

1. 妊娠期　妊娠早期孕妇空腹血糖较低，到妊娠中晚期，体内拮抗胰岛素样物质增加，胰岛素需求量必须相应增加。对于胰岛素分泌受限的孕妇，如果不能代偿这一生理变化而使血糖升高，出现GDM或使原有糖尿病加重。

2. 分娩期　分娩过程中体力消耗大，进食少，如不及时减少胰岛素用量易发生低血糖。

3. 产褥期　胎盘排出后，体内拮抗胰岛素样物质分泌减少，机体对胰岛素需要量也立即减少，应减少胰岛素用量。

（二）糖尿病对妊娠、分娩的影响

糖尿病对妊娠、分娩的影响程度，取决于糖尿病病情和血糖控制水平。孕前及孕期血糖控制不好者，母儿的近、远期并发症显著增加。

1. 对孕妇的影响 妊娠合并糖尿病孕妇的流产发生率达 15%～30%；羊水过多、妊娠期高血压疾病、难产、产后出血发生率均明显增高。感染是糖尿病的主要并发症，血糖控制不佳的孕妇易发生感染，其中泌尿系统感染最为多见。

2. 对胎儿的影响 巨大儿的发生率高达 25%～42%，其原因多为胎儿长期处于母体高血糖所致的高胰岛素血症的环境中，促进蛋白、脂肪合成，抑制脂解作用，造成躯体过度发育。流产、早产、胎儿生长受限、胎儿畸形、死胎等发生率增高。

3. 对新生儿的影响 高胰岛素血症有拮抗糖皮质激素促进肺泡表面活性物质合成与释放的作用，使胎儿肺成熟延迟，故新生儿呼吸窘迫综合征发生率增加。新生儿低血糖发生率与新生儿死亡率也会增加。

二、护 理 评 估

（一）健康史

询问评估孕妇有无 GDM 的高危因素。①年龄≥35 岁、妊娠前超重或肥胖、糖耐量异常史、多囊卵巢综合征。②糖尿病家族史。③妊娠分娩史：不明原因的死胎、死产、流产史、巨大胎儿分娩史，胎儿畸形和羊水过多史，GDM 史。④本次妊娠因素：妊娠期发现胎儿大于孕周、羊水过多；反复外阴阴道假丝酵母菌病者。

（二）身心状况

1. 症状与体征 妊娠期有三多症状（多饮、多食、多尿），本次妊娠并发羊水过多或巨大胎儿者，应警惕合并糖尿病的可能。但大多数 GDM 患者无明显的临床表现。

（1）糖代谢紊乱症状 妊娠期有三多症状，随着病情的进展，可出现皮肤瘙痒尤其是外阴瘙痒、视物模糊等。

（2）糖尿病的急性并发症 并发酮症酸中毒者述心悸、出汗、饥饿感、呕吐等，检查可见孕产妇面色苍白、呼吸快、有烂苹果味。并发高渗性昏迷则出现精神神经症状，表现为嗜睡、幻视、定向力障碍及昏迷等。此外合并皮肤感染可见皮肤疖痈，合并泌尿生殖系统感染者可出现尿频、尿急、尿痛及阴道分泌物增多等。

（3）产科情况 妊娠早期可出现阴道流血及腹痛等流产情况。妊娠中晚期可发现胎儿生长受限或巨大儿。可发生妊娠期高血压疾病、羊水过多、胎膜早破、早产。分娩期可发生产程异常，出现胎儿性难产、宫缩乏力及产后出血等。

2. 心理-社会状况 由于糖尿病血糖控制的复杂性，应评估孕妇及家属对相关知识的掌握程度及认知态度，有无焦虑、恐惧等心理，评估孕产妇是否拥有完善的家庭支持系统。

（三）辅助检查

1. 妊娠前未进行过血糖检查的孕妇，尤其存在糖尿病高危因素者，首次产前检查时需明确是否存在糖尿病，妊娠期血糖升高达到以下任何一项标准应诊断为 PGDM：①空腹血糖（FPG）≥7.0mmol/L；②伴有典型高血糖或高血糖危象症状，同时任意血糖≥11.1mmol/L；③糖化血红蛋白（HbAlc）≥6.5%。

2. 有条件的医疗机构，在妊娠 24～28 周或 28 周后首次就诊时，对所有尚未被诊断为 PGDM 或 GDM 的孕妇，进行 75g 口服葡萄糖耐量试验（OGTT）。禁食 12 小时后，5 分钟内口服含 75g 葡萄糖的液体 300ml，分别抽取服糖前，服糖后 1 小时、2 小时的静脉血。其正常上限值：空腹 5.1mmol/L，1 小时 10.0mmol/L、2 小时 8.5mmol/L，任何一项血糖值达到或超过以上数值即诊断为 GDM。

3. 孕妇具有 GDM 高危因素或者医疗资源缺乏地区，建议妊娠 24～28 周首先检查 FPG。FPG≥5.1mmol/L，可以直接诊断为 GDM，不必行 75g OGTT。

4. 胎儿监测　如电子胎心监护、B 超检查、胎盘功能测定。

5. 其他　检查 24 小时尿蛋白定量、肝肾功能、眼底、尿酮体等检查。

三、治疗要点

1. 不宜妊娠　妊娠前已有糖尿病合并严重的心血管病变、肾功能减退及视网膜病变者应避孕，如避孕失败应尽早终止妊娠。

2. 可以妊娠　器质性病变较轻、血糖控制良好者，可在密切监护下妊娠。加强产前检查，在内科医生协助下严格控制血糖值，预防母儿并发症，选择合适的分娩时机和方式。

四、常见护理诊断/问题

1. 知识缺乏：缺乏血糖监测、糖尿病饮食控制和胰岛素使用的相关知识。

2. 有感染的危险　与糖尿病患者抵抗力低下有关。

3. 有围产儿受伤的危险　与早产、巨大儿、手术产等有关。

五、护理措施

1. 妊娠期护理　加强孕期监护，PGDM 妊娠早期每周行产前检查一次至第 10 周，以后每 2 周一次，孕 32 周后每周一次，确保母儿健康与安全。

（1）严格血糖监测　妊娠期血糖控制目标：GDM 患者妊娠期血糖应控制在餐前及餐后 2 小时血糖值分别＜5.3mmolL 和 6.7mmol/L；夜间血糖不低于 3.3mmol/L；妊娠期 HbA1c 宜＜5.5%。PGDM 患者应达到：妊娠早期勿过于严格，以防低血糖；餐前、夜间血糖及 FPG 宜控制在 3.3～5.6mmoL/L，餐后峰值 5.6～7.1mmol/L，HbA1c＜6.0%。无论 GDM 或者 PGDM，经饮食和运动管理，妊娠期血糖达不到上述标准时，应及时加用降糖药物进一步控制血糖。

（2）饮食控制　是糖尿病治疗的基础，合理的饮食可保证妊娠期热量和营养的需要，又能避免高血糖或酮症的出现。每日摄入总能量应根据妊娠前体重和妊娠期体重增长速度而定。

（3）适度运动　可降低妊娠期基础胰岛素抵抗，改善糖代谢，控制体重增长，有利于控制病情。每餐半小时后进行为宜，每次 30～40 分钟，可选择散步、太极拳、上臂运动等。

（4）用药护理　通过饮食控制和适度运动，大部分 GDM 者可将血糖控制在正常范围，仍不能控制血糖者，遵医嘱给予药物，胰岛素是主要的治疗药物。磺脲类和双胍类药物均能对胎儿造成毒性反应，因此孕妇不宜采用口服降糖药物治疗。妊娠过程中需要根据血糖的变化，不断调整胰岛素用量，使血糖控制在理想范围。

（5）母儿监护　除常规的产前检查内容外，应对其进行糖尿病相关检查，进行严格血糖监测，每次产前检查做尿常规监测尿酮体和尿蛋白，每 1～2 个月测定肾功能及眼底检查。同时注意孕妇血压、水肿、尿蛋白等情况，并监测胎儿宫内状况及胎盘功能，必要时及早住院。GDM 患者主要依据病情程度需定期监测其血糖、胎儿发育等。

2. 分娩期护理　注意休息，严密监测血糖变化，及时调整胰岛素用量，加强胎儿监护。

（1）分娩时机　①无须胰岛素治疗且血糖控制达标的 GDM 孕妇，若无母儿并发症，可在严密监测下等待至预产期，到预产期仍未临产者，可引产。②PGDM 孕妇及需胰岛素治疗的 GDM 孕妇，若血糖控制好且无母儿并发症，可在严密监测下到妊娠 39 周后终止妊娠；若血糖控制不理想或出现母儿并发症，应及时入院观察，根据病情决定终止妊娠时机。

（2）分娩方式的选择　糖尿病伴微血管病变及其他产科指征，如胎位异常、巨大儿、胎盘功能不良等常选择剖宫产；若胎儿大小正常、产科条件良好，可尝试经阴道分娩。

1）经阴道分娩：严格控制产时血糖水平对母儿十分重要。严密监测血糖、尿糖、尿酮体的变化，临产后停用皮下注射胰岛素，PGDM产妇静脉输注0.9%氯化钠注射液加胰岛素，产程中根据血糖值调整输液速度。避免产程延长，应在12小时内结束分娩。胎肩娩出后，按医嘱给予缩宫素20U肌内注射或静脉注射，预防产后出血。

2）剖宫产：手术当日停止皮下注射所有胰岛素，监测血糖和尿酮体。根据其空腹血糖水平及每日胰岛素用量，改为小剂量胰岛素持续静脉滴注。一般按3～4g葡萄糖加1U胰岛素的比例配制，根据术中监测血糖值控制输液速度，使血糖控制在6.7～10.0mmol/L。

3. 产后监测及护理　由于胎盘娩出，抗胰岛素激素迅速下降，大部分GDM在分娩后不再需要用胰岛素。仅少数仍需胰岛素治疗，应根据血糖变化情况重新调整胰岛素用量，产后24小时减至原用量的1/2，48小时减至原用量1/3，一般产后1～2周血糖恢复至孕前水平。注意观察有无心悸、冷汗、脉搏加快等低血糖表现。胰岛素治疗不影响母乳喂养，鼓励早开奶。

4. 新生儿护理　新生儿出生时采脐带血测血糖。无论新生儿体重大小均按高危儿护理，注意保暖、吸氧，并尽早开奶。密切观察有无低血糖、低血钙及新生儿呼吸窘迫综合征等症状。在新生儿出生30分钟后开始定时喂服25%葡萄糖液，以预防低血糖的发生。

5. 心理护理　应及时向产妇及家属告知护理计划，帮助树立正确的观念，减少产妇及家属的焦虑。对于不良的妊娠结果，护士应表示理解和同情，鼓励其表达自己的心理感受。

6. 健康教育　指导孕产妇正确监测、控制自身血糖，教会其胰岛素注射的方法，以及出现高血糖和低血糖症状时的紧急处理方法，提醒孕妇出门时携带糖尿病识别卡，以防发生不良后果。孕期可通过听音乐、学习孕期瑜伽，保持身心愉悦。产后6～12周进行随访，指导产妇改变生活方式、合理饮食及适当运动，鼓励母乳喂养。

第3节　缺铁性贫血

案例6-3

初孕妇白女士，24岁，因孕15周，头晕、乏力10日来诊。询问病史得知孕前经期长、月经量较多，崇尚素食，近5年不曾摄入鱼肉蛋奶类食物。体检：血压100/70mmHg，心率98次/分，呼吸22次/分，面色及结膜苍白；实验室检查：血红蛋白86g/L，红细胞计数3.3×10^{12}/L；血细胞比容0.27。

问题： 1. 该孕妇的主要护理问题有哪些？

2. 针对这些问题如何进行健康教育？

贫血是妊娠期较常见的合并症。由于妊娠期血容量增加，且血浆增加多于红细胞增加，血液呈稀释状态，称为“生理性贫血”。在妊娠期各种类型贫血中，缺铁性贫血最常见。

一、概　　述

（一）妊娠期贫血的诊断标准

由于妊娠期血液系统的生理变化，妊娠期贫血的诊断标准不同于非妊娠妇女。世界卫生组织规定，孕妇外周血血红蛋白＜110g/L，以及血细胞比容＜0.33为妊娠期贫血。根据血红蛋白水平分为轻度贫血（100～109g/L）、中度贫血（70～99g/L）、重度贫血（40～69g/L）和极重度贫血（＜40g/L）。

（二）缺铁性贫血病因

缺铁性贫血约占妊娠期贫血95%。妊娠期铁的需要量增加是孕妇缺铁的主要原因。妊娠期需铁约

1000mg，孕妇每日需铁至少 4mg。每日饮食中含铁 10～15mg，吸收利用率仅为 10%，即 1～1.5mg，妊娠中晚期铁的最大吸收率可达 40%，但仍不能满足需求，若不给予铁剂治疗，容易耗尽体内储存铁造成贫血。

（三）缺铁性贫血对妊娠、分娩的影响

贫血可导致孕妇抵抗力降低，对分娩、手术或麻醉的耐受差，妊娠和分娩的风险增加，严重者甚至发生贫血性心脏病、妊娠期高血压性心脏病、产后出血、产褥感染等并发症。孕妇骨髓和胎儿竞争摄取母体血清铁，而胎儿组织占优势，一般情况下胎儿缺铁不会太严重。当孕妇中重度贫血时，可导致胎儿生长受限、胎儿窘迫、早产、死胎或死产等不良后果。

二、护理评估

（一）健康史

评估孕妇有无月经过多等慢性失血性疾病史，有无长期偏食、慢性腹泻、胃肠功能紊乱、妊娠早期呕吐等营养不良病史。

（二）身心状况

1. 症状和体征

（1）症状　轻度贫血一般无明显症状，重度贫血者可出现头晕、乏力、心悸、耳鸣、气短、倦怠、食欲减退等症状，甚至出现各种并发症。

（2）体征　皮肤黏膜苍白，皮肤毛发干燥，指甲脆薄或呈勺状、口腔炎、舌炎等。

2. 心理–社会状况　孕妇由于长期乏力引起倦怠心理；担心贫血对母儿的不利影响，出现紧张和焦虑情绪。部分孕妇及家属对贫血认知程度不足，家庭和社会支持系统不完善。

（三）辅助检查

1. 血象　缺铁性贫血为小红细胞低色素性贫血，血红蛋白＜110g/L，血细胞比容＜0.33，红细胞＜3.5×10^{12}/L，白细胞和血小板计数均在正常范围。

2. 血清铁浓度　能灵敏反映缺铁状况，正常成年女性血清铁浓度为 7～27μmol/L，若孕妇血清铁＜6.5μmol/L，可以诊断为缺铁性贫血。

3. 骨髓象　红细胞系统造血呈轻度或中度增生活跃，铁染色可见细胞内外铁均减少，以细胞外铁减少明显。

三、治疗要点

去除病因，补充铁剂，积极治疗并发症，预防产后出血和感染。

四、主要护理诊断/问题

1. 活动无耐力　与贫血导致的疲倦有关。

2. 有受伤的危险　与贫血引起的头晕、眼花等症状有关。

3. 有感染的危险　与血红蛋白低、机体免疫力低下有关。

五、护理措施

1. 一般护理　保持生活环境清洁、定时开窗通风，培养自身良好的卫生习惯防止感染；注意休息，保证充足的睡眠，增加自身抵抗力；加强营养，纠正不良的饮食习惯。

2. 病情观察　观察生命体征、患者的一般情况，注意出血性疾病的临床表现，如有感染征象，应

及时联系医生并按医嘱给予处理。

3. 治疗护理

（1）非妊娠期　治疗慢性失血性疾病，纠正偏食，增加营养，必要时补充铁剂。

（2）妊娠期　①合理饮食：指导孕妇摄入高铁、高蛋白质、高维生素 C 的食物，如动物肝脏、瘦肉、蛋类、猕猴桃及深色蔬菜等，注意营养搭配，避免偏食。②正确服用铁剂：首选口服铁剂（如硫酸亚铁），建议妊娠4个月后遵医嘱使用，饭后或餐中服用，以减轻胃黏膜刺激引起的恶心、呕吐等不良反应，同时口服维生素 C 促进铁吸收。重度贫血或口服铁剂胃肠道反应较重者，可采用深部肌内注射右旋糖酐铁或山梨醇铁。③加强产前检查：定期查血常规，注意评估胎儿宫内发育情况，积极预防感染。④输血：血红蛋白＜70g/L者建议输血，临近预产期或短期内需行剖宫产术者，遵医嘱少量多次输红细胞悬液或全血。

（3）分娩期　重度贫血的产妇临产前应配血备用，同时遵医嘱给予维生素 K_1、卡巴克络（安络血）、维生素 C 等药物。加强母儿监护，给予产妇低流量吸氧。严密监测产程进展，给予阴道助产缩短第二产程。胎儿前肩娩出后，遵医嘱给予缩宫素肌内或静脉注射，加强宫缩，预防产后出血。产程中严格执行无菌操作，遵医嘱使用抗生素预防感染。

（4）产褥期　密切观察子宫收缩和阴道出血情况，遵医嘱补充铁剂纠正贫血，继续使用抗生素预防感染。重度贫血或有严重并发症者，不宜哺乳，应指导人工喂养，及时退奶。

4. 心理护理　向孕产妇及家属介绍疾病的相关知识，提供心理支持，以缓解焦虑情绪。

5. 健康教育　指导休息和活动，按贫血程度指导母乳喂养。指导补充铁剂的方法，增加营养，避免偏食和挑食。监测血红蛋白和全身情况，坚持治疗及随访。

第4节　病毒性肝炎

案例 6-4

孕妇刘女士，26岁，孕 28^{+5} 周，确诊“乙型肝炎”后请产科会诊。自述近日食欲缺乏、厌油腻、乏力、时有恶心和呕吐。产科检查未见异常。肝功能检查：血清丙氨酸转氨酶（谷丙转氨酶）和血清胆红素均升高。

问题：1. 该孕妇能否继续妊娠？

2. 如何预防母婴之间的传播？

一、概　　述

病毒性肝炎是由肝炎病毒引起的以肝脏病变为主的传染性疾病。致病病毒包括甲型肝炎病毒（HAV）、乙型肝炎病毒（HBV）、丙型肝炎病毒（HCV）、丁型肝炎病毒（HDV）和戊型肝炎病毒（HEV）等，其中乙型肝炎病毒最常见。妊娠、分娩加重肝脏负担，易发展为重症肝炎，威胁母儿安全，重症肝炎是我国孕产妇死亡的主要原因之一。

（一）妊娠、分娩对病毒性肝炎的影响

孕期对营养物质的需求增加使肝内糖原储备减少、胎儿代谢产物需经母体肝脏解毒、妊娠期大量雌激素需在肝内灭活、分娩过程中体力消耗、出血、手术和麻醉等加重肝脏负担，从而发展为重症肝炎。

（二）病毒性肝炎对妊娠、分娩的影响

妊娠早期合并病毒性肝炎，可使早孕反应加重。妊娠晚期易转变成重症肝炎，妊娠期高血压疾病发

生率增高，易发生产后出血及DIC。流产、畸形儿、胎儿窘迫、早产、死胎、新生儿死亡发生率高。乙型肝炎易发生母婴传播。

（三）肝炎病毒的垂直传播

1. 甲型肝炎病毒 经消化道传播，一般不能通过胎盘屏障感染胎儿，母婴垂直传播的可能性极小。但分娩过程中接触母体血液、吸入羊水或受胎粪污染可致新生儿感染。

2. 乙型肝炎病毒 可母婴垂直传播、产时及产后传播。通过乙型肝炎疫苗、乙型肝炎高效价免疫球蛋白联合免疫方案可以显著降低乙型肝炎的母婴传播。

3. 丙型肝炎病毒 国外报道HCV在母婴间垂直传播的发生率为4%～7%。

4. 丁型肝炎病毒 HDV为缺陷病毒，需依赖HBV的存在，传播途径与HBV相同。

5. 戊型肝炎病毒 报道有母婴传播的病例，传播途径与HAV相似。

二、护理评估

（一）健康史

评估孕产妇近期有无与肝炎患者密切接触史，半年内有无接受输血、注射血制品史，有无肝炎家族史及当地流行病情况。同时评估孕产妇治疗用药情况及对肝炎的认知情况。

（二）身心状况

1. 症状和体征

（1）症状 多有消化系统症状，如食欲减退、恶心、呕吐、腹胀、肝区疼痛等，不能用妊娠或其他原因解释。继而出现乏力、畏寒、发热。

（2）体征 部分患者有皮肤、巩膜黄染，可触及肝大，肝区叩击痛。

2. 心理-社会状况 评估孕妇及其家属对疾病的认知情况及家属支持系统。孕产妇因为担心发生母婴传播，从而产生焦虑、矛盾及自卑的心理，担心产后出血和病情加重而出现恐惧，因不能母乳喂养和照顾婴儿而自责。

（三）辅助检查

1. 肝功能检查 血清丙氨酸转氨酶（ALT）是反映肝细胞损伤程度最常用的敏感指标，1%肝细胞坏死时，血清ALT水平可升高1倍。总胆红素升高在预后评估上较ALT更有价值，重症肝炎血清总胆红素＞171μmol/L（10mg/dl）。凝血酶原时间及其活动度的测定可用于判定重症肝炎，如注射维生素K后仍明显异常，常表示肝细胞组织严重受损。

2. 血清病原学检测 肝炎病毒抗原抗体检测，明确病原体种类和病情。

3. 影像学检查 根据病情选择B超、MRI等检查。

三、治疗要点

感染HBV的患者应在妊娠前行肝功能、血清HBV DNA检测及肝脏超声检查。患者最佳的受孕时机是肝功能正常、血清HBV DNA低水平、肝脏超声无特殊改变。妊娠后，病情较轻者其处理原则与非妊娠期相同，出现黄疸立即住院，防止重症肝炎的发生。加强分娩监护，防止产后出血，采取有效措施阻断肝炎病毒的母婴传播。

四、主要护理诊断/问题

1. 知识缺乏：缺乏病毒性肝炎感染途径及预防保健等相关知识。

2. 有复杂性悲伤的危险 与肝炎病毒感染造成的母儿损害有关。

3. 潜在并发症：肝性脑病、产后出血。

五、护 理 措 施

1. 妊娠期护理

（1）保证休息，加强营养 孕妇应保证充分的休息，每天 8～10 小时睡眠并适当午休。加强营养，优质蛋白、高维生素、低脂易消化饮食，多吃蔬菜、水果，预防便秘。

（2）加强产前检查 及时发现妊娠期并发症，预防感染，避免加重肝炎损害。严格执行消毒隔离制度，所用器械用 0.5%过氧乙酸浸泡后再消毒或焚烧。

（3）阻断母婴传播 HBsAg 阳性的孕妇，妊娠中晚期 HBV DNA 载量≥2×10^{6}IU/ml，在知情同意后，可在孕 24～28 周开始给予抗病毒治疗，减少母婴传播。

2. 分娩期护理 将产妇安置于隔离待产室和产房。为预防产后出血，产前 1 周给予维生素 K_1，每日 20～40mg 肌内注射，产前备新鲜血液。非重型肝炎可阴道分娩，密切观察产程进展，避免产程延长，宫口开全后可行阴道助产术，以缩短第二产程，胎肩娩出后立即按医嘱给予缩宫素预防产后出血。产前 4 小时及产后 12 小时内不宜使用肝素治疗。

3. 产褥期护理 密切观察子宫收缩和阴道出血量。遵医嘱继续给予保肝药物治疗，使用对肝脏损害小的抗生素预防感染。HBsAg 阳性的产妇分娩的新生儿经主、被动免疫后可以接受哺乳，HBeAg 阳性者不宜哺乳。退奶不宜用雌激素，可口服生麦芽或用皮硝敷乳房。

4. 新生儿护理 按医嘱对 HBsAg 阳性母亲的新生儿进行主、被动联合免疫，有效阻断 HBV 母婴传播。新生儿出生后 24 小时内尽早（最好在 12 小时内）注射乙型肝炎免疫球蛋白（HBIG）100～200IU，同时，在不同部位接种乙型肝炎疫苗（第一针），出生后 1 个月、6 个月时再次注射乙型肝炎疫苗（0、1、6 方案）。

5. 心理护理 提供安静、舒适的病房休养环境。向孕产妇及家属讲解疾病的相关知识和隔离方法。关心、鼓励、安慰孕产妇，帮助其消除自卑、恐惧情绪，提高自我保护能力。

6. 健康教育 加强孕期监护，加强肝炎病毒抗原抗体检测。患病毒性肝炎的妇女治疗期间宜选择避孕套避孕，待肝炎痊愈后至少半年，最好 2 年后再妊娠。治疗期间保持情绪乐观，保证休息和营养，严格遵医嘱用药。

自 测 题

A_1/A_2 型题

1. 妊娠合并心脏病患者早期心力衰竭的表现有（　　）
   A. 活动时心率超过 110 次/分
   B. 心尖部闻及收缩期杂音
   C. 足踝部出现凹陷性水肿
   D. 二尖瓣区闻及舒张期杂音
   E. 肺底部持续性湿啰音，咳嗽后不能缓解

2. 妊娠合并心脏病孕妇各产程的护理措施，正确的是（　　）
   A. 第一产程开始给抗生素，无感染产后 3 天停药
   B. 第二产程指导产妇正确使用腹压以缩短第二产程
   C. 胎儿娩出后立即给产妇注射麦角新碱预防产后出血
   D. 第三产程在胎儿娩出后，产妇腹部放置沙袋防止腹压骤降
   E. 不宜再妊娠者，可在产后 24 小时行绝育术

3. 妊娠糖尿病对胎儿及新生儿的影响除外（　　）
   A. 巨大儿发生率增加
   B. 畸形儿发生率增加
   C. 容易发生新生儿低胰岛素血症
   D. 容易发生新生儿呼吸窘迫综合征
   E. 新生儿死亡率高

4. 妊娠合并糖尿病孕妇产后 24 小时胰岛素用量（　　）
   A. 减至原量的 1/2　　B. 减至原量的 2/3
   C. 维持原量　　D. 增至原量的 2 倍
   E. 增至原量的 3 倍

5. 关于贫血与妊娠相互影响的描述，不正确的是（　　）
   A. 妊娠可使孕妇贫血病情加重
   B. 重度贫血可导致孕妇贫血性心脏病

C. 一般情况下胎儿缺铁程度严重
D. 孕妇缺铁严重可致重度贫血
E. 贫血使孕妇妊娠风险增加

6. 肝炎对妊娠造成的影响，应除外（　　）
A. 妊娠晚期妊娠期高血压疾病发生率增加
B. DIC 发生率增加
C. 加重早孕反应
D. 产后出血发生率增加
E. 受孕率低

7. 32 岁的初孕妇，妊娠 8 周，家务劳动后感心悸、气短和胸闷。查体：心率 118 次/分，呼吸 22 次/分，心尖区Ⅲ级收缩期杂音，肺底部持续湿啰音。恰当的处理是（　　）
A. 限制食盐的摄入
B. 加强孕期监护
C. 心力衰竭控制后人工流产
D. 立即入院终止妊娠
E. 心力衰竭控制后，继续妊娠

8. 田女士，孕 38 周，合并心脏病已临产。心率 100 次/分，心功能Ⅱ级，骨盆测量正常，胎儿体重估计 3000g。宫口开大 5cm，枕左前位，先露 S^{+1}。最适宜的分娩方式是（　　）
A. 严密观察产程，等待自然分娩
B. 待宫口开全后行阴道助产
C. 适当加腹压缩短第二产程
D. 应行剖宫产结束分娩
E. 静脉滴注缩宫素加速产程

9. 章女士，25 岁，5 年前诊断风湿性心脏病二尖瓣狭窄，无心力衰竭史，心功能Ⅱ级，为咨询能否妊娠来院就诊。对她的建议是（　　）
A. 可以妊娠
B. 改善心功能后妊娠
C. 暂时不可以妊娠
D. 绝对不可以妊娠
E. 终生避孕

A_3/A_4 型题

（10、11 题共用题干）

孕妇彭女士，26 岁，妊娠 30 周，测空腹血糖，两次均＞14.8mmol/L，诊断为妊娠期糖尿病。

10. 该患者最适宜的治疗方法是（　　）
A. 单纯饮食控制　　B. 运动治疗
C. 注射胰岛素　　D. 口服降糖药
E. 饮食治疗+口服降糖药

11. 治疗过程中，患者出现头晕、恶心、出冷汗表现，该患者可能出现了（　　）
A. 过敏反应　　B. 酮症酸中毒
C. 低血糖反应　　D. 晕厥
E. 高渗透性昏迷

（12～14 题共用题干）

27 岁的初产妇黄女士，既往先天性心脏病史。孕 17 周开始出现心慌、气短，评估心功能Ⅱ级。通过增加产前检查次数，严密监测孕期经过，目前孕 38^{+4} 周，已临产，宫口开大 4cm。

12. 该产妇在分娩期的护理中，不恰当的是（　　）
A. 常规吸氧
B. 产钳助产
C. 严密监测生命体征
D. 胎盘娩出后，立即在腹部压沙袋
E. 指导产妇勿使用腹压

13. 应指导产妇采取的休息体位是（　　）
A. 平卧位　　B. 左侧半卧位
C. 左侧卧位　　D. 右侧卧位
E. 随意卧位

14. 5 小时后，产妇顺利娩出一男婴，产后的护理措施正确的是（　　）
A. 不宜母乳喂养
B. 产后不得使用抗生素，以免菌群失调
C. 指导产妇正确护理新生儿
D. 积极下床活动，预防便秘
E. 产后 24 小时，注意观察早期心力衰竭的征兆

（王丽君）

第7章
正常分娩妇女的护理

妊娠达到及超过 28 周（196 日），胎儿及附属物从临产开始至全部从母体娩出的全过程，称分娩。妊娠满 28 周至不满 37 周（196～258 日）期间分娩，称早产；妊娠满 37 周至不满 42 周（259～293 日）期间分娩，称足月产；妊娠达到及超过 42 周（≥294 日）分娩，称过期产。

第 1 节　影响分娩的因素

案例 7-1

吴女士，27 岁，G_1P_0，孕 40 周，规律腹痛 5 小时来院。因疼痛、担心能否顺利分娩而紧张焦虑。入院检查：胎方位 LOA，胎头已衔接，宫缩 40～45 秒/5～6 分钟，胎心 140 次/分，宫口开大 2cm，先露 S^{+2}，触及前羊膜囊。

问题： 1. 吴女士出现阵发性腹痛的原因是什么？

2. 影响分娩的因素有哪些？

影响分娩的因素包括产力、产道、胎儿及精神心理因素。若各因素相互适应，胎儿经阴道顺利自然娩出，为正常分娩。

一、产　　力

产力是将胎儿及其附属物从子宫内逼出的力量，产力包括子宫收缩力、腹壁肌及膈肌收缩力和肛提肌收缩力。

（一）子宫收缩力

子宫收缩力简称宫缩，是临产后的主要产力，贯穿于分娩的全过程。临产后的宫缩迫使子宫颈管逐渐缩短直至消失、宫颈口扩张、胎儿先露部下降、胎儿及胎盘胎膜娩出。临产后正常宫缩具有以下特点。

1. 节律性　子宫节律性的收缩是临产的重要标志。表现为子宫肌有规律地阵发性收缩并伴有疼痛，又称为"阵痛"。每次宫缩都是由弱到强（进行期），维持一定时间（极期），再由强变弱（退行期）直至消失，此时子宫肌肉松弛变软，称为间歇期（图 7-1）。临产初期，宫缩持续时间约 30 秒，间歇期 5～6 分钟；随着产程进展，宫缩持续时间逐渐延长，间歇期逐渐缩短。当宫口开全后，宫缩持续时间长达 60 秒，间歇期仅 1～2 分钟。宫缩强度随产程进展之逐渐增强，宫缩时宫腔压力逐渐增高，由临产初期 25～30mmHg，至第一产程末增至 40～60mmHg，第二产程末可达 100～150mmHg，而间歇期仅为 6～12mmHg。宫缩时子宫肌壁血管受压、血流量减少，间歇期子宫血流量又恢复，有利于胎儿的血供。

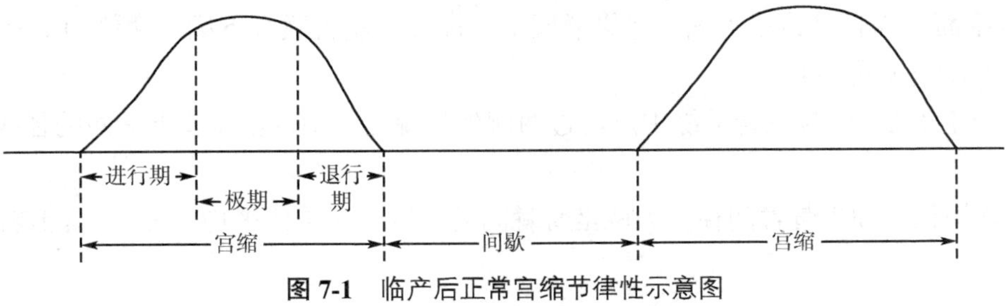

图 7-1　临产后正常宫缩节律性示意图

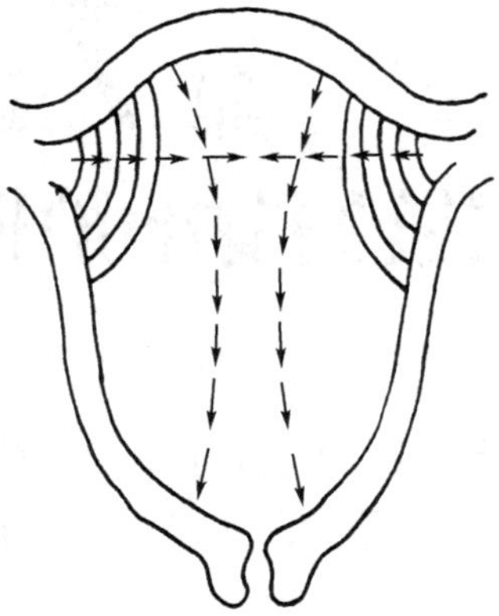

图 7-2 子宫收缩力的对称性示意图

2. 对称性和极性 正常宫缩起自两侧子宫角部，左右对称，以微波形式迅速向子宫底中线集中，再以每秒 2cm 的速度向下扩散至子宫下段，约在 15 秒内均匀协调地扩展至整个子宫，此为子宫收缩的对称性（图 7-2）。宫缩的扩散具有方向性，以子宫底部最强并最持久，向下逐渐减弱，此为极性。子宫底部收缩力的强度是子宫下段的 2 倍。

3. 缩复作用 每次宫缩时，子宫体部肌纤维短缩变粗，间歇期肌纤维松弛，但不能恢复到原来的长度，经反复收缩，肌纤维越来越短，称为缩复作用。缩复作用使宫腔容积逐渐缩小，迫使胎先露部下降、宫颈管逐渐缩短、消失，宫口扩张。

（二）腹壁肌及膈肌收缩力

腹壁肌及膈肌收缩力（简称腹压）是第二产程的重要辅助力量。宫口开全后，前羊水囊或胎先露部压迫盆底组织和直肠，反射性引起排便动作，产妇主动向下屏气用力，腹壁肌及膈肌强有力地收缩使腹压增高。腹压在第二产程末期配合宫缩时运用效果最好，过早运用腹压易造成产妇疲劳及宫颈水肿，导致产程延长。第三产程可促使已剥离的胎盘娩出。

（三）肛提肌收缩力

宫口开全后，胎先露部下降压迫盆底组织，引起肛提肌收缩，协助胎先露部在骨盆腔进行内旋转。当胎头位于耻骨弓下时，能协助胎头仰伸及娩出。第三产程当胎盘降至阴道时，肛提肌收缩力有助于胎盘娩出。

二、产　道

产道是胎儿从母体娩出的通道，包括骨产道与软产道两部分。

（一）骨产道

骨产道指真骨盆，是产道的重要组成部分，其大小及形态与分娩直接影响到分娩进程。骨盆腔分为 3 个假想平面，即通常所称的骨盆平面。

1. 骨盆入口平面 即真假骨盆的交界面，呈横椭圆形，前方为耻骨联合上缘，两侧为髂耻线，后方为骶岬上缘。共有 4 条径线（图 7-3）。

（1）入口前后径 又称真结合径。从耻骨联合上缘中点至骶岬上缘正中间的径线，正常值平均 11cm，与胎先露衔接关系密切。

（2）入口横径 左右髂耻缘间的最大径线，正常值平均 13cm。

（3）入口斜径 左右各一，由左或右骶髂关节至对侧髂耻隆突间的径线称为左、右斜径。正常值平均 12.75cm。

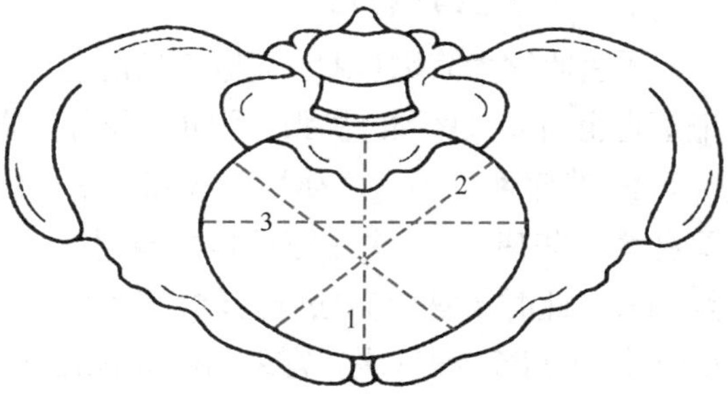

图 7-3 骨盆入口平面各径线

1. 前后径 11cm；2. 斜径 12.75cm；3. 横径 13cm

2. 中骨盆平面 为骨盆最小平面，呈纵椭圆形。前方为耻骨联合下缘，两侧为坐骨棘，后方为骶骨下端。有 2 条径线（图 7-4）。

（1）中骨盆前后径 耻骨联合下缘中点通过两侧坐骨棘连线中点至骶骨下端间的径线，正常值平均 11.5cm。

（2）中骨盆横径 即坐骨棘间径，为两坐骨棘间的径线，正常值平均 10cm，是影响胎先露内旋转的重要径线。

3. 骨盆出口平面　为骨盆腔下口，由两个不在同一平面的三角形组成，前三角顶端为耻骨联合下缘，两侧为耻骨降支；后三角顶端为骶尾关节，两侧为骶结节韧带。坐骨结节间径为共同的底边（图 7-5）。

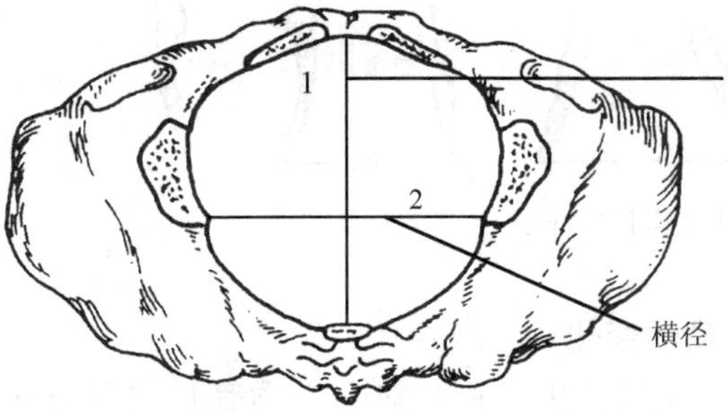

图 7-4　中骨盆平面各径线

1. 前后径 11.5cm；2. 横径 10cm

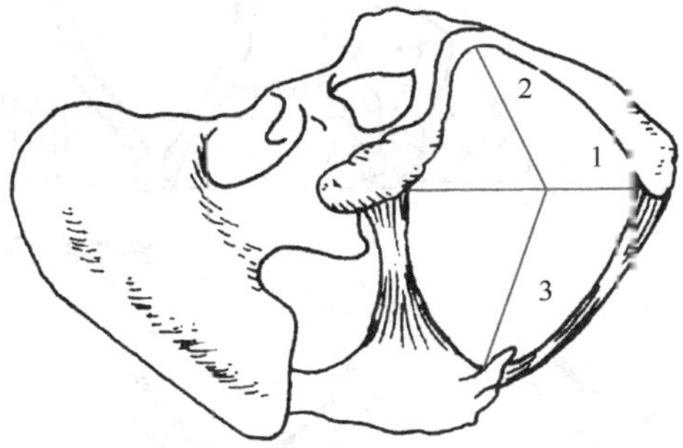

图 7-5　骨盆出口平面各径线

1. 出口横径；2. 出口前矢状径；3. 出口后矢状径

（1）出口前后径　耻骨联合下缘至骶尾关节间的距离，平均约为 11.5cm。

（2）出口横径　又称坐骨结节间径，指两坐骨结节内侧缘的距离。平均约为 9cm，此径线是胎先露部通过骨盆出口的径线，与分娩关系密切。

（3）出口前矢状径　耻骨联合下缘中点至坐骨结节间径中点间的距离，平均约为 6cm。

（4）出口后矢状径　骶尾关节至坐骨结节间径中点间的距离，平均约为 8.5cm。若出口横径稍短，则应加测出口后矢状径，两者之和＞15cm 时，中等大小的足月胎头可以通过后三角区经阴道娩出。

4. 骨盆轴及骨盆倾斜度

（1）骨盆轴　指连接骨盆各假想平面中心点的曲线。骨盆轴上段向下向后，中段向下，下段向下向前（图 7-6）。分娩及助产时，胎儿沿此轴娩出，故又称为产轴。

（2）骨盆倾斜度　是指妇女直立时，骨盆入口平面与地平面所形成的角度，一般为 60°（图 7-7）。若倾斜度过大，则影响胎头衔接。改变体位可改变骨盆倾斜度。

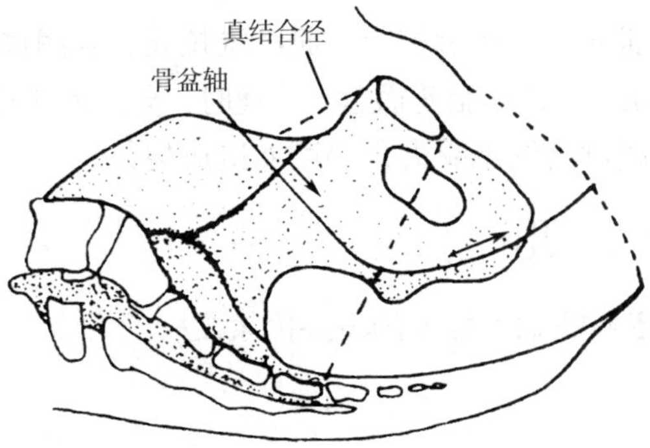

图 7-6　骨盆轴（产轴）

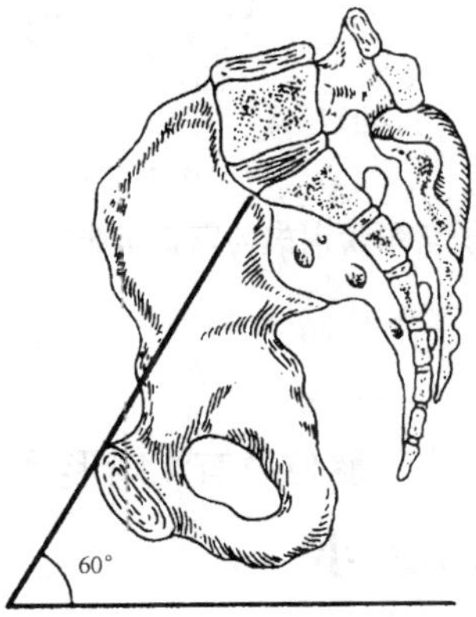

图 7-7　骨盆倾斜度

（二）软产道

软产道是由子宫下段、子宫颈、阴道及骨盆底软组织构成的弯曲管道。

1. 子宫下段　是由未妊娠时 1cm 的子宫峡部延展形成，妊娠 12 周后逐渐伸展成为宫腔的一部分，随着妊娠进展逐渐拉长，至妊娠晚期形成子宫下段。临产后的规律宫缩使子宫下段进一步拉长达 7～10cm，成为软产道的一部分。因子宫肌的缩复作用，子宫上段肌壁越来越厚，子宫下段肌壁被动牵拉，越来越薄，在两者交界的子宫内面处形成环状隆起，称生理性缩复环（图 7-8），正常情况下此环在腹部观察不到。

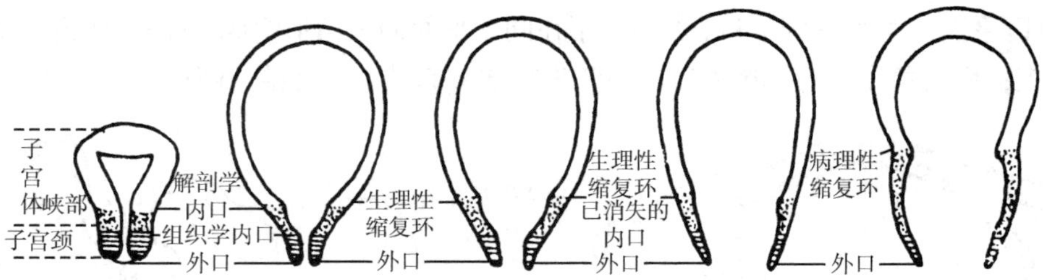

图 7-8 子宫下段形成及宫口扩张图

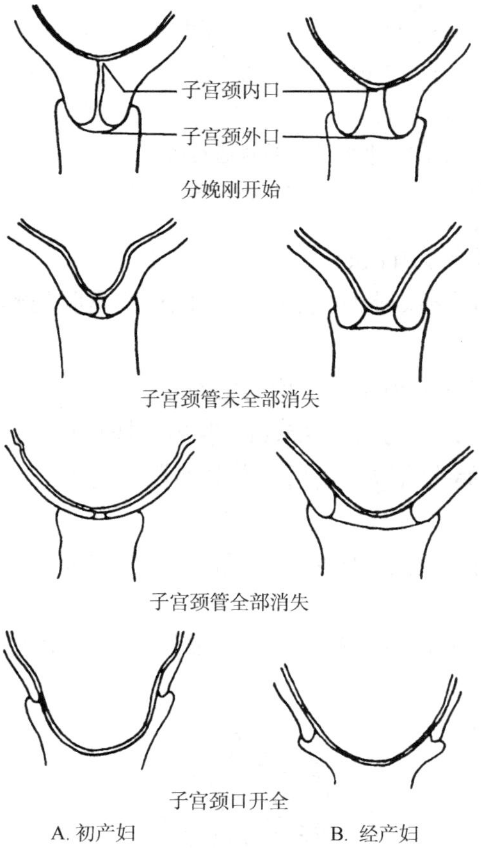

图 7-9 子宫颈管消失与宫口扩张

2. 子宫颈的变化

（1）子宫颈管消失 临产前子宫颈管长 2～3cm，临产后由于宫缩的牵拉及胎先露、前羊膜囊的直接压迫，子宫颈内口向上向外扩张，使子宫颈管形成漏斗状，并逐渐变短、展平直至消失。初产妇多是宫颈管先缩短、消失，然后宫口扩张；经产妇一般是宫颈管消失与宫口扩张同时进行（图 7-9）。

（2）子宫口扩张 临产前，初产妇宫颈外口仅容 1 指尖，经产妇能容纳 1 指。临产后，子宫收缩及缩复作用使宫口扩张，宫口处的胎膜与子宫下段蜕膜分离，向子宫颈管突出形成前羊膜囊，促进宫口进一步扩张。宫口近开全时，胎膜多自然破裂，此时胎先露部直接压迫宫颈，使扩张加速，逐渐扩大至宫口开全（10cm），足月儿胎头才能通过。

3. 阴道、骨盆底组织及会阴的变化 临产后前羊水囊及胎先露将阴道上部撑开，破膜后胎先露部直接压迫骨盆底，阴道黏膜皱襞展平，阴道腔扩张加宽，前壁短后壁长的结构使软产道下段形成一个向前弯的长筒，阴道外口开口向前上方。肛提肌向下及两侧扩展，肌纤维拉长，会阴体由 5cm 变成 2～4mm，以利于胎儿通过。分娩时，会阴体能承受一定压力，但若超过组织承受力，仍可能造成裂伤。

三、胎 儿

胎儿的大小、胎位及有无畸形是影响分娩及决定分娩难易程度的重要因素之一。

（一）胎儿大小

胎儿大小是决定分娩难易的一个重要因素。胎头是胎体的最大部分，也是胎儿通过产道最困难的部分。胎儿过大时，胎头径线过大，胎儿过熟时颅骨过硬胎头不易变形，尽管骨盆大小正常，也可因相对性头盆不称造成难产。

1. 胎头颅骨 胎头由顶骨、额骨、颞骨各两块及一块枕骨构成。颅骨间膜状缝隙称为颅缝，两顶骨间为矢状缝，两顶骨与两额骨间为冠状缝，枕骨与顶骨间为人字缝。颅缝交界空隙较大处称为囟门。矢状缝与冠状缝之间的囟门为前囟（大囟门），呈菱形；矢状缝与人字缝之间的囟门是后囟（小囟门），呈三角形。囟门是确定胎方位的重要标志（图 7-10）。胎头有一定的可塑性，分娩时产道挤压，颅缝轻度重叠，胎头变小，有利于胎头娩出。

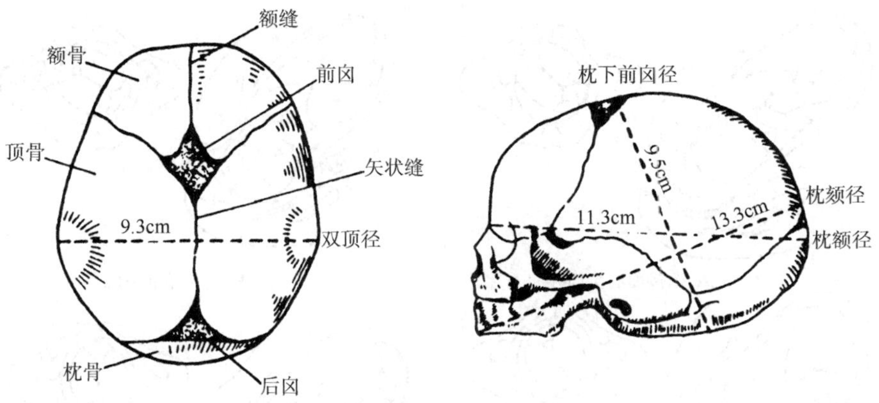

图7-10　胎头颅骨、颅缝、囟门及径线

2. 胎头径线　胎头主要有4条径线。

（1）双顶径（BPD）　为胎头最大横径，两侧顶骨隆突间的距离，足月胎儿平均值约为9.3cm。

（2）枕额径　又称前后径，为鼻根上方至枕骨隆突间的距离，足月胎儿平均值约为11.3cm，胎头多以此径线衔接。

（3）枕下前囟径　也称小斜径，为前囟中央至枕骨隆突下方的距离，足月胎儿平均值约为9.5cm，是胎头的最小径线，分娩时胎头俯屈后以此径线通过产道。

（4）枕颏径　又称大斜径，为颏骨下方中央至后囟门顶部的距离，是胎头的最大径线，足月胎儿平均值约为13.3cm（图7-10）。

（二）胎位

产道为一纵行管道，故纵产式因胎体纵轴与骨盆轴相一致，容易通过产道完成分娩。头先露时胎头先通过产道，经颅骨塑形、径线变小，利于胎头娩出。而臀先露时，胎臀较胎头软且周径小，不能使软产道充分扩张，胎头缺乏塑形机会，易致胎头娩出困难。肩先露时，胎体纵轴与骨盆轴垂直，妊娠足月活胎不能通过产道，对母儿威胁极大。其中枕前位更利于完成分娩机制，其他胎位则会不同程度增加分娩困难。

（三）胎儿畸形

胎儿某一部分发育异常，如胎儿脑积水、联体双胎等，由于胎头或胎体过大，通过产道发生困难。

四、精神心理因素

正常分娩虽属于生理过程，但对产妇来说分娩疼痛、缺乏对分娩的认知、担忧分娩结局、陌生的环境、紧张的氛围，以及在生活中获得的分娩负面信息等，可引起一系列特征性的、以焦虑和恐惧为主要表现的心理应激反应，影响机体平衡和健康，发生一系列神经内分泌变化，易导致子宫缺氧而影响产力，使产程延长、难产、产后出血等机会增大。了解分娩相关知识，优良的环境，医护人员的安慰及鼓励，减痛技术的运用等，可增强产妇的分娩信心，促进分娩顺利进行。

第2节　枕先露的分娩机制

分娩机制（mechanism of labor）是指胎儿先露部在通过产道时，为适应骨盆各平面的不同形态，而被动进行一系列适应性转动，以其最小径线通过产道的全过程。临床上枕先露占95.55%～97.55%，其中枕左前位最常见，故以枕左前位为例阐述分娩机制，包括衔接、下降、俯屈、内旋转、仰伸、复位及外旋转、胎肩及胎儿娩出（图7-11）。

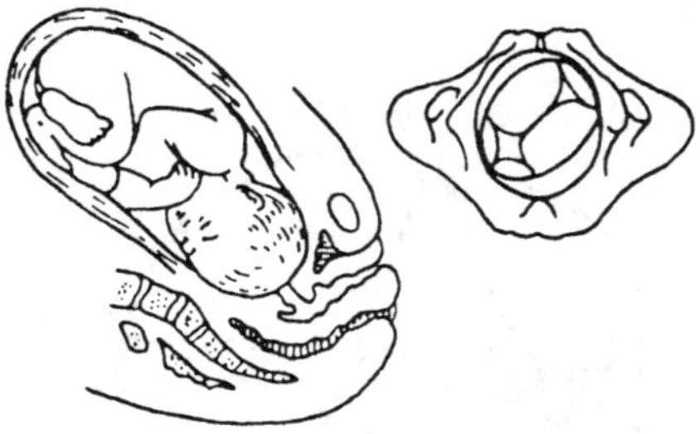

A. 衔接前胎头尚浮

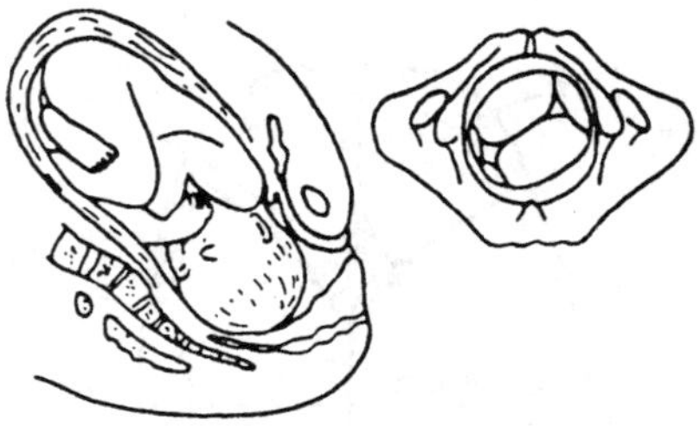

B. 衔接俯屈下降

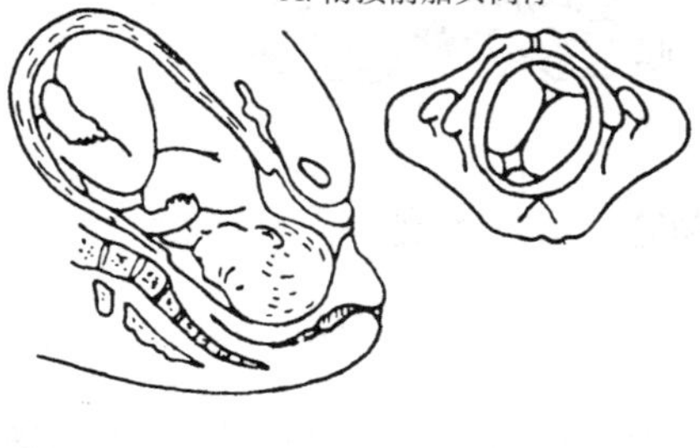

C. 继续下降与内旋转

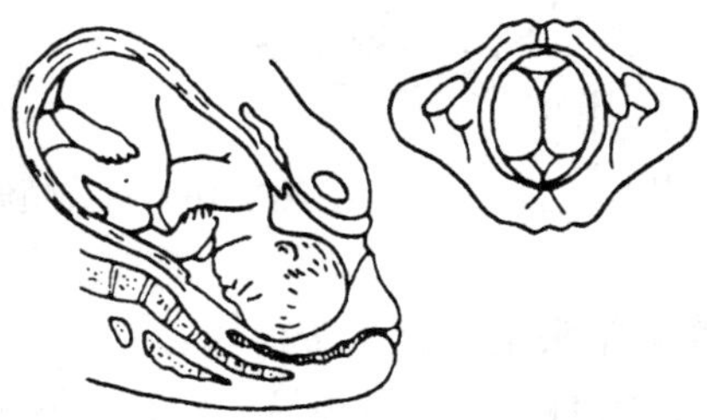

D. 内旋转已完成，开始仰伸

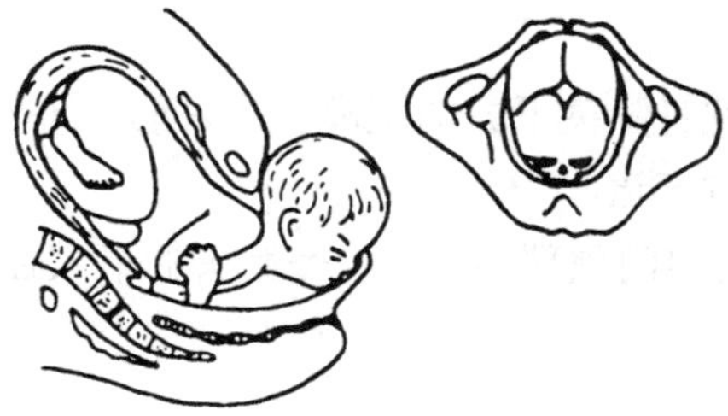

E. 仰伸已完成

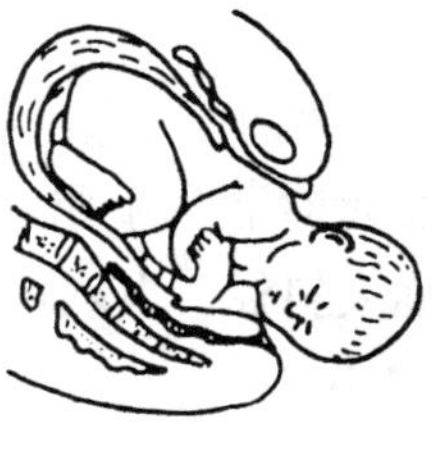

F. 胎头外旋转

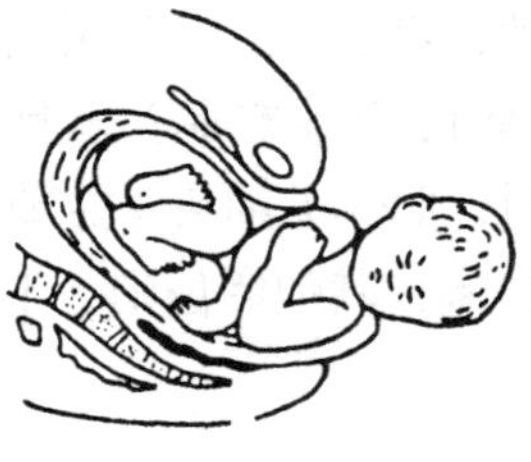

G. 前肩娩出

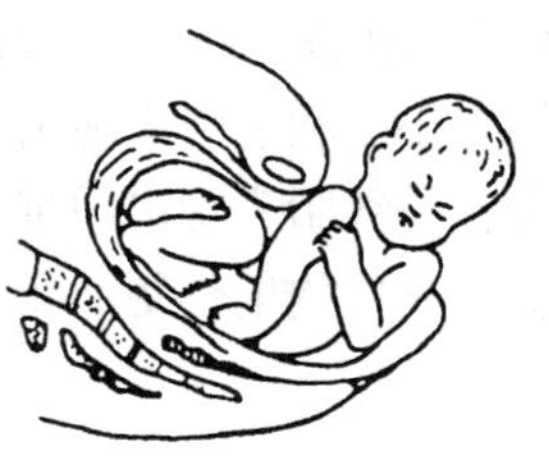

H. 后肩娩出

图 7-11 枕左前位分娩机制示意图

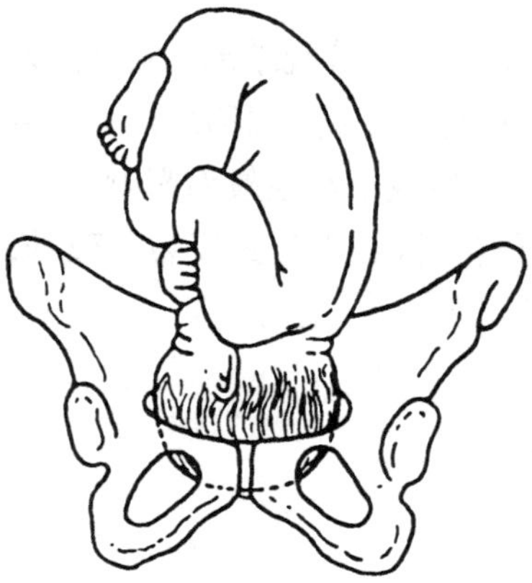

图 7-12 胎头衔接

1. 衔接 指胎头双顶径进入骨盆入口平面，颅骨最低点接近或达到坐骨棘水平（图 7-12）。胎头呈半俯屈状态以枕额径进入骨盆入口平面，由于枕额径大于骨盆入口前后径，胎头矢状缝坐落在骨盆入口右斜径上，胎头枕骨在骨盆左前方。经产妇多在临产后胎头衔接，部分初产妇可在预产期前 1～2 周内胎头衔接。若初产妇已临产而胎头仍未衔接，应警惕有无头盆不称。

2. 下降 指胎头沿骨盆轴前进的动作。下降贯穿于分娩全过程，与其他动作相伴随，是胎儿娩出的首要条件。下降动作呈间歇性，宫缩时胎头下降，间歇时胎头又稍回缩。初产妇因宫口扩张缓慢，软产道阻力大，胎头下降速度较经产妇慢。临床上以胎头下降程度作为判断产程进展的重要指标。

3. 俯屈 当胎头下降至骨盆底时，遇肛提肌阻力，半俯屈的胎头借杠杆作用进一步俯屈，使下颏接近胸部，使胎头由衔接时的枕额径（11.3cm）变为枕下前囟径（9.5cm），以最小径线通过母体产道，有利于产程进展。

4. 内旋转　指为适应中骨盆及骨盆出口前后径大于横径的特点，胎头围绕骨盆轴旋转，使矢状缝与中骨盆及骨盆出口前后相一致的动作。内旋转从中骨平面开始至骨盆出口平面完成。枕左前位时，胎头枕部到达骨盆底最低位置，肛提肌收缩力将胎头枕部推向阻力小、空间宽的前方，胎头枕部自骨盆左方逆时针旋转 45°，小囟门转至耻骨弓下。内旋转于第一产程末完成。

5. 仰伸　胎头内旋转完成，下降达阴道外口时，宫缩和腹压继续迫使胎头下降，而肛提肌收缩力又将胎头推送向前，两者的合力作用使胎头沿骨盆轴下段的方向转向前上方，胎头枕骨下部达耻骨联合下缘时，以耻骨弓为支点，胎头逐渐仰伸，胎头的顶、额、鼻、口、颏相继由会阴前缘娩出，同时，胎儿双肩径沿左斜径进入骨盆入口平面。

6. 复位及外旋转　胎头娩出时，胎儿双肩径沿骨盆入口左斜径下降。胎头娩出后，为使胎头与胎肩恢复正常解剖关系，胎头枕部向母体左侧（顺时针）旋转 45°，称为复位。胎肩继续下降，前肩向前中线旋转 45°，胎儿双肩径转成与骨盆出口前后径相一致的方向，而胎头枕部需在外继续向母体左侧旋转 45°，以保持胎头与胎肩的垂直关系，称为外旋转。

7. 胎肩及胎儿娩出　胎头完成外旋转后，胎儿前（右）肩在耻骨弓下先娩出，随即后（左）肩从会阴前缘娩出。胎体及下肢相继娩出，此时，胎儿全部娩出。

第 3 节　分娩期护理管理

案例 7-2

案例 7-1 中的吴女士入院 2 小时后宫缩渐强。产科检查：宫缩 40～45 秒/3～4 分钟，胎心 140 次/分，宫口开大 3cm，先露 S^{+1}，触及前羊膜囊。胎儿电子监护未见异常。

问题：1. 吴女士此时所处的是产程的什么阶段？

2. 应对其采取哪些护理措施？

一、先兆临产、临产诊断及产程分期

（一）先兆临产

分娩发动前，往往出现一些预示即将临产的症状，称为先兆临产。

1. 不规律宫缩　又称假临产，常在分娩发动前出现，表现为不规律子宫收缩。其特点：①宫缩频率不一致，持续时间短、间歇时间长且无规律；②宫缩强度不逐渐增强；③常在夜间出现于清晨消失；④不伴有宫颈管短缩、宫口扩张等；⑤给予镇静剂能将其抑制。

2. 胎儿下降感　由于胎先露部下降、入盆衔接使宫底降低。孕妇自觉上腹部较前舒适，但下降的先露部可压迫膀胱引起尿频。

3. 见红　是分娩即将开始的较为可靠的征象。临产前 24～48 小时，宫颈内口附近的胎膜与子宫壁分离，毛细血管破裂而少量出血，与宫颈管内的黏液相混合呈淡血性黏液排出，称为见红。若阴道流血较多，量达到或超过月经量，不应考虑见红，应考虑是否为病理性产前出血，如前置胎盘或胎盘早剥等。

（二）临产诊断

临产的重要标志为有规律且逐渐增强的子宫收缩，持续时间 30 秒或以上，间歇时间 5～6 分钟，同时伴随进行性子宫颈管消失，宫颈口扩张和胎先露下降。使用强镇静剂也不能抑制临产。

（三）总产程与产程分期

总产程即分娩全过程，指从规律宫缩至胎儿、胎盘完全娩出。分为三个产程。

1. 第一产程 又称宫颈扩张期。从规律宫缩开始至宫口开全（10cm），第一产程又分为潜伏期和活跃期。2020 年中华医学会妇产科学分会产科学组专家对新产程推荐采用 2018 年 WHO 的标准，即以宫口开大 5cm 作为产程进入活跃期的标志，即潜伏期是指从规律宫缩至宫口扩张＜5cm，活跃期是指从宫口扩张 5cm 至宫口开全。

2. 第二产程 又称胎儿娩出期，指从宫口开全至胎儿娩出。未实施硬膜外麻醉者，初产妇最长不应超过 3 小时；经产妇不应超过 2 小时；实施硬膜外麻醉者，可在此基础上延长 1 小时，即初产妇不应超过 4 小时；经产妇不应超过 3 小时。值得注意的是，第二产程不应盲目等待至产程超过上述标准才进行评估，初产妇第二产程超过 1 小时即应关注产程进展，超过 2 小时须由有经验的医生进行母胎情况全面评估，决定下一步的处理方案。

3. 第三产程 又称胎盘娩出期，指从胎儿娩出至胎盘胎膜娩出，一般需要 5～15 分钟，不应超过 30 分钟。

二、第一产程的护理

第一产程为正式临产到宫口开全（10cm）。由于临产时间有时难以确定，孕妇如果过早住院，可能带来不必要的干预，增加剖宫产率。因此推荐初产妇确定正式临产后，宫颈管完全消退可住院待产，经产妇则确定临产后尽快住院分娩。

（一）护理评估

1. 健康史 根据产前检查记录了解产妇的年龄、身高、体重等一般情况，既往孕产史、既往疾病史、过敏史、手术史等。重点了解月经史、末次月经情况，核对预产期和孕周，了解本次妊娠的经过，有无高危因素；目前有无宫缩、阴道流血或流液等情况。并询问宫缩开始的时间、强度及频率，以及流血、流液的时间、量和伴随症状等。

2. 身体状况

（1）子宫收缩 产程初期，宫缩持续时间较短（30～40 秒）且弱，间歇期较长（5～6 分钟）。随着产程进展，宫缩持续时间渐长且强度增加，间歇期缩短。在第一产程末宫口近开全时，宫缩持续时间可达 1 分钟，间歇期仅 1～2 分钟。

（2）宫口扩张 是观察产程进展情况的重要指标。临产后在规律宫缩作用下，宫颈管逐渐缩短直至消失，宫口逐渐扩张，潜伏期扩张速度较慢，进入活跃期后扩张加快。宫口近开全时，宫颈边缘消失，子宫下段及阴道形成桶状的软产道。

（3）胎先露下降 胎儿下降情况是评估能否阴道分娩的重要指标，随着产程进展，胎儿先露部逐渐下降，潜伏期下降不明显，活跃期下降加快，下降速度 0.86cm/h，这可作为评估分娩难易程度的指标之一。

（4）胎膜破裂 即破膜。当胎先露衔接时，将羊水阻断为前、后两部，位于胎先露部前面的羊水约 100ml，称为前羊水，形成的前羊水囊随宫缩嵌入子宫颈管有助于扩张宫口。宫缩加强及胎先露下降使羊膜腔内压力逐渐增加，当压力达到一定程度时胎膜自然破裂。多数产妇于宫口近开全时胎膜自然破裂。

3. 心理-社会状况 评估产妇对分娩知识的掌握程度、心理活动及对疼痛的耐受情况，评估家庭-社会支持系统等，及时发现产妇有无过度紧张、焦虑及恐惧等不良情绪。

4. 辅助检查 通过胎心监护仪、B 超、胎儿头皮血等检查评估胎儿宫内安危，并做好血尿常规、血型、凝血功能及交叉配血试验、肝肾功能、心电图等各项检查。

（二）主要护理诊断/问题

1. 疼痛 与逐渐增强的宫缩有关。

2. 舒适度减弱 与子宫收缩、膀胱充盈、胎膜破裂等有关。

3. 焦虑 与担心自己和胎儿的安全有关。

（三）护理措施

1. 一般护理

（1）观察生命体征 测量体温、脉搏、呼吸，每日2次。产程中每隔4～6小时监测记录生命体征1次。宫缩可致血压升高5～10mmHg，间歇期恢复，故血压应在宫缩间歇期测量，如有异常应酌情增加测量次数。

（2）活动和休息 限制活动或体位，不利于产程的进展，尤其是长时间仰卧位容易导致仰卧位低血压。若宫缩不强、胎膜未破者可适当活动。但若破膜后胎头高浮或臀位，合并重度子痫前期、异常出血、妊娠合并心脏病等情况之一者，应卧床休息。鼓励产妇主动参与分娩，理解产妇的焦虑、恐惧心理，及时提供产程进展信息，鼓励其主动参与分娩，增强自然分娩的信心。

（3）清洁卫生 协助产妇做好个人清洁卫生，如淋浴、更衣等。破膜后可予会阴擦洗保持外阴部清洁，预防感染。

（4）补充液体和热量 在无高危因素时，鼓励少量多餐进食，在宫缩间歇期进食高热量易消化食物，摄入足够的水分，以保持精力和体力充沛。当明显呕吐或无法进食时，视情况遵医嘱给予静脉补液，防止发生脱水和衰竭。

（5）排尿和排便 临产后，膀胱、直肠充盈会影响胎先露下降和子宫收缩。应鼓励产妇每2～4小时排尿1次，排尿困难者，应警惕是否存在头盆不称，必要时给予导尿。产妇有便意时，应先评估宫口扩张程度，如厕应专人陪同，嘱其不要长时间屏气用力排便导致宫颈水肿或来不及接生。

2. 监护胎儿宫内情况 通过胎心率、胎动及胎位情况评估。其中胎心率是产程中胎儿安危的重要观察指标，正常胎心率为110～160次/分，规则有力。可采用多普勒间断听诊监测记录胎心情况，应在宫缩间歇期听诊，潜伏期每小时听诊1次，活跃期每15～30分钟听诊1次，每次听1分钟，注意胎心的频率、节律和强弱。主要监测胎心的频率、规律性和宫缩后胎心有无变异。必要时给予电子胎儿监护，监测胎心率变化及其与宫缩胎动的关系。若胎心率低于110次/分或高于160次/分，提示胎儿窘迫，应立即给予产妇吸氧、左侧卧位，并报告医生做进一步处理。

3. 观察产程 主要通过子宫收缩、宫口扩张与胎先露下降程度评估产程进展情况。

（1）子宫收缩 包括宫缩频率、强度、持续时间、间歇时间、子宫放松情况。每1～2小时观察并记录1次，每次至少连续观察3～5次宫缩。常用观察子宫收缩的方法包括腹部触诊及仪器监测。腹部触诊是最简单也是最重要的方法。将手掌放于产妇腹壁的子宫体近子宫底处，宫缩时可感到子宫体部隆起变硬，间歇期松弛变软。必要时亦可采用电子胎儿监护仪描记宫缩曲线，将宫缩压力探头放置于孕妇腹壁子宫体近子宫底部（宫缩最强的部位），10分钟内出现3～5次宫缩即为有效产力，10分钟内>5次宫缩为宫缩过频。第一产程不推荐常规用电子胎儿监护仪连续监测宫缩及胎心，且不能完全依赖监护仪，即使产妇需要持续监测，护士至少要亲自评估1次宫缩。

（2）宫口扩张及胎先露下降 经阴道指诊检查宫口扩张和胎先露下降情况。消毒外阴，通过示指和中指直接触摸了解骨盆、产道情况，了解宫颈管位置、厚薄、软硬度、容受度，判断宫口扩张程度、胎先露高低，确定胎方位、胎先露下方有无脐带等。初产妇潜伏期每4小时检查1次，活跃期每1～2小时检查1次。若出现会阴膨隆、血性分泌物增多、排便感等可疑宫口快速开大的表现时，立即阴道检查。检查判断胎儿颅骨最低点与坐骨棘平面（S）的关系：以坐骨棘平面作为判断胎头高低的标志。胎头颅骨最低点平坐骨棘平面时，以“0”表示；在坐骨棘平面上1cm时，以“–1”表示；在坐骨棘平面下1cm

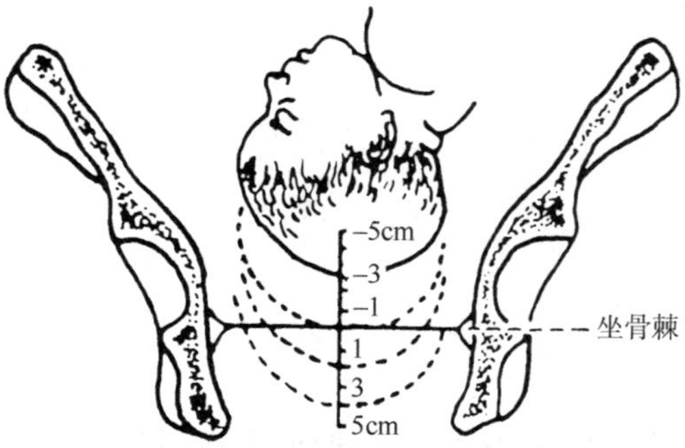

图 7-13　胎先露下降程度

时，以“+1”表示，并依此类推（图 7-13）。一般在宫口开大 4～5cm 时，胎头最低点达到坐骨棘水平。

（3）绘制产程图　临床上多采用产程图记录产程进展（图 7-14），产程图的横坐标为临产时间（小时），纵坐标左侧为宫口扩张程度（cm），纵坐标右侧为先露下降程度（cm），画出宫口扩张曲线及胎头下降曲线，对产程进展可一目了然。

4. 胎膜破裂的护理　破膜后应立即听胎心，并观察羊水性状和量、有无宫缩，记录破膜时间。如破膜时胎头未衔接，应抬高臀部，预防脐带脱垂。破膜后注意外阴清洁，铺消毒垫，并监测体温。对于产程进展顺利者，不宜在宫口开全之前常规行人工破膜术。若破膜超过 12 小时未分娩者，遵医嘱给予抗生素预防感染。

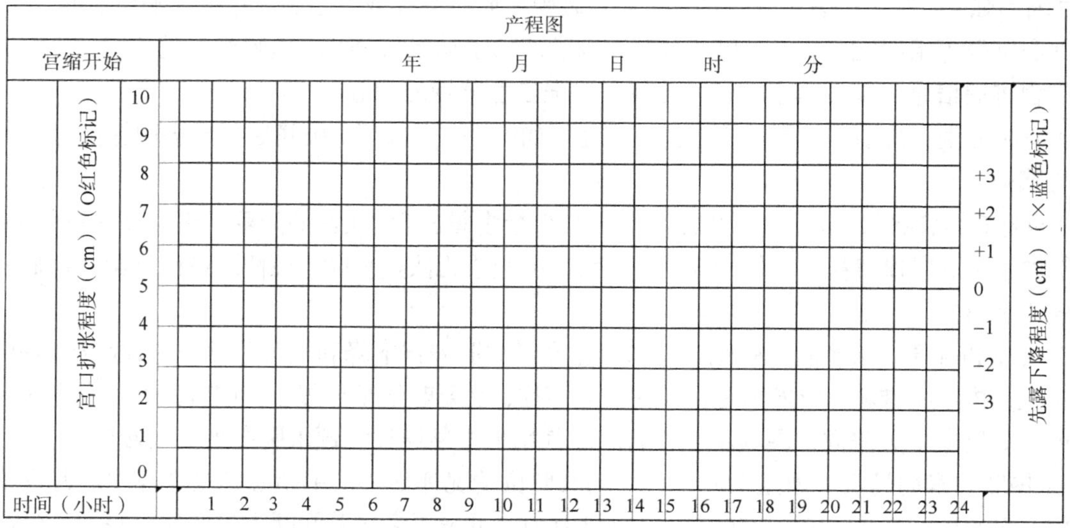

图 7-14　产程图

5. 疼痛与心理护理　根据宫缩情况、产妇表情等评估产妇对疼痛的耐受度，可选择相应的测评工具进行疼痛程度的评估。初产妇产程长，对分娩过程认知缺乏，应耐心陪护，指导产妇深呼吸及轻抚腹部，缓解焦虑、紧张、急躁情绪。也可用拳或筋膜球等压迫腰骶部，缓解腰骶部胀痛，减轻不适感。鼓励产妇下床活动，利用舒适体位，用音乐、图片、分娩球运动等方法分散产妇注意力，有条件的医院可进行导乐分娩、水下分娩等。

三、第二产程的护理

第二产程为胎儿娩出期，即从宫口开全至胎儿娩出。第二产程的正确评估和处理对母儿结局至关重要。第二产程的处理不应只关注时限长短，更应重点关注胎心监护、宫缩、胎头下降、有无头盆不称、产妇一般情况等。

（一）护理评估

1. 健康史　了解第一产程的经过及处理情况，评估产程进展及胎儿宫内情况。

2. 身体状况

（1）子宫收缩　第二产程宫缩的频率和强度均明显增大，宫缩持续可达 1 分钟或以上，宫缩间歇期仅 1～2 分钟。至胎儿即将娩出时，宫缩频率和强度达到顶峰。宫缩会影响胎盘血流，易造成胎儿窘迫，出现胎心率改变。

（2）破膜　进入第二产程，胎膜多已自然破裂。若胎膜仍未破裂，影响胎头下降，应在宫缩间歇期行人工破膜，破膜后评估胎心和宫缩。

（3）胎儿下降及娩出　当胎头降至骨盆出口压迫骨盆底组织时，产妇有排便感，不自主地向下用力屏气，会阴逐渐膨隆、变薄，阴唇后联合逐渐紧张，肛门括约肌松弛。随着产程进展，宫缩时露出于阴道口的胎头部分不断增大，宫缩间歇时胎头又缩回阴道内，称胎头拨露。当胎头双顶径越过骨盆出口，宫缩间歇时胎头也不再回缩，称胎头着冠（图7-15）。此时会阴极度扩张，胎头枕骨抵达耻骨弓后并以此为支点，出现胎头仰伸，胎儿额、鼻、口、颏部相继娩出，接着出现胎头复位及外旋转，前肩和后肩、胎体相继娩出，后羊水随之涌出。经产妇产程进展较快，有时仅需几分钟、几次宫缩即可完成此过程。

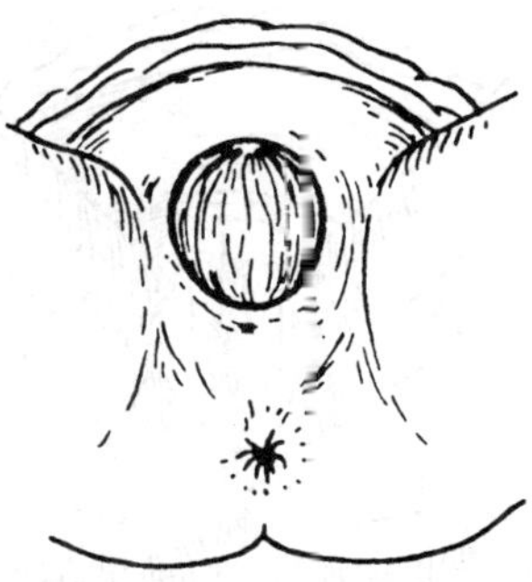

图7-15　胎头着冠

3. 心理–社会状况　第二产程精力和体力消耗大，产妇常出现焦躁不安、精疲力竭。此时应评估产妇自主用力情况及精神心理状况。

（二）主要护理诊断/问题

1. 分娩疼痛　与宫缩及会阴损伤有关。

2. 焦虑　与缺乏顺利分娩的信心及担心胎儿健康有关。

3. 知识缺乏：缺乏正确使用腹压配合宫缩的知识。

4. 有受伤的危险　与会阴裂伤、新生儿产伤有关。

（三）护理措施

1. 一般护理　观察生命体征，每小时测量血压、脉搏，评估膀胱充盈程度等。及时排空膀胱，必要时导尿。促进产妇舒适，鼓励宫缩间歇期摄入流质、半流质饮食。

2. 心理护理　护士应陪伴在旁，介绍有关第二产程的知识，告知产妇产程进展及胎儿情况，指导配合并给予安慰、支持和鼓励，缓解其紧张和恐惧。有条件的鼓励家属持续陪伴，给予产妇精神支持。

3. 专科护理

（1）密切观察产程　此期宫缩频而强，应增加胎心监测频率，每次宫缩过后或每5～10分钟监测一次，听诊胎心在宫缩间歇期且至少听诊30～60秒。有条件者建议连续电子胎心监护，注意在每次宫缩后评估胎心率与宫缩的关系。如发现胎心异常，立即给氧并报告医生，协助处理，尽快结束分娩。

（2）指导分娩体位　既往常用的膀胱截石位易影响胎盘血液供应、可能导致产程延长等。因此在母胎良好、尊重产妇意愿的情况下，鼓励采取自由体位分娩，包括坐位、手膝卧位、站位、蹲位等，可提供支持性工具分娩球、分娩凳等提高舒适度。但无论选择何种体位，均应以提高产妇舒适度、有利于胎头下降、确保分娩安全为原则。

（3）指导产妇屏气用力　正确使用腹压能有效缩短第二产程，在产妇有向下屏气用力的感觉后再指导用力。正常情况下，如果胎先露部高浮和（或）非枕前位时，产妇若无自主屏气感，可密切观察并指导产妇休息或变换体位，待有自主屏气感时再指导产妇自主用力。对使用椎管内镇痛的初产妇在宫口开全后可在助产士指导下用力。可让产妇双足蹬在产床上，双手握住产床把手，每次宫缩时先深吸气后屏气，然后如解大便样向下用力，宫缩间歇期嘱产妇全身放松，安静休息，下次宫缩重复上述动作，以促进产程进展。

（4）接产准备　初产妇宫口开全、经产妇宫口扩张4cm且宫缩规律有力时，将产妇送至分娩室做好接生准备工作。通常让产妇头高脚低位仰卧于产床上，提前预热新生儿辐射抢救台、做好物品准备等。指导产妇两腿屈曲分开，露出外阴部，用温水清洁外阴部，可用消毒干纱球遮住阴道外口，防止冲洗液进入阴道。用聚维酮碘溶液进行消毒，依次是小阴唇、大阴唇、阴阜、大腿内上1/3、会阴及肛门周围

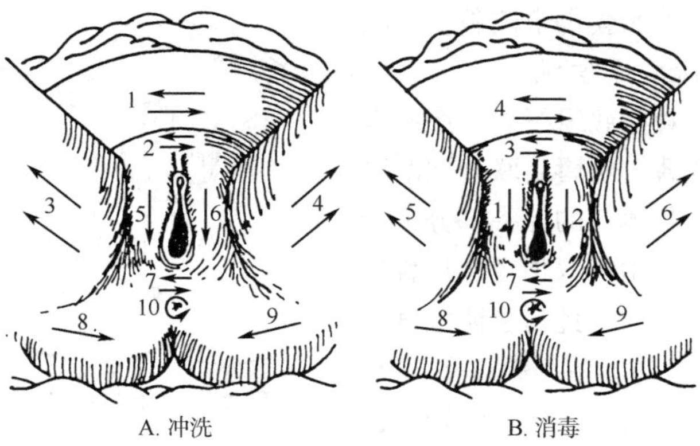

图 7-16 外阴冲洗和消毒顺序

（图 7-16），臀下铺消毒巾。WHO 建议正常分娩不必常规进行消毒，只需要清洁外阴部，但需根据医院和产妇个人条件而定。接产者按要求洗手戴手套、穿手术衣，打开产包，铺好消毒巾，准备接产。

（5）接产步骤　接生者站在产妇正面，当宫缩来临产妇有便意感时指导产妇屏气用力。胎头着冠时，指导产妇何时用力和呼气。接产者应在接产前初步评估产妇会阴情况，接生时个体化指导产妇用力，用手控制胎头娩出速度。可用单手控制胎头娩出速度保护会阴法，即用左手轻轻下压胎头枕部，协助俯屈，使胎头双顶径缓慢娩出，此时若娩出过急则可能撕裂会阴。当胎头枕部在耻骨弓下露出时，让产妇在宫缩间歇期稍向下屏气，左手协助胎头仰伸，使胎头缓慢娩出，清理口腔黏液。胎头娩出后，不宜急于娩出胎肩，等待胎头自然完成外旋转复位，使胎肩旋转至骨盆出口前后径。再次宫缩时接生者右手托住会阴，左手将胎儿颈部向下牵拉胎头，使前肩从耻骨弓下顺势娩出，继之托胎颈向上，使后肩从会阴前缘缓慢娩出。双肩娩出后，保护会阴的右手放松，双手协助胎体娩出。胎儿娩出后用器皿置于产妇臀下计量产后失血量。

（6）限制性会阴切开　不应对初产妇常规会阴切开，仅当会阴过紧或胎儿过大、估计会阴撕裂不可避免，或母儿有病理情况急需结束分娩者，在胎头着冠时行会阴切开术，以减少出血。

（7）脐带绕颈的处理　胎头娩出后若有脐带绕颈仅一周且较松，可将脐带顺肩滑下或从胎头上推；如缠绕过紧或绕颈两周或以上，应用两把止血钳夹住后从中剪断，迅速娩出胎儿，注意勿伤及胎儿。

（8）延迟脐带结扎　推荐对早产儿娩出后延迟脐带结扎至少 60 秒，有利于胎盘血液转运至新生儿，增加新生儿血容量、血红蛋白含量，并可减少脑室内出血的风险。

四、第三产程的护理

第三产程为胎盘娩出期，即从胎儿娩出到胎盘娩出，需 5～15 分钟，不超过 30 分钟。

（一）护理评估

1. 健康史　了解第一、第二产程的经过及其处理。

2. 身体状况　胎儿娩出后，子宫降至脐平，产妇略感轻松，宫缩暂停几分钟后又出现。由于宫腔容积突然变小，胎盘不能相应缩小，胎盘附着面与子宫壁发生错位而剥离。剥离面出血形成胎盘后血肿，随着子宫继续收缩，剥离面积不断增大，直至胎盘完全剥离。

（1）胎盘剥离征象　①子宫底变硬呈球形，胎盘剥离后降至子宫下段，下段被动扩张，子宫体被推向上呈狭长形，宫底升高达脐上。②剥离的胎盘降至子宫下段，阴道口外露的一段脐带自行延长。③阴道少量流血。④用手掌尺侧在产妇耻骨联合上方轻压子宫下段时，宫体上升而外露的脐带不再回缩。

（2）胎盘娩出方式　由于胎盘首先剥离的部位不同，娩出有两种方式。①胎儿面娩出式：多见，于胎盘中央开始剥离，随着血肿增大向周围剥离。特点是以胎儿面先排出，随后见少量阴道流血。②母体面娩出式：少见，胎盘边缘先开始剥离，血液沿剥离面流出，其特点是先有较多阴道流血，然后胎盘以母体面后娩出。

（3）阴道流血　由于胎盘剥离引起阴道流血，正常分娩出血量一般不超过 300ml。应评估阴道流血时间、颜色和量。

3. 新生儿评估　评估是否足月、是否高危儿等；胎儿娩出后还需进行 Apgar 评分，评估有无新生儿窒息及程度，为后续护理提供依据。

4. 心理–社会状况 评估产妇的精神状态、产妇对新生儿的反应、是否能顺利进入母亲角色、家人的支持等。

（二）主要护理诊断/问题

1. 有亲子依恋关系改变的危险 与疲乏、会阴切口疼痛或新生儿性别不理想有关。

2. 潜在并发症：新生儿窒息、产后出血等。

（三）护理措施

第三产程护理内容包括新生儿护理和产妇护理两个方面。因胎盘娩出需要一定时间，常先进行新生儿护理，再进行产妇护理。

1. 新生儿护理

（1）擦干保暖 新生儿娩出后立即置于母亲腹部干毛巾上，用预热的毛巾彻底擦干全身，5秒内启动，30秒内完成。移去湿毛巾，将新生儿置于俯卧位，头偏向一侧，盖上干毛巾，戴上小帽，让母婴皮肤接触。

（2）清理呼吸道 不常规使用洗耳球或吸痰管清理呼吸道，仅咽部及鼻腔分泌物较多时使用，但注意避免过度用力吸引。当确认呼吸道通畅而仍未啼哭时，可用手抚摸新生儿背部或轻拍新生儿足底，待新生儿大声啼哭后，即可处理脐带。

（3）新生儿Apgar评分（Apgar score） 是快速评估新生儿一般状况的方法，由5项体征组成，包括心率、呼吸、肌张力、喉反射及皮肤颜色，每项为0～2分，然后将每项分值相加，即为Apgar评分的分值（表7-1）。满分为10分。若评分为8～10分，属正常新生儿，进行一般护理即可；4～7分属轻度窒息，又称青紫窒息，需清理呼吸道、人工呼吸、吸氧等一般处理；0～3分属重度窒息，又称苍白窒息，需紧急抢救。出生后1分钟Apgar评分为评估出生时状况，反映宫内的情况，但窒息新生儿不能等1分钟后才开始复苏。出生后5分钟、10分钟时再次评分，直至连续两次评分均≥8分。5分钟及以后评分反映复苏效果，与预后关系密切。

表7-1 新生儿Apgar评分标准

体征	0分	1分	2分
心率	0	＜100次/分	≥100次/分
呼吸	0	浅慢，不规则	规则，哭声响亮
肌张力	瘫软	四肢稍屈曲	四肢屈曲，活动好
喉反射	无反应	有皱眉动作	恶心、咳嗽、啼哭
皮肤颜色	青紫、苍白	躯干红，四肢青紫	全身红润

（4）脐带处理 对不需要复苏的正常足月儿和早产儿，可在新生儿出生后至少60秒或脐带血管停止搏动后（出生后1～3分钟）再结扎脐带。结扎脐带可用多种工具，如气门芯、脐带夹、血管钳等。如气门芯套扎法，即将消毒后系有丝线的气门芯套入止血钳，用止血钳夹住距脐根部0.5cm处的脐带，在其上端的0.5cm处将脐带剪断，牵拉棉线将气门芯套于止血钳下的脐带断端，松开止血钳，挤出残余血液，用5%聚维酮碘或75%乙醇消毒脐带断面，注意药液不可接触新生儿皮肤，以防灼伤，脐带断面用无菌纱布覆盖。处理脐带时，应注意新生儿保暖。

（5）一般护理 与产妇一同核对新生儿性别，测量身长和体重，查体有无畸形、产伤等。擦净足底胎脂，将足印及母亲拇指印印于新生儿病历上，系以标明母亲姓名、床号和住院号，新生儿的性别、体重和出生时间的手腕带及脚腕带。将新生儿抱给母亲进行母婴皮肤接触及母乳喂养。

链接 关于脐带结扎时机

既往我国常在新生儿出生后 30 秒内断脐，减少新生儿红细胞增多症和高胆红素血症的风险、减少母体失血量。近年来研究发现，延迟断脐方式虽然增加了新生儿因黄疸需要处理的风险，但在新生儿死亡等重要结局指标上并无明显差异，且能增加新生儿出生时的血红蛋白水平和婴儿早期铁储备，而不会增加产后出血的风险。因此，中华医学会妇产科学分会在 2020 年的《正常分娩指南》中建议，对不需要进行复苏的新生儿采取延迟断脐，但同时应确保医疗机构具备新生儿黄疸监测和治疗的条件。

2. 产妇护理

（1）协助胎盘娩出　正确处理胎盘娩出，可减少产后出血的发生。在胎盘完全剥离前，禁止粗暴地揉按子宫及牵拉脐带，以免造成脐带断裂、胎盘胎膜残留、子宫翻出、产后出血等并发症。当确认胎盘已完全剥离时，于宫缩时让产妇向下屏气稍用腹压，接产者左手拇指置于子宫前壁，其他四指放于子宫后壁，揉按宫底。同时右手轻拉脐带，协助胎盘娩出。当胎盘娩出至阴道口时，接产者用双手接住胎盘，向一个方向旋转并缓慢向外牵拉，协助胎盘胎膜完整娩出（图 7-17）。如胎膜在娩出过程中发生断裂，可用血管钳夹住断裂上端的胎膜，再继续以原方向旋转，直至胎膜完全娩出。胎盘胎膜娩出后，按摩子宫刺激宫缩、减少出血，同时注意观察并测量出血量。胎儿已娩出 30 分钟胎盘仍未排出且出血不多时，应排空膀胱、轻压宫底、注射宫缩剂，胎盘仍不能排出者行人工剥离胎盘术。

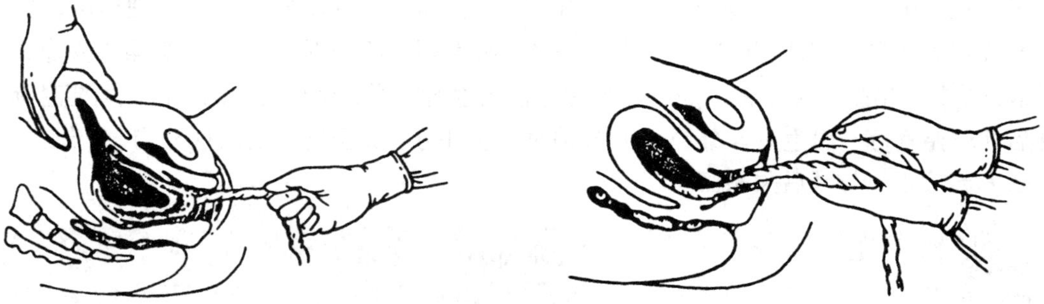

A　　　　B

图 7-17　协助胎盘娩出

（2）检查胎盘、胎膜　将胎盘铺平，用纱布把胎盘母体面血块拭去，观察胎盘形状、颜色、有无钙化、小叶缺损等，测量胎盘大小及重量。然后将脐带提起，检查胎膜是否完整、破裂口高低，脐带长短及其附着部位，再检查胎盘胎儿面边缘有无断裂，如有，则提示有副胎盘（图 7-18）。如有副胎盘、部分胎盘及大部分胎膜残留时，应在严格无菌操作下取出残余组织。如仅有少部分胎膜残留，可给予宫缩剂待其自然排出。

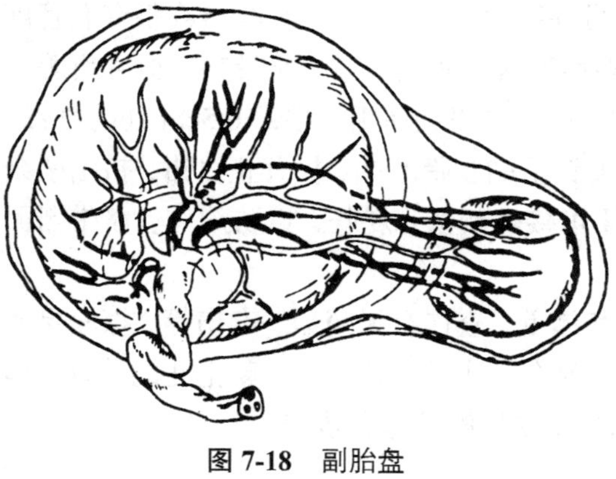

图 7-18　副胎盘

（3）检查软产道　胎盘娩出后，应仔细检查会阴、小阴唇内侧、尿道口周围、阴道、阴道穹隆及宫颈有无出血裂伤。若有裂伤，应立即按层次缝合。

（4）预防产后出血　胎盘娩出后立即按摩子宫，刺激其宫缩，减少出血。有产后出血高危因素者，应遵医嘱在胎儿前肩娩出后静脉滴注稀释后的缩宫素 10～20U，或在胎儿前肩娩出后立即肌内注射缩宫素 10U。

（5）评估产后出血　分娩结束后应仔细收集并记录产时阴道的出血量，应包括聚血盆内收集的血量和敷料上的血量。目前估计出血量的方法较多，有称重法、目测法、容积法、面积法、休克指数法等，临床上常采用操作简便、快捷、估量较为准确的称重法，目测估计的出血量往往比实际的量要少，应加以注意。

（6）产后2小时护理　产后出血多发生在产后2小时以内，有时被称为第四产程。因此，胎盘娩出后，产妇应继续留在产房观察2小时。护理要点：①重点观察：血压、脉搏、子宫收缩情况、宫底高度、阴道流血量、会阴及阴道有无血肿、膀胱充盈情况等，必要时导尿。产后立即观察记录，之后每15～30分钟观察一次，发现异常及时处理报告。若阴道流血虽然不多，但宫缩乏力，宫底上升，按之有血块涌出，提示宫腔有积血；若产妇自觉有肛门坠胀感，多提示阴道后壁有血肿，应及时报告医生协助处理。②促进舒适：产程结束后，及时更换产妇臀下的污染床单及会阴垫，为其温水擦身，使产妇感到清洁舒适，并及时补充水分，进食易消化、营养丰富的食物，促进体力的恢复。③情感支持：若新生儿情况稳定，应协助产妇与新生儿尽早交流互动，产妇触摸和拥抱新生儿，协助新生儿在产后30分钟内进行早吸吮等。观察产妇情绪及与新生儿的互动行为，帮助母子情感的建立。如果条件允许，鼓励家属持续陪伴。

五、分娩镇痛

分娩镇痛的目的是有效缓解疼痛，同时可能有利于增加子宫血流，减少产妇由过度换气而引起的不良影响。产妇自临产至第二产程均可应用分娩镇痛。

分娩疼痛主要来自宫缩时子宫肌缺氧、宫颈扩张时肌肉过度紧张、胎头对盆底及软产道的压迫，以及心理因素导致的害怕-紧张-疼痛综合征。个体对其耐受性差异较大，有半数以上的产妇认为是难以忍受的剧烈疼痛，约35%的产妇认为是可以忍受的中度疼痛。剧烈的疼痛可致剖宫产率上升，也是产后抑郁和创伤后应激障碍的危险因素。因此，缓解分娩过程中剧烈的疼痛对产妇和新生儿有益。

目前分娩镇痛方法可分为两大类，即非药物分娩镇痛法和药物分娩镇痛法。

（一）非药物性分娩镇痛

分娩疼痛与精神紧张相关，因此产前应进行宣教，强调分娩是一个自然的生理过程，使产妇获得足够的心理支持，能主动配合。非药物镇痛包括调整呼吸、全身按摩、家属陪伴、导乐陪伴、芳香疗法、催眠、音乐疗法、会阴热敷、自由体位等，可单独应用或联合药物镇痛法等应用。

（二）药物性分娩镇痛

1. 药物性分娩镇痛原则　①对产程影响小。②安全、对产妇及胎儿不良作用小。③药物起效快、作用可靠、给药方法简便。④有创镇痛由麻醉医生实施并全程监护。

2. 常用的方法

（1）椎管内麻醉镇痛　药物性分娩镇痛的首选，最有效且对母婴影响较小。通过局部麻醉药（局麻药）作用达到身体特定区域的感觉阻滞，包括脊椎麻醉（腰麻）、硬膜外麻醉或腰硬联合麻醉。但如果麻醉平面过高可导致严重呼吸抑制。其他并发症还包括低血压、局麻药毒性反应、过敏反应、麻醉后头痛、神经损伤、产时发热、第二产程延长等。由于其副作用和并发症，麻醉医生除了掌握麻醉技术外还应熟悉并发症的紧急处理。

（2）全身性药物镇痛　包括吸入法镇痛和静脉给药镇痛。吸入法起效快，苏醒快，但用时需防止产妇缺氧或过度通气。常用的药物有氧化亚氮、安氟烷等。静脉应用镇痛药包括芬太尼和瑞芬太尼，静脉应用镇痛药可以作为硬膜外分娩镇痛禁忌时的替代方法。

自　测　题

A_1/A_2 型题

1. 临产后起主要作用的产力是（　　）
   A. 子宫收缩力　B. 腹肌收缩力
   C. 肛提肌收缩力　D. 骨骼肌收缩力
   E. 膈肌收缩力
2. 在胎儿分娩过程中，贯穿于整个产程的动作是（　　）
   A. 衔接　B. 下降
   C. 俯屈　D. 内旋转
   E. 仰伸
3. 即将临产比较可靠的征象是（　　）
   A. 规律宫缩　B. 不规律宫缩
   C. 胎儿下降感　D. 胎动活跃
   E. 见红
4. 新生儿出生后 Apgar 评分法的评价指标不包括的是（　　）
   A. 皮肤颜色　B. 肌张力
   C. 呼吸　D. 脉搏
   E. 喉反射
5. 冯女士，28 岁，G_1P_0，妊娠 36 周，产检胎儿已入盆，胎位正常。临床上最多见的胎方位可能是（　　）
   A. 骶左前　B. 枕左前　C. 骶右前
   D. 枕后位　E. 枕左后
6. 王女士，29 岁，G_1P_0，昨晚出现见红，今晨入院，医生诊断为临产，下列哪项是临产的表现（　　）
   A. 宫颈口开大　B. 不规律宫缩
   C. 用镇静剂后宫缩消失　D. 胎儿下降感
   E. 阴道“见红”
7. 杨女士，28 岁，G_1P_0，妊娠 39 周临产。为此产妇行胎心听诊应选择在（　　）
   A. 宫缩开始时　B. 宫缩最强时
   C. 宫缩快结束时　D. 宫缩间歇期
   E. 临产后任一时间
8. 某妇女，35 岁，G_1P_0，12 小时前临产，现宫口已经开全，目前该产妇所处的产程阶段是（　　）
   A. 第一产程潜伏期　B. 第一产程活跃期
   C. 第二产程　D. 第三产程
   E. 产褥期
9. 钟女士，28 岁，孕足月，15 分钟前阴道分娩一活女婴，护士想判断胎盘是否剥离，下列哪项不是胎盘剥离的征象（　　）
   A. 子宫体变硬呈球形
   B. 子宫底高达脐上
   C. 阴道少量流血
   D. 阴道口外露的一段脐带自行延长
   E. 在耻骨联合上方轻压子宫下段时脐带回缩
10. 某产妇，25 岁。自然分娩后 1 小时在产房观察，下列哪项不是重点注意观察的内容（　　）
   A. 泌乳量　B. 血压
   C. 宫底高度　D. 阴道流血量
   E. 宫缩情况

A_3/A_4 型题

（11～13 题共用题干）

初产妇，26 岁，孕 39 周。昨日下午出现腹部疼痛，每次持续 4～10 秒，间隔时间不定，晚上发现内裤上有红色分泌物。

11. 上述情况属于（　　）
   A. 先兆临产　B. 临产
   C. 进入第一产程　D. 进入第二产程
   E. 进入第三产程
12. 今晨该产妇入院后感下腹阵痛，35 秒/5～6 分钟，宫口开大 1cm，S^{-1}。目前该产妇的情况提示为（　　）
   A. 先兆临产　B. 未临产
   C. 进入第一产程　D. 进入第二产程
   E. 进入第三产程
13. 该产妇规律宫缩 12 小时后，宫口开大 10cm，宫缩好。此时的护理措施中错误的是（　　）
   A. 指导产妇正确使用腹压
   B. 当宫缩过强时指导产妇哈气不要用力
   C. 每 30 分钟听胎心音 1 次
   D. 准备接生
   E. 观察产程

（陆　雯）

第8章 异常分娩妇女及高危新生儿的护理

异常分娩（abnormal labor）又称难产，其影响因素包括产力、产道、胎儿及精神心理因素，这些因素既相互影响又互为因果关系。任何一个或一个以上的因素发生异常及四个因素间相互不能适应，而使分娩进程受到阻碍，称异常分娩。

第1节 产力异常

案例8-1

患者，女，30岁，初产妇，宫内妊娠39周，枕右前位，临产10小时，于上午11：00入院。产科检查：宫高33cm，腹围92cm，胎心率140次/分，宫缩间歇时间5～6分钟，持续时间约30秒，宫口开大1cm，S^{-1}；18：00查宫口开大2cm，胎先露坐骨棘水平，宫缩高峰时子宫不硬，无头盆不称，无骨盆狭窄。

问题：1. 目前产妇最可能的临床诊断是什么？

2. 该产妇的护理诊断及护理措施有哪些？

子宫收缩力是临产后贯穿于分娩全过程的主要动力，任何原因引发的子宫收缩的节律性、对称性及极性不正常或收缩力的强度、频率变化均称为子宫收缩力异常，简称产力异常。

临床上子宫收缩力异常主要有两类：子宫收缩乏力（简称宫缩乏力）及子宫收缩过强（简称宫缩过强），每类又分为协调性子宫收缩异常和不协调性子宫收缩异常（图8-1）。

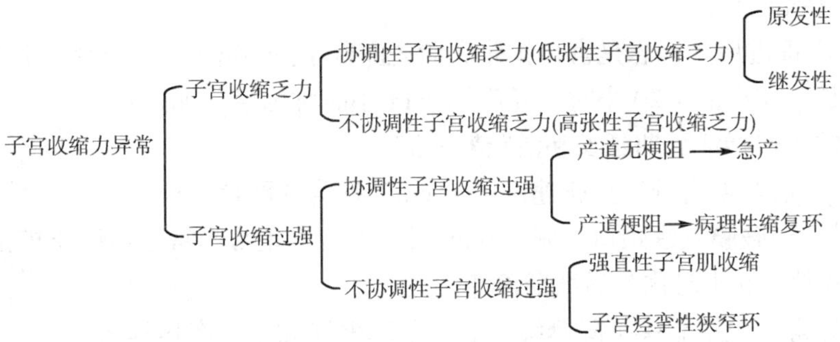

图8-1 子宫收缩力异常的分类

一、子宫收缩乏力

（一）病因

1. 精神因素 产妇对分娩有恐惧、紧张等精神心理障碍使大脑皮质功能紊乱，待产时间久、过于疲劳、睡眠减少、体力过多消耗、膀胱过度充盈，均可导致原发性宫缩乏力。

2. 头盆不称或胎位异常 胎儿下降受阻，不能紧贴子宫下段及子宫颈内口，无法引发有力的反射性子宫收缩，是导致继发性子宫收缩乏力的最常见原因。

3. 子宫因素 子宫壁过度膨胀，如巨大儿、羊水过多、多胎妊娠等使子宫肌纤维过度伸展 失去正常收缩能力；经产妇、高龄产妇、子宫畸形、子宫肌瘤、子宫腺肌症及子宫发育不良等均能引起。临床上往往表现为原发性子宫收缩乏力。

4. 内分泌因素 临产后产妇体内雌激素、缩宫素与前列腺素等分泌不足，孕激素下降缓慢，子宫对乙酰胆碱敏感性降低，使宫颈成熟度欠佳，均可直接或间接导致子宫收缩乏力。

5. 药物因素 在产程中使用大剂量的镇静剂、镇痛剂及宫缩抑制剂，如苯巴比妥钠、哌替啶、吗啡、氯丙嗪、硫酸镁等，可使子宫收缩乏力。

6. 其他 营养不良、贫血和某些慢性疾病所致体质虚弱者，临产后产妇进食、睡眠不足，体力消耗大，水电解质紊乱，膀胱充盈等，均可导致子宫收缩乏力。

（二）分类及对产程的影响

子宫收缩乏力分为协调性与不协调性两种类型，根据发生时间又分为原发性和继发性。类型不同，其临床表现也不同。

1. 协调性子宫收缩乏力 又称低张性子宫收缩乏力。其特点为子宫收缩具有正常的节律性、对称性和极性，但收缩力弱。宫腔内压力＜15mmHg，宫缩＜2 次/10 分钟，持续时间短，间歇时间长；宫缩高峰时，宫体隆起不明显，用手指按压宫底部仍可出现凹陷。

根据宫缩乏力的发生时期分为两种类型。①原发性宫缩乏力：产程早期出现的宫缩乏力。②继发性宫缩乏力：产程早期宫缩正常，在进展到第一产程活跃期后期或第二产程后宫缩强度减弱，使产程延长或停滞，多伴有胎位或骨盆异常。协调性宫缩乏力多为继发性宫缩乏力，此种宫缩乏力对胎儿的影响并不大。

2. 不协调性子宫收缩乏力 又称高张性子宫收缩乏力，多见于初产妇。其特点为子宫收缩的极性倒置，宫缩的兴奋点不是来自两侧子宫角部，而是来自子宫的一处或多处冲动；子宫收缩波由下向上扩散，收缩波小而不规律、频率高、节律不协调，不能产生向下的合力，致使宫缩时子宫底部压力不强，而是子宫下段压力强，宫缩间歇期子宫壁也不完全松弛，使宫口扩张受限，胎先露部不能如期下降，属无效宫缩。产妇自觉腹部疼痛剧烈、拒按、精神紧张、烦躁不安、体力消耗、产程延长或停滞，严重者出现脱水、电解质紊乱、肠胀气、尿潴留、胎盘-胎儿循环障碍及静息宫内压升高，胎心异常。此种宫缩乏力多为原发性宫缩乏力。

3. 产程异常 产程进展的标志是宫口扩张和胎先露部下降。宫缩乏力导致的产程异常有以下几种。

（1）潜伏期延长 初产妇＞20 小时、经产妇＞14 小时称为潜伏期延长。

（2）活跃期异常 包括活跃期延长和活跃期停滞。

1）活跃期延长：活跃期宫颈口扩张速度＜0.5cm/h 称为活跃期延长。

2）活跃期停滞：当破膜且宫颈口扩张≥5cm 后，若宫缩正常，宫颈口停止扩张≥4 小时；若宫缩欠佳，宫颈口停止扩张≥6 小时称为活跃期停滞。

（3）第二产程异常 包括胎头下降延缓、胎头下降停滞和第二产程延长。

1）胎头下降延缓：第二产程初产妇胎头下降速度＜1cm/h，经产妇＜2cm/h，称为胎头下降延缓。

2）胎头下降停滞：第二产程胎头先露停留在原处不下降＞1 小时，称为胎头下降停滞。

3）第二产程延长：初产妇＞3 小时，经产妇＞2 小时（硬膜外麻醉镇痛分娩时，初产妇＞4 小时，经产妇＞3 小时），产程无进展（胎头下降和旋转），称为第二产程延长。

（三）对母儿的影响

1. 对产妇的影响 宫缩乏力易导致产程延长，产妇休息不好、疲劳、肠胀气，排尿困难，严重者引起产妇脱水、酸中毒、低钾血症的发生；宫缩乏力可引起产后出血、胎膜早破和产褥感染等并发症。

2. 对胎儿及新生儿的影响 由于产程延长，特别是不协调性子宫收缩乏力，宫缩间歇期子宫不能完全放松，使子宫内压力持续增高，导致子宫胎盘血液循环障碍，胎儿缺氧，出现胎儿窘迫，甚至胎死宫内；因产程延长，手术助产机会增多，发生新生儿产伤、新生儿窒息、颅内出血等危险性增加。

（四）护理评估

1. 健康史 了解产妇生育史、本次妊娠经过、产检过程及结果，了解产妇的精神状态，对分娩相关知识的了解程度。

2. 身心状况 测量产妇的体温、血压、脉搏、呼吸、心率，观察产妇神志、皮肤弹性等。注意评估产妇的精神状态，产妇的休息、进食及排泄情况。用手触摸产妇腹部监测宫缩的节律性、对称性、极性、强度及频率的变化情况，区别宫缩乏力是协调性还是不协调性。

（1）协调性子宫收缩乏力者，产妇无特殊不适，精神好，进食正常，休息好，表现为宫缩软弱无力，持续时间短，间歇时间长。

（2）不协调性子宫收缩乏力者，临产后就表现为持续性腹痛，烦躁不安，进食、休息均差，产妇疲乏无力。产妇子宫壁在两次宫缩间歇期不能完全放松，下腹部有压痛，胎位触不清，胎心不规律，严重时可出现产程停滞。

（3）心理-社会状况　由于产程延长，产妇出现焦虑状态，休息差，进食少，甚至出现肠胀气、排尿困难等。产妇及家属对阴道分娩方式失去信心，焦虑、恐惧，担心母儿的安危。

3. 辅助检查

（1）多普勒胎心听诊仪　可监测胎心率的变化。

（2）实验室检查　尿液检查可出现尿酮体阳性，血液生化检查可出现钾、钠、氯及钙等电解质的改变，二氧化碳结合力可降低。

（3）Bishop 子宫颈成熟度评分　可利用 Bishop 评分法评估子宫颈成熟度，估计人工破膜加强宫缩的效果。该评分满分为 13 分，若产妇得分≤3 分，人工破膜引产多失败，应选用其他方法；4～6 分成功率约为 50%，7～9 分成功率约为 80%，≥10 分均可成功（表 8-1）。

表 8-1　Bishop 宫颈成熟度评分表

指标	分数			
	0 分	1 分	2 分	3 分
宫口扩张（cm）	0	1～2	3～4	≥5
子宫颈管消退（%）（未消退为 2～3cm）	0～30	40～50	60～70	80～100
胎先露部位（坐骨棘水平=0）	−3	−2	−1～0	+1～+2
子宫颈硬度	硬	中	软	—
宫口位置	后	中	前	—

（五）处理原则

1. 协调性子宫收缩乏力 首先应寻找原因，针对原因进行处理。若头盆不称或明显胎位异常，估计不能经阴道分娩者，应及时行剖宫产术；若无头盆不称和胎位异常，估计可经阴道分娩者，应加强宫缩。

2. 不协调性子宫收缩乏力 处理原则是先恢复不协调性子宫收缩的正常节律性和极性，然后按协调性子宫收缩乏力处理。在子宫收缩恢复为协调性宫缩之前，禁用缩宫素。经上述处理无效者，或伴有头盆不称、胎儿窘迫，应尽早行剖宫产术。

（六）主要护理诊断/问题

1. 疲乏 与宫缩乏力、产程延长有关。

2. 有体液不足的危险 与产妇消耗过大及失血有关。

3. 潜在并发症：产后出血、感染、胎儿窘迫等。

（七）护理措施

1. 一般护理 改善产妇全身状况，对于过度疲劳或烦躁不安的产妇，遵医嘱给予镇静剂，以保证充分休息。鼓励产妇进食易消化、高热量的半流质饮食。督促产妇及时排空膀胱与直肠，必要时遵医嘱予以导尿。

2. 产程观察 重点观察宫缩、子宫颈扩张、胎先露下降及胎心率情况，观察是否破膜及羊水量、色、性状，发现异常及时报告医生。

3. 协调性子宫收缩乏力护理 若发现有头盆不称、胎位异常及骨盆狭窄等，估计不能经阴道分娩者，应及时做好剖宫产术前准备。若估计可经阴道分娩者，应做好以下护理。

（1）第一产程 对潜伏期出现的子宫收缩乏力，可用强镇静剂如哌替啶 100mg，或吗啡 10mg 肌内注射，绝大多数潜伏期子宫收缩乏力者在充分休息后可自然转入活跃期。如仍然子宫收缩乏力，遵医嘱加强子宫收缩。主要有以下方法。

1）人工破膜：临产后无头盆不称，且胎头已衔接者，破膜可使胎头直接紧贴子宫下段及宫颈内口，反射性引起子宫收缩，加速产程进展。

破膜时护理要点：破膜前要检查胎儿有无脐带先露情况，破膜应在宫缩间歇期进行，破膜时立即听胎心音，注意胎心变化，慎防脐带脱垂，同时观察羊水的量、色及性状，记录破膜时间。破膜后子宫收缩仍未改善者可遵医嘱应用缩宫素加强子宫收缩。

2）静脉滴注缩宫素：适用于协调性子宫收缩乏力、胎心良好、胎位正常、头盆相称者。原则是以最小浓度获得最佳子宫收缩。建立静脉通道后，将缩宫素 2.5U 配制于 0.9%生理盐水 500ml 中摇匀，从 4～5 滴/分即 1～2mU/min 开始滴，根据子宫收缩强弱进行调整，调整间隔为 15～30 分钟，每次增加 1～2mU/min 为宜，最大给药剂量通常不超过 20mU/min（60 滴/分）。缩宫素静脉滴注过程中，必须专人监护，监测子宫收缩、胎心及血压等变化及时做好记录。根据子宫收缩强弱调整滴速和浓度，维持子宫收缩时宫腔内压力达 50～60mmHg，子宫收缩间隔 2～3 分钟，持续 40～60 秒。若 10 分钟内子宫收缩＞5 次、持续 1 分钟以上或胎心率异常，应立即停止滴注缩宫素。以免因子宫收缩过强而发生子宫破裂和胎儿窘迫。外源性缩宫素在母体血中的半衰期为 1～6 分钟，故停药后能迅速好转，必要时遵医嘱用镇静剂。有明显产道梗阻或伴瘢痕子宫者不宜应用缩宫素。

3）针刺穴位：通常针刺合谷、三阴交、太冲、关元、中极等穴位，有增强子宫收缩的效果。

4）地西泮静脉注射：地西泮能软化宫颈，促进宫口扩张，而不影响宫体肌纤维收缩，适用于宫口扩张缓慢及宫颈水肿时。常用剂量为 10mg，缓慢静脉注射。

5）剖宫产术前准备：若经上述处理，试产 2～4 小时产程仍无进展，甚至出现胎儿宫内窘迫、产妇体力衰竭等情况时，应立即做好剖宫产术前准备。

（2）第二产程 若胎头双顶径已通过坐骨棘平面，而协调性子宫收缩乏力仍未纠正，应继续加强子宫收缩，等待自然分娩，或行胎头吸引术或产钳术助产；若胎头仍未衔接或伴有胎儿窘迫征象，应行剖宫产术。

（3）第三产程 胎肩娩出后可立即遵医嘱将缩宫素 10～20U 加入 25%葡萄糖液 20ml 内静脉注射，预防产后出血。对产程长、破膜时间久及手术产者，应给予抗生素预防感染。

4. 不协调性子宫收缩乏力护理 调整子宫收缩，使其恢复正常节律性及极性。可遵医嘱给予镇静剂如哌替啶 100mg 或吗啡 10mg 肌内注射，产妇充分休息后多可恢复为协调性子宫收缩，若恢复后仍为子宫收缩乏力，按协调性子宫收缩乏力处理。在子宫收缩恢复为协调性子宫收缩之前，禁用缩宫素。经上述处理无效者，或伴有头盆不称、胎儿窘迫等，应做好剖宫产术前准备。

5. 心理护理 护士应鼓励产妇说出心中的担忧，聆听产妇倾诉不适，及时将产程进展情况及治疗护理计划告知产妇及家属，随时解答产妇及家属的疑问，解除其思想顾虑和恐惧心理，使产妇树立分娩信心，并鼓励家属为产妇提供持续性心理支持。

6. 健康教育　加强产前教育，充分发挥孕妇学校作用，让产妇及家属了解分娩过程，建立分娩信心。临产后，指导产妇休息、进食、排尿及排便。产后嘱产妇注意子宫收缩、阴道流血情况，观察恶露的量、色及气味，保持外阴部清洁，加强营养。指导母乳喂养。

二、子宫收缩过强

（一）病因

1. 缩宫素使用不当　如个体对缩宫素过于敏感或缩宫素使用方法不当、剂量过大等。

2. 分娩发生梗阻或胎盘早剥　血液浸润子宫肌层，使子宫强力收缩。

3. 阴道内操作过多或不当　粗暴或多次宫腔内操作均可引起子宫壁某部位肌肉痉挛性收缩，导致不协调性子宫收缩过强。

4. 其他　如产妇精神过度紧张、经产妇、遗传因素等。

（二）分类

子宫收缩过强分为协调性与不协调性两种类型。

1. 协调性子宫收缩过强　表现为子宫收缩的节律性、对称性及极性均正常，仅子宫收缩力过强（子宫收缩时宫腔压力≥60mmHg）、过频（10 分钟内有 5 次或以上的子宫收缩）。如产道无阻力，产程进展迅速，初产妇总产程＜3 小时者，称为急产。若存在产道梗阻或瘢痕子宫，子宫收缩过强可产生病理性缩复环，甚至子宫破裂。

2. 不协调性子宫收缩过强

（1）强直性子宫收缩　特点是子宫收缩失去节律性，无间歇期，呈持续性强直性收缩，常见于缩宫剂使用不当。产妇因持续性腹痛常有烦躁不安、腹部拒按，胎位触诊不清，胎心音听不清。若产道有梗阻则也可出现病理性缩复环、血尿等先兆子宫破裂征象。

（2）子宫痉挛性收缩　子宫局部肌肉呈痉挛性不协调性收缩形成的环状狭窄。多由精神紧张、过度疲劳和不适当使用缩宫剂或粗暴实施阴道内操作所致。狭窄环常发生于子宫上、下段交界处，也可发生在胎体狭窄部，如胎儿颈部、腰部（图 8-2），此环不随子宫收缩上升，与病理性缩复环不同。产妇可出现持续性腹痛，烦躁不安，胎心时快时慢，宫颈扩张缓慢，胎先露部下降停滞，手取胎盘时可在宫颈内口上方直接触到此环。

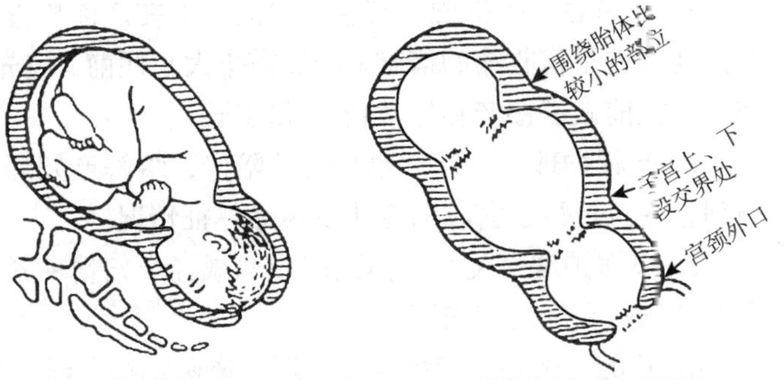

A. 狭窄环围绕胎颈　　B. 狭窄环容易发生的部位

图 8-2　子宫痉挛性狭窄环

（三）对母儿的影响

1. 对产妇的影响　协调性子宫收缩过强可致急产，易造成产妇软产道裂伤，甚至子宫破裂。不协调性子宫收缩过强形成子宫痉挛性狭窄环或强直性子宫收缩，使产程延长，胎盘嵌顿、产后出血、产褥感染及手术产的概率增加。

2. 对胎儿、新生儿的影响　急产易致新生儿感染、新生儿颅内出血；若新生儿坠地，可发生骨折、外伤；子宫收缩过强、过频使子宫胎盘血流量减少，子宫痉挛性狭窄环使产程延长，均易导致胎儿窘迫、新生儿窒息甚至死亡。

（四）护理评估

1. 健康史 询问并仔细查阅产前检查记录，了解经产妇既往有无急产史，了解产妇临产后有无精神紧张、有无胎盘早剥、有无缩宫素应用不当、反复宫腔操作等诱发因素。

2. 身心状况

（1）评估临产时间，子宫收缩频率、强度，胎心、胎动情况，产程进展情况 产妇临产后持续性子宫收缩、剧烈腹痛，产时重点评估有无病理性缩复环、血尿等，及时发现先兆子宫破裂征象。产后重点评估有无软产道裂伤，新生儿有无外伤、颅内出血等并发症。

（2）心理-社会状况 产妇子宫收缩强烈，腹痛剧烈，多伴有恐惧和无助感，担心自己及胎儿的安危。急产导致产妇及家属无思想准备，焦虑担心母儿安全。

3. 辅助检查 胎心电子监护，及时了解胎心及子宫腔压力变化情况。

（五）处理原则

1. 急产的处理 以预防为主。有急产史者，应提前住院待产，慎用缩宫素及促进宫缩的措施，如人工破膜。出现分娩先兆后避免胎儿娩出过快，预防产伤及感染。

2. 不协调性子宫收缩过强

（1）强直性子宫收缩 抑制子宫收缩，若产道有梗阻，应立即行剖宫产术。

（2）子宫痉挛性狭窄环 寻找原因，立即停止阴道内操作、停用缩宫素，给产妇吸氧并应用子宫收缩抑制剂，若经处理无效或出现胎儿窘迫，应立即行剖宫产术。

（六）主要护理诊断/问题

1. 疼痛 与子宫收缩过强、过频有关。

2. 焦虑 与担心自身及胎儿安危有关。

3. 潜在并发症：胎儿窘迫、子宫破裂。

（七）护理措施

1. 预防急产的护理 有急产史的孕妇在产前检查时告知医生，提前住院待产。临产后慎用缩宫素及其他促进子宫收缩的措施。产妇需排大小便前，应先检查宫口大小和先露高低，以防胎儿坠地，造成伤害。提前做好接产和抢救新生儿的准备。

2. 产程护理 临产后给予支持陪伴，缓解产妇疼痛、减轻焦虑。遵医嘱给予硫酸镁等子宫收缩抑制剂，注意观察子宫收缩变化及生命体征情况。

3. 心理护理 关心、体贴产妇，减轻产妇精神紧张，使其积极配合分娩；如发生新生儿意外，应帮助产妇顺利度过哀伤期。

4. 其他 做好急产新生儿护理。遵医嘱给予新生儿维生素 K_1 肌内注射预防颅内出血。

第2节 产 道 异 常

案例 8-2

患者，女，28 岁，初产妇，孕 40 周。阴道流液伴腹痛 3 小时入院，子宫收缩时疼痛难忍，LOA。骨盆测量：骶耻外径 17cm，对角径 11cm，坐骨棘间径 10cm，坐骨结节间径 9cm，耻骨弓角度 90°。胎头高于耻骨联合表面，未入盆。

问题：1. 该产妇骨盆是否正常？

2. 该产妇最常见的护理诊断及护理措施有哪些？

产道异常包括骨产道异常和软产道异常，临床以骨产道异常多见。产道异常可阻碍胎先露下降，影响产程进展，导致难产。

一、骨产道异常

骨盆径线过短或形态异常，致使骨盆腔小于胎先露部可通过的限度，阻碍胎先露部下降，影响产程顺利进展，称为狭窄骨盆。狭窄骨盆可以为一条径线过短或多条径线同时过短，也可为一个平面狭窄或多个平面同时狭窄。

（一）狭窄骨盆分类

1. 骨盆入口平面狭窄　以扁平骨盆为代表，主要为骨盆入口平面前后径狭窄为主，入口平面前后径≤10cm，骨盆测量骶耻外径、对角径小于正常值。常见有以下两种。

（1）单纯扁平骨盆　临床多见。骨盆入口呈横椭圆形，骶岬向前下突出，使骨盆入口前后径变短而横径正常（图 8-3）。

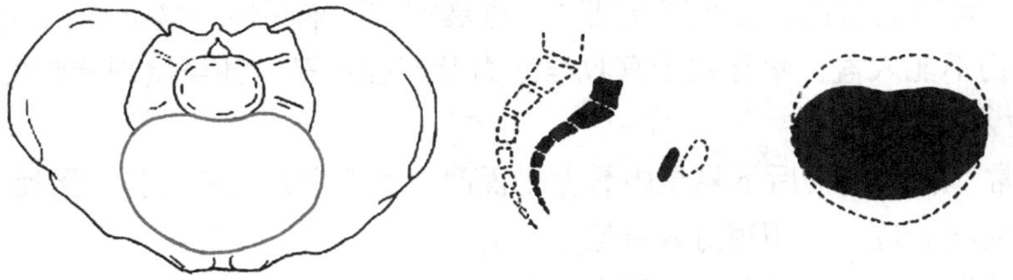

图 8-3　单纯扁平骨盆

（2）佝偻病性扁平骨盆　骨盆入口呈横的肾形，骶岬向前突出，骨盆入口前后径明显缩短，骶凹消失，骶骨下段变直向后翘，尾骨呈钩状突向骨盆出口平面。由于坐骨结节外翻，耻骨弓角度增大，出口横径变宽（图 8-4）。

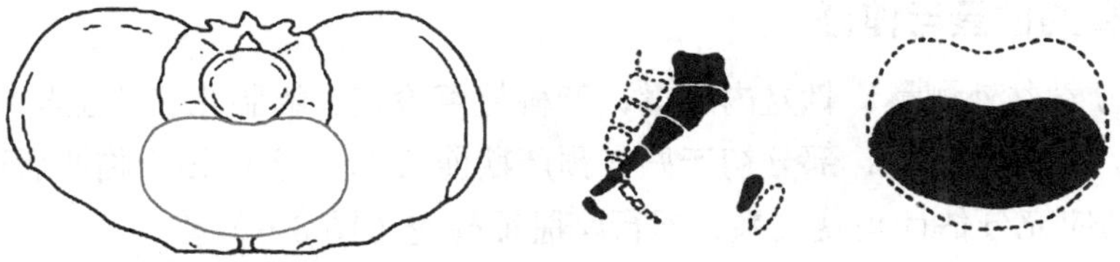

图 8-4　佝偻病性扁平骨盆

2. 中骨盆平面狭窄　中骨盆平面狭窄较入口平面狭窄更常见，主要见于男型骨盆及类人猿型骨盆，以坐骨棘间径和中骨盆后矢状径狭窄为主。

3. 骨盆出口平面狭窄　常与中骨盆平面狭窄相伴行，主要见于男型骨盆，以坐骨结节间径及骨盆出口后矢状径狭窄为主。中骨盆平面和出口平面的狭窄常见以下两种类型。

（1）漏斗骨盆　骨盆入口平面各径线正常，两侧骨盆壁向内倾斜，状似漏斗得名，常见于男型骨盆（图 8-5）。其特点是中骨盆及出口平面均明显狭窄，使坐骨棘间径、坐骨结节间径缩短，坐骨切迹宽度（骶棘韧带宽度）<2 横指，耻骨弓角度<90°，坐骨结节间径与后矢状径之和<15cm。

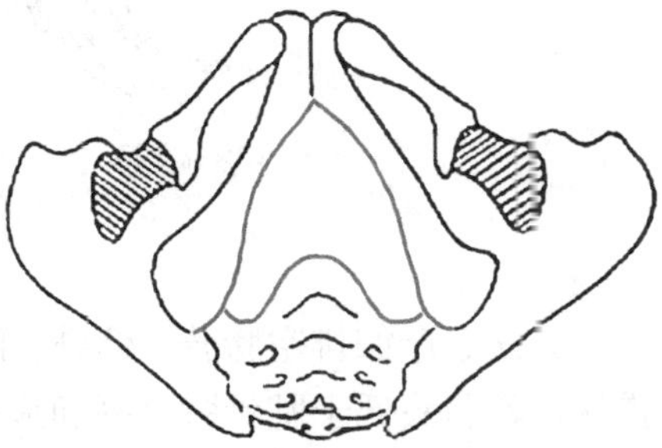

图 8-5　漏斗骨盆

（2）横径狭窄骨盆　与类人猿型骨盆类似。骨盆入口平面、中骨盆平面、出口平面横径均缩短，前后径稍长，坐骨切迹宽，入口平面呈纵椭圆形。

4. 骨盆三个平面均狭窄 骨盆外形属正常女型骨盆，但骨盆三个平面各径线均较正常值小 2cm 或更多，又称均小骨盆，多见于身材矮小、体形匀称的妇女。

5. 畸形骨盆 骨盆失去正常形态及对称性，称为畸形骨盆。分两类。

（1）外伤致骨盆骨折畸形愈合。

（2）偏斜骨盆：骨盆两侧的侧斜径（一侧髂后上棘与对侧髂前上棘间径）或侧直径（同侧髂后上棘与髂前上棘间径）之差＞1cm。

（二）对胎方位及产程的影响

1. 骨盆入口平面狭窄

（1）胎先露及胎方位异常 影响胎先露部衔接，容易发生胎位异常。臀先露、肩先露或面先露等发生率是正常骨盆者 3 倍以上。头先露时头盆不称的发生率高，初产妇多呈尖腹，经产妇呈悬垂腹，临产后胎头迟迟不入盆。

（2）产程进展异常 当骨盆入口平面狭窄而致相对性头盆不称时，常见潜伏期及活跃期早期产程延长，经充分试产，一旦胎头衔接，活跃期晚期产程进展顺利。绝对性头盆不称，即使产力、胎儿大小及胎位均正常，胎头仍不能入盆，常导致子宫收缩乏力及产程停滞，甚至出现梗阻性难产。

2. 中骨盆平面狭窄

（1）胎方位异常 胎头衔接后下降至中骨盆平面时，由于中骨盆横径狭窄致胎头内旋转受阻，容易发生持续性枕横位或枕后位，经阴道分娩受阻。

（2）产程进展异常 胎头多于宫口近开全时完成内旋转，由持续性枕后（横）位引起继发性子宫收缩乏力，多导致第二产程延长甚至停滞。

3. 骨盆出口平面狭窄 常与中骨盆平面狭窄并存。易致继发性子宫收缩乏力和第二产程停滞，胎头双顶径不能通过骨盆出口平面。不宜强行阴道助产，否则会导致严重的软产道裂伤及新生儿产伤。若骨盆出口绝对狭窄，不能经阴道分娩，需行剖宫产结束分娩。

（三）骨盆狭窄的检查与体征

1. 骨盆测量 分骨盆外测量、骨盆内测量；产科超声检查了解胎儿、胎位与骨盆的关系。

2. 跨耻征检查 正常情况下，部分初产妇在预产期前 2 周，经产妇于临产后胎头入盆。若已临产而胎头仍未入盆，则应充分估计头盆关系，即行跨耻征检查（图 8-6）。

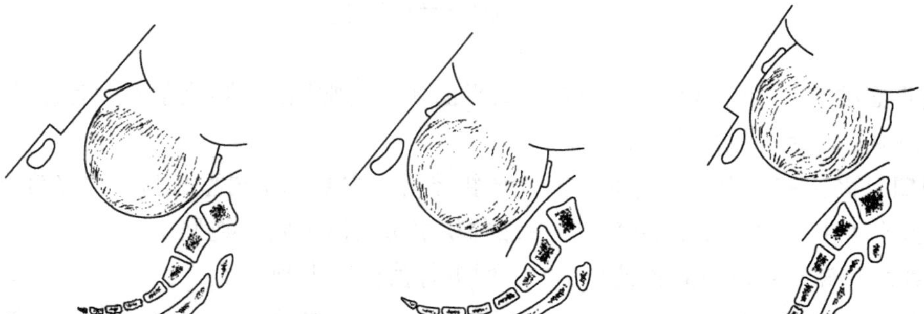

A. 头盆相称　　B. 可疑头盆不称　　C. 头盆不称

图 8-6 检查头盆相称程度

方法：产妇排空膀胱，仰卧，两腿伸直，检查者将手放于耻骨联合上方，将浮动的胎头向骨盆方向推压。若胎头低于耻骨联合平面表示胎头可以入盆，头盆相称，称为跨耻征阴性；若胎头与耻骨联合在同一平面，表示可疑，为跨耻征可疑阳性；若胎头高于耻骨联合平面，则表示头盆明显不称，为跨耻征阳性。对于跨耻征阳性的孕妇，应让其取两腿屈曲半卧位，再次检查胎头跨耻征，若转为阴性，提示为骨盆倾斜度异常，而不是头盆不称。头盆不称提示可能有骨盆相对性或绝对性狭窄，但不能单凭胎头跨耻征阳性轻易作出临床诊断，需要观察产程进展或试产后方可作出最终判断。

（四）对母儿的影响

1. 对产妇的影响 常由于胎位异常、继发性子宫收缩乏力，导致产程延长或停滞；使手术助产、软产道裂伤及产后出血增多；产道受压过久，可形成尿瘘或粪瘘；严重梗阻性难产伴宫缩过强形成病理性缩复环，可致先兆子宫破裂甚至子宫破裂；产褥感染机会增加。

2. 对胎儿及新生儿的影响 骨盆入口狭窄导致胎头高浮，使胎膜早破、脐带先露及脐带脱垂机会增多；产程延长，胎头在产道受压过久，易发生胎儿缺血缺氧；胎儿强行通过狭窄产道或手术助产，易引起颅内出血及其他新生儿产伤、感染等疾病。

（五）处理原则

明确骨盆狭窄类型和程度，围绕母儿生命安全等综合分析，决定分娩方式。

（六）护理措施

1. 观察产程 产程开始进展缓慢且伴有先露衔接障碍，多为骨盆入口狭窄导致；产程开始正常，进入中期产程停滞，多为中骨盆狭窄所致。密切观察胎儿宫内情况。

2. 骨盆异常产科助产手术的护理配合 配合医生实施胎头吸引、产钳或剖宫产术。

（1）骨盆入口平面狭窄的处理

1）绝对性骨盆入口狭窄：有明显头盆不称，骶耻外径≤16.0cm，对角径≤9.5cm，足月活胎不能经阴道分娩，应行剖宫产术结束分娩。

2）相对性骨盆入口狭窄：对角径 10.0～11.0cm，而胎儿大小适宜，产力、胎位及胎心均正常时，遵医嘱在严密监护下进行阴道试产，试产时间以 2～4 小时为宜。试产过程中护理要点包括：①专人守护，保证良好的产力；②密切观察胎儿情况及产程进展，若出现胎儿窘迫、先兆子宫破裂或试产 2～4 小时胎头仍未入盆，应通知医生，停止试产，并做好剖宫产的术前准备。

（2）中骨盆平面狭窄 若宫口开全，胎头双顶径达坐骨棘水平或更低，可经阴道助产，备好胎头吸引、产钳等助产器械包，做好抢救新生儿窒息的准备；若胎头双顶径在坐骨棘水平以上或出现胎儿窘迫，则应做好剖宫产手术准备，告知产妇禁食禁饮，做好手术心理护理。

（3）骨盆出口平面狭窄 出口横径与出口后矢状径之和≥15cm 时，胎先露可利用后三角经阴道娩出，或行阴道助产术娩出；若两者之和＜15cm 时，足月活胎不易经阴道分娩，不应试产，应行剖宫产术结束分娩。

（4）均小骨盆 估计胎儿体重约为 2500g，胎位、胎心正常，头盆相称，可以试产，可通过胎头颅骨重叠变形和极度俯屈，胎头以最小径线通过骨盆腔，完成阴道分娩；若胎儿较大，有明显头盆不称，应尽早行剖宫产术结束分娩。

（5）畸形骨盆 畸形严重、明显头盆不称者，应做好剖宫产术准备。

二、软产道异常

软产道是指由子宫下段、宫颈、阴道及骨盆底软组织构成的弯曲管道。软产道异常导致的难产比较少见，容易被忽视。因此，应在妊娠早期常规进行妇科检查诊断。

（一）分类及临床特点

1. 外阴异常 可见产妇会阴坚韧、外阴水肿、外阴瘢痕等。由于组织缺乏弹性，伸展性差，可使外阴及阴道口狭小，临产后可影响胎先露部下降，使胎头娩出困难或造成严重的撕裂伤。

2. 阴道异常 临床上常见的阴道异常有阴道横隔、阴道纵隔、阴道尖锐湿疣、阴道囊肿及阴道肿瘤等。阴道横隔可阻碍胎先露部下降；阴道纵隔常伴有双子宫、双宫颈畸形，一般不影响分娩；阴道尖锐湿疣于妊娠期生长迅速，产妇于分娩时易发生阴道裂伤、血肿及感染；阴道囊肿和肿瘤可阻碍胎先露部下降。

3. 子宫颈异常 子宫颈外口粘连、子宫颈水肿、子宫颈坚韧、子宫颈瘢痕、子宫颈癌及子宫颈肌瘤等均可影响子宫颈扩张，阻碍胎先露部下降，造成难产。

（二）处理原则

根据局部组织的病变种类、程度及对阴道分娩的影响综合而定。

第3节 胎儿异常

案例 8-3

患者，女，32岁，初产妇，因妊娠40周临产入院。入院后6小时，产妇自觉宫缩时有排便感。产科检查：宫缩30～40秒/4～5分钟，宫口扩张5cm，头先露S^{+1}，小囟门位于骨盆左后方。

问题：1. 该产妇的胎方位最可能是什么？

2. 该产妇的护理诊断及护理措施有哪些？

胎儿异常包括胎位异常和胎儿发育异常。胎位异常较常见，本节重点讲解胎位异常。

分娩时除枕前位为正常胎位外，其余均为异常胎位。临床常见异常胎位有头先露、臀先露及肩先露等。以胎头为先露的难产，又称头位难产，是最常见的胎位异常所致难产。

一、持续性枕后位、枕横位

在分娩过程中，胎头以枕后位或枕横位衔接，若枕部持续位于母体骨盆后方或侧方，于分娩后期仍然不能向前旋转，致使分娩发生困难者，称为持续性枕后位或持续性枕横位。

（一）病因

1. 骨盆异常与胎头俯屈不良 多见于男型骨盆与类人猿型骨盆。这两种类型的骨盆多伴有中骨盆狭窄，阻碍胎头内旋转，容易发生持续性枕后位或枕横位。扁平骨盆及均小骨盆容易使胎头以枕横位衔接，伴胎头俯屈不良、内旋转困难，形成持续性枕横位。

2. 其他异常 宫颈肌瘤、头盆不称、前置胎盘、子宫收缩乏力、胎儿过大或过小及胎儿发育异常等均可影响胎头俯屈及内旋转，形成持续性枕后位或枕横位。

（二）产程特点

1. 第二产程胎头下降延缓甚至停滞 临产后胎头衔接较晚、俯屈不良，由于胎先露不易紧贴子宫下段和宫颈内口，可导致继发性协调性宫缩乏力，第二产程延长。若为枕后位，因胎儿枕骨压迫产妇直肠，产妇自觉肛门坠胀及有排便感，宫口尚未开全时过早使用腹压，产妇疲劳，宫颈前唇水肿，使胎头下降延缓或停滞，产程延长。若在阴道口见到胎发，经过多次宫缩屏气不见胎头继续下降时，应考虑持续性枕后位可能。

2. 腹部检查 产妇前腹壁容易触及胎儿肢体，胎背偏向母体后方或侧方，且胎心多易在胎儿肢体侧闻及。

3. 阴道检查 枕后位时盆腔后部空虚。查明胎头矢状缝与骨盆横径一致，后囟位于骨盆左侧，为枕左横位；若后囟在右侧方为枕右横位。胎头矢状缝位于骨盆左斜径，前囟在骨盆右前方，后囟在骨盆左后方为枕左后位，反之为枕右后位。若宫口开全，也可借助胎儿耳郭、耳屏位置及方向判定胎方位。

（三）对母儿的影响

1. 对母体的影响 容易导致继发性宫缩乏力，引起产程延长。若胎头长时间压迫软产道，可发生缺血坏死；邻近脏器受压，如膀胱麻痹可致尿潴留，甚至发生生殖道损伤或瘘。阴道手术助产机会增多，软产道裂伤、产后出血及产褥感染发生率高。

2. 对胎儿的影响 第二产程延长及手术助产概率增加，易致胎儿窘迫和新生儿窒息等，使围产儿死亡率增高。

（四）分娩机制

无头盆不称的情况，大多数枕后位及枕横位在强有力的宫缩作用下，可使胎头枕部向前旋转 90°～135°成为枕前位。若分娩过程中不能自然转为枕前位者，其分娩机制如下。

1. 枕后位 左或右枕后位内旋转时向后旋转 45°成正枕后位，其分娩方式：①俯屈较好：胎头下降至前囟抵达耻骨联合下时，以前囟为支点，继续俯屈，从会阴前缘先娩出顶部及枕部，随后胎头仰伸，经过耻骨联合下后相继娩出额、鼻、口、颜。②俯屈不良：胎头以较大的枕额周径旋转，除少数产力好、胎儿小能以正枕后位自然娩出外，一般均需手术助娩。以鼻根为支点，胎头先俯屈，使前囟、顶部及枕部相继从会阴前缘娩出，胎头再发生仰伸，自耻骨联合下相继娩出额、鼻、口及颜。

2. 枕横位 一般能经阴道分娩，但多需用手或胎头吸引器（或产钳）协助将胎头转成枕前位后娩出。

（五）处理原则

骨盆无异常、胎儿不大时，可以试产；试产失败则需行剖宫产术。

（六）护理措施

1. 宫口未开全时，嘱产妇不要过早屏气用力以防宫颈水肿。

2. 枕横位者，嘱产妇朝向胎儿肢体方向侧卧或采取自由体位，以利于胎头枕部转向前方。

3. 严密观察胎心及产程进展，嘱产妇侧卧，给予背部按摩，教其放松，减轻疼痛。

4. 有头盆不称或试产过程中出现胎儿窘迫，应做好剖宫产准备。

5. 做好阴道助产术的准备并配合实施，当胎头双顶径已达坐骨棘平面以下 2cm 或更多时，配合医生行胎头吸引术或产钳术。

二、臀 先 露

臀先露即臀位，是最常见且容易诊断的异常胎位，占足月分娩总数的 3%～4%。胎儿在宫腔内活动范围大或受限，以及胎头衔接受阻都可导致臀位。分娩时因胎头比胎臀大，后出的胎头无变形机会，易造成娩出困难。臀先露易并发胎膜早破、脐带脱垂、新生儿产伤等并发症，围产儿的发病率、死亡率增高。

（一）分类

根据胎儿双下肢的姿势分为：单臀先露、完全臀先露及不完全臀先露。

1. 单臀先露 又称腿直臀先露，最多见。胎儿双髋关节屈曲及双膝关节伸直，先露部位为胎儿臀部。

2. 完全臀先露 又称混合臀先露，较多见。胎儿双髋关节及双膝关节均屈曲，先露部位为胎儿臀部及双足。

3. 不完全臀先露 较少见。胎儿以一足或双足、一膝或双膝或一足一膝为先露。膝先露一般是暂时的，产程开始后常转为足先露。

（二）产程特点

1. 产程延长 临产后由于胎臀周径小于胎头，胎臀不能紧贴子宫下段及宫颈内口，导致宫缩乏力，宫口扩张缓慢，产程延长。足先露时容易发生胎膜早破和脐带脱垂。

2. 腹部四步触诊 宫底部可触及圆而硬的胎头，按压时有浮球感。若未衔接，在耻骨联合上方触及可上下移动的、不规则、宽而软的胎臀；通常在脐左（或右）上方胎背侧胎心听诊响亮。衔接后胎心听诊以脐下最明显。

3. 阴道检查 胎膜已破及宫颈扩张 3cm 以上可直接触及胎臀，包括肛门、坐骨结节及骶骨等。在完全臀先露时可触及胎足，当不完全臀先露触及胎儿下肢时应注意有无与脐带同时脱出。

（三）对母儿的影响

1. 对母体的影响 胎臀形状不规则，前羊膜囊压力不均匀，易致胎膜早破，使产褥感染机会增加。易导致继发性宫缩乏力和产后出血。产妇手术产率增多，若宫口未开全强行牵拉，容易造成宫颈撕裂甚至累及子宫下段。

2. 对胎儿及新生儿的影响 脐带脱垂发生率是头先露的 10 倍，脐带受压易致胎儿窘迫，足先露时脐带脱垂发生率最高。胎体娩出时宫口未开全，胎头娩出困难，易致新生儿窒息、颅内出血。此外，新生儿产伤发生率较高，如臂丛神经损伤、胸锁乳突肌血肿、骨折等。

（四）分娩机制

较小且软的臀部先娩出后，较大的胎头常娩出困难，易导致难产。以骶左前位为例，需要经历胎臀娩出、胎肩娩出、胎头娩出三次旋转。

（五）处理原则

1. 妊娠期 妊娠 30 周前，大部分臀先露能自行转为头先露，无须处理。若妊娠 30 周后仍为臀先露应予矫正。

2. 分娩期 临产初期应根据产妇年龄、本次妊娠经过、胎产次、骨盆类型、臀先露类型、胎儿大小、胎儿是否存活及发育是否正常，以及有无合并症等，决定分娩方式。

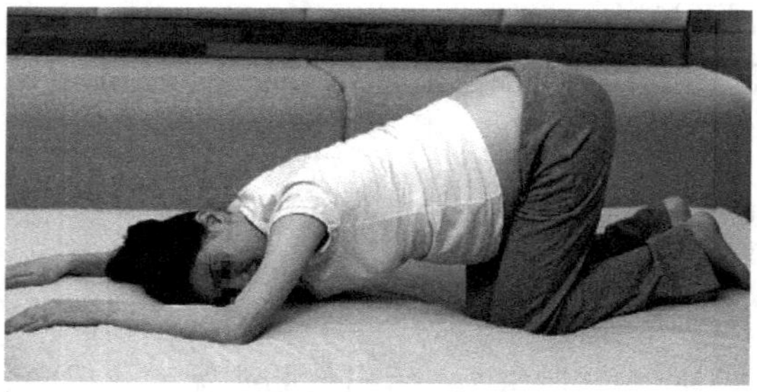

图 8-7 膝胸卧位

（六）护理措施

1. 协助医生纠正胎位 妊娠 30 周后仍为臀先露，可采取以下方法予以矫正。

（1）胸膝卧位 孕妇排空膀胱、松解裤带，行胸膝卧位（图 8-7），每日 2 次，每次 15 分钟，1 周后复查。

（2）激光照射或艾灸至阴穴 多用激光照射两侧至阴穴（足小趾外侧，距趾甲角 3mm），也可用艾灸条，每日 1 次，每次 15～20 分钟，5 次为一疗程。

（3）外倒转术 上述方法无效者，一般建议妊娠 36～37 周后，排除外倒转术禁忌证后选择适宜对象，在严密监测下实施。术前必须做好紧急剖宫产的准备，在超声及电子胎心监护下进行。此方法存在胎盘早剥、胎儿窘迫、胎膜早破、早产等潜在风险，但发生率低。

2. 产程观察护理 由于臀位易并发胎膜早破、脐带脱垂，产妇待产中应少活动，尽可能卧床，减少阴道检查，避免胎膜早破。密切观察胎心变化，若发生胎膜早破，立即抬高床尾，若有胎儿窘迫征象，及时报告医生，慎防脐带脱垂。做好新生儿窒息的抢救准备。

3. 阴道分娩助产协助护理 若宫口未开全，阴道外口见胎足，接产者应消毒外阴，使用“堵住”外阴的方法，促使宫颈口和阴道充分扩张，防止后出头困难，每隔 10～15 分钟听取胎心音（图 8-8）。第二产程，做好术前准备，配合医生行会阴侧切及臀助产术，胎儿脐部娩出后，2～3 分钟娩出胎头，最长不超过 8 分钟。

4. 做好剖宫产术前准备　①有臀位难产、死产史。②预计胎儿体重＞3500g 或双顶径＞9.5cm。③足先露或胎头过度仰伸（望星位）。④骨产道、软产道异常。⑤胎儿窘迫，脐带脱垂，脐带先露。⑥严重妊娠合并症或并发症。⑦高龄初产，多年不孕后妊娠。

5. 第三产程护理　继发子宫收缩乏力易使产程延长导致产后出血，遵医嘱肌内注射缩宫素或前列腺素制剂预防产后出血，同时应积极抢救新生儿窒息。行手术操作及有软产道损伤时，应及时检查并缝合，给予抗生素预防感染。

三、面先露、肩先露

（一）面先露

面先露是指胎头以极度仰伸的姿势通过产道，使胎儿枕部与胎背接触，以颜面为先露，以颏骨为指示点，多于临产后发现。发病率为0.8%～2.7%，经产妇多于初产妇。在骨盆入口平面很少发生面先露，通常是额先露在胎儿下降过程中胎头进一步仰伸而形成面先露。

颏前位时，如产力强，无头盆不称，胎心正常，可给予阴道试产。颏前位伴头盆不称或出现胎儿窘迫征象，或持续性颏后位，均应行剖宫产术。

（二）肩先露

胎先露为肩称为肩先露，又称横位，是对母儿最不利的胎位。临产后由于先露部不能紧贴子宫下段，常出现宫缩乏力和胎膜早破。破膜后可伴有脐带和上肢脱垂等情况，可导致胎儿窘迫甚至死亡。嵌顿性肩先露时（图 8-8），妊娠足月无论是活胎还是死胎，均无法经阴道娩出，若不及时处理，容易造成子宫破裂，威胁母儿生命。

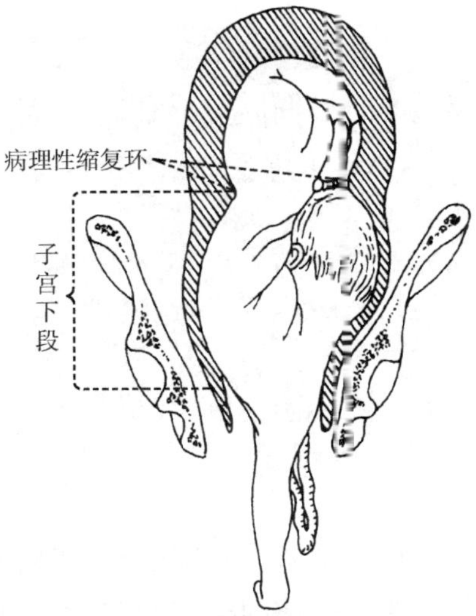

图 8-8　嵌顿性肩先露及病理性缩复环

第 4 节　高危新生儿

案例 8-4

患者，女，34 岁，孕 37 周臀位助产分娩一男婴，娩出后发现新生儿仅有微弱的心跳，心率 90 次/分，呼吸微弱不规律，全身皮肤苍白，喉反射有些反应，四肢张力松弛。

问题：1. 该新生儿 Apger 评分代表的临床意义是什么？

2. 该患儿的护理诊断及护理措施有哪些？

一、新生儿窒息

新生儿窒息（neonatal asphyxia）是指胎儿娩出后 1 分钟，仅有心跳而无呼吸或未建立规律呼吸的缺氧状态。必须积极抢救，精心监护，降低新生儿死亡率及智力障碍发生率。

（一）病因

1. 胎儿窘迫　各种原因造成的胎儿缺氧在出生前未得到纠正，胎儿娩出后即可表现为新生儿窒息。

2. 呼吸中枢受到抑制或损害　胎儿颅内出血及脑部长时间缺氧导致呼吸中枢受到损害；在分娩过程中母体使用麻醉剂、镇静剂，抑制了呼吸中枢。

3. 呼吸道阻塞　胎儿在通过产道过程时吸入胎粪、黏液、羊水，阻塞呼吸道引起。

4. 先天发育异常 早产、呼吸道畸形、肺部发育不良，新生儿不能进行正常气体交换。

（二）护理评估

1. 健康史 了解有无导致新生儿窒息的诱因，如妊娠期高血压疾病、前置胎盘、胎盘早剥、心脏病、产程过长、胎膜早破等；了解分娩过程中是否使用大量镇静剂；有无胎儿先天性心脏病、颅内出血、胎儿畸形、脐带脱垂、胎儿窘迫等。

2. 身心状况

（1）症状与体征（表 8-2） 根据 Apgar 评分，分别在出生后 1 分钟、5 分钟和 10 分钟进行。1 分钟评分是新生儿窒息程度的依据。5 分钟及以后评分是对复苏效果的判断依据，评分越低，低氧血症越严重，如 5 分钟评分<3 分，则新生儿死亡率及脑部后遗症发病率明显增加。

表 8-2 轻度窒息和重度窒息的临床表现

	轻度窒息	重度窒息
Apgar 评分	4～7 分	0～3 分
呼吸	浅表或不规则	无或仅有喘息样呼吸
心率	心跳规则，强而有力，心率慢，80～120 次/分	心跳不规则，心率<80 次/分且弱
喉反射	存在	消失
肌张力	好	松弛
皮肤颜色	面部和全身皮肤青紫色	皮肤苍白，口唇青紫
对刺激的反应	有	无

（2）心理-社会状况 产妇因担心新生儿预后而产生焦虑、内疚、悲伤、恐惧等心理。

3. 辅助检查 检测新生儿动脉血气、血糖、血电解质、血尿酸氮和血肌酐等生化指标。新生儿血气分析 pH 下降、$PaCO_2$ 升高、PaO_2 降低。

（三）治疗要点

以预防为主，估计胎儿娩出后有窒息的危险，应做好复苏准备，一旦发生，及时抢救复苏，降低新生儿死亡率，预防远期后遗症。复苏按照 ABCDE 步骤进行。

1. A=畅通气道（air way） 新生儿出生后即放在辐射保暖台上，快速擦干头部及全身，摆好体位，使颈部轻微仰伸，立即吸尽口、咽、鼻黏液。

2. B=建立呼吸（breathing） 触觉刺激，拍打足底或摩擦背部来促进呼吸出现。刺激后如出现正常呼吸，心率>100 次/分，肤色红润或仅手足青紫可予观察。如无自主呼吸建立或心率<100 次/分，应立即用复苏气囊进行面罩正压给氧，面罩应密闭遮盖口鼻，通气频率 40～60 次/分，压力以可见胸部起伏和听诊呼吸音正常为宜。15～30 秒后再评估，如心率>100 次/分，出现自主呼吸可予观察；如无规律性呼吸或心率<100 次/分，需进行气管插管正压通气。

3. C=维持循环（circulation） 气管插管正压通气 30 秒后，心率<60 次/分或心率 60～80 次/分不再增加，应继续正压通气并同时行胸外心脏按压。可采用双拇指法或中、示指法，按压频率为每分钟 120 个动作（即 90 次心脏按压，30 次正压通气），按压深度为胸廓前后径的 1/3。

4. D=药物（drug） 治疗新生儿复苏术中很少需要用药物，新生儿期的心肌功能障碍和休克一般是由深度缺氧引起，药物包括肾上腺素、血容量扩充剂和碳酸氢钠。

5. E=评价（evaluation） 评价贯穿新生儿窒息复苏整个过程，通过对呼吸、心率、肤色的不断评估，采取相应的处理措施。

复苏后加强保暖和监护，维持内环境和血压稳定，控制惊厥，治疗脑水肿。

（四）主要护理诊断/问题

1. 气体交换受损 与呼吸道受阻、肺透明膜受损有关。

2. 有感染的危险 与羊水吸入、吸痰、新生儿抵抗力低下有关。

3. 焦虑 与担心孩子生命受到威胁有关。

4. 潜在并发症：产后出血、产道损伤、产褥感染。

（五）护理措施

1. 复苏前准备 分娩前做好新生儿复苏的设备和物品准备。

2. 抢救配合 配合医生按 ABCDE 程序进行复苏，必须强调新生儿窒息复苏，不能等待新生儿出生 1 分钟评分来判断新生儿窒息的状况，应及时复苏，以免延误抢救时机。

3. 病情监护 新生儿复苏后进入新生儿重症监护室，复苏后的新生儿可能有多器官损害的危险，应继续监护，包括体温管理、生命体征监测、早期发现并发症。复苏后立即进行血气分析有助于估计窒息的程度。如合并中、重度缺氧缺血性脑病，有条件的医院可给予患儿亚低温治疗。

4. 一般护理 在整个抢救过程中必须注意保暖，应在 30～32℃的抢救床上进行抢救，复苏后置暖箱中保暖，维持肛温在 36.5～37℃。

5. 健康教育 耐心细致地告诉产妇及家属患儿目前的情况和可能的预后，帮助父母完成角色的转变。对恢复出院的患儿应指导定期复查。对有后遗症的患儿，指导家长学会康复护理的方法。

二、新生儿颅内出血

新生儿颅内出血主要由缺氧或产伤引起，早产儿多见，是新生儿死亡的重要原因之一，存活者神经系统后遗症较多。

（一）病因

1. 缺氧 多见于早产儿，尤其是 32 周以下的早产儿。以脑室周围-脑室内出血最常见。

2. 产伤 常见产伤性颅内出血，以足月儿、巨大胎儿多见。可因头盆不称、吸引器助产等，使头部受挤压、牵拉而引起颅内血管撕裂。近年产伤导致颅内出血已明显下降。

3. 其他 快速输注高渗液体、机械通气不当、先天性血管畸形或全身疾病等也可引起。

（二）护理评估

1. 健康史 了解分娩方式和分娩过程，产妇身体状况，以及患儿治疗其他疾病时有无操作不当，如频繁吸痰、快速输注高渗液体等。

2. 身心状况 颅内出血的症状和体征与出血部位及出血量有关，一般出生后数小时至 1 周左右出现。可出现易激惹、烦躁不安、双目凝视、呕吐、脑性尖叫等中枢神经系统兴奋症状；或出现表情淡漠、嗜睡、昏迷、肌张力低下、拥抱反射消失等中枢神经系统抑制症状。一般先出现兴奋症状，后转为抑制，也可缺乏明显症状。患儿父母因担心预后不良表现为焦虑、无助。

3. 辅助检查 做 CT 及 B 超检查，脑脊液呈血性。

（三）治疗要点

1. 镇静、止痉 首选苯巴比妥钠，如果惊厥未被控制可加用地西泮或水合氯醛等。

2. 降低颅内压 可用呋塞米静脉注射，也可选用地塞米松，早期慎用甘露醇。

3. 控制出血 可用维生素 K_1、酚磺乙胺等，重症患儿可输少量新鲜血或血浆。

4. 其他治疗 使用恢复脑细胞功能的药物；及时处理合并症。

（四）主要护理诊断/问题

1. 潜在并发症：脑疝。

2. 低效性呼吸型态 与呼吸中枢受抑制有关。

3. 家庭应对能力失调 与疾病的严重度和未知的病程进展有关。

（五）护理措施

1. 病情监护 严密观察患儿的生命体征、神志、瞳孔的变化，定期测量头围，及早发现颅内压增高征象，若有病情变化及时通知医生。

2. 治疗配合 绝对卧床休息，不得随意搬动和刺激患儿；操作集中进行、动作轻柔；使用留置针，减少反复穿刺。床头备好吸痰物品，及时清除患儿呼吸道分泌物。

（1）遵医嘱给予止血药或血浆，降颅内压药物等，观察药物疗效并记录。

（2）合理用氧，根据缺氧程度给予氧疗，注意用氧的方式，控制氧的浓度和给氧时间。

（3）保证热量供给，维持正常体温。遵医嘱配合做动脉血气分析。

3. 一般护理 患儿绝对静卧，保持呼吸道通畅。头部抬高 15°～30°，若将头部偏向一侧时，整个身躯也应取同向侧位，保持头呈正中位，以免颈动脉受压。

4. 心理护理 随时与家属联系，告知病情的严重程度、治疗效果及预后，并安慰家属。

5. 健康教育 新生儿颅内出血的远期预后影响因素较多，结局难以预料。出院时做好药物和居家看护的宣教，坚持治疗和随访。告知后遗症的康复训练。

三、产　伤

产伤是指胎儿在分娩过程中，机械性因素对胎儿或新生儿的组织、器官所造成的损伤。临床上多与难产相伴，以产程延长、产科手术或分娩处理不当引起的损伤多见。本节仅介绍临床常见的产伤。

（一）头颅血肿

1. 病因 由于异常分娩（胎位不正、头盆不称等）、产钳或负压吸引助产时，头颅受到过多挤压，以致新生儿颅骨骨膜下血管破裂，血液积聚于骨膜下而发生。

2. 护理评估

（1）健康史 了解胎龄、出生体重、分娩经过，了解有无难产、手术史等。

（2）身体状况 头颅血肿常位于顶骨的一侧，以顶骨边缘为界，不超过骨缝；肿块有囊样感，表面皮肤正常，一般 3～8 周消失。有时与颅骨骨折并存。

注意头颅血肿和胎头水肿的区别。胎头水肿不受骨缝限制，娩出时即存在，呈凹陷性水肿，产后 2～4 日消失，不需处理。

3. 护理要点 头颅血肿一般不需要特殊处理，但应保持患儿安静，忌按揉，切忌血肿内穿刺，以免感染。血肿大者按医嘱给予维生素 K_1 肌内注射，每日 1 次，共 3 次。

（二）骨折

新生儿骨折大多数发生在难产中。常见有锁骨骨折、颅骨凹陷性骨折、肱骨或股骨骨折等。新生儿骨折愈合快，引起永久性畸形者少见。正确掌握各种难产助产手法及助产动作轻柔是防止新生儿骨折的关键。

1. 分类

（1）锁骨骨折 是产伤后骨折最常见的一种，多见于体重大的新生儿发生肩难产及急产。锁骨骨折多发生于中外 1/3 交界处。

（2）颅骨凹陷性骨折 多由母体骨盆突出的骶尾骨压迫胎头所致。患儿可随着生长发育而逐渐矫正。

（3）肱骨骨折　骨折部位多在肱骨中段，常为横断性骨折，移位明显。

（4）股骨骨折　骨折部位多在股骨中下1/3处，患肢活动受限，局部肿胀明显，按压患处时患儿因疼痛而啼哭。

2. 护理评估

（1）健康史　了解分娩时的情况，是否有阴道助产及助产方式，评估患儿有无被动活动患肢而哭闹的表现。

（2）身体状况　如锁骨骨折表现为患儿患侧肩部活动受限，局部可有肿胀和压痛，有时除拥抱反射消失处，局部可无明显表现。肱骨、股骨骨折患侧肢体活动受限。颅骨凹陷性骨折可触及颅骨局部凹陷。

3. 护理要点　固定患肢，避免压迫患处或牵动患肢，遵医嘱保持好固定位置，以免移动。锁骨骨折和颅骨凹陷性骨折一般不需处理，2周可愈合。与家长沟通，使其了解病情及多数会完全恢复的结局，教会家长对患儿患肢进行功能锻炼，争取患儿完全康复。

（三）肌肉和神经损伤

1. 分类

（1）胸锁乳突肌损伤　多由前肩娩出时过度旋转或用力牵拉胎头引起，也可能是一侧胸锁乳突肌先天性过短所致。患儿表现为斜颈。

（2）面神经瘫痪　多因产钳或骨盆压迫引起面神经损伤所致。以周围性面神经麻痹最常见。多在出生后第1～2日出现，患侧鼻唇沟平坦，眼睑不能闭合，口角向健侧歪斜。

（3）臂丛神经麻痹　常因肩难产或臀位产过度牵拉头部、上肢或躯干时造成臂丛神经受压或撕裂，从而引起完全或部分的上肢运动障碍。

2. 护理评估

（1）健康史　了解分娩时的情况，包括胎位、分娩方式、阴道助产方式等。

（2）身体状况　观察患儿有无异常，胸锁乳突肌损伤患儿在安静时头向一侧倾斜并扪及胸锁乳突肌小血肿；面神经瘫痪患儿口角向健侧歪斜，哺乳时口角溢乳等。

3. 护理要点　面神经瘫痪患儿，眼睑不能闭合者，用眼罩或在睡眠时涂眼膏以保护患侧角膜；臂丛神经麻痹患儿注意保持患肢松弛状态，即置患臂于外展、肘部屈曲位，1周后开始做按摩及被动运动，以防肌肉萎缩；胸锁乳突肌损伤一般不需处理。向家长介绍患儿病情，争取其理解发生原因，耐心教会家长保护患儿的患肢，积极配合治疗。

自　测　题

A_1/A_2型题

1. 关于骨盆入口平面狭窄，下列叙述正确的是（　　）
   A. 骨盆入口前后径≤12cm
   B. 对角径≤13cm
   C. 坐骨结节间径≤9cm
   D. 骶耻外径＜18cm
   E. 坐骨棘间径≤10cm

2. 子宫收缩过强对母儿的影响不包括（　　）
   A. 子宫破裂　　B. 产后出血
   C. 软产道裂伤　　D. 新生儿颅内出血
   E. 软产道组织受压缺血坏死

3. 下列哪项不是子宫收缩乏力所致（　　）
   A. 新生儿窒息　　B. 产褥感染
   C. 产后出血　　D. 早产
   E. 胎儿窘迫

4. 协调性子宫收缩乏力的子宫收缩特点不包括（　　）
   A. 有正常的节律性和对称性
   B. 持续时间短
   C. 极性倒置
   D. 间歇期长且不规律

E. 收缩力弱

5. 新生儿 Apgar 评分的内容包括心率、呼吸、肌张力、喉反射和（　　）

A. 膝反射　　B. 脉搏

C. 皮肤颜色　　D. 皮肤弹性

E. 皮肤温度

6. 王女士，身材娇小，孕 28 周，关心关于均小骨盆的知识。护士告知不正确的是（　　）

A. 形态属正常女性骨盆

B. 多见于身材矮小、体形匀称的妇女

C. 估计胎儿不大，头盆相称者可给试产机会

D. 胎儿较大者应及时行剖宫产

E. 骨盆各径线均较正常值小 1cm

7. 产妇，30 岁，因子宫收缩过强出现急产，产后对于其新生儿的护理措施，最重要的是（　　）

A. 早吸吮

B. 出生后半小时内喂葡萄糖水

C. 按医嘱给维生素 K_1 肌内注射

D. 与母亲皮肤接触

E. 新生儿抚触

8. 产妇，26 岁，妊娠 30 周，胎儿臀位，为减轻孕妇的焦虑情绪，护士对孕妇的指导，不正确的是（　　）

A. 可采用膝胸卧位矫正

B. 膝胸卧位须排空膀胱

C. 矫正无效时，立即提前住院待产

D. 可行外转胎位术矫正

E. 胎位可自行转为头先露

9. 孕妇产检时发现胎儿臀位，需要给予胎位矫正。护士应告知其最佳的干预时间是（　　）

A. 孕 22 周　　B. 孕 24 周　　C. 孕 26 周

D. 孕 28 周　　E. 孕 30 周

10. 初产妇，妊娠 39 周临产入院。胎心 140 次/分，规律宫缩达 20 小时，宫口开大 8cm，评估为持续性枕后位，其典型表现是（　　）

A. 产妇过早感觉肛门坠胀而屏气向下用力

B. 阴道检查胎头前囟在骨盆后方

C. 不易发生宫颈水肿

D. 胎心在脐上方一侧听诊最清楚

E. 致第一产程延长

A_3/A_4 型题

（11、12 题共用题干）

初产妇，26 岁，妊娠 39 周，规律宫缩 18 小时，查宫口 8cm，先露 S^0，胎膜未破，腹部触诊为头先露，宫缩时宫体部不硬，持续 30 秒，间隔 5 分钟，胎心 136 次/分，B 超检查显示胎儿双顶径为 9.0cm。

11. 出现以上情况最可能是（　　）

A. 胎儿过大　　B. 骨盆狭窄

C. 胎儿畸形　　D. 子宫收缩乏力

E. 子宫收缩过强

12. 此时首选的处理是（　　）

A. 人工破膜

B. 立即行剖宫产

C. 静脉滴注缩宫素 5U

D. 肌内注射哌替啶 100mg

E. 观察 1 小时后再决定

（13～15 题共用题干）

初产妇，孕 39 周，枕左前位，规律宫缩 20 小时，宫口开大 3cm，胎心 140 次/分，产妇一般情况良好。宫缩较初期间歇时间长，每 7～8 分钟/次，持续时间 30 秒，宫缩高峰时，子宫不硬，经检查无头盆不称。

13. 该产妇除有宫缩乏力外，还应诊断为（　　）

A. 第二产程延长　　B. 活跃期延长

C. 活跃期缩短　　D. 潜伏期延长

E. 潜伏期缩短

14. 对该产妇正确的处理是（　　）

A. 行剖宫产术　　B. 行胎头吸引术

C. 待其自然分娩　　D. 缩宫素静脉滴注

E. 立即产钳助产结束分娩

15. 对该产妇护理不正确的是（　　）

A. 做好心理护理

B. 注意定时听胎心

C. 严密观察产程进展

D. 鼓励产妇进食

E. 指导产妇 6～8 小时排尿一次

（胡　欢）

第9章 分娩并发症妇女的护理

第1节 产后出血

案例 9-1

患者，女，33 岁，G_3P_1，孕 40 周，经阴道分娩一女婴，体重 3900g，Apgar 评分 8 分。胎盘娩出后，检查胎盘，胎膜完整，子宫底位置仍较高，位于脐上 1 横指，腹软，轮廓不清。产后出血约 650ml，色暗红，无血块，产妇出现头晕、口渴。查体：血压 100/70mmHg，脉搏 100 次/分，呼吸 22 次/分。

问题：1. 目前该产妇最可能的临床诊断是什么？

2. 该产妇的护理诊断及护理措施有哪些？

一、概　　述

产后出血（postpartum hemorrhage，PPH）是指胎儿娩出后 24 小时内，阴道分娩者出血量≥500ml，剖宫产者≥1000ml。产后出血是分娩期的严重并发症，居我国孕产妇死亡原因的首位。

产后出血的原因包括子宫收缩乏力、胎盘因素、软产道损伤及凝血功能障碍。这些病因可共存或相互影响。

1. 子宫收缩乏力　是产后出血最常见的原因。胎儿娩出后，子宫肌纤维收缩和缩复使胎盘剥离面迅速缩小，血窦关闭，出血控制。任何影响子宫肌收缩和缩复功能的因素，均可引起子宫收缩乏力性出血。常见因素如下。

（1）全身因素　产妇过度紧张，对分娩恐惧；体质虚弱、高龄或合并慢性全身性疾病。

（2）产科因素　产程过长或难产，造成产妇体力消耗过多；前置胎盘、胎盘早剥、妊娠期高血压疾病、宫腔感染等可使子宫肌水肿或渗血，影响子宫收缩。

（3）子宫因素　巨大儿、多胎妊娠、羊水过多，使子宫肌纤维过度伸展失去弹性；子宫畸形、子宫肌瘤、子宫肌壁损伤等。

（4）药物因素　临产后过多使用镇静剂、麻醉剂或子宫收缩抑制剂。

2. 胎盘因素

（1）胎盘滞留　胎盘多在胎儿娩出后 15 分钟内娩出，若超过 30 分钟仍不排出，将导致出血。常见原因：①胎盘嵌顿：使用缩宫剂不当，宫颈内口附近出现痉挛性狭窄环，使已剥离胎盘嵌顿于宫腔内。②膀胱充盈：使已剥离胎盘滞留于宫腔。③胎盘剥离不全：第三产程处理不当，过早过度牵拉脐带，致使胎盘部分剥离血窦开放而出血。

（2）胎盘植入　根据侵入深度分为粘连性、植入性和穿透性胎盘植入。部分性胎盘粘连或植入表现为胎盘部分剥离、部分未剥离，已剥离面血窦开放发生严重出血。完全性胎盘粘连与植入因胎盘未剥离而出血不多。穿透性胎盘植入还可导致膀胱或直肠损伤。

（3）胎盘部分残留　部分胎盘小叶、副胎盘或胎膜残留于宫腔，影响子宫收缩而出血。

3. 软产道损伤　急产、子宫收缩过强、产程进展过快、胎儿过大、保护会阴不当、助产手术操作不当，都可造成软产道裂伤而发生产后出血。

4. 凝血功能障碍 任何原发或继发的凝血功能异常，均能导致产后出血。产科并发症，如胎盘早剥、死胎、羊水栓塞、重度子痫前期等，可引起 DIC 从而导致大出血。

二、护理评估

（一）健康史

评估产妇既往妊娠分娩史，重点评估有无产后出血的高危因素，如胎盘早剥、妊娠期高血压疾病、巨大儿、双胎妊娠等；分娩过程中有无使用大量镇静剂，有无产程延长及手术产等。

（二）身心状况

1. 症状与体征 胎儿娩出后阴道流血，严重者出现失血性休克、重度贫血等相应症状。分娩后 2 小时是产后出血的高发时段，应密切关注。

（1）阴道流血 不同原因引起的阴道流血，其伴随的症状及体征不同。

1）子宫收缩乏力：往往有产程延长、胎盘剥离延缓。出现间歇性阴道流血、颜色暗红、有凝血块。子宫轮廓不清、松软如袋状，宫底升高，按摩后子宫收缩变硬，停止按摩又变软，按摩子宫时有大量血液或血块从阴道流出。

2）胎盘因素：胎儿娩出后 15 分钟胎盘未娩出，并伴大量阴道流血，颜色暗红，多为胎盘剥离不全、粘连或植入。如胎盘娩出后出血，多为胎盘、胎膜残留。

3）软产道裂伤：胎儿娩出后立即发生阴道流血，且颜色鲜红能自凝。检查子宫收缩良好，宫颈或阴道有裂伤。若阴道疼痛而阴道流血不多，但失血征象明显，应考虑隐匿性软产道损伤，如阴道血肿。阴道壁血肿的产妇常伴有尿频或肛门坠胀感，排尿疼痛。

4）凝血功能障碍：表现为阴道大量出血或少量持续流血，且血液不凝，可伴有全身各部位出血，止血困难。

（2）低血压症状 产妇可出现头晕、面色苍白、烦躁、皮肤湿冷、脉搏细数、血压下降等低血压甚至休克的表现。

（3）正确评估产后出血量 正确地估测出血量有助于产后出血的判断。此外，还应注意出血速度的评估。测量产后出血量的方法有以下几种。

1）称重法：失血量（ml）=[胎儿娩出后接血敷料湿重（g）–接血前敷料干重（g）]/1.05（血液比重 g/ml）。但如混入羊水，其测量值不准确。

2）容积法：用专用的带有刻度的容器收集测量阴道流血，或用普通容器收集后放入量杯测量。可较简便、准确地了解出血量。

3）面积法：将血液浸湿的敷料面积，按 10cm×10cm 为 10ml 估计出血量，但不同个体对于纱布浸湿程度的掌握不尽相同，可能导致估计的出血量不准确。

4）休克指数法（shock index，SI）：SI =脉率/收缩压（mmHg），当 SI=0.5，血容量正常；SI=1.0，失血量为 10%～30%（500～1500ml）；SI=1.5，失血量为 30%～50%（1500～2500ml）；SI=2.0，失血量为 50%～70%（2500～3500ml），若 SI>2.0，提示为重度休克。

5）血红蛋白测定 血红蛋白每下降 10g/L，失血量为 400～500ml。但是在产后出血的早期，由于血液浓缩，血红蛋白常无法准确反映实际的出血量。

（4）希恩综合征 产后短时间内大量失血，迅速发生失血性休克，如休克时间过长引起垂体缺血坏死，继发严重的腺垂体功能减退而导致一系列临床症状，称为希恩综合征。

2. 心理–社会状况 发生产后出血时，产妇感到紧张、焦虑和恐惧，甚至有濒死感，担心自己生命安危，而家属则会表现为手足无措、恐惧。

（三）辅助检查

主要实验室检查：血常规、出凝血时间、凝血酶原时间及纤维蛋白原等。

三、治 疗 要 点

针对产后出血原因，迅速止血，补充血容量，纠正失血性休克；防治感染。

1. 子宫收缩乏力　加强宫缩能迅速止血。导尿排空膀胱后可采用以下方法。

（1）按摩子宫　先压出宫腔内积血，然后按摩子宫。①腹壁子宫按摩：一手在耻骨联合上按压下腹中部，将子宫上推，另一手置于子宫底部，拇指在前壁，其余四指在后壁，均匀有节律地按摩子宫，如效果不佳，可选用腹壁-阴道双手压迫子宫法。②腹壁-阴道子宫按摩：一手戴无菌手套置于阴道前穹隆，顶住子宫前壁，另一手从腹部置于子宫体后壁，使宫体前屈，两手相对紧压并均匀有节律地按摩子宫或按压子宫（图 9-1）。按压时间以子宫恢复正常收缩并能保持收缩状态为止，按摩时配合使用宫缩剂。

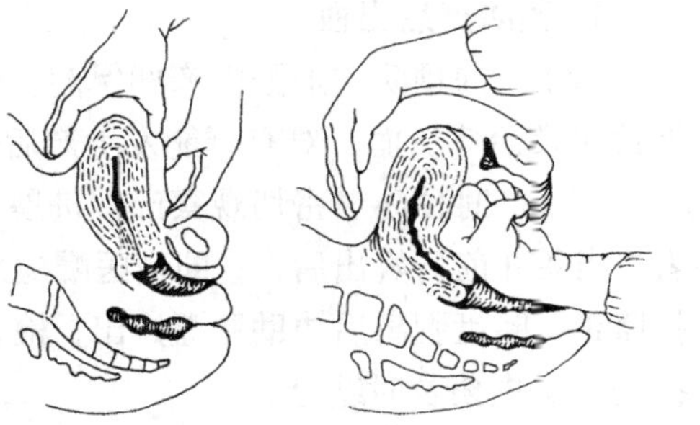

图 9-1　腹壁子宫按摩法与腹壁-阴道子宫按摩法

（2）应用宫缩剂　常用药物：①缩宫素：10～20U 加入晶体液 500ml 中静脉滴注；也可 10U 肌内注射或子宫肌层注射。②麦角新碱：0.2mg 直接肌内注射或静脉注射，但禁用于妊娠期高血压疾病及其他心血管病变者。③前列腺素类药物：当缩宫素无效时，应尽早使用。如米索前列醇或卡前列甲酯等。

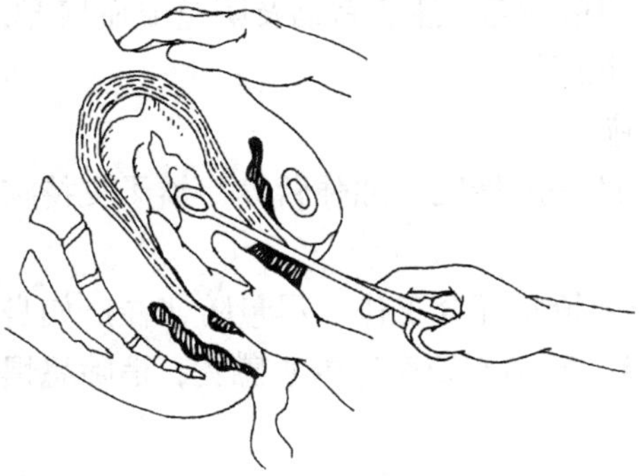

图 9-2　宫腔填塞纱条

（3）宫腔填塞　包括宫腔纱条填塞和宫腔球囊填塞。纱布填塞操作时注意无菌，填塞时由内向外填紧，不留死腔（图 9-2）。宫腔填塞后应密切观察出血量、宫底高度及患者生命体征，动态监测血常规及凝血功能，警惕宫腔内继续出血，但阴道未见出血的假象。填塞后 24 小时后取出，取出前使用宫缩剂，并给抗生素预防感染。

（4）结扎盆腔血管　以上治疗无效时，可行子宫动脉上、下行支结扎，必要时行髂内动脉结扎。

（5）经导管动脉栓塞术　此方法在有介入条件的医院使用。经股动脉穿刺插入导管至髂内动脉或子宫动脉，注入明胶海绵颗粒栓塞动脉。栓塞剂可于 2～3 周后吸收，血管复通。

（6）切除子宫　经积极抢救无效、危及产妇生命时，应尽早行次全子宫切除或全子宫切除术，以挽救产妇生命。

2. 胎盘因素　根据不同原因，采取相应方法娩出胎盘而止血。处理前应排空膀胱。若胎盘、胎膜残留者可行钳刮术或刮宫术；胎盘嵌顿者，松解狭窄环后用手取出；胎盘粘连，可试行徒手剥离胎盘后取出；若剥离困难疑有胎盘植入者，停止剥离，根据患者出血情况及胎盘剥离面积行保守治疗或子宫切除术。

3. 软产道损伤　应彻底止血，缝合伤口。缝合第一针需超过裂口顶端 0.5cm。软产道血肿可行血肿切开，清除积血，彻底止血、缝合，必要时可行橡皮片引流。

4. 凝血功能障碍　首先应排除其他原因引起的出血。尽快输新鲜全血，补充血小板、纤维蛋白原或凝血酶原复合物、凝血因子等。若并发 DIC 应按 DIC 处理。

四、主要护理诊断/问题

1. 组织灌注量改变 与阴道大量出血致体内灌注量不足有关。

2. 有感染的危险 与出血、侵入性操作、全身抵抗力下降有关。

3. 恐惧 与大量失血致威胁生命有关。

五、护理措施

1. 预防产后出血

（1）产前预防 加强围产期保健，孕早期即开始检查监护，不宜妊娠者及时在早孕时终止妊娠。孕期预防及治疗贫血，对有可能发生产后出血的高危人群协助医生进行科学干预。

（2）产时预防 密切观察产程进展，第二产程正确保护会阴，胎儿娩出不宜过快，有产后出血可能者，当胎儿前肩娩出后，立即遵医嘱应用缩宫素。第三产程在胎盘未剥离之前，避免过早挤压子宫及牵拉脐带，胎盘剥离后协助胎盘娩出，检查胎盘胎膜是否完整，有残留应及时取出，常规检查软产道有无损伤，有损伤及时缝合。

（3）产后预防 产后2小时应留在分娩室，密切监测生命体征、阴道流血量、子宫高度、膀胱充盈情况，及早发现出血和休克。鼓励产妇及时排尿，早哺乳。

2. 协助止血，纠正休克

（1）协助产妇取中凹卧位，去枕、吸氧、保暖，立即建立静脉通道。

（2）备好急救物品及药品，遵医嘱尽快补充血容量，输血，监测尿量，记录出入量。

（3）密切观察生命体征、神志变化，观察皮肤黏膜、嘴唇及指甲的颜色，注意宫缩及阴道流血情况，发现休克征象，及时报告医生。根据医嘱准确采集各种标本，及时送检。

（4）根据产后出血的不同原因，协助医生采取相应的止血措施。

3. 预防感染 遵医嘱给予大剂量广谱抗生素，积极改善产妇的一般情况，加强营养，给予支持疗法，保持外阴清洁，每日两次擦洗，指导产妇应用消毒会阴垫。

4. 心理护理 出血发生时，护士应保持镇静，紧张有序地开展抢救配合工作。尽量陪伴在产妇身边，给予关心、尊重、支持，增加产妇安全感。耐心给予解释指导，鼓励产妇表达内心感觉，消除恐惧心理，增强战胜疾病的信心。

5. 健康教育 重视孕期检查，对可能发生产后出血的高危孕妇做好救治和转诊准备。指导产妇学会观察子宫复旧及恶露的变化情况，警惕晚期产后出血和产褥感染的发生，出现异常及时就诊。明确产后复查的时间和目的，嘱产妇按时接受检查，以便及时发现问题。

第2节 子宫破裂

案例 9-2

患者，女，35岁，初产妇，足月临产。因产程进程缓慢，应用缩宫素加强宫缩，用药后宫缩持续增强不缓解，产妇烦躁不安，呼叫疼痛难忍。检查：子宫下段压痛明显，腹部外观呈葫芦状。胎心100次/分。

问题： 1. 该产妇最可能的临床诊断是什么？

2. 请列出目前该产妇的主要的护理问题和护理措施。

一、概　述

子宫破裂（rupture of uterus）指在妊娠晚期或分娩期子宫体部或子宫下段发生破裂，是直接威胁产妇及胎儿生命的严重并发症。

（一）病因

1. 子宫手术史（瘢痕子宫） 是近年来导致子宫破裂的常见原因。如剖宫产术、子宫肌瘤切除术、子宫破裂修补术等，在妊娠晚期或分娩期宫腔内压力升高可致瘢痕破裂。前次手术后伴感染、切口愈合不良；剖宫产后间隔时间过短，再次妊娠子宫破裂的风险更大。

2. 先露部下降受阻 骨盆狭窄、头盆不称、软产道阻塞、胎位异常、巨大胎儿或胎儿畸形等，均可导致胎先露部下降受阻，子宫体部为克服阻力强烈收缩，子宫下段变薄破裂。

3. 子宫收缩药物使用不当 胎儿娩出前缩宫素或其他宫缩剂的剂量、使用方法或应用指征不当，或孕妇对药物敏感性的个体差异，使子宫收缩过强所致。

4. 产科手术损伤 如宫口未开全行产钳或臀牵引助产手术；肩先露行内转胎位术；毁胎术、穿颅术可因器械、胎儿骨片损伤子宫；或强行剥离植入性胎盘等，也可引起子宫破裂。

5. 其他 子宫发育异常或多次宫腔操作等，局部肌层菲薄导致子宫自发破裂。

（二）分类

子宫破裂按破裂原因不同，分为自然破裂和损伤性破裂；按发生时间不同，分为妊娠期破裂和分娩期破裂；按破裂程度不同，分为完全性破裂和不完全性破裂；按破裂部位不同，分为子宫体破裂及子宫下段破裂。以破裂程度分类更具有临床意义。

二、护理评估

（一）健康史

重点评估产妇与子宫破裂相关高危因素，如是否有子宫瘢痕、剖宫产史、产道异常；此次妊娠是否有胎位异常或头盆不称；是否有缩宫素使用不当或阴道助产史等。

（二）身心状况

1. 症状与体征 子宫破裂发生通常是渐进的，多数由先兆子宫破裂进展为子宫破裂。

（1）先兆子宫破裂　常见于产程长、有梗阻性难产因素的孕妇。四大主要临床表现：下腹部压痛、病理性缩复环、胎心率改变及血尿。

1）子宫强直性或痉挛性过强收缩，产妇烦躁不安，呼吸、心率加快，下腹剧痛难忍。

2）因胎先露下降受阻、子宫收缩过强，子宫体部肌肉增厚变短，子宫下段肌肉拉长变薄，在两者间形成环状凹陷，称为病理性缩复环。随着产程进展，该环可逐渐上升平脐或脐上，压痛明显，腹部外观呈葫芦状（图 9-3）。

3）膀胱受压充血，出现排尿困难及血尿。

4）因宫缩过强、过频，无法触及胎体，胎心率加快或减慢或听不清。

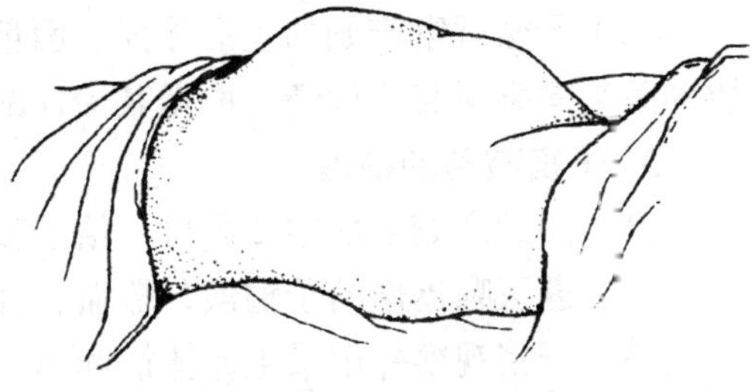

图 9-3　病理性缩复环–先兆子宫破裂时腹部外观

（2）子宫破裂　可继发于先兆子宫破裂的症状之后，但子宫体部瘢痕破裂多为完全性子宫破裂，常无先兆破裂的典型症状。

1）不完全性子宫破裂：子宫肌层全部或部分破裂，浆膜层完整，宫腔与腹腔不相通，胎儿及其附属物仍在宫内。腹部检查子宫轮廓清楚，破裂处压痛明显。胎心音不规则或消失。

2）完全性子宫破裂：子宫壁全层破裂，宫腔与腹腔相通。子宫破裂时，产妇突感撕裂样剧痛，随之宫缩骤然停止，腹痛暂时缓解，但很快血液、羊水及胎儿进入腹腔刺激腹膜，出现持续性全腹疼痛，伴有面色苍白、冷汗、呼吸急促、脉细数、血压下降等休克征象。腹部检查时有全腹压痛、反跳痛等腹膜刺激征，有移动性浊音；腹壁下可清楚扪及胎体，子宫缩小位于侧方，胎动和胎心消失。阴道可有鲜血流出，拨露或下降中的胎先露部上升或消失。

2. 心理–社会状况 产妇因剧烈疼痛而烦躁不安、担心自身及胎儿安危，严重时有濒死感。若胎儿死亡或子宫切除则更使产妇和家属产生悲伤、失望、愤怒等情绪。

（三）辅助检查

1. 实验室检查 血常规检查可见血红蛋白值下降；尿常规检查可见肉眼血尿或红细胞。

2. B超检查 可协助确定破裂部位及程度。

3. 其他 腹腔穿刺可证实有无腹腔内出血；电子胎心监护胎儿宫内情况等。

三、治疗要点

1. 先兆子宫破裂 立即抑制宫缩：肌内注射哌替啶 100mg，静脉全身麻醉，尽快手术。

2. 子宫破裂 在抢救休克的同时，无论胎儿是否存活，均应尽快手术。手术前后应给予足量足疗程大剂量广谱抗生素控制感染。

四、主要护理诊断/问题

1. 急性疼痛 与强直性子宫收缩、子宫破裂后血液刺激腹膜有关。

2. 组织灌注量不足 与子宫破裂后大出血有关。

3. 有感染的危险 与多次阴道检查、子宫完整性受损、大量出血等有关。

五、护理措施

1. 预防子宫破裂

（1）做好产前保健，对有产道异常、瘢痕子宫等高危因素者，提前2周入院待产。

（2）遵医嘱严格掌握缩宫剂的使用原则，缩宫素引产时，专人监护，严密观察。

2. 先兆子宫破裂的护理

（1）严密观察产程进展，早期识别导致难产的原因，监测胎心率变化。

（2）观察宫缩强度频率，观察宫缩及腹部形态，如出现宫缩过强、下腹压痛或病理性缩复环时，立即报告医生，停止缩宫素及一切加速产程的操作，按医嘱给予抑制宫缩药物。

（3）严密观察产妇的生命体征、面色、神志，给予吸氧，开通静脉，并快速做好剖宫产术前准备。协助医生向家属交代病情，取得其治疗配合。

3. 子宫破裂的护理

（1）协助产妇采取中凹卧位，给予吸氧、保暖，快速建立静脉通道。

（2）遵医嘱迅速给予输液、输血，补充血容量，抢救休克同时做好手术前准备。

（3）严密观察并记录生命体征和出入量。

（4）术前、术中遵医嘱应用大剂量抗生素预防感染。

4. 心理护理 向产妇和家属解释治疗计划及对再次妊娠的影响；对胎儿已死亡的产妇及家属所表现的悲伤表示同情和理解，帮助其度过悲伤期。

5. 健康教育 指导进食营养丰富的食物，以更好地恢复体力。对行子宫修补术的患者，若有再生育意愿，应指导其避孕2年后再孕，妊娠后应加强产前检查，提前入院待产。

第3节 羊水栓塞

案例 9-3

患者，女，33岁，G_1P_0，妊娠37周，胎膜早破，在保胎治疗过程中，突发寒战、恶心、呕吐和气急等症状，继而出现呛咳、呼吸困难、发绀，进入昏迷状态，皮肤上出现血斑。

问题：1. 该患者可能的临床诊断是什么？

2. 目前首要的处理措施是什么？

一、概 述

羊水栓塞（amniotic fluid embolism，AFE）指羊水进入母体血液循环，从而引起肺动脉高压、低氧血症、循环衰竭、弥散性血管内凝血及多器官功能衰竭等一系列病理生理变化的过程。其发病急、病情凶险、难以预测，病死率高，是极其严重的分娩并发症。

羊水栓塞多发生在产时或破膜时，亦可发生于产后，多见于足月产，但也见于中期引产或钳刮术中，发病突然、发病率为（1.9～7.7）/10万，死亡率为19%～86%。

（一）病因

羊水成分（如胎儿毳毛、胎脂、角化上皮、胎粪等）进入母体循环是羊水栓塞发生的先决条件。高龄初产妇、经产妇、子宫收缩过强、急产、胎膜早破、前置胎盘、胎盘早剥、剖宫产术、子宫不全破裂等可能是诱发因素。具体原因不明，可能与下列因素有关。

1. 羊膜腔内压力过高 临产后，特别是第二产程子宫收缩时，当羊膜腔内压力明显超过静脉压时，羊水有可能被挤入破损的微血管而进入母体血液循环。

2. 血窦开放 分娩过程中各种原因引起的宫颈或宫体损伤、血窦开放，羊水可通过破损血管或胎盘后血窦进入母体血液循环。

3. 胎膜破裂 大部分羊水栓塞发生在胎膜破裂以后，羊水可从子宫蜕膜或宫颈管破损的小血管进入母体血液循环中。

（二）病理生理

羊水进入母体血液循环后，可导致机体发生一系列复杂而严重的病理生理变化。

1. 过敏样反应 羊水中的抗原成分可引起Ⅰ型变态反应，出现过敏样反应。

2. 肺动脉高压 羊水进入母体循环后，其中的有形物质如胎儿毳毛、胎脂、胎粪等形成栓子，刺激肺组织和释放血管活性物质，致使肺动脉高压，右心负荷加重导致右心衰竭，继而左心输出量明显减少，引起周围循环衰竭，血压下降产生一系列休克症状，甚至死亡。

3. 弥散性血管内凝血 是羊水栓塞的临床特点之一。羊水中含有多量促凝物质类似于组织凝血活酶，进入母血后易在血管内产生大量的微血栓，消耗大量凝血因子及纤维蛋白原；同时炎性介质和内源性儿茶酚胺大量释放，触发凝血级联反应，导致弥散性血管内凝血。

4. 炎症损伤 羊水栓塞致炎性介质系统突然激活，引起类似于全身炎症反应综合征。

二、护理评估

（一）健康史

评估发生羊水栓塞的各种诱因。如胎膜是否破裂、有无宫缩过强或强直性宫缩、前置胎盘或胎盘早剥、中期妊娠引产或钳刮术、羊膜腔穿刺术等。

（二）身心状况

1. 症状与体征 羊水栓塞起病急骤，来势凶险，临床表现复杂。大多发生在分娩前 2 小时至产后 30 分钟。极少发生在中孕引产、羊膜腔穿刺术中和外伤时。

（1）典型羊水栓塞 以骤然出现的低氧血症、低血压（血压与失血量不符合）和凝血功能障碍为特征，也称为羊水栓塞三联征。一般经历以下几个阶段。

1）前驱症状：30%～40%的患者会出现，常见于破膜后第一产程末、第二产程宫缩较强时或在胎儿娩出后的短时间内，产妇突然出现呼吸急促、呛咳、胸痛、憋气、寒战、头晕、恶心、呕吐、焦虑、烦躁和濒死感等。

2）心肺功能衰竭和休克：出现突发呼吸困难、发绀、抽搐、昏迷、血压急剧下降。急性肺水肿时有咳嗽、咳粉红色泡沫痰、心率快、血压下降甚至消失。少数可无任何前驱症状，产妇惊叫一声或打一哈欠后即进入昏迷状态，呼吸心搏停止，于数分钟内死亡。

3）凝血功能障碍：出现以子宫出血为主的全身出血倾向，如黏膜、针眼出血及血尿、消化道大出血等，且血液不凝。

4）急性肾衰竭等脏器受损：全身脏器均受损害，除心肺功能衰竭及凝血功能障碍外，中枢神经系统和肾脏是最常受损的。出现尿少、尿闭、血尿，可因肾衰竭而死亡。

以上临床表现有时按顺序出现，有时也可不按顺序出现，表现具有多样性和复杂性。

（2）不典型羊水栓塞 有些羊水栓塞病情隐匿，仅出现低血压、心律失常、呼吸短促、抽搐、急性胎儿窘迫、心搏骤停、产后出血、凝血功能障碍或典型羊水栓塞的前驱症状，当其他原因不能解释时，应考虑羊水栓塞。有些仅表现为分娩或剖宫产时的一过性寒战，几小时后才出现大量阴道出血（无血凝块）、伤口渗血、酱油色血尿等，并出现休克症状。

2. 心理-社会状况 产妇在短时间内出现羊水栓塞症状，家属对此毫无心理准备，对突然出现的危重情况感到无法接受，表现出恐惧、焦虑甚至愤怒等情绪。

（三）辅助检查

1. 实验室检查 血涂片可找到羊水中的有形物质，DIC 各项血液检查提示异常。
2. 床边胸部 X 线摄片 双肺见弥漫性点片状浸润影，沿肺门周围分布，伴右心扩大。
3. 床边心电图或心脏彩色多普勒超声检查。
4. 尸检 肺水肿、肺泡出血，主要脏器组织或血液循环中找出羊水有形物质。

三、治疗要点

一旦怀疑或确诊羊水栓塞，应立即抢救，争分夺秒，维持生命体征和保持器官功能。重点是解除肺动脉高压，改善低氧血症，同时进行抗过敏、抗休克治疗；防治 DIC 和肾衰竭，预防感染，尽早终止妊娠。

四、主要护理诊断/问题

1. 气体交换受损 与肺动脉高压导致肺血管阻力增加和肺水肿有关。

2. 组织灌注量不足 与过敏反应、失血及凝血功能障碍有关。

3. 恐惧 与起病急、病情重、生命受到威胁有关。

五、护理措施

1. 预防措施 正确使用缩宫素，防止宫缩过强；配合医生在宫缩间歇期行人工破膜，观察控制羊水的流出速度；做好产程护理，避免产伤、子宫破裂、子宫颈裂伤等。

2. 急救护理　一旦出现羊水栓塞的临床表现，应及时识别并立即报告，配合抢救。同时严密观察生命体征、神志、尿量、尿色、阴道出血量、血凝情况等。

（1）改善低氧血症　保持呼吸道通畅，立即面罩或气管插管正压给氧，必要时行气管切开以保证供氧，预防和减轻水肿，改善心、脑、肾等重要器官的缺氧状况。

（2）抗过敏　遵医嘱立即静脉注射糖皮质激素。

（3）解除肺动脉高压　遵医嘱使用磷酸二酯酶-5 抑制剂、一氧化氮及内皮素受体拮抗剂等特异性舒张肺血管平滑肌的药物。也可用罂粟碱、阿托品、氨茶碱、酚妥拉明等药物。

（4）纠正凝血功能障碍　及时补充凝血因子，包括输注大量的新鲜血、血浆、纤维蛋白原等，必要时遵医嘱静脉输注氨甲环酸。不推荐肝素治疗。

（5）防治急性肾衰竭　严密监测尿量，尿量减少时，及早补充血容量，如尿量仍少，遵医嘱给予利尿剂预防肾衰竭。遵医嘱使用对肾脏毒性小的广谱抗生素以防止感染。

（6）产科处理配合　羊水栓塞发生于分娩前时，应立即终止妊娠，出现凝血功能障碍时，应立即做好实施子宫切除术的准备。

3. 心理护理　如果产妇神志清醒，应给予安慰鼓励，配合治疗和护理。对家属紧张恐惧甚至愤怒表示理解，适当的时候允许家属陪伴产妇，向家属介绍产妇病情的严重性，取得配合。待病情稳定后与患者共同制订康复计划，针对具体情况提供健康教育与出院指导。

4. 健康教育　为治愈出院的患者讲解产褥期的保健知识，向产妇介绍产后护理方法；若子女未存活者，指导其采用合适的避孕措施，待身体康复后再次妊娠。

自 测 题

A_1/ A_2 型题

1. 产后出血是指胎儿娩出后 24 小时内，剖宫产者出血量超过（　　）
   A. 100ml　　B. 200ml
   C. 300ml　　D. 500ml
   E.1000ml
2. 宫缩乏力引起产后出血的临床表现，正确的是（　　）
   A. 胎儿娩出后即见血液不断流出
   B. 血色暗红无血凝块
   C. 宫缩时出血量增多
   D. 宫体软，轮廓不清
   E. 胎盘未剥离前即出血不止，多伴有第三产程延长
3. 分娩期产妇一旦发生子宫先兆破裂，首要的措施是（　　）
   A. 抗休克，静脉输血输液
   B. 停止一切操作，抑制宫缩
   C. 阴道助产尽快结束分娩
   D. 大量抗生素预防感染
   E. 以上全正确
4. 正常胎位分娩，为了预防产后出血，静脉滴注缩宫素的时间是（　　）
   A. 胎膜破裂时　　B. 胎头娩出后
   C. 胎肩娩出后　　D. 胎盘娩出后
   E. 胎儿娩出后
5. 由子宫收缩乏力引起的产后出血，以下首选的止血措施为（　　）
   A. 按摩子宫　　B. 给予止血药
   C. 子宫次全切　　D. 结扎盆腔血管止血
   E. 无菌纱布条填塞宫腔
6. 下述哪项不是先兆子宫破裂的临床表现（　　）
   A. 脉搏增快　　B. 呼吸短促
   C. 宫缩过强　　D. 突然出现贫血状况
   E. 出现病理性缩复环
7. 羊水栓塞发生的先决条件是（　　）
   A. 羊水中的有形成分进入母体血液循环
   B. 胎儿血液有形成分进入母体血液循环
   C. 子宫破裂
   D. 胎膜早破
   E. 镇静剂使用不当
8. 某产妇，28 岁，宫缩过强，胎儿娩出迅速，新生儿体重 4000g，产后阴道流血较多，为持续性，色鲜红，能凝固，出血原因最可能是（　　）
   A. 胎盘剥离不全　　B. 胎盘植入
   C. 凝血功能障碍　　D. 软产道损伤

E. 产后宫缩乏力

9. 初产妇，孕38周，临床10小时，产妇突感腹部撕裂样剧烈疼痛，随即出现面色苍白，出冷汗，呼吸急促。查体：全腹有压痛和反跳痛，腹壁可扪及胎体，胎动和胎心消失。应首选的处理方法是（　　）

A. 人工破膜　　B. 肥皂水灌肠

C. 立即行剖宫产术　　D. 肌内注射哌替啶

E. 静脉滴注小剂量缩宫素

10. 产妇，26岁。孕40周，待产过程中突然出现烦躁不安，呼吸、心率加快，下腹剧痛难忍。查体：下腹部压痛，出现病理性缩复环。应考虑为（　　）

A. 潜伏期延长　　B. 活跃期停滞

C. 先兆子宫破裂　　D. 子宫收缩乏力

E. 子宫收缩过强

A_3/A_4型题

（11～13题共用题干）

初产妇，25岁，妊娠38周，自然娩出一健康男婴，胎盘娩出正常。产后1小时发现产妇面色苍白，出冷汗，阴道流血量较多，主诉头晕、心慌、口渴。血压90/50mmHg，脉搏细弱，子宫收缩好。既往有血小板减少症，无高血压及低血压史，无贫血史。

11. 最有可能的诊断是（　　）

A. 胎膜早破　　B. 羊水栓塞

C. 子宫破裂　　D. 产后出血

E. 贫血

12. 该种疾病80%以上发生于（　　）

A. 分娩过程中　　B. 产后1小时内

C. 产后2小时内　　D. 产后12小时内

E. 产后24小时内

13. 最有可能导致该产妇发病的诱因是（　　）

A. 低血压　　B. 阴道裂伤

C. 凝血功能障碍　　D. 子宫收缩乏力

E. 妊娠期高血压疾病

（胡　欢）

第 10 章 产褥期母婴的护理

案例 10-1

王女士，28 岁，G_1P_1，孕 40 周临产入院。入院次日晨阴道分娩一女婴，体重 4000g。产后第 1 日，查体发现体温 37.8℃，脉搏 72 次/分，呼吸 18 次/分，血压 120/75mmHg；子宫平脐质硬，阴道出血，呈鲜红色。产妇自述尿量增多，哺乳时出现下腹部疼痛；乳房胀痛，但无乳汁分泌；产妇住在母婴病房，自感焦虑。

问题：1. 目前产妇的表现有无异常？

2. 该产妇存在的主要护理问题有哪些？如何对其进行护理？

产褥期是指从胎盘娩出至产妇全身各器官（除乳腺外）恢复至正常未孕状态所需要的一段时间，通常为 6 周。产褥期女性生理及心理发生急剧变化，因此为产妇及新生儿提供护理和健康指导，对促进产妇身心健康和新生儿生长发育至关重要。

第 1 节　产褥期妇女的身心变化

一、产褥期妇女的生理变化

（一）生殖系统的变化

1. 子宫　产褥期子宫变化最大，胎盘娩出后，子宫逐渐恢复至未孕状态的全过程称为子宫复旧，一般为 6 周。其主要变化为子宫体肌纤维缩复和子宫内膜再生，同时还包括子宫血管变化、子宫下段和宫颈的变化等。

（1）子宫体肌纤维缩复　子宫复旧不是肌细胞数目减少，而是肌细胞蛋白质被分解排出，胞质减少导致肌细胞缩小。随着子宫体肌纤维不断缩复，子宫体逐渐缩小，产后 1 周子宫缩小至妊娠 12 周大小。产后 10 日子宫已下降至骨盆腔内，腹部检查扪不到子宫底。产后 6 周，子宫恢复到正常未孕大小。随着体积缩小，子宫重量也逐渐减少，分娩后子宫重约 1000g，产后 1 周时重约 500g，产后 2 周时重约 300g，产后 6 周时恢复至 50～70g。

（2）子宫内膜再生　胎盘、胎膜娩出后，遗留在子宫腔的蜕膜分 2 层，表层发生变形、坏死、脱落，形成恶露的一部分自阴道排出。接近肌层的子宫内膜基底层逐渐再生新的功能层，内膜缓慢修复，约于产后第 3 周，除胎盘附着部位外，宫腔表面均由新生内膜覆盖，胎盘附着部位内膜完成修复需至产后 6 周。

（3）子宫血管变化　胎盘娩出后，随着子宫收缩，胎盘附着面立即缩小至原面积的一半，开放的螺旋动脉和静脉窦压缩变窄，数小时后血管内形成血栓，出血量逐渐减少至停止。胎盘附着面在新生的内膜修复期间，若子宫复旧不良出现血栓脱落，可导致晚期产后出血。

（4）子宫下段及宫颈变化　产后子宫下段肌纤维缩复，逐渐恢复为非孕时的子宫峡部。胎盘娩出后的宫颈外口呈环状，产后 2～3 日宫口仍可通过 2 指，产后 1 周后宫颈内口闭合，宫颈管复原。产后 4

周宫颈恢复至非孕时形态。分娩时宫颈外口发生轻度裂伤（多见于宫颈3点及9点处），致使宫颈外口由产前圆形（未产型），变为产后“一”字形横裂（已产型）。

2. 阴道 分娩后阴道腔扩大，阴道黏膜皱襞因过度伸展而减少甚至消失，致使阴道壁松弛及肌张力低。在产褥期，阴道壁肌张力逐渐恢复，阴道腔逐渐缩小，阴道黏膜皱襞约在产后3周重新出现，但到产褥期结束时，阴道仍不能完全恢复至未孕时的紧张度。

3. 外阴 分娩后外阴轻度水肿，在产后2～3日逐渐消退。会阴部血液循环丰富，若有轻度撕裂伤或会阴切口缝合后，一般在产后3～4日愈合。

4. 盆底组织 在分娩过程中，由于受到胎儿先露部的长时间压迫，盆底肌及其筋膜过度伸展、弹性降低，且常伴有盆底肌纤维的部分撕裂，故产褥期应避免过早进行重体力劳动。在产褥期坚持适宜的产后康复锻炼，盆底肌可能恢复至接近未孕状态。

（二）乳房的变化

产后乳房的主要变化是泌乳。妊娠期雌激素、孕激素、胎盘催乳素升高，使乳腺发育、乳腺体积增大、乳晕加深，促进初乳形成，为泌乳做准备。胎盘娩出后，产妇体内胎盘分泌的激素水平急剧下降，抑制了下丘脑分泌的催乳素抑制因子释放，在催乳素作用下，乳汁开始分泌。婴儿每次吸吮乳头时，来自乳头的感觉信号传至下丘脑，使腺垂体呈脉冲式释放催乳素，促进乳汁分泌。吸吮乳头还能反射性地引起神经垂体释放缩宫素，使乳汁从腺泡、小导管进入输乳导管和乳窦而喷出乳汁，此过程称为射乳反射。保持不断泌乳的关键是婴儿吸吮及不断排空乳房。若此期乳汁不能正常排空，可出现乳汁淤积，导致乳房胀痛及硬结形成。此外，乳汁的分泌量与产妇营养、睡眠、情绪和健康状况密切相关。

产后7日内分泌的乳汁称为初乳，其呈淡黄色，质稠，初乳中含蛋白质及矿物质较成熟乳多，含多种抗体，尤其是分泌型IgA。同时，脂肪和乳糖含量较成熟乳少，初乳极易被消化吸收，是新生儿早期最理想的天然食物。产后7～14日为过渡乳，14日后分泌的乳汁为成熟乳，其呈白色，蛋白质含量略少，脂肪和乳糖含量逐渐增多，也含有大量免疫抗体，尤其是IgA，其可以保护新生儿胃肠道系统，故母乳喂养的新生儿不易患肠道感染。此外，母乳含有矿物质、维生素和各种酶，对新生儿生长发育极为重要。但是，多种药物可经母体血液循环进入乳汁，所以产妇哺乳期间用药应谨慎，需咨询医生。

（三）循环及血液系统的变化

胎盘剥离后，子宫胎盘血液循环终止且子宫缩复，大量血液从子宫涌入产妇体循环，加上妊娠期潴留的组织间液回吸收，产后72小时内，产妇循环血量增加15%～25%，应注意预防心力衰竭发生。循环血量于产后2～3周恢复至未孕状态。

产褥早期血液仍处于高凝状态，有利于胎盘剥离创面形成血栓，减少产后出血量。纤维蛋白原、凝血酶、凝血酶原于产后2～4周降至正常。血红蛋白于产后1周左右回升。白细胞总数在产褥早期较高，可达到（15～30）$\times 10^9$/L，一般在1～2周恢复正常。淋巴细胞稍减少，中性粒细胞增多，血小板数量增多。红细胞沉降率于产后3～4周降至正常。

（四）消化系统的变化

妊娠期肠胃蠕动及肌张力均减弱，胃液中盐酸分泌量减少，产后1～2周恢复正常。产后1～2日产妇常感口渴，喜进流食或半流食。产褥期活动减少，肠蠕动减弱，加之腹肌及盆底肌松弛，容易发生便秘和肠胀气。

（五）泌尿系统的变化

妊娠期体内潴留的大量水分主要经肾脏排出，故产后1周内尿量增多。妊娠期发生的肾盂及输尿管扩张，产后需2～8周恢复正常。在产褥期，尤其在产后24小时内，膀胱肌张力降低，对膀胱内压的敏感性降低，加之外阴切口疼痛、产程中会阴部受压迫过久、器械助产、区域麻醉等可能增加尿潴留风险。

（六）内分泌系统的变化

产后雌激素及孕激素水平急剧下降，至产后1周时已降至未孕水平。胎盘催乳素于产后6小时已不能测出。催乳素水平与是否哺乳有关，哺乳产妇的催乳素于产后下降，但仍高于非孕时水平，吸吮乳汁时催乳素水平明显升高；不哺乳产妇的催乳素在产后2周降至非孕水平。

月经复潮及排卵时间受哺乳影响。不哺乳产妇通常在产后6～10周月经复潮，在产后10周左右恢复排卵。哺乳产妇的月经复潮时间延迟，平均在产后4～6个月恢复排卵。有的在哺乳期月经一直不复潮，但首次来潮前多有排卵，故哺乳产妇虽月经未复潮，但仍有受孕可能。

（七）腹壁的变化

妊娠期出现的下腹正中线色素沉着在产褥期逐渐消退。初产妇腹壁紫红色妊娠纹变成银白色陈旧妊娠纹。腹壁皮肤受增大的妊娠子宫影响，部分弹力纤维断裂，腹直肌出现不同程度分离，产后腹壁明显松弛，腹壁紧张度在产后6～8周恢复。

二、产褥期妇女的心理调适

产褥期心理调适是指产后产妇从妊娠期和分娩期的不适、疼痛、焦虑中恢复，接纳家庭新成员及新家庭的过程。在此过程中，产妇的心理处于脆弱和不稳定的状态，面临着角色转换的冲突、情绪调整及家庭关系的重新构建等，故产褥期心理调适指导和支持十分重要。

（一）产褥期妇女心理变化

产褥期妇女的心理变化受多种因素影响，与妊娠及分娩过程是否顺利、身体恢复状况、婴儿性别和外貌是否为自己所期待的及婴儿的健康状况等有关。有的产妇表现为兴奋、激动、充满希望、满足和幸福，有的则表现出不同程度的焦虑、抑郁和悲观。有的产妇因为理想中母亲角色与现实存在差距而发生心理冲突；有的因为胎儿娩出后的生理性排空而产生心理上空虚感；有的因新生儿的性别、外貌等与期望不符而感到失望；有的因为责任重、压力大而感到恐惧，还可能因为丈夫及家庭成员将注意力转移到孩子身上而深感失落等。

（二）产褥期妇女心理变化的影响因素

1. 一般情况 年龄小于18岁的妇女由于生理、心理等尚不成熟，对母亲角色的学习和适应较慢。年龄大于35岁的妇女，体力和精力下降，容易疲劳，面临事业和母亲角色间调整的冲突。此外，文化程度低、经济状况差、情绪不稳定的产妇，产后心理适应能力差。

2. 身体状况 产妇的身体健康状况，妊娠及分娩过程是否顺利，有无出现并发症，是否剖宫产等都会影响产妇的心理感受。

3. 分娩体验 产妇对分娩知识的掌握程度，对分娩的期望水平，分娩方式及分娩过程中是否获得支持等影响其分娩感受，如果对分娩的期望和实际经历有很大差异，会影响其产后的自尊。

4. 社会支持 社会支持系统不但提供心理的支持，同时也提供物质基础。稳定的家庭经济状况、家人的理解与帮助有助于产妇的心理适应，使其更能胜任新生儿的照顾角色。

（三）产褥期心理调适

美国心理学家Rubin将产褥期妇女的心理调适分为3个时期。

1. 依赖期 为产后1～3日。在这一时期，产妇的很多需求是通过其他人来满足的，如对婴儿的关心、哺乳、换洗等；同时产妇喜欢用语言表达对婴儿的关心，较多地谈论自己妊娠和分娩的感受。较顺利的妊娠和分娩、满意的产后休息、丰富的营养及较早较多地与婴儿间的目光接触和身体接触有助于产妇顺利进入第2个时期。在依赖期，丈夫及家人的关心帮助、医务人员的悉心指导是极为重要的。

2. 依赖–独立期 产后3～14日。产妇表现出较独立的行为，开始注意周围的人际关系，主动参与活动，学习照顾新生儿，可以进行母乳喂养。但由于糖皮质激素和甲状腺激素水平较低及人际关系等原因，此阶段产妇易出现压抑情绪。护理人员及家属应加倍关心产妇，提供婴儿喂养和护理知识，耐心指导、帮助并理解产妇，鼓励产妇表达自己的想法及增强与其他产妇沟通，促进产妇接纳自己、接纳新生儿，平稳应对压抑状态。

3. 独立期 产后2周至1个月。度过压抑期，产妇会自觉独立解决婴儿的养育问题，也逐渐从疲劳中恢复。此期，产妇、婴儿及其他家庭成员形成新的生活模式。夫妻双方开始承担相应的责任，恢复分娩前的家族日常生活，开始享受孩子带来的欢乐。

第2节 产褥期妇女的护理管理

一、护理评估

（一）健康史

评估产妇妊娠期的健康状况，如有无慢性疾病；评估产妇的妊娠经过，如有无妊娠期并发症或合并症；评估产妇分娩是否顺利、产后出血量、会阴撕裂程度及新生儿Apgar评分等。

（二）身心状况

1. 症状和体征

（1）生命体征 ①体温：产后体温多在正常范围内。体温可在产后24小时内略升高，一般不超过38℃，可能与产程延长致过度疲劳有关。产后3～4日，乳房血管、淋巴管极度充盈，乳房胀大，体温升高可达37.8～39℃，称为泌乳热，一般持续4～16小时体温即下降，不属病态，但需排除其他原因尤其是感染引起的发热。②脉搏：产后脉搏略缓慢，60～70次/分，于产后1周恢复正常。若脉搏过快，要警惕产后出血。③呼吸：产后腹内压降低，膈肌下降，由妊娠期的胸式呼吸变为胸腹式呼吸，呼吸深慢，一般为14～16次/分。④血压：血压在产褥期较平稳，但对于妊娠期高血压疾病产妇，要监测血压的恢复情况。此外，若产妇出现口渴、多汗、心悸、恶心、胸闷、四肢无力等症状，伴有低热，应警惕产褥中暑。

（2）子宫复旧 胎盘娩出后，子宫圆而硬，宫底在脐下一指，产后第1日略上升至脐平，以后每日下降1～2cm，于产后10日子宫降至骨盆腔内，腹部检查触不到宫底。

产妇进入休养室后2小时内评估4次，以后每日评估2～3次，每次评估前，嘱产妇排尿后平卧，腹部放松，解开会阴垫，轻轻按压宫底，评估宫底高度、软硬度。若子宫底升高，质软，应考虑宫缩不良，及时查找原因。若子宫偏向一侧，应考虑是否膀胱充盈。

（3）产后宫缩痛 在产褥早期由子宫收缩引起的下腹部阵发性剧烈疼痛，称为产后宫缩痛。其于产后1～2日出现，持续2～3日自然消失，多见于经产妇。哺乳时反射性缩宫素分泌增多使疼痛加重，不需特殊用药，必要时酌情给予镇痛药。

（4）恶露 产后随子宫蜕膜脱落，血液、坏死蜕膜等组织经阴道排出，称为恶露。评估子宫复旧的同时应按压宫底，观察恶露的量、颜色及气味。正常恶露有血腥味，但无臭味，持续4～6周，总量为250～500ml。因其颜色、内容物及时间不同，恶露分为3种。①血性恶露：因含大量血液而得名，色鲜红，量多，有时有小血块。镜下见多量红细胞、坏死蜕膜及少量胎膜。血性恶露持续3～4日。出血逐渐减少，浆液增加，转变为浆液性恶露。②浆液性恶露：因含多量浆液而得名，色淡红。镜下见较多坏死蜕膜组织、宫腔渗出液、宫颈黏液，少量红细胞及白细胞，且有细菌。浆液性恶露一般持续10日左右，浆液逐渐减少，白细胞增多，变为白色恶露。③白色恶露：因含大量白细胞，色泽较白而得名，质黏稠。镜下见大量白细胞、坏死蜕膜组织、表皮细胞及细菌等。白色恶露一般从产后14日开始，约持续3周干净。若恶露量多且持续时间长，应考虑子宫收缩不良，应检查是否存在尿潴留或胎膜残留，如存在，应及时处理。若恶露量多，血性恶露时间延长并有臭味，且腹部有压痛，提示感染。

（5）排尿与排便　评估产后4小时是否排尿。第1次排尿后需评估尿量，如尿量少，应再次评估膀胱的充盈情况，防止发生尿潴留。膀胱充盈可能影响子宫有效收缩，引起子宫收缩乏力。产妇在产后1～2日多不排大便，主要因为产后卧床时间长，进食较少。产褥期因卧床时间长、活动少，肠蠕动减弱，腹直肌及盆底肌松弛，产妇容易发生便秘。

（6）褥汗　产后1周内皮肤排泄功能旺盛，排出大量汗液，以夜间睡眠和初醒时明显，不属病态。但要注意补充水分，防止脱水及中暑。

（7）乳房　评估有无乳头平坦、凹陷。哺乳产妇尤其是初产妇在最初几日哺乳后容易产生乳头皲裂，表现为乳头红、裂开，有时有出血、哺乳疼痛，大多是因为产前乳头准备不足或产后哺乳方法不当。如产后哺乳延迟或未及时排空乳房，产妇可出现乳房胀痛，触摸乳房时有坚硬感，并有明显触痛。同时评估乳汁的质和量。

（8）其他　产后由于胎儿、胎盘娩出，羊水流失及产时出血，产妇体重约减轻6kg。产后第1周，因为子宫复旧、恶露、排出大量汗液及尿液，体重又下降约1kg。产妇在产后最初几日常感疲乏，表现为精神不振、情绪低落、自理能力降低等。

2. 心理-社会支持状况　评估产妇对分娩经历的感受，对自我形象的评价，评估家族支持系统等，如果产妇表现出情绪低落、哭泣、疲劳、睡眠差、对新生儿不关注等，应警惕发生产褥期抑郁症。

二、主要护理诊断/问题

1. 舒适度减弱　与产后宫缩痛、会阴或腹部切口疼痛、疲劳及母乳喂养技能不熟练有关。

2. 尿潴留　与产时损伤、活动减少及不习惯床上排尿有关。

3. 便秘　与分娩损伤、产后卧床有关。

三、护理措施

1. 一般护理　保持环境整洁、舒适、安静及空气清新，促进产妇维持良好的休息和睡眠。

（1）生命体征　每日测量体温、脉搏、呼吸及血压，若体温超过38℃，应加强观察，并报告医生。妊娠高血压患者需要密切观察血压变化，警惕产后子痫。

（2）饮食护理　产后1小时护理产妇进食流质或清淡半流质饮食，以后可进普通饮食。应保证食物营养丰富、蛋白质和水分充足。哺乳产妇应多摄入汤汁食物，并适当补充维生素和铁剂，建议补充铁剂3个月。

（3）排尿与排便护理　鼓励产妇尽早自行排尿，若出现排尿困难，首先要解除产妇对排尿引起疼痛的恐惧。若产妇无法自行排尿，可采取热敷、暗示、针刺关元等穴位、遵医嘱肌内注射新斯的明1mg等方法促进其排尿，必要时导尿，留置导尿管1～2日。鼓励产妇尽早下床活动及做产后康复操，多饮水，多吃富含纤维素的食物，以保持大便通畅。

（4）适当活动　产后产妇应尽早下床活动，经阴道分娩者产后6～12小时可下床轻微活动，产后第2日可在室内随意走动，按时根据自身情况做产后康复操。会阴有切口或剖宫产的产妇适当推迟活动时间，可鼓励产妇进行适当的床上活动，预防下肢静脉血栓形成。避免负重劳动或蹲位活动，以防止子宫脱垂。

2. 症状护理

（1）观察子宫复旧及恶露　每日评估产妇子宫复旧和恶露情况。如血性恶露增多且持续时间长，提示有子宫复旧不全，应嘱产妇及时排空膀胱、按摩子宫，遵医嘱给予缩宫素。若恶露有异味伴子宫压痛，提示有感染可能，遵医嘱给予广谱抗生素。

（2）会阴护理及会阴伤口的护理

1）常规护理：产后每日应评估会阴切口，如有无渗血、血肿及水肿等，每日用 0.05%聚维酮碘溶液擦洗外阴 2～3 次，保持会阴部清洁及干燥，及时更换会阴垫，大便后清洗会阴部。

2）会阴部异常的护理：①会阴伤口水肿，用 50%硫酸镁溶液湿热敷，产后 24 小时红外线照射外阴；②会阴部小血肿，产后 24 小时后可湿热敷或远红外线灯照射，大的血肿应配合医师切开处理；③会阴伤口有硬结，可用大黄、芒硝外敷或用 95%乙醇溶液湿热敷；④会阴切口疼痛剧烈或产妇有肛门坠胀感，应及时报告医生，以排除阴道壁及会阴部血肿；⑤会阴部伤口缝线于产后 3～5 日拆线，伤口感染者，应提前拆线引流，并定时换药。

3. 乳房护理

（1）一般护理　建议哺乳期产妇使用棉质乳罩，大小适中，避免过松或过紧。每次哺乳前，产妇应用清水将乳头洗净，并清洗双手，忌用肥皂水或乙醇溶液擦洗。乳头处如有痂垢，应先用油脂浸软后，再用温水洗净，忌强行擦洗，以免损伤乳头。保持乳房清洁、干燥。

（2）平坦及凹陷乳头的护理　指导产妇在婴儿饥饿时先吸吮平坦一侧，因此时婴儿吸吮能力强，容易吸住乳头和大部分乳晕。吸吮无效时，指导产妇先挤出乳汁再喂给新生儿。

指导产妇进行乳头伸展练习和乳头牵拉练习。①乳头伸展练习，将两示指平行放于乳头两侧，慢慢地由乳头向两侧外方拉开，牵拉乳晕皮肤及皮下组织，使乳头向外突出。接着将两示指分别放于乳头上侧和下侧，将乳头向上、向下纵向拉开，每次 15 分钟，每日 2 次。②乳头牵拉练习，用一只手托乳房，另一只手的拇指和中、示指抓住乳头向外牵拉重复 10～20 次，每日 2 次。另外，指导孕妇从妊娠 7 个月起佩戴乳头罩，对乳头周围组织起到稳定作用。

（3）乳房胀痛的护理　不恰当的哺乳方法、延迟哺乳、限制哺乳次数、乳汁淤积是乳房胀痛的常见原因。正确姿势哺乳、尽早吸吮、按需哺乳及哺乳后将剩余乳汁挤出可预防乳房胀痛发生。若乳房出现红、肿、热、痛等症状，伴有发热，提示患有乳腺炎，炎症早期可指导产妇继续母乳喂养，哺乳后吸出多余乳汁避免淤积。炎症期应指导产妇暂停母乳喂养，并给予抗生素治疗，治疗期间，应定时将乳汁挤出，以免乳汁分泌被抑制。

（4）乳头皲裂护理　轻者可继续哺乳，哺乳前湿热敷乳房，挤出少许乳汁使乳晕变软，让乳头和大部分乳晕含吮在婴儿口中。疼痛严重者，可用吸乳器将乳汁吸出喂给新生儿或用乳头罩间接哺乳，在皲裂处涂抗生素软膏，于下次喂奶时洗净。

（5）退乳指导　产妇因疾病或其他原因不能哺乳时，应尽早退奶。最简单的方法是停止哺乳，不排空乳房，少进汤汁。其他退奶方法：生麦芽水煎服、芒硝 250g 外敷两侧乳房、维生素 B_6 口服等。不推荐应用雌激素或溴隐亭退奶。

4. 心理护理　护理人员尊重产妇的风俗习惯，提供正确的产褥期生活方式。指导家属关心理解产妇，与产妇多沟通，保证产妇充分休息。让产妇更多地接触自己的孩子，在产妇获得充分休息的基础上，逐步参与孩子的日常生活护理，建立良好的亲子关系。

5. 健康教育

（1）起居指导　指导产妇继续维持合理、均衡的饮食和充足的休息，产妇居室应保持清洁、通风，预防产褥期中暑。每日擦身、清洗外阴，保持个人卫生，保持精神愉悦。

（2）喂养指导　强调母乳喂养的重要性，并对产妇进行母乳喂养知识和技能的评估，如有不足，则需加强指导。上班的产妇可将乳汁挤出保存于冰箱中，需要时温热后喂给婴儿。告知产妇母乳喂养可用支持资源情况，包括医院热线电话、社区保健人员的联系方式等。

（3）计划生育指导　产褥期内禁止性生活，产后 42 日起应采取避孕措施，母乳喂养者以工具避孕为宜，忌用含有雌激素的避孕药，以免影响乳汁分泌。不哺乳者可选用药物避孕。

（4）活动指导　产后应尽早适当活动。根据产妇的情况，指导产妇出院后坚持做产后保健操（图

10-1），运动量由小到大、由弱到强，循序渐进地进行练习。一般在产后第 2 日开始，每 1～2 日增加一节，每节做 8～16 次。出院后继续做健身操直至产后 6 周，6 周后应选择新的锻炼方式坚持锻炼。

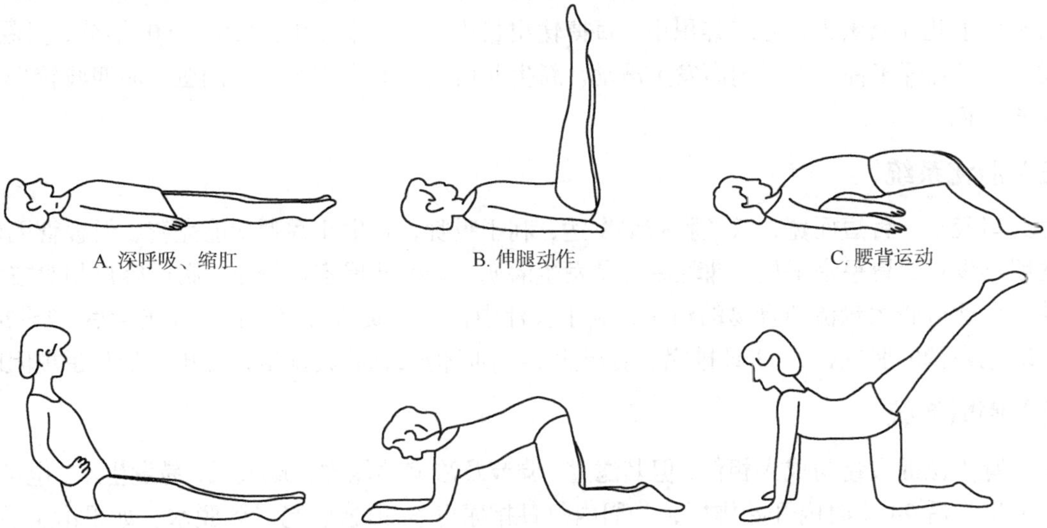

图 10-1　产褥期保健操

6. 产后检查　包括产后访视和产后健康检查两部分。

（1）产后访视　产妇出院后 1 个月内至少要进行 3 次家庭访视，第 1 次在产妇出院后 3 日内，第 2 次在产后 14 日，第 3 次在产后 28 日，社区医疗保健人员通过访视了解产妇及新生儿健康状况　内容包括产妇饮食、睡眠、大小便、恶露及哺乳等情况。观察会阴切口、剖宫产腹部切口等，若发现异常，应给予及时指导。

（2）产后健康检查　产妇应于 42 日携新生儿去医院做产后健康检查。内容包括测血压、脉搏，查血常规、尿常规，了解哺乳情况，并做妇科检查，观察盆腔内生殖器是否已恢复至非孕状态。对婴儿进行全身检查，了解婴儿的生长发育情况。

第 3 节　正常新生儿的护理

胎龄≥37 周且＜42 周，出生体重≥2500g 的新生儿，称为足月新生儿。从胎儿出生后断脐到满 28 日的这段时期称为新生儿期，是新生儿逐渐适应子宫外生活的过渡时期。

一、正常新生儿生理特点

正常新生儿有一定的肌张力，四肢屈曲，皮肤红润，皮下脂肪丰满，胎毛少，耳郭软骨发育好，指（趾）甲达到或超过指（趾）尖，乳晕清楚，乳房可扪及结节，足底有较深的足纹，男婴睾丸下降，女婴大阴唇覆盖小阴唇。

（一）呼吸系统

新生儿在出生后约 10 秒发生呼吸运动，以腹式呼吸为主。新生儿呼吸道狭窄，黏膜柔软，血管丰富，纤毛运动差，容易出现气道阻塞、感染、呼吸困难及拒乳。因为新生儿代谢快，需氧量多，使呼吸浅而快，每分钟 40～60 次，2 日后降至 20～40 次。正常新生儿呼吸中枢发育不完善，故可有呼吸节律不规律。

（二）循环系统

新生儿出生后随着呼吸的建立，肺血管阻力下降，肺部血流量增加，卵圆孔和动脉导管出现功能性关闭。由于新生儿耗氧量大，心脏容积小，每搏输出量少，其心率较快，120～160 次/分，且易受睡眠、啼哭、发热、吸乳等多种因素影响而发生波动。新生儿血液多集中于躯干及内脏，而四肢较少，四肢易发冷呈现青紫色。

（三）消化系统

新生儿口腔小，舌短而宽，双颊脂肪垫发达，利于吸吮，新生儿吞咽功能完善，但食管无蠕动，胃贲门括约肌不发达，胃呈水平位，哺乳后容易发生溢奶。新生儿胃容量较小，肠道容量相对较大，胃肠蠕动较快，可适应较大量流质食物的消化，利于乳汁中营养物质的吸收。新生儿出生后 12～24 小时开始排出墨绿色黏稠的胎粪，2～3 日排完。若出生 24 小时仍未见胎粪排出，应排除消化道梗阻畸形。

（四）泌尿系统

新生儿肾单位的数量与成人相似，但其滤过、调节及浓缩功能均较成人低，易发生水、电解质紊乱。新生儿一般出生后 24 小时内开始排尿，一周内每日排尿可达 20 次，易导致脱水。如果出生后 48 小时仍未排尿，应查明原因，排除摄入量不足和泌尿系统畸形。

（五）血液系统

新生儿血容量、红细胞计数及血红蛋白含量与脐带结扎的早晚有关，推迟结扎脐带 5 分钟可使血容量由 78ml/kg 增加至 126ml/kg，且新生儿血红蛋白中胎儿血红蛋白占 70%～80%，出生 5 周后下降至 55%。新生儿出生时白细胞计数较高，第 3 日开始下降，以中性粒细胞为主，产后 1 周中性粒细胞和淋巴细胞几乎相等。

（六）免疫系统

新生儿主动免疫功能尚不完善，自身产生免疫球蛋白能力较差，但在胎儿期可通过胎盘从母体获得 IgG，故出生后 6 个月内对多种传染病具有免疫力，如麻疹、风疹、白喉等。其他免疫球蛋白如 IgA、IgM 不能通过胎盘，因此新生儿缺乏 IgA，易患消化道、呼吸道感染性疾病。

（七）体温调节

新生儿体温调节中枢发育不完善，基础代谢较低，皮下脂肪少，体温易受外界环境温度的影响而波动。新生儿散热快，室内环境温度过高时，新生儿通过皮肤蒸发及出汗散热，容易出现体内水分不足，血液浓缩，称脱水热。室内环境温度过低容易导致新生儿出现低体温或寒冷损伤综合征。

（八）皮肤黏膜

新生儿出生时皮肤覆盖一层白色胎脂，其具有保护皮肤、减少散热的作用。头皮、耳后、腋下及其他皱褶处的胎脂可蘸少许植物油轻轻揩去。新生儿皮肤薄嫩，容易损伤导致感染，因此，应注意保护皮肤。脐带经过无菌结扎后逐渐干燥，一般在出生后 1～7 日脱落。

（九）特殊生理状态

1. 生理性体重下降 新生儿出生后 2～4 日，由于摄入少，加上胎粪排出，尿液、汗液等水分丧失等因素，体重较出生时下降 6%～9%，称生理性体重下降。下降范围一般不超过 10%，4 日后回升，7～10 日恢复到出生时水平。

2. 生理性黄疸 新生儿出生后，由于体内红细胞破坏增加，产生大量间接胆红素，而其肝内葡萄糖醛酸转移酶活力不足，间接胆红素不能全部结合成直接胆红素从胆道排出，导致高胆红素血症，使皮肤、黏膜及巩膜黄染，一般于出生后2～3日出现，7～10日消退，称为生理性黄疸。

3. 乳腺肿大及假月经　受母体胎盘分泌的雌、孕激素影响，新生儿出生后3～4日，可发生乳腺肿胀，甚至有乳汁样液体排出，2～3周后自行消退。女婴出生后1周内，阴道可有白带及少量血性分泌物，1～2日自然停止。

4. 上皮珠、粟粒点、颊脂体　新生儿口腔两面颊部有较厚的脂肪层，称颊脂体。上腭中线两旁有黄白色小点，称上皮珠。齿龈上有白色韧性小颗粒，称牙龈粟粒点。上皮珠和牙龈粟粒点是上皮细胞堆积或黏液腺分泌物积留而成，出生后数周自然消失，勿挑破以防感染。

二、护理评估

（一）健康史

了解母亲既往妊娠史，有无特殊家族史；本次妊娠的经过、分娩经过，产程中胎儿的情况；了解母亲用药史，特别是分娩时有无使用镇静药；新生儿出生的日期、时间、性别、体重、出生时Apgar评分情况、出生后检查是否有异常。

（二）身心状况

1. 症状和体征

（1）一般检查　观察新生儿的发育、反应、肌张力、哭声等，检查时注意保暖。

（2）皮肤、黏膜　观察皮肤有无黄染、发绀、苍白、水疱、皮疹，观察口腔黏膜是否完整。正常新生儿皮肤红润，出生时有胎脂覆盖，皮肤呈粉红色。如皮肤苍白或发绀，提示呼吸不畅或心功能不全等。

（3）身长、体重　身长为头顶最高点至足跟的距离，正常为45～55cm，新生儿的身长与遗传等多种因素有关。一般在出生后及每日沐浴后测裸体体重。体重＜2500g见于早产儿或足月小样儿，体重≥4000g见于父母身材高大、过期妊娠或孕妇糖尿病等。

（4）生命体征　新生儿一般测腋下温度，每日2次，正常体温为36～37.2℃，低于36℃见于室温较低、早产儿或感染等，超过37.5℃见于室温高、保暖过度或脱水热；新生儿心率正常为110～160次/分，若持续≥160次/分或＜110次/分，则为心动过速或心动过缓。新生儿呼吸频率正常为40～60次/分，分娩时使用镇静药或新生儿产伤可使新生儿呼吸减慢。

（5）头面部　观察头颅的外形、大小、形状，有无产瘤、血肿及头皮破损，检查囟门大小和紧张度，有无颅骨骨折和缺损；观察眼有无水肿和脓性分泌物，巩膜有无黄染或出血点；鼻尖有无粟粒疹；观察口腔外观有无唇腭裂，口腔内有无鹅口疮或牙龈粟粒点；检查外耳有无畸形等。

（6）颈部　观察颈部是否对称、活动度和肌张力。

（7）胸部　观察胸廓形态是否对称，有无畸形；触诊两侧锁骨是否连续、对称；听诊心脏了解心率、心律，有无杂音；听诊肺部了解呼吸音是否清晰，有无干湿啰音等。

（8）腹部　观察腹部外形是否正常，脐带残端有无渗血及脓性分泌物；触诊肝、脾大小；听诊肠鸣音是否正常。

（9）脊柱与四肢　检查脊柱发育是否正常；评估四肢长短、形状，有无畸形，检查活动度是否正常，有无骨折或关节脱位。

（10）肛门及外生殖器　检查肛门有无闭锁或肛裂，外生殖器有无异常，男婴睾丸是否已降至阴囊，女婴大阴唇是否完全遮盖小阴唇等。

（11）肌张力及活动情况　正常新生儿肌张力正常，反应灵敏，哭声响亮。如哭声异常，则提示大脑损伤或有其他异常，嗜睡应给予刺激，引起啼哭后观察。

（12）反射　评估各种反射是否存在，了解新生儿神经系统的发育情况。正常新生儿出生时就存在一些先天性反射活动，如觅食、吮吸、吞咽、拥抱、握持等反射。

2. 心理–社会状况 通过亲子互动，观察母亲与新生儿的沟通方式与效果，评估母亲是否有喂养及护理新生儿的能力。

三、主要护理诊断/问题

1. 体温调节无效 与早产、护理不当及外环境温度有关。

2. 有感染的危险 与新生儿免疫系统发育不完善和护理不当有关。

四、护理措施

1. 一般护理 母婴同室，房间安全、舒适，空气流通，室温保持在24～26℃，相对湿度保持在55%～65%。定时监测新生儿体温、心率、呼吸等情况，并注意观察新生儿的精神状态。

2. 喂养护理 新生儿出生后1小时内，实行早接触、早吸吮、早开奶。母乳喂养是最适合新生儿营养吸收和生长发育的喂养方法。母亲因为各种原因不能喂哺新生儿时，可选用动物乳或其他代乳品喂养新生儿，此种喂养方式称为人工喂养。

3. 促进舒适，预防感染

（1）沐浴 方法有淋浴和盆浴两种。在医院内以淋浴为主、在家以盆浴为主。

（2）脐部护理 保持脐部清洁干燥，每日沐浴后用75%乙醇溶液消毒脐带残端及脐轮周围。脐部有感染时用抗生素治疗；脐带脱落处有红色肉芽组织，用2.5%硝酸银溶液灼烧后用生理盐水棉签擦净，以免灼烧正常组织。

（3）臀部护理 为预防红臀，应定时更换尿布，尿布应松紧适宜，大便后用温水清洗臀部，擦干后涂5%鞣酸软膏。一旦发生红臀，可用红外线照射，每次10～20分钟，每日2～3次，如皮肤糜烂，可用消毒植物油或鱼肝油纱布敷于患处。

（4）皮肤护理 新生儿娩出后应尽快擦净其皮肤表面血迹。所有衣服、尿布、被单要求清洁、柔软。经常更换体位，防止局部皮肤受压。

4. 预防接种 新生儿乙型肝炎免疫接种有两种方法，主动免疫和联合免疫。

（1）主动免疫 HBsAg阴性母亲所生的新生儿采取主动免疫，于新生儿出生后24小时内、1个月、6个月各接种一次乙肝疫苗。新生儿出生后24小时，接种卡介苗。

（2）被动免疫 HBsAg阳性或HBsAg/HBeAg双阳性母亲所生的新生儿采取联合免疫，联合应用HBIG（≥100U）和乙肝疫苗。

5. 心理护理 主要通过父母与新生儿间的相互交流进行。所以，应鼓励、指导父母与新生儿交流、与新生儿玩游戏，鼓励母亲在生理状况许可的情况下主动、积极地参与护理新生儿，观察新生儿的情绪反应。

自 测 题

A_1/ A_2 型题

1. 产后3～4日因为乳腺血管、淋巴管极度充盈而出现的发热称为（　　）

   A. 产褥热　　B. 产后热

   C. 泌乳热　　D. 乳腺热

   E. 产褥感染

2. 关于产褥期妇女生理变化的描述，错误的是（　　）

   A. 胎盘附着处的子宫内膜修复需要3周

   B. 产后1周尿量明显增加

   C. 产褥早期血液仍处于高凝状态

   D. 不哺乳产妇一般于6～10周恢复月经

   E. 容易发生尿潴留

3. 产后第1日子宫底的位置是（　　）

   A. 平脐　　B. 脐上一横指

   C. 脐上两横指　　D. 脐下一横指

   E. 脐下两横指

4. 产后胎盘附着处子宫内膜完全修复的时间为（ ）
A. 产后4周 B. 产后6周
C. 产后8周 D. 产后10周
E. 产后12周
5. 产妇，28岁，自然分娩1男婴。腹部检查：耻骨联合上方扪不到子宫底。此产妇约在产后的（ ）
A. 第1日 B. 第2～3日
C. 第4～6日 D. 第8～9日
E. 第10～14日
6. 初产妇，25岁，顺产后第14日，护士评估其子宫复旧情况，下列情况说明子宫复旧不良的是（ ）
A. 产妇有白色恶露
B. 宫颈内口关闭
C. 宫颈外口呈“一”字形
D. 子宫内膜尚未充分修复
E. 耻骨联合上方可触及宫底
7. 某女，26岁，初产妇。顺产后出院，询问可恢复性生活的时间，护士回答正确的是（ ）
A. 产后4周 B. 产后5周
C. 产后6周 D. 产后7周
E. 产后8周
8. 经产妇，2日前经阴道分娩1健康男婴。产妇出现下列哪种情况时护士应通知医生（ ）
A. 体温达38.5℃ B. 夜间睡眠时出汗多
C. 脉率为108次/分 D. 下腹部阵发性疼痛
E. 排尿次数频繁
9. 某产妇，分娩后9日，浆液性恶露，量少，发现会阴侧切伤口局部有硬结。对于该伤口，下列护理措施错误的是（ ）
A. 每日观察恶露的性状
B. 每日观察宫缩情况
C. 硫酸镁湿热敷
D. 勤换会阴垫
E. 分娩后7～10日给予温水坐浴
10. 初产妇，顺产后第3日，新生儿采用母乳喂养，产妇诉乳房胀，乳汁排出不畅。首先应采取的措施是（ ）
A. 口服己烯雌酚 B. 冷敷乳房
C. 生麦芽煎服 D. 新生儿多吸吮
E. 芒硝外敷乳房
11. 初产妇，29岁。自然分娩后第2日。诉下腹部阵痛。检查：子宫硬，宫底脐下两横指，血性恶露，量少。护士对产妇指导时，介绍产后引起腹部疼痛原因正确的是（ ）
A. 产时应用缩宫素所致
B. 产后宫缩痛
C. 不可应用镇痛药
D. 减少新生儿吸吮，以缓解疼痛
E. 通常1周后消失

A_3/A_4型题

（12、13题共用题干）

某女，33岁，初产妇，2日前经阴道分娩1女婴。今日查房发现其乳头皲裂。

12. 产生乳头皲裂最可能的原因是（ ）
A. 产前乳头准备过分
B. 新生儿吸吮次数过多
C. 新生儿吸吮用力过大
D. 哺乳方法不当
E. 乳汁过少
13. 为减轻母乳喂养时的不适，正确的护理措施是（ ）
A. 先在损伤较重的一侧乳房哺乳
B. 为减轻疼痛应减少喂哺的次数
C. 哺乳前用毛巾和肥皂水清洁乳头和乳晕
D. 哺乳后挤出少许乳汁涂在乳头和乳晕上
E. 哺乳时让婴儿含吮乳头即可

（杜仁娟）

第11章 产褥期疾病妇女的护理

第1节 产褥感染

案例 11-1

王女士，35岁，G_1P_1，以“产后第5日下腹疼痛伴寒战发热、恶心、呕吐1日”入院。足月妊娠，破膜13小时后临产，因持续性枕横位，行会阴切开娩出一活女婴，体重4100g。胎盘自然娩出、完整，产后出血约150ml。体格检查：体温39.5℃，脉搏105次/分。乳房分泌少量淡黄色乳汁。子宫底平脐，有明显压痛。妇科检查：血性恶露，量多于月经，有臭味。

问题： 1. 该产妇可能出现了什么问题？

2. 应该如何对患者进行护理？

产褥感染（puerperal infection）是常见的产褥期并发症，是指分娩时及产褥期生殖道受病原体侵袭引起的局部或全身炎症变化。其发病率约为6%，是除产后出血、妊娠合并心脏病和严重的妊娠期高血压疾病之外的产妇死亡的四大原因之一。产褥病率（puerperal morbidity）是指分娩24小时以后的10日内，每日用口表测量体温4次，间隔4小时，有2次体温≥38℃。产褥病率常由产褥感染引起，但也可由生殖道以外感染如急性乳腺炎、上呼吸道感染、泌尿系统感染、血栓静脉炎等原因导致。

一、概　述

（一）发病相关因素

1. 诱因　正常女性生殖道对外界致病因子有一定的防御功能。阴道有自净作用，羊水中含有抗菌物质，因此正常妊娠和分娩通常不会增加感染的概率。只有在机体免疫力、病原体毒力、病原体数量三者平衡失调时，才会导致感染发生。产妇体质虚弱、营养不良、妊娠期贫血、妊娠期卫生不良、胎膜早破、羊膜腔感染、慢性疾病、产科手术、产程延长、产前产后出血过多、多次宫颈检查等均为产褥感染的诱因。

2. 感染途径

（1）外源性感染　指外界病原体侵入生殖道引起的感染。病原体可经消毒不严格或被污染的衣物、用具、各种手术器械及临产前性生活等途径侵入机体。

（2）内源性感染　寄生于正常孕妇生殖道内的微生物多数不致病，当机体抵抗力降低和（或）病原体数量、毒力增加时，非致病微生物可转化为致病微生物而引起感染。相比于外源性感染，内源性感染更重要，因孕妇生殖道内的病原体不仅可以导致产褥感染，还能够通过胎盘、胎膜、羊水间接感染胎儿，引起流产、早产、胎儿生长受限、胎膜早破及死胎等。

3. 病原体　正常女性生殖道内寄生着大量的微生物，包括需氧菌、厌氧菌、真菌及衣原体、支原体，并以厌氧菌为主。其可分为致病微生物和非致病微生物。致病微生物在达到一定数量时或机体免疫力下降时致病。有些非致病微生物在一定条件下可致病，称为条件致病菌。

（1）需氧菌　①链球菌：是外源性产褥感染的最常见致病菌，其中β-溶血性链球菌的致病性最强，能产生致热外毒素与溶组织酶，使病变迅速扩散。需氧链球菌可以寄生于阴道中，也可通过医务人员或产妇其他部位感染而进入生殖道。其临床特点为发热早，寒战，体温>38℃，心率快，腹胀，子宫复旧不良，子宫或附件区触痛，甚至并发脓毒血症。②杆菌：以大肠埃希菌、克雷伯菌属、变形杆菌属多见。这些细菌常寄生于阴道、会阴、尿道口周围，能产生内毒素，是菌血症和感染性休克最常见的病原菌。③葡萄球菌：主要致病菌是金黄色葡萄球菌和表皮葡萄球菌。前者多导致外源性感染，容易引起伤口严重感染，因能产生青霉素酶，易对青霉素耐药；后者存在于阴道菌群中，引起的感染较轻。

（2）厌氧菌　①革兰氏阳性球菌：消化链球菌和消化球菌存在于正常阴道中，当产道损伤、胎盘残留、局部组织坏死缺氧时，细菌迅速繁殖，若与大肠埃希菌混合感染，会引起异常恶臭气味。②杆菌属：为一组厌氧的革兰氏阴性杆菌，多与需氧菌和厌氧性球菌混合感染，形成局部脓肿，产生脓液，有恶臭味。感染还可引起化脓性血栓性静脉炎，形成感染性血栓，脱落后可随血液循环到达全身各器官，形成多器官脓肿。③梭状芽孢杆菌：主要是产气夹膜杆菌，可产生外毒素溶解蛋白质而产气及溶血。感染轻者引起子宫内膜炎、腹膜炎、败血症，严重者引起溶血、黄疸、血红蛋白尿、急性肾衰竭、循环衰竭、气性坏疽而死亡。

（3）支原体与衣原体　主要为溶脲支原体、人型支原体及沙眼衣原体，均可在女性生殖道内寄生，引起生殖道感染，但感染多无明显症状。

此外，沙眼衣原体、淋病奈瑟球菌均可导致产褥感染。

（二）病理与临床表现

1. 急性外阴、阴道、宫颈炎　分娩时会阴损伤或手术导致感染，以葡萄球菌和大肠埃希菌感染为主。会阴裂伤或会阴切开伤口是外阴部感染最常见的部位，表现为会阴部疼痛，坐位困难，局部伤口红肿、发硬、压痛，有脓性分泌物流出甚至伤口裂开，可伴有低热。阴道裂伤及挫伤后感染表现为阴道黏膜充血、水肿、溃疡、脓性分泌物增多，感染部位较深时，可以引起阴道旁结缔组织炎。宫颈裂伤向深部蔓延达宫旁组织，引起盆腔结缔组织炎。

2. 子宫感染　包括急性子宫内膜炎、子宫肌炎。病原体经胎盘剥离面侵入，扩散至子宫蜕膜层导致子宫内膜炎，侵入子宫肌层导致子宫肌炎，两者常伴发。子宫内膜炎表现较轻，为子宫内膜充血、坏死，常阴道内有大量脓性分泌物，有臭味。子宫肌炎表现较重，常有腹痛，恶露量多呈脓性，尤其是宫底部，压痛明显，子宫复旧不良，可伴有高热、寒战、头痛、心率增快、白细胞增多等全身感染症状。

3. 急性盆腔结缔组织炎、急性输卵管炎　病原体沿宫旁淋巴和血行达宫旁组织引起急性盆腔结缔组织炎，同时可累及输卵管引起输卵管炎，表现为下腹压痛、反跳痛、肌紧张等腹膜刺激征及肛门坠胀感，伴有持续高热、寒战、脉速、头痛等全身症状，宫旁一侧或两侧结缔组织增厚，触及炎性包块，严重者累及整个盆腔形成“冰冻骨盆”。

4. 急性盆腔腹膜炎及弥漫性腹膜炎　炎症可扩散至子宫浆膜层形成盆腔腹膜炎，继而发展为弥漫性腹膜炎。患者出现高热、恶心、呕吐、腹胀等全身中毒症状，检查发现腹膜刺激征。其可引起肠粘连，也可在直肠子宫陷凹处形成局限性脓肿，若波及肠管及膀胱可出现腹泻、里急后重和排尿困难。急性期治疗不彻底可发展为盆腔炎性疾病后遗症而导致不孕。

5. 血栓性静脉炎　来自胎盘剥离处的感染性栓子，经血行播散可引起盆腔血栓性静脉炎，可累及子宫静脉、卵巢静脉、髂内静脉、髂总静脉及阴道静脉。病变单侧居多，产后1～2周多见。临床表现为寒战、高热，症状可持续数周或反复发作。临床表现随静脉血栓形成的部位不同而有所不同，病变多在股静脉、腘静脉及大隐静脉处，髂总静脉或股静脉栓塞时影响下肢静脉回流，出现下肢水肿、皮肤发白和疼痛，称“股白肿”。小腿深静脉栓塞时可出现腓肠肌及足底部疼痛和压痛。局部检查不易与盆腔结缔组织炎鉴别，病变轻时无明显阳性体征，彩色多普勒超声检查可协助诊断。

6. 脓毒血症和败血症　感染性血栓脱落进入血液循环可引起脓毒血症和迁徙性脓肿（肺脓肿、肾脓肿）。当侵入血液循环的细菌大量繁殖引起败血症时，患者可出现感染性休克症状，如寒战、高热、脉搏细数、血压下降、呼吸急促、尿量减少等，可危及生命。

二、护理评估

（一）健康史

评估产妇的卫生习惯，了解本次妊娠经过，是否有妊娠合并症及并发症，分娩时是否有胎膜早破、羊膜腔感染、手术助产、产程延长、软产道损伤，是否有产前及产后出血史等。

（二）身心状况

1. 症状和体征

（1）症状　发热、疼痛、异常恶露，其为产褥感染三大主要症状。

（2）体征　由于感染部位、程度、扩散范围不同，产褥感染的临床表现也不同。根据感染部位分为会阴、阴道、宫颈、腹部伤口、子宫切口局部感染，急性子宫内膜炎、急性盆腔结缔组织炎、腹膜炎、血栓静脉炎、脓毒血症及败血症等，其中急性子宫内膜炎为产褥感染最常见的类型。

2. 心理-社会状况　产妇可能因感染而存在心理沮丧、烦躁与焦虑情绪，应评估观察产妇的情绪与心理状态。

（三）辅助检查

1. 血液检查　白细胞计数升高，尤其是中性粒细胞计数，升高明显，红细胞沉降率加快。血清 C-反应蛋白＞8mg/L，有助于早期感染的诊断。

2. 病原体　取宫腔分泌物、脓肿穿刺物、阴道后穹隆穿刺物做细菌培养和药敏试验，确定病原体及敏感的抗生素，必要时做血培养和厌氧菌培养。病原体抗原和特异抗体检测可以作为快速确定病原体的方法。

3. 影像学检查　B 超、彩色多普勒超声、CT 及 MRI 等检查手段可对炎性包块、脓肿进行定位及定性诊断。

三、治疗要点

一旦诊断产褥感染，原则上应给予广谱、足量、有效抗生素，并根据感染的病原体调整治疗方案。对于脓肿形成或宫内残留感染组织者，应积极进行感染灶的处理。

1. 支持疗法　加强营养并补充足够维生素，纠正贫血和水、电解质紊乱。病情严重者多次、少量输注新鲜血液及血浆。取半卧位，利于恶露引流或使炎症局限于盆腔。

2. 胎盘、胎膜残留处理　进行有效抗感染的同时，清除宫腔内残留物。患者若为急性感染伴高热，应在感染控制和体温下降后再彻底清宫，避免刮宫引起感染扩散和子宫穿孔。

3. 应用抗生素　未确定病原体时选用广谱高效抗生素，然后根据细菌培养和药敏试验结果调整抗生素的种类和剂量。中毒症状严重时可短期应用肾上腺皮质激素，以提高机体应激能力。此外，若存在子宫复旧欠佳，在抗感染的同时建议用缩宫素促进子宫复旧。

4. 抗凝治疗　对于血栓性静脉炎，在应用大量抗生素的同时，可加用肝素钠、尿激酶或口服双香豆素、阿司匹林等抗凝药物，或活血化瘀的中药。

5. 手术治疗　会阴伤口或腹部切口感染导致脓肿形成时应及时切开引流，盆腔脓肿可经腹或阴道后穹隆切开引流。严重子宫感染经积极治疗无效，炎症扩展出现不能控制的出血、败血症或脓毒血症时，应及时行子宫切除术，清除感染源，挽救生命。

四、主要护理诊断/问题

1. 体温过高　与病原体感染及产后机体抵抗力降低有关。

2. 疼痛　与感染有关。

3. 焦虑　与疾病导致恢复慢及担心自身健康有关。

五、护 理 措 施

1. 一般护理　注意休息和保暖，保持病室安静、清洁，空气新鲜。加强营养，给予高蛋白、高热量、高维生素、易消化饮食，以增强抵抗力。鼓励产妇多饮水，保证足够的液体摄入。产妇出现高热、疼痛、呕吐时做好对症护理，体温>39℃者，应给予物理降温，解除或减轻不适。产妇取半卧位或抬高床头以利恶露引流及促进炎症局限于盆腔。

2. 病情观察　密切观察产后生命体征的变化，每4小时测量体温1次，评估脉搏及血压变化，询问是否有恶心、呕吐、全身乏力、腹胀、腹痛等症状。同时观察记录恶露的颜色、性状与气味，子宫复旧情况及会阴伤口情况。

3. 治疗护理　根据医嘱进行支持治疗，增强产妇抵抗力。配合做好脓肿引流术、清宫术、阴道后穹隆穿刺术的术前、术后护理。注意使用抗生素的间隔时间，维持有效的血药浓度。严重病例有感染性休克或肾衰竭者，应积极配合抢救。

4. 心理护理　耐心解答家属及患者的疑问，向其讲解疾病知识，让其了解病情和治疗护理情况，增加治疗信心，缓解焦虑情绪。

5. 健康教育　加强妊娠期休息，加强营养，增强体质，临产前2个月避免性生活及盆浴。及时治疗外阴炎、阴道炎、宫颈炎等慢性疾病。避免胎膜早破、滞产、产道损伤与产后出血。教会产妇自我观察，会阴部保持清洁干净，及时更换会阴垫。治疗期间避免盆浴或坐浴，可采用淋浴。产褥期结束返院复查。

第2节　晚期产后出血

案例 11-2

赵女士，28岁，足月产后13日，阴道出血8小时急诊入院。13日前于当地卫生院自然分娩一活男婴，体重3500g，15分钟后胎盘自然娩出，检查胎盘有部分缺损，恶露一直较多。今晨7：00出现排小便样大出血，并晕倒一次，约2分钟后自行苏醒。当地予以输液及注射缩宫素后转送笔者所在医院。查体：血压90/60mmHg，脉搏120次/分，呼吸22次/分，宫缩好，出血不多，宫底脐上两横指。急查血象：血红蛋白62g/L、白细胞计数14×10^9/L、中性粒细胞百分比87%。

问题：1. 目前患者的主要护理问题有哪些？

2. 应该如何对患者进行手术前后的护理？

晚期产后出血（late postpartum hemorrhage）是指分娩24小时后，在产褥期内发生的子宫大量出血。其多见于产后1～2周。阴道出血多为少量或中等量，持续或间断；也可表现为大出血，同时有血凝块排出。产妇可伴有寒战、低热，且常因失血过多出现贫血或失血性休克。

一、概　　述

晚期产后出血与下列因素有关。

1. 胎盘、胎膜残留　为阴道分娩后晚期产后出血最常见的原因，多发生于产后10日左右。黏附于宫腔内的残留胎盘组织发生变性、坏死、机化，当坏死组织脱落时，暴露基底部血管，引起大出血。临床表现为血性恶露持续时间延长，反复出血，甚至突然大量出血，宫口松弛，有时可见残留组织。

2. 其他 蜕膜残留、子宫胎盘附着面复旧不全、子宫内膜炎症、剖宫产术后子宫切口愈合不良、产后子宫滋养细胞肿瘤、子宫黏膜下肌瘤、子宫颈癌等均可引起晚期产后出血。

二、护理评估

（一）健康史

了解产妇的分娩情况，若为阴道分娩，应注意产程进展及产后恶露变化，有无反复或突然阴道出血病史；若为剖宫产，应了解手术指征、术式及术后恢复情况。

（二）身心状况

1. 症状和体征

（1）症状 ①阴道出血：胎盘胎膜残留、蜕膜残留引起的出血多发生于产后 10 日左右。胎盘附着部位复旧不良引起的出血常发生于产后 2 周左右，患者可以反复多次阴道出血，也可突然发生阴道大量出血。剖宫产子宫切口裂开或愈合不良所致的出血，多于术后 2～3 周发生，常表现为子宫突然大量出血，可导致失血性休克。②腹痛和发热：常合并感染，伴发恶露增加，有恶臭。③全身症状：晚期产后出血可导致继发性贫血，严重者因失血性休克危及生命。

（2）体征 子宫复旧不良可扪及增大、变软的子宫，宫口松弛，有时可触及残留组织和血块，伴有感染者子宫压痛明显。

2. 心理–社会状况 产妇可能因晚期产后出血而存在焦虑、恐惧情绪，应评估观察产妇的情绪与心理状态。

（三）辅助检查

1. 血常规 帮助了解贫血和感染情况。

2. 超声检查 帮助了解子宫大小、宫腔有无残留物、子宫切口愈合及切口周围血肿等情况。

3. 病原体培养和药敏试验 可以帮助明确病原体，选择有效的抗生素。

4. 血 hCG 测定 有助于排除胎盘残留及绒毛膜癌。

5. 病理检查 宫腔刮出物或子宫切除标本应送病理检查。

三、治疗要点

晚期产后出血的处理原则为抗感染、使用缩宫素促使子宫收缩，针对病因进行刮宫或剖腹探查。

四、主要护理诊断/问题

1. 体温过高 与感染有关。

2. 焦虑/恐惧 与担心自身疾病有关。

3. 潜在并发症：失血性休克。

五、护理措施

1. 一般护理 提供舒适的休养环境，保证足够的睡眠。合理安排饮食，保证充足的营养。保持平卧、吸氧、保暖，留置导尿管，出血多者应迅速建立静脉通路，保持输液通畅，做好备血及输血准备。做好各种记录，尤其是生命体征及液体出入量。

2. 病情观察 ①密切监测血压、脉搏、呼吸及神志变化；观察皮肤颜色、四肢的温湿度及尿量。如患者由烦躁不安转为表情淡漠、意识模糊，出现血压下降、脉搏增快、尿量减少等，应快速输液并调整治疗方案。②密切观察子宫收缩情况及复旧情况，子宫有无压痛，出血量、颜色、气味及有无凝血块等，观察子宫硬度和宫底高度。注意观察阴道出血的颜色、性状、气味、量及速度，阴道有无排出物等，必要时留取标本送检，判断有无感染征象。

3. 治疗护理 密切配合医生积极查找出血原因，给予对症治疗，遵医嘱应用止血药、缩宫素及抗感染药物。对于经药物治疗效果不佳者，应在抗感染、止血的同时行清宫准备；术前解释手术过程及配合方法等；术后注意观察阴道出血情况，会阴护理每日2次。

4. 心理护理 产妇由于出血时间长、迁延淋漓或一次出血量较大，易产生紧张、恐惧、焦虑等心理。向产妇及其家属解释出血的病因及药物和手术治疗的知识，关心、安慰产妇，允许家属陪伴，消除其不良情绪，使产妇保持良好的心理状态，积极配合治疗。

5. 健康教育 指导产妇饮食与休息，进食高热量、高蛋白、高维生素、易消化饮食；室内开窗通风，保持空气流通；指导口腔、皮肤、会阴及乳房的护理；禁止性生活至产褥期结束，避孕6个月，指导患者合适的避孕方法，出院后随访。

第3节 产褥期抑郁症

案例 11-3

患者，女，32岁，因产后特别爱哭，有时睡不着，睡觉起来又想躺下，由其丈夫陪同就诊。患者2周前剖宫产娩出一健康女婴，婴儿体重3400g。经过问诊，张女士诉说丈夫平时工作很忙，没时间照顾她，公婆跟自己的育儿观不合，产后常感到“郁闷”“凄凉”“沉闷”“空虚”“孤独”，常因小事哭泣，有时会大发脾气。

问题：1. 该产妇可能出现了什么问题？

2. 你作为责任护士，该如何与张女士沟通？如何与其家人沟通？

产褥期抑郁症是产褥期精神障碍的一种常见类型，主要表现为产褥期持续和严重的情绪低落及一系列症状，如主动性降低、失眠、悲观等，甚至影响对新生儿的照料能力。其发病率国外报道约为30%，我国报道的发生率为1.1%～52.1%，通常在产后2周内出现症状。

一、概　述

本病病因不明，可能与下列因素有关。

1. 生物学因素

（1）内分泌因素：分娩后产妇体内人绒毛膜促性腺激素（hCG）、人胎盘催乳素（HPL）、孕激素、雌激素含量急剧下降，可能在产后抑郁症和精神方面起重要的作用。

（2）分娩因素：分娩经历给产妇带来紧张与恐惧心理，尤其产时和产后并发症、难产等，导致内分泌功能状态不稳定。

（3）躯体疾病：产妇合并内科疾病如甲状腺功能减退、糖尿病、子痫前期等，产妇可能会因疾病产生巨大的精神压力导致产褥期抑郁症。

（4）遗传因素：有精神病家族史，特别是家族抑郁症病史的产妇发病率高。

2. 心理–社会因素

（1）个性特征 最主要的是产妇的个性特征。敏感（神经质）、自我为中心、情绪不稳定、社交能力不良、好强求全、固执、内向性格等个性特点的产妇容易发生产后心理障碍。

（2）社会因素 孕期发生不良生活事件，如失业、夫妻分离、亲人病丧、家庭不和睦、家庭经济条件差、居住环境低劣、缺少家庭和社会的支持与帮助，特别是缺乏来自丈夫与长辈的理解、支持与帮助等，是影响产后抑郁症发生和恢复的重要因素。

二、护 理 评 估

（一）健康史

了解产妇的个性特征，询问是否有抑郁症或其他精神障碍疾病史和家族史，有无精神创伤史，有无妊娠合并症，了解本次妊娠过程及分娩是否顺利，有无难产、滞产、手术产及产时产后的并发症，婴儿健康状况，婚姻家庭关系及社会支持系统等，并识别诱因。

（二）身心状况

1. 产褥期抑郁症的表现

（1）情绪改变　心情压抑、沮丧、情绪淡漠甚至焦虑、恐惧、易怒，夜间加重；有时表现为孤独、不愿见人或伤心、流泪。

（2）自我评价降低　自暴自弃、自罪感，对身边人充满敌意，与家人关系不协调。

（3）创造性思维受损，主动性降低。

（4）对生活缺乏信心，觉得生活无意义，出现厌食、睡眠障碍、易疲倦、性欲减退，严重者甚至绝望，有自杀或杀婴倾向，有时陷于错乱或昏睡状态。

2. 对母婴及家庭的危害　抑郁症产妇在 5 年内再次患抑郁症的风险增加 1 倍。未及时识别和治疗的产褥期抑郁症会影响母婴良性互动，不能主动参与育儿活动，产妇没有生产的幸福感，婴儿安全感下降，情绪发育受阻，得不到母亲的主动关心和喂哺，会影响婴儿的体格发育。此外，产后抑郁症还会影响夫妻关系及家庭成员之间的关系，从而抑郁症状加重。

（三）辅助检查

产褥期抑郁症至今尚无统一的诊断标准。根据美国精神病学会（American Psychiatric Association，APA）2013 年在《精神疾病诊断与统计手册》（DSM-V）中制订的标准，产褥期抑郁症的诊断标准如表 11-1 所示。

表 11-1　产褥期抑郁症的诊断标准

1. 在产后 2 周内出现下列 5 条或 5 条以上的症状，必须具备（1）（2）两条
（1）情绪抑郁
（2）对全部或多数活动明显缺乏兴趣或愉悦
（3）体重显著下降或增加
（4）失眠或睡眠过度
（5）精神运动性兴奋或阻滞
（6）疲劳或乏力
（7）遇事均感毫无意义或有负罪感
（8）思维能力减退或注意力不集中
（9）反复出现想死亡的想法
2. 在产后 4 周内发病

三、治 疗 要 点

治疗包括心理治疗和药物治疗。心理治疗是重要的治疗手段，包括心理支持、咨询和社会干预等。药物治疗适用于中重度抑郁症及心理治疗无效者。尽量选用不进入乳汁的抗抑郁药。首选 5-羟色胺再摄取抑制剂，如盐酸帕罗西汀、盐酸舍曲林。

四、主要护理诊断/问题

1. 家庭运作失常　与无法承担母亲角色有关。

2. 有伤害自己或婴儿的危险　与产后严重心理障碍有关。

五、护 理 措 施

1. 一般护理　提供舒适的休息环境，保证足够的睡眠；合理安排饮食，保证充足的营养。帮助产妇适应母亲角色，参与照顾婴儿，促进产妇掌握自我护理能力和哺乳技能。

2. 注意安全保护　谨慎地安排产妇生活和居住环境，产褥期抑郁症产妇的睡眠障碍主要表现为早醒，而自杀、自伤等意外事件就发生在这种时候，应特别注意保护产妇安全。

3. 心理护理　心理治疗是重要的治疗手段。护理人员要关爱、支持、尊重、理解产妇，通过心理咨询，解除致病的心理因素（如婚姻关系紧张等），调动患者积极情绪，阻断负向思考。为产褥期产妇提供更多的情感支持及社会支持，指导产妇对情绪和生活进行自我调节，尽量调整好家庭关系，让家人尤其是丈夫给予产妇更多的关心和爱护，减少或避免不良精神刺激和压力。

4. 用药护理　护士应遵医嘱，指导产妇正确应用抗抑郁药物，耐心解释，解除产妇服用药物的心理压力，并注意观察药物疗效及不良反应，及时报告医生，以利于医生根据以往疗效及患者特点个性化选择药物。

5. 健康教育

（1）本病预后良好，约 70%的患者 1 年内治愈，极少数持续 1 年以上，再次妊娠复发率达 20%。出院后应继续追踪产妇的心理状态，并为产妇提供出院后的心理咨询渠道。

（2）产后抑郁症的发生受社会因素、心理因素及妊娠因素的影响，因此应该加强对孕产妇的精神关怀，利用孕妇学校等多种途径宣传普及有关妊娠、分娩常识，减轻孕产妇对妊娠、分娩的紧张、恐惧心理。在分娩过程中，运用医学心理学、社会学知识对产妇多加关心和爱护，对产后抑郁症的预防非常重要，产后抑郁症早期诊断困难，可利用产后抑郁筛查量表进行筛查，对产后抑郁症的高危人群进行家庭和医院的提前干预。

自 测 题

A_1/A_2 型题

1. 关于产褥感染，下列正确的说法是（　　）
   A. 是分娩时或分娩后由生殖道感染所引起的
   B. 多为单种细菌感染
   C. 产褥感染的原因以泌尿系感染为主
   D. 是指产后 24 小时至 4～5 日两次体温达到或超过 38℃
   E. 是指分娩时及产褥期生殖道受病原体感染，引起局部和全身变化
2. 产褥感染最常见的类型是（　　）
   A. 急性子宫内膜炎
   B. 急性盆腔结缔组织炎
   C. 急性输卵管炎
   D. 腹膜炎
   E. 栓塞性静脉炎
3. 关于产褥感染的护理，下述哪项不妥（　　）
   A. 产妇取平卧位
   B. 进行床边隔离
   C. 高热患者，可物理降温
   D. 产妇出院后严格消毒所用卧具和用具
   E. 产妇体温达 38℃时，应暂停哺乳
4. 产褥期抑郁症患者通过下列语言表达自己的低自尊和无价值感，“我太失败了，我什么事情都做不好”等。护士正确的处理是（　　）
   A. 指导患者情绪不好时一个人静静
   B. 调动患者积极情绪，阻断负向思考
   C. 指导患者减少与他人交流
   D. 告诉患者生活中比他差的人比比皆是
   E. 护士不应给予过度关注
5. 患者，女，25 岁，G_1P_0，足月妊娠，胎膜早破，自然分娩后第 3 日，体温 38.8℃，下腹痛，恶露血性、浑浊、

有臭味，宫底平脐，宫旁压痛，白细胞计数 15.8×10^9/L，中性粒细胞百分比 80%，最可能的诊断是（　　）

A. 急性宫颈炎
B. 急性子宫内膜炎及子宫肌炎
C. 急性输卵管炎
D. 急性盆腔腹膜炎
E. 败血症

6. 某产妇，产后 2 周，突然大量阴道出血，检查子宫大而软，宫口松弛，阴道及宫口有血块阻塞，可能的原因是（　　）

A. 胎盘、胎膜残留
B. 剖宫产切口裂开
C. 子宫胎盘附着面感染
D. 蜕膜残留
E. 子宫内膜息肉

A_3/A_4 型题

（7～9 题共用题干）

产妇，女，28 岁，产钳助产，产后 4 日，自诉发热，下腹微痛，子宫脐下二横指，轻压痛，恶露多而浑浊，有臭味。

7. 对于该产妇，正确的诊断是（　　）

A. 乳腺炎　　B. 慢性盆腔炎
C. 急性胃肠炎　　D. 急性子宫内膜炎
E. 肾盂肾炎

8. 对该产妇的处理原则，下列哪一项是错误的（　　）

A. 选用有效的抗生素
B. 增加营养，改善全身状况
C. 半卧位以利于引流
D. 禁用缩宫素，避免感染扩散
E. 胎盘残留者，应控制感染后刮宫

9. 该产妇最不可能存在的护理问题是（　　）

A. 营养失调　　B. 体温升高
C. 焦虑　　D. 疼痛
E. 知识缺乏

（李德琴）

第12章 女性生殖系统炎症患者的护理

女性生殖系统炎症是妇女常见病、多发病，各年龄阶段均可发病，主要包括外阴炎、阴道炎、子宫颈炎及盆腔炎。外阴炎及阴道炎可单独存在，也可同时存在。

第1节 概 述

一、女性生殖系统的自然防御功能

女性生殖器由于其解剖、生理、生化和免疫学特点而具有比较完善的自然防御功能，以抵御感染发生。

1. 外阴 外阴皮肤为鳞状上皮；两侧大阴唇自然合拢，遮盖阴道口、尿道口。

2. 阴道 阴道口闭合，阴道前后壁紧贴，防止外界微生物侵入阴道。生理情况下，阴道上皮在卵巢分泌的雌激素作用下增生变厚，增加抵抗病原体侵入的能力，同时上皮细胞中含有丰富的糖原，糖原在阴道乳杆菌的作用下分解为乳酸，维持阴道正常的酸性环境（pH 3.8～4.4），使其他病原体生长受到抑制，称为阴道自净作用。

3. 子宫颈 子宫颈内口紧闭，宫颈管黏膜分泌大量黏液，形成胶冻状黏液栓，其成为防止病原体侵入的机械屏障；宫颈管黏液栓内含乳铁蛋白、溶菌酶等，可抑制病原体侵入。

4. 子宫内膜 育龄妇女子宫内膜周期性剥脱，是消除宫腔感染的有利条件。此外，子宫内膜分泌液也含有乳铁蛋白、溶菌酶，可清除少量进入宫腔的病原体。

5. 输卵管 输卵管黏膜上皮细胞的纤毛向子宫腔方向摆动及输卵管的蠕动有利于阻止病原体侵入。输卵管分泌液含有乳铁蛋白、溶菌酶，可清除偶尔进入输卵管的病原体。

6. 生殖道的免疫系统 生殖道黏膜聚集有不同数量的淋巴组织及散在的淋巴细胞，此外，中性粒细胞、巨噬细胞、补体等有重要的免疫功能，发挥抗感染作用。

女性生殖系统虽具有自然防御功能，但是外阴、阴道与尿道和肛门邻近，易受污染；外阴与阴道又是性交、分娩及宫腔操作的必经之道，容易受到损伤及外界病原体的感染。若体内雌激素水平下降、性生活频繁、阴道灌洗等，乳杆菌被破坏，长期应用广谱抗生素抑制乳杆菌生长，妇女在特殊生理时期如月经期、妊娠期、分娩期，防御功能受到影响时，病原体容易侵入生殖道导致炎症发生。

二、病 原 体

1. 细菌 大多为化脓性细菌，如链球菌、葡萄球菌、大肠埃希菌、厌氧菌、变形杆菌、结核杆菌等。

2. 原虫 以阴道毛滴虫最为多见，其次为阿米巴原虫。

3. 真菌 以假丝酵母菌为主。

4. 病毒 如疱疹病毒、人乳头瘤病毒。

5. 螺旋体 如梅毒螺旋体。

6. 衣原体 常见沙眼衣原体，感染症状不明显，但常导致严重的输卵管黏膜结构及功能破坏，并可引起盆腔广泛粘连。

7. 支原体 是正常阴道菌群的一种，在一定条件下可引起生殖道炎症。

三、感染途径

1. 沿生殖道黏膜上行蔓延 病原体由外阴侵入阴道，沿黏膜面经子宫颈、子宫内膜、输卵管到达卵巢及腹腔。葡萄球菌、淋病奈瑟球菌、沙眼衣原体多沿此途径蔓延。

2. 经血液循环播散 病原体先侵入身体其他组织器官，再通过血液循环侵入生殖器官。结核杆菌主要沿此途径传播。

3. 经淋巴系统蔓延 病原体由外阴、阴道、子宫颈及子宫体等创伤处的淋巴管侵入盆腔结缔组织、子宫附件与腹膜。链球菌、大肠埃希菌、厌氧菌多沿此途径感染。

4. 直接蔓延 腹腔器官感染后直接蔓延至内生殖器，如阑尾炎可引起附件炎。

四、炎症的发展与转归

1. 痊愈 当患者机体抵抗力强、病原体致病力弱或患者得到及时、有效的治疗，抗生素使用恰当时，病原体完全被消灭，炎症被控制，炎性渗出物完全被吸收，称痊愈。痊愈后，组织结构、功能一般都可以恢复正常，不留痕迹。但如果坏死组织、炎性渗出物机化形成瘢痕或粘连，则组织结构和功能不能完全恢复，只是炎症消失。

2. 转为慢性 炎症治疗不及时、不彻底或病原体对抗生素不敏感，机体的防御功能和病原体的作用处于相持状态，可使炎症长期存在，当机体抵抗力强时，炎症可被控制并逐渐好转，一旦机体抵抗力降低，慢性炎症可急性发作。

3. 扩散与蔓延 患者机体抵抗力低下、病原体作用强，炎症又没得到及时有效的治疗时，炎症可通过淋巴系统和血液循环扩散到邻近器官。严重时引起败血症、脓毒血症，危及生命。

第 2 节 非特异性外阴炎

案例 12-1

刘女士，32 岁，G_1P_1，因外阴瘙痒、灼热感加重 3 日就诊。自诉 3 日前月经期干净后一直用护理垫，后感外阴瘙痒，并伴有灼热感，有时用手搔抓，且逐渐加重而影响正常工作，前来医院就诊。查体：体温 36.5℃，脉搏 70 次/分，心肺无特殊。妇科检查：外阴皮肤局部充血、肿胀、有抓痕，阴道通畅，分泌物无明显异常；子宫双侧附件未扪及异常。

问题：1. 评估该患者的诱因时应重点询问哪些？

2. 该患者存在的护理问题有哪些？如何护理？

（一）概述

1. 概念 非特异性外阴炎主要指由物理、化学等非病原体因素所致的外阴部皮肤及黏膜的炎症。

2. 病因 由于外阴部与尿道、肛门、阴道邻近，易受月经血、阴道分泌物刺激，尤其是糖尿病患者的糖尿刺激、尿瘘或粪瘘患者的排泄物长期浸渍，易致外阴炎；长期穿紧身化纤内裤，或长时间使用月经垫导致物理化学刺激，且透气性差，局部潮湿，也易引发炎症。

（二）护理评估

1. 健康史 询问个人卫生习惯、外阴清洁情况等，注意有无相关易感因素。

2. 身心状况

（1）症状 外阴皮肤瘙痒、灼热感、疼痛，于活动、性交及排尿时加重。

（2）体征 急性炎症期外阴皮肤局部充血、肿胀、有抓痕、糜烂，严重者形成湿疹或溃疡。慢性炎症皮肤增厚、粗糙甚至苔藓样变。腹股沟淋巴结可见肿大、压痛。

（3）心理-社会状况 患者常羞于就医，局部症状因影响活动、性生活而导致焦虑。

3. 辅助检查 应常规行阴道分泌物检查以了解有无特殊感染，必要时检查血常规、尿常规，白细胞总数及中性粒细胞计数可升高。

（三）治疗要点

消除病因，保持外阴局部清洁、干燥，对症治疗。

（四）主要护理诊断/问题

1. 舒适度的改变 与外阴瘙痒、疼痛有关。

2. 知识缺乏： 缺乏女性个人卫生护理知识。

（五）护理措施

1. 一般护理 急性期禁止性生活，避免食用辛辣食物。保持外阴清洁、干燥。

2. 用药护理 遵医嘱用0.1%的聚维碘酮溶液或1：5000高锰酸钾溶液坐浴，水温40℃，每次15～30分钟，每日1～2次，5～10次1个疗程。坐浴时要使会阴部完全浸没于溶液中，月经期停止坐浴。坐浴后，局部可涂抗生素软膏或紫草油，也可选用金银花、蒲公英等中药水熏洗外阴部。急性期还可应用微波或红外线进行局部物理治疗。

3. 心理护理 关心患者，解释该病的病因、诱因等，以解除其忧虑，使其积极配合治疗。

4. 健康教育

（1）加强卫生知识宣教，嘱其养成良好的个人卫生习惯，每日清洗外阴，保持局部干燥、清洁，尤其是月经期、妊娠期、分娩期、产后及流产后等特殊时期。

（2）穿透气性好的内衣，不穿化纤内裤和紧身衣，勤换内裤，内裤要及时清洗并在日光下晒干，避免挂在潮湿处。

（3）指导尿瘘、粪瘘患者注意个人卫生，便后及时清洗会阴，更换内裤。

（4）指导患者纠正不正确的饮食及生活习惯，勿饮酒，限制辛辣食物。

第3节 前庭大腺炎

（一）概述

1. 概念 前庭大腺炎指病原体侵入前庭大腺引起的炎症，包括前庭大腺脓肿和前庭大腺囊肿，多见于育龄妇女，幼女及绝经后妇女少见。

2. 病原体 前庭大腺炎多为混合性细菌感染，主要病原体为葡萄球菌、链球菌、大肠埃希菌。

（二）护理评估

1. 健康史 询问此次疾病的治疗经过和效果，识别发病的可能诱因。

2. 身心状况

（1）症状 局部肿胀、疼痛、灼热感，行走不便，有时会导致大小便困难。

（2）体征 局部皮肤红肿、发热、压痛明显，患侧前庭大腺开口处有时可见白色小点。当腺管开口粘连阻塞时，脓液不能排除，即可形成前庭大腺脓肿，触及波动感。脓肿增大后可自行溃破。若破口大，引流通畅，脓液流出后炎症消退；若破口小，引流不畅，则炎症可持续不退或反复急性发作。当急性炎症消退后，腺管口粘连闭塞，分泌物不能排出，脓液逐渐积聚形成前庭大腺囊肿。

（3）心理-社会状况 患者多因羞于就医，使炎症发展或转为慢性。患者因炎症局部痒痛难忍或影响正常生活而产生焦虑情绪。

3. 辅助检查 取阴道分泌物检查，必要时检查血常规、尿常规。

（三）治疗要点

根据细菌学检查选择敏感的抗生素治疗。未形成脓肿时，局部可热敷或坐浴、涂抗生素软膏。脓肿形成或囊肿较大时可切开引流并行造口术，囊肿小，无症状者不需要处理。

（四）主要护理诊断/问题

1. 舒适度的改变 与外阴坠胀痛、囊肿增大有关。

2. 焦虑 与疾病影响正常性生活及治疗效果不佳有关。

（五）护理措施

1. 一般护理 同非特异性外阴炎。

2. 病情观察 观察患者走路步态，外阴小阴唇内侧有无囊性肿块，有无红肿、波动感。

3. 对症护理 遵医嘱给予抗生素。配合医生行脓肿或囊肿切开造口术：做好术前、术中及术后护理。术后观察伤口有无红、肿，注意引流物性状，每日更换引流条，用 0.5%聚维酮碘溶液棉球擦洗外阴，每日 2 次。伤口愈合后用 1∶5000 高锰酸钾溶液坐浴，每日 2 次。

4. 健康教育 保持外阴清洁、卫生；勤换内裤，穿棉质、丝质内裤；预防月经期、妊娠期、分娩期、产后及流产后生殖道感染；勿饮酒，少进辛辣食物；月经期、产褥期禁止性交。

第4节 阴 道 炎

案例 12-2

患者，女，25 岁，已婚，因外阴瘙痒，分泌物增多近 1 周就诊。妇科检查见阴道黏膜充血，有散在出血点。阴道穹隆后部集聚大量灰黄色、泡沫状、稀薄的分泌物。子宫颈光滑，子宫正常，双侧附件未见异常。

问题：1. 该患者所患疾病可能是什么？如需确诊，还需做何种检查？

2. 该患者的主要护理诊断有哪些？请列出主要的护理措施。

一、阴道毛滴虫病

（一）概述

阴道毛滴虫病（trichomoniasis vaginalis，TV）是由阴道毛滴虫引起的阴道炎症，也是常见的性传播疾病。

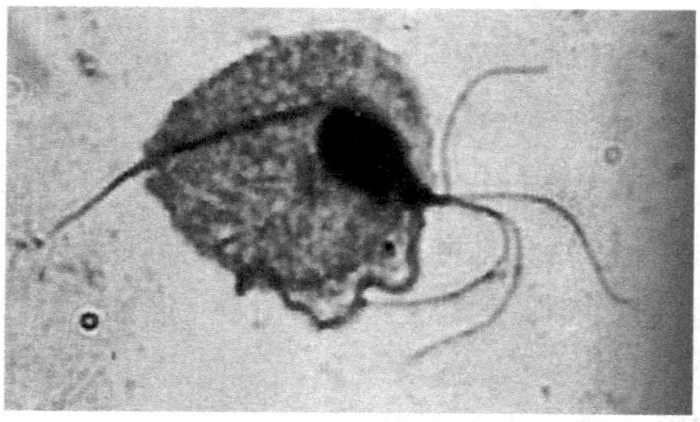

图 12-1 阴道毛滴虫

1. 病因 阴道毛滴虫呈梨形，属于厌氧寄生原虫（图 12-1），宜在温度 25～40℃、pH 5.2～6.6 的潮湿环境中生长，在 pH 5.0 以下或 7.5 以上的环境中则不生长。滴虫不仅寄生于阴道，还常寄生于尿道、膀胱、肾盂及男性包皮、尿道、前列腺。月经前、后阴道 pH 发生变化，隐藏在腺体及阴道皱襞中的滴虫常得以繁殖，引起炎症发作。

2. 传播途径 阴道毛滴虫病的感染途径主要为性接触（异性或同性间）或垂直传播（阴道分娩）。目前已从阴道、子宫颈、尿道、尿道旁腺、巴氏腺、膀胱和输卵管分离到阴道毛滴虫。

（二）护理评估

1. 健康史 询问患者既往有无阴道炎病史；了解月经后有无症状加重，注意病程的长短，是否为复发患者；询问性伴侣的健康状况及有无不洁性生活史。

2. 身心状况

（1）症状 该疾病潜伏期4～28日。25%～50%的患者在感染初期可无症状。典型的症状为稀薄泡沫状阴道分泌物增多和外阴瘙痒。分泌物可呈脓性、黄绿色，有臭味。瘙痒部位主要为阴道口及外阴，伴有灼热痛、性交痛等。阴道毛滴虫能吞噬精子，影响精子在阴道内存活，可造成不孕。阴道毛滴虫可感染泌尿系统，引起尿频、尿急、尿痛甚至血尿。

（2）体征 妇科检查可见阴道黏膜充血，散在出血点，甚至宫颈可见出血斑点，呈"草莓样"外观。阴道穹隆后部积聚大量灰黄色、黄白色稀薄泡沫状分泌物。少数患者阴道内有滴虫存在，但无炎症反应，阴道黏膜无异常，称为带虫者。

（3）心理-社会状况 患者常因羞涩而延误就医治疗。此病因影响活动、性生活而导致患者焦虑。部分未能坚持治疗的患者因疾病反复发作而产生抑郁情绪。

3. 辅助检查

（1）显微镜检查阴道分泌物悬液 可见活动的阴道毛滴虫，特异度高，敏感度仅有50%～60%。采集阴道分泌物立即进行显微镜检查可获得最佳效果；寒冷环境需要保温，否则不活动的阴道毛滴虫与白细胞很难区分。

（2）核酸扩增试验 诊断敏感度和特异度均超过95%。

（3）阴道毛滴虫培养 诊断敏感度为75%～96%，特异度高达100%，但临床应用较少。

（4）其他诊断方法 如阴道毛滴虫抗原检测，其敏感度为82%～95%，特异度为97%～100%。

（三）治疗要点

阴道毛滴虫病患者可同时存在尿道、尿道旁腺、前庭大腺多部位滴虫感染，需全身用药，避免阴道冲洗。主要治疗药物为甲硝唑和替硝唑。初次治疗可选择甲硝唑2g或替硝唑2g，单次口服；也可服用甲硝唑400mg，每日2次，7日为1个疗程。口服药物的治愈率达90%～95%。性伴侣应同时治疗。

（四）主要护理诊断/问题

1. 知识缺乏：缺乏对疾病传染途径的认识及阴道炎治疗的知识。

2. 组织完整性受损 与阴道分泌物刺激、搔抓有关。

3. 舒适度的改变 与外阴瘙痒、疼痛等有关。

（五）护理措施

1. 一般护理 保持外阴清洁、干燥，尽量避免搔抓外阴；治疗期间禁止性生活，勤换内裤。内裤、坐浴及洗涤用物应煮沸消毒5～10分钟以消灭病原体，避免交叉和重复感染。

2. 辅助检查护理配合 协助医生取分泌物检查，取分泌物前24～48小时避免性交、阴道灌洗或局部用药，取分泌物时阴道窥器不涂润滑剂，取出后应及时送检并注意保暖，否则滴虫活动力减弱，造成辨认困难。

3. 治疗护理

（1）全身用药注意事项 甲硝唑口服后偶见胃肠道反应，可见头痛、皮疹、白细胞减少等，一旦发现及时停药。甲硝唑用药期间及停药24小时内，替硝唑用药期间及停药72小时内，禁止饮酒。药物可从乳汁中排泄，甲硝唑用药期间及用药后24小时内不宜哺乳，服用替硝唑72小时内不宜哺乳。甲硝唑虽可透过胎盘，但未发现会增加胎儿畸形或机体细胞突变的风险，应用时需孕妇知情同意。替硝唑在妊娠期应用的安全性尚未确定，应避免应用。

（2）性伴侣治疗指导　阴道毛滴虫病主要由性行为传播，性伴侣应同时进行治疗，并告知患者及性伴侣治愈前应避免无保护性行为。

4. 心理护理　认真听取患者的诉说，耐心介绍疾病的病因、诱因及治疗措施，指导患者增强自我保护意识。为患者严格保密，以解除其忧虑，且配合医护人员积极治疗疾病。

5. 健康教育

（1）治疗期间禁止到浴池、游泳池等公共场所，避免交叉感染。

（2）对于症状持续存在及复发者，应进行随访及病原体检测。由于阴道毛滴虫病再感染率高，可考虑对性活跃期患者在最初感染 3 个月后重新筛查。

二、外阴阴道假丝酵母菌病

（一）概述

外阴阴道假丝酵母菌病（vulvovaginal candidiasis，VVC），曾称念珠菌性阴道病，是由假丝酵母菌引起的常见外阴、阴道炎症。

1. 病因　病原体多数为白假丝酵母菌，酸性环境适宜其生长繁殖，其对热的抵抗力不强，加热至60℃1 小时即可死亡，但对干燥、日光、紫外线及化学制剂抵抗力较强。感染者阴道 pH 通常＜4.5。假丝酵母菌为条件致病菌，机体免疫力下降或阴道酸性增强时发病。常见的诱因有妊娠、糖尿病、大剂量雌激素治疗、大量应用免疫抑制剂及广谱抗生素；其他如穿紧身化纤内裤、肥胖，可使会阴局部的温度及湿度增加，易于假丝酵母菌繁殖而致阴道炎。

2. 传播途径　主要为内源性传染，假丝酵母菌除寄生于阴道外，也可寄生于人的口腔、肠道等部位，一旦条件适宜，3 个部位可相互感染传播。少部分患者可通过性交直接传染；也可通过接触感染的衣物间接传染。

（二）护理评估

1. 健康史　询问患者是否有诱发假丝酵母菌感染的相关因素存在，了解患者有无糖尿病史及使用抗生素、雌激素等药物史，是否妊娠。

2. 身心状况

（1）症状　主要表现为外阴瘙痒（甚至奇痒）、灼痛，严重时坐卧不宁，影响工作及睡眠，可伴尿频、尿痛、性交疼痛。白带典型特征为白色、稠厚，呈豆渣样或凝乳块样。

（2）体征　妇科检查可见外阴红斑、水肿，伴有皮肤抓痕，小阴唇内侧及阴道黏膜附着白色膜状物，擦去后可见黏膜红肿，有浅表糜烂或溃疡。

（3）心理-社会状况　患者通常因外阴局部不适影响工作、睡眠及性生活等而产生焦虑情绪，痛苦万分，因疾病容易复发而产生自卑感。

3. 辅助检查

（1）阴道分泌物悬滴法　玻片滴 10%氢氧化钾溶液 1 滴，与典型分泌物混合，在低倍镜下可见白假丝酵母菌芽孢和菌丝。

（2）培养法　多次悬滴法检查阴性者，可送培养，准确性可达 98%左右。

（3）阴道 pH 测定　如阴道 pH＜4.5，可能为单纯假丝酵母菌感染；若 pH＞4.5，且涂片中有大量白细胞，考虑可能存在混合感染。

（三）治疗要点

消除诱因，积极治疗糖尿病，及时停用广谱抗生素、雌激素、肾上腺皮质激素。根据患者情况选择局部或全身抗真菌治疗，以局部用药为主。

（四）主要护理诊断/问题

1. 舒适度的改变 与外阴瘙痒、烧灼痛、分泌物刺激有关。

2. 组织完整性受损 与阴道分泌物刺激、搔抓有关。

3. 焦虑 与治疗效果不佳、反复发作有关。

（五）护理措施

1. 一般护理 避免搔抓，保持外阴清洁、干燥；治疗期间禁止性生活；勤换内裤，用过的毛巾等生活用品用开水烫洗。

2. 治疗配合

（1）消除诱因 积极配合治疗糖尿病，停用广谱抗生素、雌激素等药物。

（2）局部用药 指导患者阴道局部用药，可选用咪康唑栓、克霉唑栓、制霉菌素制剂等。每晚 1 粒塞入阴道，连用 7～10 日。

（3）全身用药 对未婚妇女及不宜采取局部用药者，可选用口服药物。常用药物：氟康唑 150mg，顿服。有肝病史者和孕妇禁止服用。

（4）妊娠期合并外阴阴道假丝酵母菌病 以局部用药为主，以小剂量长疗程为佳，禁用口服唑类抗真菌药物。

（5）复发性外阴阴道假丝酵母菌病（RVVC）治疗配合 1 年内有症状并经真菌学证实的外阴阴道假丝酵母菌病发作 4 次或以上，称为 RVVC。治疗分为初始治疗和巩固治疗，在初始治疗达到真菌学治愈后，给予巩固治疗至半年。治疗期间评估药物疗效及监测肝功能异常等副作用。

3. 心理护理 理解关心患者，协助患者查找病因，坚持按医嘱用药。

4. 健康教育

（1）向患者讲解疾病原因，消除顾虑，积极就医。保持外阴清洁、干燥，避免搔抓。养成良好的个人卫生习惯，勤换内裤。

（2）性伴侣无须进行常规治疗，有龟头炎者，需要进行假丝酵母菌检查及治疗，预防女性重复感染。

（3）进行随访指导，在治疗结束的 7～14 日，建议追踪复查。若症状持续存在或治疗后复发，可进行真菌培养同时行药敏试验。对于 RVVC 患者，在巩固治疗的第 3 个月及 6 个月时，建议进行真菌培养。

三、细菌性阴道病

（一）概述

细菌性阴道病（bacterial vaginosis，BV）是阴道内正常菌群失调所引起的以带有鱼腥臭味的稀薄阴道分泌物增多为主要表现的混合感染。正常阴道微生物群中以乳杆菌为优势菌，维持阴道微生态平衡。在频繁性交、多个性伴侣或阴道灌洗等情况下，乳杆菌减少，导致其他微生物大量繁殖，其中以厌氧菌居多。

（二）护理评估

1. 健康史 了解患者个人卫生习惯和性生活情况，以及既往阴道炎病史及治疗经过等。

2. 身心状况

（1）症状 10%～40%的患者无临床症状。有症状者多表现为阴道分泌物增多，有鱼腥臭味，尤其是在性交后加重，可伴有轻度外阴瘙痒或烧灼感。

（2）体征　阴道检查见均匀、稀薄、灰白色的分泌物，常黏附于阴道壁，且容易从阴道壁拭去，阴道黏膜无充血的炎症表现。

（3）心理-社会状况　评估患者的睡眠情况及有无焦虑、烦躁等心理反应。

3. 辅助检查　下列4项中具备3项，即可诊断，多数认为线索细胞阳性为必备条件。

（1）线索细胞阳性，镜下线索细胞数量占鳞状上皮细胞比例大于20%，可以诊断。

（2）匀质、稀薄、灰白色阴道分泌物，常黏附于阴道壁。

（3）阴道分泌物 pH＞4.5。

（4）胺试验阳性，取阴道分泌物少许放于玻片上，加入10%氢氧化钾溶液1～2滴，产生烂鱼肉样腥臭气味，系胺遇碱释放氨所致。

（三）治疗要点

治疗选用抗厌氧菌药物，主要有甲硝唑、替硝唑、克林霉素，可全身用药，也可局部用药。哺乳期以选择局部用药为宜。

（四）主要护理诊断/问题

1. 舒适度的改变　与阴道分泌物增多、有异味有关。

2. 知识缺乏：缺乏女性生殖系统相关的卫生知识。

（五）护理措施

1. 一般护理　指导患者注意个人卫生，保持外阴部清洁、干燥，如外阴部瘙痒，避免搔抓。勤换内衣，出现症状应及时就诊。

2. 用药护理　告知患者各种剂型的阴道用药方法，应用甲硝唑或替硝唑后注意观察副作用，同时嘱用药期间禁酒和哺乳。本病与不良妊娠结局（如胎膜早破、绒毛膜炎等）有关，且容易发生上行感染，任何有症状的孕妇均需进行筛查和治疗，遵医嘱进行用药。

3. 心理护理　耐心向患者解释疾病的原因及治疗要点，缓解焦虑和紧张情绪。

4. 健康指导　指导养成良好的卫生习惯，勤换内裤，穿棉质内裤，减少刺激。日常生活中，勿频繁使用会阴部洗剂，勿进行阴道灌洗，以免导致阴道菌群失调。

四、萎缩性阴道炎

（一）概述

萎缩性阴道炎（atrophic vaginitis）为卵巢功能衰退，雌激素水平降低，局部抵抗力下降引起的，以需氧菌感染为主的阴道炎症，曾称为老年性阴道炎。其常见于自然绝经或人工绝经后的妇女，也可见于产后闭经、接受药物假绝经治疗者。

（二）护理评估

1. 健康史　询问患者年龄、月经史、绝经时间，有无卵巢切除或放射治疗史。

2. 身心状况

（1）症状　阴道分泌物增多，稀薄，呈淡黄色，外阴瘙痒、灼热感。严重者分泌物呈血样或脓性白带，有臭味，偶有点滴出血，可伴有性交痛。

（2）体征　妇科检查见阴道呈萎缩状改变，阴道上皮皱襞消失，菲薄。阴道黏膜充血，有散在的点状出血和表浅溃疡。

（3）心理-社会状况　患者可因年龄大、害羞未及时就诊而延误病情。由于局部疼痛常致心理不稳定，久治不愈又可使患者产生无助感。

3. 辅助检查 取阴道分泌物检查滴虫及假丝酵母菌。有血性白带者，应与子宫恶性肿瘤鉴别，须常规做宫颈刮片，必要时行分段诊刮术。

（三）治疗要点

治疗原则为补充雌激素，增加阴道抵抗力；使用抗生素抑制细菌生长。

（四）主要护理诊断/问题

1. 舒适度的改变 与阴道瘙痒、白带增多有关。

2. 知识缺乏：缺乏围绝经期、绝经期妇女保健知识。

（五）护理措施

1. 加强健康教育 保持外阴清洁、干燥，勤换内衣裤，穿棉质内裤，严禁搔抓外阴部。

2. 治疗护理 使患者理解用药的目的、方法和注意事项。①补充雌激素：主是针对病因的治疗，以增加阴道抵抗力。雌激素制剂可局部给药，也可全身给药。局部涂抹雌三醇软膏，每日1～2次，连用14日。口服替勃龙2.5mg，每日1次，也可选用其他雌孕激素制剂连续联合用药。注意观察药物副作用。②应用抗生素：阴道局部应用抗生素如诺氟沙星制剂100mg，放于阴道深部，每日1次，7～10日为1个疗程。对于阴道局部干涩明显者，可应用润滑剂。患者用药有困难者，指导家属协助用药或由医护人员帮助使用。

第5节 子宫颈炎

案例12-3

患者，女，26岁，G_2P_1，因停经2个月外阴灼痛、白带多、尿频、尿痛3日就诊。查体：外阴部充血，阴道内大量脓性白带，有臭味，宫颈水肿。

问题：1. 该患者最可能患了什么疾病？该疾病最主要的治疗方法是什么？

2. 需要对该患者实施哪些护理措施？

子宫颈炎简称宫颈炎，是指宫颈阴道部及宫颈管黏膜发生的炎症，是妇科常见疾病之一。因子宫颈阴道部鳞状上皮与阴道鳞状上皮相延续，阴道炎均可引起子宫颈阴道部炎症。由于子宫颈管黏膜上皮为单层柱状上皮，抗感染能力较差，易发生感染。临床多见的子宫颈炎是急性子宫颈管黏膜炎，若急性子宫颈炎未经及时诊治或病原体持续存在，可导致慢性子宫颈炎。本节主要介绍慢性子宫颈炎。

一、概 述

（一）病因

慢性子宫颈炎指子宫颈间质内有大量淋巴细胞、浆细胞等炎性细胞浸润，可伴有子宫颈腺上皮及间质的增生和鳞状上皮化生，可由急性子宫颈炎迁延而来，也可为病原体持续感染所致。

（二）病理

1. 慢性子宫颈管黏膜炎 也称宫颈管炎，宫颈管黏膜皱襞较多，柱状上皮抵抗力弱，感染后容易形成持续性子宫颈黏膜炎。

2. 子宫颈息肉 是宫颈管黏膜增生形成的局部突起病灶。息肉可为一个或多个，色红，呈舌形，质软而脆，可有蒂，根部可附于子宫颈外口，也可于子宫颈管内。子宫颈息肉极少恶变，但应与子宫的恶性肿瘤相鉴别。

3. 子宫颈肥大 慢性炎症长期刺激可导致子宫颈腺体及间质增生，子宫颈呈不同程度肥大，质地变硬。

链 接 宫颈糜烂样改变

以往认为慢性子宫颈炎的病理类型还包括宫颈糜烂、宫颈管腺囊肿。随着医学的进步，目前认为宫颈糜烂和宫颈管腺囊肿绝大多数情况下都是生理性变化，通常不需要处理。宫颈糜烂样改变只是一个临床征象，可为生理性柱状上皮异位，即由于雌激素的作用，宫颈鳞-柱交接部外移，子宫颈局部呈糜烂样改变外观；也可以是病理性改变，如炎症、子宫颈鳞状上皮内病变或宫颈癌也可表现为糜烂样改变，因此需要进行子宫颈细胞学检查鉴别。

二、护理评估

（一）健康史

询问患者年龄、月经史、孕产史及避孕措施，了解有无阴道分娩、妇科手术造成的宫颈损伤。注意了解有无急性子宫颈炎的病史、发病时间、病程及治疗情况等。

（二）身心状况

1. 症状和体征

（1）症状 大多数患者无症状，有症状者主要表现为阴道分泌物增多，其呈淡黄色或脓性，也可出现月经间期出血、性交后出血等。分泌物刺激可引起外阴瘙痒及灼热感。

（2）体征 妇科检查可见子宫颈外口处的阴道部外观呈细颗粒状的红色区，出现宫颈糜烂样改变，或有黄色分泌物覆盖子宫颈口或从子宫颈流出，也可表现为子宫颈肥大或息肉。

2. 心理–社会状况 慢性子宫颈炎病程较长，常给患者带来一定的心理压力，患者表现为焦虑、失眠等，特别是出现性交后出血、月经间期出血，患者因担心是宫颈癌而感到恐惧。

（三）辅助检查

1. 宫颈黏液涂片检查 取宫颈管内分泌物检查，每高倍视野有30个以上中性多核白细胞提示宫颈炎症存在；找到典型肾形革兰氏阴性双球菌，提示淋病奈瑟球菌感染。

2. 宫颈分泌物培养 进行宫颈分泌物培养并行药敏试验。

3. 宫颈刮片细胞学检查 用于鉴别早期宫颈癌。必要时行宫颈活体组织检查，以明确诊断。

三、治疗要点

对于持续性子宫颈黏膜炎，需了解有无沙眼衣原体和淋病奈瑟球菌的再次感染及性伴侣是否已进行治疗，针对病因给予治疗。对于宫颈呈糜烂样改变、有接触性出血且反复药物治疗无效者，可采取物理治疗，治疗前应排除宫颈上皮内病变和宫颈癌。子宫颈肥大一般无须治疗。对子宫颈息肉行息肉摘除术。

四、主要护理诊断/问题

1. 焦虑 与知识缺乏、病程长或害怕宫颈癌有关。

2. 舒适度的改变 与异常白带增多有关。

五、护理措施

1. 一般护理 加强会阴护理，保持外阴清洁、干燥，注意休息。

2. 治疗护理

（1）物理治疗　为主要方法。临床常用的方法：激光治疗、冷冻治疗、微波治疗和红外线凝结等。其原理都是将宫颈糜烂面的单层柱状上皮破坏，其结痂脱落后新的鳞状上皮覆盖创面，为期3～4周，病变较深者，需6～8周，子宫颈恢复光滑外观。告知患者物理治疗的注意事项：①治疗前应常规行细胞学检查，排除宫颈癌；②有急性生殖道炎症者，列为禁忌；③治疗时间，选择在月经干净后3～7日进行；④术后每日清洗外阴2次，保持外阴清洁，在创面尚未愈合期间（4～8周）禁盆浴、性交和阴道冲洗；⑤治疗后有阴道分泌物增多，甚至有大量水样排液，术后1～2周脱痂时可有少许出血，如出血量多，需急诊处理；⑥一般于2次月经干净后3～7日复查，了解创面愈合情况，同时注意观察有无子宫颈管狭窄。

（2）手术疗法　有子宫颈息肉者，可行息肉摘除术，术后常规送病理学检查。

3. 心理护理　耐心向患者解释慢性子宫颈炎的病因、治疗方法，重点强调物理治疗前细胞学检查的必要性，消除患者心理顾虑，配合治疗。

4. 健康教育　定期接受妇科检查。发现子宫颈炎，积极治疗，以免迁延成慢性。做好避孕措施，避免多次人工流产及分娩对子宫颈的损伤。避免不洁及无保护的性生活。

第6节　盆腔炎性疾病

案例 12-4

患者，女，26岁，G_3P_1，因下腹痛伴发热就诊。患者7日前行人工流产术，3日前出现下腹痛，伴里急后重感。查体：腹部压痛、反跳痛，宫颈举痛。

问题： 1. 该患者最可能患了什么疾病？该疾病最主要的治疗方法是什么？

2. 需要对该患者进行哪些健康指导？

一、概　述

盆腔炎性疾病（pelvic inflammatory disease，PID）是指女性上生殖道的一组感染性疾病，主要包括子宫内膜炎、输卵管炎、输卵管卵巢脓肿、盆腔腹膜炎。炎症可局限于一个部位，也可同时累及几个部位，最常见的是输卵管炎及输卵管卵巢炎，单纯性子宫内膜炎或卵巢炎较少见。盆腔炎性疾病大多发生于性活跃期及育龄妇女。初潮前、无性生活和绝经后妇女很少发生盆腔炎性疾病，即使发生，也通常是邻近器官炎症的扩散。

盆腔炎性疾病若被延误诊断而未能得到有效治疗，可导致不孕、输卵管妊娠、慢性腹痛，炎症反复发作，严重影响妇女的生殖健康，增加家庭与社会的经济负担。

（一）病因

女性生殖系统有较完整的自然防御功能，但当机体免疫力下降、内分泌发生变化及病原体入侵时，即可导致炎症发生。引起盆腔炎性疾病的病原体有内源性和外源性两类。前者来自寄居于阴道内的菌群，包括需氧菌和厌氧菌；后者主要是淋病奈瑟球菌、沙眼衣原体、支原体等性传播疾病的病原体。两种病原体可单独存在，但通常为混合感染。淋病奈瑟球菌、沙眼衣原体及葡萄球菌常沿生殖器黏膜上行蔓延；产后、流产后感染主要经淋巴系统蔓延；结核杆菌主要经血液循环传播。厌氧菌感染的特点是容易形成盆腔脓肿、感染性血栓静脉炎，脓液有粪臭并有气泡，大多数盆腔脓肿可培养出厌氧菌。

引发盆腔炎性疾病的高危因素：①年龄，年轻妇女易发病；②不良性行为，如性生活年龄过早、多个性伴侣、性伴侣有性传播疾病者等；③下生殖道感染，尤其是淋病奈瑟球菌及衣原体感染；④宫腔内手术；⑤经期卫生不良，如使用不洁的月经垫、经期性交等；⑥邻近器官炎症直接蔓延；⑦盆腔炎性疾病再次急性发作。

（二）病理及发病机制

盆腔炎性疾病的病理类型：①急性子宫内膜炎、子宫肌炎；②急性输卵管炎、输卵管积脓、输卵管卵巢脓肿；③急性盆腔腹膜炎；④急性盆腔结缔组织炎；⑤败血症、脓毒血症；⑥肝周围炎；⑦盆腔炎性疾病后遗症（sequelae of PID）：指盆腔炎性疾病未得到及时正确的治疗，可能会发生盆腔炎性疾病后遗症，既往称慢性盆腔炎。主要病理改变为组织破坏、广泛粘连、增生及瘢痕形成，导致输卵管阻塞、输卵管增粗、输卵管卵巢肿块、输卵管积水或输卵管卵巢囊肿，盆腔结缔组织炎的遗留改变表现为主韧带、骶韧带增生、增厚，若病变广泛，可使子宫固定。

二、护理评估

（一）健康史

询问患者疾病发生、发展的过程，以及治疗经过和效果。询问月经史、生育史等情况，了解人工流产、分娩时间、经过及处理等情况。

（二）身心状况

1. 症状和体征 因炎症的轻重及范围大小不同而有明显的差异。

（1）症状 轻者无症状或症状轻微不易被发现，常因延误治疗而导致上生殖道感染后遗症。常见症状为下腹痛、发热、阴道分泌物增多。腹痛为持续性、活动或性交后加重。重者可有寒战、高热、头痛、食欲缺乏等。月经期发病者可出现经量增多、经期延长。腹膜炎者出现消化系统症状，如恶心、呕吐、腹疼、腹泻等。若有脓肿形成，可有下腹包块及局部压迫刺激症状。患者若有输卵管炎的症状及体征并同时伴有右上腹疼痛，应怀疑有肝周围炎。

（2）体征 轻者无明显异常发现，或妇科检查仅发现宫颈举痛或子宫体压痛或附件区压痛等。重者呈急性病容，体温升高，心率加快，下腹部有压痛、反跳痛及肌紧张，肠鸣音减弱或消失等。盆腔检查：阴道充血，脓性分泌物从子宫颈口流出；阴道后穹隆触痛，子宫颈充血、水肿、举痛明显，活动受限；子宫增大，压痛，宫旁触痛。若有盆腔脓肿形成，可扪及后穹隆或侧穹隆有肿块且有波动感。三合诊检查更有利于了解盆腔脓肿的情况及其与邻近器官的关系。

2. 盆腔炎性疾病后遗症 患者有时出现低热、乏力等。临床表现为不孕、异位妊娠、慢性盆腔痛及盆腔炎性疾病反复发作等症状。妇科检查：子宫常呈后倾后屈，活动受限或粘连固定，子宫一侧或两侧有片状增厚、压痛；子宫一侧或两侧触及呈条索状增粗的输卵管，活动多受限，常有轻微压痛；如果子宫被固定或封闭于周围瘢痕化组织中，则呈“冰冻骨盆”状态。

3. 心理–社会状况 发热、疼痛等不适使患者烦躁不安；由于病程长、反复发作甚至不孕，影响工作及生活，患者易出现焦虑、情绪低落，甚至影响夫妻关系，患者通常感到恐惧和无助。

（三）辅助检查

1. 血常规、尿常规 可提示有炎症反应。

2. 宫颈分泌物检查 脓液或血液细菌培养病原体及药敏试验。

3. 阴道后穹隆穿刺检查 怀疑盆腔脓肿者行阴道后穹隆穿刺检查，抽出脓液即可确诊。

4. B 超、腹腔镜 有助于盆腔炎性包块的诊断。

三、治疗要点

1. 盆腔炎性疾病 主要是应用广谱、及时、个性化的抗生素治疗，必要时采取手术治疗。

2. 盆腔炎性疾病后遗症者 根据不同情况选择治疗方案。不孕患者，多需要辅助生殖技术协助受孕。对慢性盆腔痛，尚无有效的治疗方法，可对症处理或给予中药、理疗等综合治疗，盆腔炎性疾病反复发作者，在抗生素药物治疗的基础上可根据具体情况选择手术治疗。

四、主要护理诊断/问题

1. 疼痛 与盆腔淤血、充血、粘连有关。

2. 体温过高 与局部和全身炎症反应有关。

3. 焦虑 与病程长、疗效不明显有关。

五、护理措施

1. 一般护理 嘱患者卧床休息，取半卧位，此体位有利于脓液积聚于直肠子宫陷凹而使炎症局限。给予高热量、高蛋白、高维生素饮食，改善机体状况。高热时采取物理降温；若有腹胀，可行胃肠减压；保持外阴清洁，每日消毒外阴2次，减少不必要的盆腔检查以免炎症扩散。

2. 病情观察 注意生命体征变化，发现感染性休克征象及时报告并协助抢救。注意腹痛、阴道分泌物变化。监测白细胞计数，判断疗效，收集药敏试验结果，协助医生调整治疗方案。

3. 治疗护理

（1）用药护理 使患者了解及时、有效、足量应用抗生素治疗的重要性，使其主动配合。根据病原体的特点及时选择高效的抗生素，诊断48小时内及时用药将明显减少盆腔炎性疾病后遗症发生。应配合医生选择给药途径：①若患者一般状况好，症状轻，能耐受口服抗生素，并有随访条件，可给予口服或肌内注射抗生素。常用药物有头孢曲松钠、多西环素、氧氟沙星等。②若患者一般状况差，病情重，不能耐受口服抗生素，或门诊治疗无效等，可给予静脉给药。常用药物有头孢西丁钠、多西环素等。护士应经常巡视，保证药液在患者体内的有效浓度，并观察用药反应。用药72小时内随诊确定疗效，评估症状有无改善，若无改善，则需配合医生进一步检查，重新评估选择治疗方案。对于沙眼衣原体及淋病奈瑟球菌感染者，在治疗的4～6周复查病原体。

（2）手术护理 对于药物治疗无效、脓肿持续存在、脓肿破裂者，需要手术切除病灶，根据患者情况选择经腹手术或腹腔镜手术。护士应为其提供相应的护理措施。

4. 防治盆腔炎性疾病后遗症的护理配合

（1）预防 ①严格掌握手术指征，严格遵循无菌操作规程，为患者提供高质量的围术期护理；②注意性生活卫生，减少性传播疾病；③及时诊断并积极正确治疗盆腔炎性疾病。

（2）治疗 对于被确诊为盆腔炎性疾病后遗症的患者，使其了解中、西医结合的综合性治疗方案，以减轻患者的焦虑情绪。包括以下几种方法。①物理疗法：常用的有激光、短波、超短波、微波、离子透，其能促进盆腔局部血液循环，改善组织营养状态，有利于炎症吸收和消退。②中药治疗：结合患者特点，通过清热利湿、活血化瘀或温经散寒、行气活血，达到治疗目的。③西药治疗：针对病原菌选择有效抗生素控制炎症，还可应用透明质酸酶等使炎症吸收。④输卵管积水者可手术治疗。⑤不孕妇女可选择辅助生育技术以达到受孕目的。

5. 心理护理 耐心倾听患者的诉说，尽可能满足患者的需求，增强患者对治疗的信心。与患者及其家属共同讨论治疗方案，取得家人的理解和帮助，减轻患者的心理压力。

6. 健康教育 保持良好的个人卫生习惯，安排好日常生活，注意劳逸结合，减少性传播疾病；及时治疗下生殖道感染；严格掌握妇科手术指征，做好术前准备，手术过程中严格进行无菌操作，预防感染；及时治疗盆腔炎性疾病，防止后遗症发生。

自 测 题

A_1/A_2 型题

1. 女性生殖系统自然防御机制最重要的是（　　）
   A. 两侧大阴唇自然合拢
   B. 黏膜栓堵塞子宫颈管
   C. 阴道前后壁紧贴
   D. 阴道自净作用
   E. 子宫内膜周期性剥脱
2. 下列属于外阴炎原因的是（　　）
   A. 阴道分泌物及经血的刺激
   B. 尿液、粪便的刺激
   C. 紧身化纤类内衣等透气性差
   D. 局部潮湿及糖尿病患者长期浸渍
   E. 以上都是引起外阴炎的病因
3. 下列不属于外阴阴道假丝酵母菌病诱发因素的是（　　）
   A. 长期口服避孕药　　B. 糖尿病
   C. 口服甲硝唑　　D. 妊娠
   E. 阴道局部免疫功能下降
4. 关于妇科常见炎症，下列描述正确的是（　　）
   A. 阴道毛滴虫病白带呈豆渣样
   B. 假丝酵母菌阴道炎白带呈豆渣样
   C. 细菌性阴道病有脓血性白带
   D. 萎缩性阴道炎白带呈匀质稀薄无黏性
   E. 宫颈糜烂白带呈拉丝状
5. 患者，女，38 岁，因感冒发热应用抗生素治疗 14 日，自觉外阴痒，分泌物增多，应首先考虑的是（　　）
   A. 慢性阴道炎
   B. 细菌性阴道炎
   C. 外阴阴道假丝酵母菌病
   D. 阴道毛滴虫病
   E. 非特异性外阴瘙痒
6. 患者，女，60 岁，绝经 7 年，阴道脓血性分泌物，伴有外阴瘙痒 1 周余，妇科检查阴道黏膜萎缩，伴有充血，宫颈刮片未发现恶性肿瘤细胞，拟诊为萎缩性阴道炎，下列护理措施描述错误的是（　　）
   A. 可用雌激素阴道给药增强局部防御能力
   B. 可用酸性溶液坐浴
   C. 保持外阴清洁、干燥
   D. 发现异常及时到医院检查
   E. 若并发乳腺癌，也可使用雌激素制剂
7. 患者，女，28 岁。1 年前曾患急性子宫内膜炎，但未接受正规治疗。本次体检发现子宫左侧可触及条索肿物，无腹痛，其他未见异常。应首先考虑（　　）
   A. 慢性子宫内膜炎　　B. 慢性输卵管炎
   C. 慢性盆腔结缔组织炎　　D. 慢性腹膜炎
   E. 输卵管卵巢囊肿
8. 关于盆腔炎的描述，下列错误的是（　　）
   A. 盆腔炎大多数发生于性活跃期的女性
   B. 最常见输卵管炎及输卵管卵巢炎
   C. 有急性和慢性两类
   D. 可发生癌变
   E. 可导致不孕
9. 患者，女，因急性下腹痛伴高热就诊。妇科检查：宫颈充血，有抬举痛。医生初步诊断为盆腔炎性疾病合并盆腔脓肿，为确认盆腔脓肿是否存在，需要进一步检查的项目是（　　）
   A. 阴道后穹隆穿刺抽出脓液
   B. 宫颈分泌物培养
   C. 尿培养
   D. 血培养
   E. B 超

A_3/A_4 型题

（10、11 题共用题干）

患者，女，26 岁，4 日前发现会阴部肿块，发热 2 日而就诊。妇科检查：右侧小阴唇下方有一个约 4cm×2cm×3cm 大小的肿块，有波动感，压痛明显，局部皮肤充血。

10. 该患者最可能的诊断是（　　）
    A. 前庭大腺囊肿　　B. 前庭大腺脓肿
    C. 外阴炎　　D. 外阴脂肪瘤
    E. 外阴癌
11. 该患者最关键的处理是（　　）
    A. 门诊观察
    B. 按摩会阴部，促进血液循环以利于炎症吸收
    C. 中药局部热敷
    D. 给予镇痛
    E. 脓肿切开引流并造口

（林仁娟）

第13章 妇科手术患者的围术期护理

案例 13-1

小美是妇产科病房的责任护士，分管1～5床的患者，其中3名患者的疾病分别为宫颈癌、卵巢成熟畸胎瘤和尿瘘，拟实施宫颈癌根治术、畸胎瘤切除术和尿瘘修补术。

问题：1. 术前还需要收集患者的哪些资料？

2. 对此3名患者实施的术前准备有何不同？

妇科手术是妇科疾病常用的治疗手段，主要包括腹部手术及外阴和阴道手术两大类。妇产科手术常涉及生殖功能和性生活等问题，相比其他部位手术，患者会有更多顾虑。做好术前准备和术后护理，使患者平稳度过围术期，是手术成功的重要环节。

第1节 腹部手术患者的围术期护理

妇科腹部手术按手术范围分为剖腹探查术、全子宫切除术、全子宫及附件切除术、次全子宫切除术、附件切除术、子宫根治手术、肿瘤细胞减灭术等；根据疾病的缓急，分为择期手术、限期手术和急诊手术；按手术的方式，分为常规手术和腔镜手术。当前，手术辅助技术发展迅速，手术更加精准、微创。腹腔镜手术普及，机器人手术逐渐实施，护士需学习这些新技术以更好地配合手术，了解微创手术的益处，做好宣教和围术期护理工作。

一、腹部手术前的护理

（一）护理评估

1. 健康史 了解患者的一般情况、月经史、婚育史、既往疾病史、手术史、药物过敏史、饮食及生活习惯等。

2. 身体状况 测量患者的生命体征，评估一般情况；评估呼吸道有无感染，手术野皮肤；评估阴道出血量、颜色、性状；了解患者的血红蛋白含量及患者营养状况等。

3. 心理-社会状况 评估患者是否因对疾病不了解或对手术治疗的担心而出现紧张、焦虑等情绪。了解亲属对患者的关心程度、心理支持情况、家庭经济状况、医疗费用的承受能力等。

4. 辅助检查 血、尿、大便常规检查，肝功能测定、生化检查、血型、血交叉试验、心电图、腹部B超等。评估患者心、肺、肝、肾等重要器官的功能，判断能否耐受手术。

（二）主要护理诊断/问题

1. 焦虑 与担心手术能否顺利及术后康复有关。

2. 知识缺乏： 缺乏疾病、手术、术后相关知识。

（三）护理措施

1. 心理护理 护士应充分了解患者的担忧和需要，耐心向患者及其家属讲解疾病的相关知识，说明手术的必要性和可靠性，让患者了解手术目的及手术前后的注意事项，使患者积极配合治疗。

2. 手术前准备

（1）皮肤准备　手术前 1 日应淋浴、更衣、剪指甲等。根据手术和麻醉部位备皮。腹部手术备皮的范围：上至剑突下，两侧至腋中线，下至两大腿上 1/3 处及外阴部的皮肤。如行腹腔镜手术，还需注意脐孔卫生清洁，用松节油清除脐孔污垢，再用清水擦洗。

（2）阴道准备　对于子宫全切除的患者，为了防止病原体经阴道侵入手术部位，于术前 3 日行阴道冲洗，每日 1～2 次，手术日早晨再用消毒液行阴道消毒，特别注意宫颈和阴道穹隆部位的消毒，消毒后用大棉签蘸干。常用 1∶5000 的高锰酸钾溶液、0.02%的聚维酮碘溶液等。

（3）胃肠道准备　根据手术和麻醉的种类，遵医嘱在手术前 3 日或前 1 日进行肠道准备。①一般妇科腹部手术：术前 8 小时禁食、4 小时禁饮，如全子宫切除术、附件切除术等。术前 1 日应清洁肠道，可口服缓泻剂如番泻叶水、甘露醇等导泻，也可用 1%肥皂水清洁灌肠，使患者排便 3 次以上或排出液中无粪便残渣即可。②可能涉及肠道的手术：如卵巢癌细胞减灭术，由于肿瘤组织有可能侵犯肠道，肠道准备从术前 3 日开始。术前 3 日进无渣半流质饮食，遵医嘱口服肠道抑菌药物，术前 2 日进流质饮食，术前 1 日禁食，静脉补液，并行清洁灌肠。手术当日清晨清洁灌肠，直至排泄物中无粪渣。对于年老、体弱者，要根据个体反应选择用量，防止脱水。

（4）休息与镇静　为保证患者良好休息，术前 1 日，夜班护士巡视病房时应了解患者的睡眠情况，睡眠不佳者，遵医嘱给予镇静催眠药，如异戊巴比妥（阿米妥）、地西泮（安定）等。

3. 手术日的护理

（1）手术当日早晨测量体温、脉搏、呼吸、血压，并记录于体温单上，询问有无月经来潮，如有月经来潮，应及时报告医生。

（2）拟行全子宫切除术的患者，手术当日晨行阴道冲洗后，可在宫颈和阴道穹隆涂 1%结晶紫，作为手术切除子宫颈的标记。

（3）妇科腹部手术时，为了避免术中损伤膀胱，手术当日留置导尿管，临床上多于麻醉后导尿，可减少导尿时的疼痛不适。

（4）术前半小时注射基础性麻醉药，常用苯巴比妥和阿托品。

（5）进入手术室前为患者取出活动义齿、首饰等交予患者家属保管。核对好患者病历资料，备好患者术中用药，送患者至手术室，与手术室护士做好交接。

（6）根据手术种类和麻醉方式，铺好麻醉床及相关物品。

4. 急诊手术准备　妇产科常见的急诊手术有卵巢囊肿蒂扭转、卵巢囊肿破裂、异位妊娠腹腔大出血等，由于发病急、病情重，要求护士动作敏捷，在最短时间内了解病史，对于休克患者，在处理休克的同时，在最短的时间内完成术前准备，医护密切配合使工作有条不紊。并取得患者和家属的信任和配合，使救治和护理工作有序、高效进行。

二、腹部手术后的护理

（一）护理评估

1. 健康史　患者手术结束送回病房时，护士应与麻醉医师、手术室护士在床边交接班，了解术中情况，包括麻醉的方式、手术范围及术中出血情况、用药情况、有无特殊护理注意事项等。

2. 身体状况　测量血压、脉搏、呼吸、体温；观察患者的神志及精神状态，了解麻醉恢复的情况；观察患者术后疼痛的部位、性质、程度，有无使用镇痛泵等；观察患者切口有无出血及渗液，敷料有无移位；了解患者有无阴道出血；了解患者有无放置引流管，观察引流管是否固定、通畅，评估引流液的颜色、量等。

3. 心理-社会状况 患者及其家属术后最关心的是手术是否顺利，有无并发症出现，术后伤口疼痛会使患者产生焦虑、紧张情绪，并担心伤口出现出血或裂开等。

（二）主要护理诊断/问题

1. 疼痛 与手术创伤有关。

2. 有感染的危险 与机体抵抗力下降有关。

3. 自理能力缺陷 与术后安置引流管、导尿管有关。

（三）护理措施

1. 体位 术后根据麻醉方式安置患者体位。全身麻醉未清醒的患者取平卧位，头偏向一侧，避免呕吐物和分泌物呛入气管引起窒息或吸入性肺炎。蛛网膜下腔麻醉的患者去枕平卧6～8小时。硬膜外麻醉者，术后可睡软枕平卧4～6小时。患者病情稳定，术后第2日取半坐卧位，利于减轻腹部张力，减轻疼痛，且有利于腹腔引流，以及呼吸、咳嗽，减少术后肺部并发症。

2. 饮食护理 一般手术患者，术后6小时可进流质饮食，应避免牛奶、豆浆等产气食物 待肛门排气后给予半流质饮食，再逐渐过渡到普食。涉及肠道的手术患者，术后应禁食，排气后才能进流质饮食，逐步过渡到半流食、普食。能进食的患者术后应鼓励进食高蛋白、高维生素、易消化食物。

3. 切口护理 观察切口有无出血、渗液，切口周围皮肤有无红、肿、热、痛等感染征象。采用腹带包扎腹部，必要时用1～2kg沙袋压迫腹部伤口6～8小时，可以减轻切口疼痛，防止出血。

4. 缓解疼痛 术后疼痛是常见的问题，在术后24小时内最明显。遵医嘱及时给予镇痛药，也可用自控止痛泵。术后次日晨取半坐卧位，可减轻切口疼痛。

5. 引流管的护理 部分术后患者在腹腔或盆腔留置引流管，引流管可经腹部或经阴道放置，术后注意合理固定引流管，保持引流管通畅。同时观察引流物的量、颜色及性状。一般情况下24小时内引流量不应该超过200ml，其性状为淡血性或浆液性，而且颜色逐渐变淡。若引流液＞100ml/h并为鲜红色，应考虑有内出血，应立即通知医生。

6. 导尿管的护理 术后一般留置导尿管24～48小时，注意保持留置导尿管的通畅，观察尿液的量、颜色和性状。若为广泛性子宫切除及盆腔淋巴结清扫术后，保留导尿管的时间为7～14日，拔除导尿管前3日开始间歇性夹管以锻炼膀胱功能。

7. 会阴护理 每日2次会阴护理，不仅使患者清洁舒适，还可防止感染。子宫全切术后7~8日开始，因阴道残端伤口肠线吸收可致阴道少量出血，应注意观察阴道分泌物的性状、量、颜色，判断阴道残端伤口的愈合情况。

8. 术后常见不适与并发症及护理

（1）腹胀 手术和麻醉容易引起患者肠蠕动减弱从而导致术后腹胀出现。通常术后48小时肠蠕动恢复正常，一经排气，腹胀即可缓解。如患者术后48小时仍未恢复正常肠蠕动，应排除麻痹性肠梗阻、机械性肠梗阻的可能。如蠕动已恢复但仍不能排气，可针刺足三里、肛管排气或遵医嘱注射新斯的明等。术后早期下床活动可促进肠蠕动恢复，减轻腹胀。

（2）切口血肿、感染、裂开 术后切口压痛明显、肿胀、检查有波动感，应考虑为切口血肿。血肿极易并发感染。年老体弱或过度肥胖者，可出现伤口裂开的严重并发症，患者自觉切口部位疼痛，有渗液流出，甚至敷料下可见大网膜、肠管脱出。护士在通知医生的同时应立即用无菌手术巾覆盖包扎，并送手术室协助处理。

（3）下肢深静脉血栓 是妇科术后较为严重的并发症之一。术前做好宣教，评估筛查出下肢深静脉血栓的高危患者。术后尽早活动双下肢，鼓励患者早期下床活动。对于高危患者，可使其穿着弹力袜或使用充气压力泵促进静脉回流，同时严密观察双下肢有无色泽改变、水肿，询问患者有无酸胀感。遵医嘱使用抗凝药物。

9. 心理护理 护士应安慰鼓励患者，减轻患者的紧张、焦虑情绪。做好家属的健康教育，给予患者心理支持，减轻术后患者不良的心理反应。

10. 健康教育 按照患者的个体情况提供相应的出院指导，包括自我照顾技巧、生活型态改变后的适应及环境调整，告知饮食、药物服用、运动注意事项和可能出现的并发症及处理措施。

第2节 外阴和阴道手术患者的围术期护理

外阴手术是指女性外生殖器部位的手术，包括外阴癌根治术、前庭大腺切开引流术、处女膜切开术、陈旧性会阴裂伤修补术等。阴道手术是指阴道局部手术及经阴道的手术，如阴道前后壁修补术、阴道成形术、尿瘘修补术、阴式子宫切除术等。

一、手术前的护理

1. 心理护理 外阴、阴道手术由于部位特殊，患者常担心手术暴露个人隐私部位、手术切口愈合后瘢痕影响未来性生活。护士应理解、关心患者，帮助患者选择积极的应对措施，使其能够主动配合手术。同时做好家属的工作，为患者提供心理及生活方面的支持。

2. 皮肤准备 皮肤准备的范围上至耻骨联合上10cm，两侧至腋中线，下至外阴部、肛门周围、臀部及大腿内侧上1/3，备皮后洗净皮肤。

3. 肠道准备 对可能涉及肠道的手术应术前3日进少渣饮食，并按医嘱给予肠道抗生素，常用庆大霉素口服。每日灌肠1次；术前1日禁食，给予静脉补液，术前日晚及术日晨行清洁灌肠。若手术不涉及肠道，仅术前1日下午给予灌肠。

4. 阴道准备 阴道正常情况下不是无菌环境，为防止术后感染，应在术前3日开始阴道准备，一般常用2‰的碘伏液行阴道冲洗，每日2次。术日晨用消毒液行阴道消毒，消毒时应特别注意阴道穹隆，消毒后用大棉签蘸干，必要时涂结晶紫。

5. 膀胱准备 患者术前一般不留置导尿管，进手术室前排空膀胱，根据手术需要，术中或术后留置导尿管。

6. 健康教育 根据患者情况，向其介绍相关手术的名称及过程，解释术前准备的内容、目的、方法及主动配合的技巧等；讲解疾病的相关知识、术后保持外阴阴道清洁的重要性等。向患者讲解会阴部手术常用的体位及术后维持相应体位的重要性，教会其床上肢体锻炼的方法，以预防术后并发症。

二、手术后的护理

术后护理与腹部手术患者相似，需要重点加强外阴部护理。

1. 体位与活动 根据不同手术采取相应的体位。对于处女膜闭锁及有子宫的先天性无阴道患者，术后采取半卧位，有利于经血流出；外阴癌行外阴根治术后患者采取平卧位，双腿外展屈膝，膝下垫软枕，以减少腹股沟及外阴部的张力，有利于伤口愈合；行阴道前后壁修补或盆底修补术后患者应采取平卧位，禁止半卧位，以降低外阴阴道张力，促进伤口愈合。

2. 切口的护理 观察切口有无渗血、红肿热痛等炎性反应。手术时阴道内填塞的止血纱条应在术后12～24小时取出，取出时注意核对数目，观察有无出血。术后3日外阴局部可行烤灯，促进血液循环，有利于伤口愈合。

3. 肠道护理 为防止大便对伤口的污染及排便时对伤口的牵拉，应控制首次排便的时间。涉及肠道的手术应在患者排气后抑制肠蠕动，按医嘱给药，如鸦片酊5ml，加水至100ml口服，每日3次，每次10ml。于术后第5日给予缓泻剂，使大便软化，避免排便困难。

4. 导尿管的护理　一般需留置导尿管 2～10 日。术后应注意保持导尿管通畅，观察尿色、尿量，若发现导尿管不通畅，需及时查找原因并予以处理。长期留置导尿管者拔管前应训练膀胱功能，拔除导尿管后应嘱患者尽早排尿，若有排尿困难，给予及时处理。

5. 避免增加腹压　向患者讲解腹压增加将影响伤口愈合，应避免增加腹压的动作，如咳嗽、用力大便等。

6. 减轻疼痛　会阴部神经末梢丰富，患者对疼痛特别敏感。护士应充分理解患者，正确评估患者疼痛，针对个体差异，采取不同的方法缓解疼痛，注意观察镇痛效果。

7. 出院指导　会阴部手术伤口局部愈合较慢，嘱患者保持外阴清洁。一般休息 3 个月，禁止性生活及盆浴。避免重体力劳动及增加腹压，逐渐增加活动量。出院后 1 个月到门诊复查，术后 3 个月再次复查，经医生确定伤口完全愈合后才可恢复性生活。如有病情变化，应及时就诊。

自　测　题

A_1/A_2 型题

1. 关于妇科腹部手术后减轻患者腹胀的护理措施中，不正确的是（　　）
   A. 鼓励患者早期下床活动
   B. 可以使用肛管排气
   C. 可以热敷腹部减轻腹胀
   D. 绝对禁止经口进食
   E. 可行针灸减轻腹胀
2. 有关外阴阴道手术前备皮范围，描述不正确的是（　　）
   A. 脐上 10cm 皮肤　　B. 外阴部皮肤
   C. 腹股沟皮肤　　D. 大腿内侧上 1/3 处
   E. 肛门周围皮肤
3. 对妇科腹部手术的术前肠道准备，描述正确的是（　　）
   A. 全子宫切除术患者，肠道准备时间为术前 3 日
   B. 卵巢癌细胞减灭术患者，术前 3 日进无渣半流质饮食
   C. 一般妇科腹部手术患者，术前 3 日可用 1%肥皂水清洁灌肠
   D. 一般妇科腹部手术患者，术前 24 小时禁食
   E. 可能涉及肠道的手术患者，术前 1 日遵医嘱口服肠道抑菌药
4. 妇科手术后患者的护理措施中，正确的是（　　）
   A. 术后 1～2 日体温可升高，一般不超过 38℃
   B. 广泛全子宫切除术后留置导尿管 1～2 日
   C. 一般手术后 12 小时可拔除导尿管
   D. 妇科阴道手术后 48 小时取出阴道内纱布块
   E. 会阴Ⅲ度裂伤修补术后 5 日内进少渣半流质饮食
5. 患者，女，40 岁，因子宫肌瘤入院，准备择期行全子宫切除术。在术前 1 日的准备中，不正确的是（　　）
   A. 皮肤准备
   B. 夜间遵医嘱口服镇静催眠药
   C. 1%肥皂水清洁灌肠
   D. 禁食禁饮 12 小时
   E. 阴道冲洗
6. 患者，女，38 岁。诊断为卵巢癌，今日手术后留置腹腔引流管，一般情况下，24 小时内引流量应少于（　　）
   A. 200ml　　B. 300ml
   C. 400ml　　D. 500ml
   E. 600ml
7. 患者，女，47 岁，近日由于宫颈癌，需做广泛性子宫切除加盆腔淋巴结清扫术。术前 1 日的准备内容不包括（　　）
   A. 皮肤准备　　B. 镇静
   C. 导尿　　D. 灌肠
   E. 阴道冲洗
8. 患者，女，43 岁，行广泛性子宫切除加盆腔淋巴结清扫术。术后留置导尿管的时间为（　　）
   A. 12～24 小时　　B. 24～48 小时
   C. 7～14 日　　D. 10～15 日
   E. 3～4 日
9. 患者，女，58 岁，行经腹全子宫切除术，对于术后的饮食护理，不正确的是（　　）
   A. 手术后 6～8 小时可进食流质饮食
   B. 应避免牛奶、豆浆等食物
   C. 排便后进普食
   D. 能进食的患者应鼓励进食高蛋白、易消化的食物
   E. 术后应禁食至肛门排气，然后进食流质饮食

（谭　严）

第14章 女性生殖系统肿瘤患者的护理

第1节 宫 颈 癌

案例 14-1

患者，女，42 岁，因性交后阴道出血就诊。门诊宫颈液基薄层细胞学检查（TCT）提示宫颈高级别鳞状上皮内病变；宫颈活检病理提示宫颈 3 点、6 点为鳞状细胞癌：HPV-16 阳性。以“宫颈癌ⅠA 期”收治入院，拟行手术治疗。

问题：1. 目前患者的主要护理问题有哪些？

2. 应该如何对患者进行手术前后的护理？

宫颈癌（cervical cancer）是最常见的妇科恶性肿瘤，以鳞状细胞癌为主。高发年龄为 50～55 岁。由于宫颈癌细胞学筛查的普及，得以早期发现和治疗宫颈癌和癌前病变，其发病率和死亡率明显下降。近年来宫颈癌发病有年轻化趋势。

一、概 述

（一）发病相关因素

人乳头瘤病毒（HPV）感染为宫颈癌主要致病因子，慢性感染、性传播疾病、吸烟等为协同因素。

1. HPV 感染 目前已知 HPV 共有 160 多个型别，但大部分和宫颈癌及其癌前病变无关，属低危型，最常见的高危亚型为 HPV-16 和 HPV-18，流行病学调查显示 70%的宫颈癌与这两种亚型有关。接种 HPV 疫苗可以实现宫颈癌的一级预防。

2. 性行为及分娩次数 多个性伴侣、初次性生活＜16 岁、早年分娩、多产、与高危男子（阴茎癌、前列腺癌、性伴侣曾患宫颈癌）性接触等有关。

3. 其他 地理位置、种族、经济状况不同，宫颈癌发病率亦不同。

（二）病理

宫颈外口的原始鳞-柱交接部和生理鳞-柱交接部之间的区域称为转化区（也称移行带），是宫颈癌及其癌前病变的好发部位。宫颈癌的发生和发展是一个缓慢的过程。宫颈鳞状上皮内病变（SIL）是与宫颈浸润癌密切相关的一组宫颈病变，大部分低级别鳞状上皮内病变（LSIL）可自然消退，但高级别鳞状上皮内病变（HSIL）具有癌变潜能。通过细胞学筛查发现 SIL，及时治疗高级别病变，是预防宫颈浸润癌行之有效的措施。

宫颈癌病理类型中最常见是鳞状细胞癌（75%～80%），其次为腺癌，极少数为腺鳞癌。鳞状细胞微小浸润癌肉眼观察无明显异常，随着病变发展，可形成外生型、内生型、溃疡型、颈管型 4 种类型（图 14-1），以外生型最常见。

（三）转移途径

宫颈癌以直接蔓延及淋巴转移为主，最常见的是向下直接蔓延至阴道壁。血行转移很少见，多发生于晚期，可转移至肺、肝或骨骼等处。

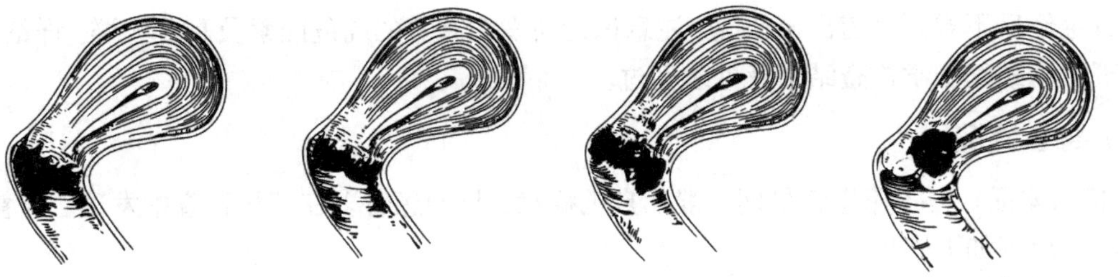

图 14-1 宫颈癌类型（巨检）

（四）临床分期

采用国际妇产科联盟（FIGO）的临床分期标准对宫颈癌进行临床分期（表 14-1），临床分期在治疗前确定，治疗后不再更改。

表 14-1 宫颈癌临床分期

分期	肿瘤范围
Ⅰ	癌症仅局限于宫颈（扩散至宫体者不予考虑）
ⅠA	显微镜下诊断的浸润癌，最大浸润深度≤5.0mm [a]
ⅠA1	间质浸润深度≤3.0mm
ⅠA2	间质浸润深度>3.0mm 而≤5.0mm
ⅠB	最大浸润深度>5.0mm 的浸润癌（大于ⅠA 期范围），病变局限于宫颈，病变大小为肿瘤最大直径 [b]
ⅠB1	间质浸润深度>5.0mm 而最大径线≤2.0cm 的浸润癌
ⅠB2	最大径线>2.0cm 而≤4.0cm 的浸润癌
ⅠB3	最大径线>4.0cm 的浸润癌
Ⅱ	宫颈癌侵犯至子宫外，但未扩散到阴道下 1/3 或骨盆壁
ⅡA	累及阴道上 2/3，无宫旁浸润
ⅡA1	浸润癌最大径线≤4.0cm
ⅡA2	浸润癌最大径线>4.0cm
ⅡB	子宫旁浸润，但未达骨盆壁
Ⅲ	癌症累及阴道下 1/3 和（或）扩散到骨盆壁和（或）导致肾积水或无功能肾和（或）累及盆腔和（或）腹主动脉旁淋巴结
ⅢA	癌症累及阴道下 1/3，未扩散到骨盆壁
ⅢB	扩散到骨盆壁和（或）肾积水或无功能肾（明确排除其他原因所致）
ⅢC	盆腔和（或）腹主动脉旁淋巴结受累（包括微小转移）[c]，不论肿瘤的大小与范围（采用 r 与 p 标记）[d]
ⅢC1	只有盆腔淋巴结转移
ⅢC2	腹主动脉旁淋巴结转移
Ⅳ	癌症已扩散超出真骨盆或已累及膀胱或直肠黏膜（活检证实）。出现泡状水肿不足以诊断为Ⅳ期
ⅣA	扩散至邻近器官
ⅣB	转移至远处器官

注：a. 所有的分期，都可以利用影像学和病理学检查结果来辅助临床所见而判定肿瘤的大小与浸润深度。病理学检查结果优于影像学检查与临床判别。b. 脉管受累不改变分期。不再考虑病灶的横向范围。c. 孤立的肿瘤细胞不改变分期，但需要记录下来。d. r 与 p 的加入是为了标注诊断ⅢC 期的依据来源。

二、护理评估

（一）健康史

了解患者的婚育史、性生活史及是否与高危男子有性接触史。重视年轻患者的接触性阴道出血病史及老年患者绝经后不规则阴道出血情况。注意识别与发病有关的高危因素及高危人群。详细记录既往妇科检查发现、宫颈细胞学检查结果及处理经过。

（二）身心状况

1. 症状和体征 宫颈癌患者早期一般无自觉症状，早期患者多在妇科普查中发现。随着病程进展，宫颈癌患者可出现如下表现。

（1）症状 ①阴道出血：早期多为接触性出血，发生于性生活后或妇科检查后；后期则为不规则阴道出血，可表现为经期延长，经量增多，或绝经后出现不规则阴道出血就诊。②阴道排液：多数有阴道排液增多，可为白色或血性。晚期因癌组织坏死伴感染，可有大量泔水样或脓性恶臭白带。③晚期症状：根据癌灶累及范围，可出现不同的继发症状。邻近组织器官及神经受累时，可出现尿频、尿急、便秘、下肢肿胀、疼痛等症状；癌肿压迫或累及输尿管时可引起输尿管梗阻、肾积水及尿毒症；晚期患者可有贫血、恶病质等全身衰竭症状。

（2）体征 早期无明显体征，宫颈光滑或为轻度糜烂。随宫颈浸润癌生长发展，可出现不同体征。外生型者宫颈可见菜花状赘生物，常伴感染，质脆易出血；内生型表现为宫颈肥大，质硬，宫颈管膨大；晚期癌组织坏死脱落形成溃疡或空洞伴恶臭。阴道壁受累时可见阴道穹隆消失及赘生物生长；宫旁组织受累时，可扪及宫颈旁组织增厚缩短、结节状、质硬或形成冷冻盆腔。

2. 心理–社会状况 患者常于普查时发现，得知病情后会感到震惊、悲伤和疑惑。确诊后，与其他恶性肿瘤患者一样，一般会经历否认、愤怒、妥协、忧郁、接受等心理反应阶段。

（三）辅助检查

1. 宫颈细胞学检查 是 SIL 及早期宫颈癌筛查的基本方法，可选用巴氏涂片法或液基薄层细胞学检查（TCT）。宫颈细胞学检查的报告形式主要有巴氏分类法和 TBS 分类系统（具体内容见第 23 章第 2 节“生殖道脱落细胞学检查”）。

2. HPV 检测 与细胞学检查联合应用于宫颈癌筛查。相对于宫颈细胞学检查，HPV 检测敏感度较高，但特异度较低。

3. 碘试验 正常宫颈阴道部鳞状上皮含丰富糖原，碘溶液涂染后呈棕色或深褐色，不能染色区说明该处上皮缺乏糖原，可为炎性或有其他病变。在碘不染色区取材行活检，可提高诊断率。

4. 阴道镜检查 筛查发现有异常，如子宫颈刮片细胞学检查巴氏Ⅲ级及以上或 LSIL 及以上，或 HPV 检测 16/18 型阳性者，均应在阴道镜观察下选择可疑癌变部位行子宫颈活组织检查以提高确诊率。

5. 宫颈活组织检查 是确诊宫颈癌的可靠方法。宫颈有明显病灶，可直接在病灶部位取材；宫颈没有明显病灶，可选择宫颈鳞–柱交接部 3、6、9、12 点取材送检；在阴道镜下或碘试验不着色区域取材进行活组织检查；若需了解宫颈管的病变情况，应行宫颈管搔刮术。

早期病例采用宫颈细胞学检查和（或）HPV 检测、阴道镜检查、宫颈活组织检查的“三阶梯”程序，确诊依据为组织学诊断。宫颈癌确诊后根据具体情况选择胸部 X 线片、静脉肾盂造影、膀胱镜检查、直肠镜检查、B 超检查及 CT、MRI 等影像学检查。

三、治疗要点

根据临床分期、患者年龄、生育要求和全身情况等进行综合分析后给予个体化治疗方案。一般采用手术和放疗为主、化疗为辅的综合治疗方案。

1. 手术治疗 适用于分期为ⅠA、ⅠB1、ⅠB2、ⅡA1 期，无严重内外科合并症，无手术禁忌证的患者。宫颈癌手术治疗方式包括保留生育功能手术、不保留生育功能手术、盆腔廓清术和腹主动脉±盆腔淋巴结切除分期手术。

2. 放射治疗（简称放疗）　是宫颈癌的基本治疗方法之一，适用于各期宫颈癌。放疗包括腔内照射和体外照射。早期病例以局部腔内照射为主，体外照射为辅；晚期则以体外照射为主，腔内照射为辅。

3. 化疗　宫颈癌采取以顺铂为基础的联合化疗或单用顺铂化疗为主。目前主要应用同步放化疗、新辅助化疗和姑息化疗。同步放化疗一般采用顺铂单药，不能耐受顺铂者可采用卡铂，或可选择的含铂联合化疗。

四、主要护理诊断/问题

1. 恐惧　与确诊宫颈癌担心预后有关。

2. 排尿障碍　与宫颈癌根治术后膀胱张力下降有关。

3. 体像紊乱　与手术切除部分生殖器官有关。

五、护 理 措 施

1. 一般护理　病室注意通风换气，保持床单位清洁；指导患者进食高蛋白、高热量、易消化、富含维生素的食物；指导肢体活动，预防长期卧床并发症发生；协助患者勤擦身、更衣，促进舒适，每日擦洗外阴 2～3 次，勤换会阴垫；出血期间禁止盆浴和性生活。

2. 病情观察　观察生命体征、一般情况，注意阴道出血、阴道排液、疼痛等表现。如有感染征象或发生阴道大出血，应及时联系医生并按医嘱给予处理。

3. 辅助检查护理配合

（1）宫颈组织细胞学检查　采集标本前 24 小时内禁止性生活、阴道检查、阴道灌洗及用药。取材后立即用 95%乙醇或 10%甲醇固定送检。宫颈活组织检查后若有纱布压迫，嘱患者术后 24 小时取出。宫颈锥切术者嘱 2 个月内禁止性生活和盆浴，6 周后门诊复查，探查宫颈管有无狭窄。

（2）其他检查　宫颈癌确诊后，遵医嘱进一步做其他检查以确定临床分期。做这些检查时，应讲解检查的必要性和注意事项，提前与相关科室预约联系，协助患者做好检查。

4. 治疗护理

（1）手术治疗患者的护理　宫颈癌根治术涉及范围广，围术期护理主要包括：①术前准备，需按可能涉及肠道的手术于术前 3 日开始进行肠道准备；阴道准备进行冲洗时注意动作轻柔，防宫颈出血；常规配备 800～100ml 血，以备术中使用。其余同一般妇科腹部手术准备。②术后护理，注意保持导尿管、腹腔引流管通畅，认真观察引流液性状及量。通常按医嘱于术后 48～72 小时取出引流管，术后 7～14 日拔除导尿管，拔除导尿管前 3 日开始夹管，每 2 小时开放排尿 1 次，定时间断放尿以锻炼膀胱功能。拔除后应注意患者第 1 次排尿的时间和量。术后正确穿着抗血栓压力带以促进下肢静脉回流，减少血栓发生。

（2）放疗患者的护理　①腔内照射护理：患者放置放射源后应绝对仰卧位卧床休息，限制床上翻身等活动，以防止放射源脱落移位；观察患者有无腹痛、腹泻等症状，嘱患者多饮水，进高热量、低渣饮食，减少排便；禁止孕妇和备孕妇女及未满 18 岁少年探视和护理患者，同时护士要提高自我保护意识，护理操作集中进行，尽量减少床旁操作时间。取出放射源后，每日阴道冲洗 2 次，防止阴道粘连。②腔外照射护理：告知患者不能擦洗放射标记部位，不能晒太阳；局部皮肤禁用刺激性药物，禁做热敷或理疗；观察患者有无尿频、尿急、便秘等症状，及时发现放射性直肠炎或膀胱炎，遵医嘱给予相应处理。

（3）化疗患者的护理　提前向患者解释化疗药的作用及毒性，安全用药，选择合适静脉，严防药物外渗；密切观察和发现化疗的毒副作用，并及时处理。

（4）子宫动脉栓塞化疗的护理　宫颈癌ⅡB 期及以上较晚期别的患者，为了能够争取手术机会，术前可先行子宫动脉栓塞化疗，以使肿瘤局限。术前测空腹体重、身高，以准确计算化疗药物的剂量，术日晨禁食、禁水。术后插管侧下肢制动 24 小时，同时注意观察同侧足背动脉搏动。穿刺点局部加压包扎，1kg 沙袋持续压迫股动脉穿刺处 6～8 小时，密切观察穿刺点有无渗血和血肿形成。

5. 心理护理 了解患者不同时期的心理特点，设身处地地为患者着想。利用挂图、实物、宣传资料等介绍疾病相关知识，解除其疑虑，缓解其不安情绪，使其能以积极态度接受诊治。与患者家属沟通，取得配合支持，使其能充分理解并照顾患者的生理及心理反应。

6. 健康教育

（1）普及早期防治宫颈癌的宣传工作。开展性卫生教育，讲清定期妇科检查、宫颈细胞学检查及 HPV 检测对早发现、早诊断、早治疗的重要性，讲清宫颈炎不能盲目进行物理治疗，一定要到医院查明原因并规范治疗。

（2）HPV 疫苗应作为预防宫颈癌综合策略的一部分。HPV 疫苗主要是针对 HPV 宫颈癌高危型的疫苗，目前有二价、四价和九价共 3 种。二价疫苗是针对 HPV-16 和 HPV-18，四价和九价则是在此基础上增加了其他预防类型。即使接种了疫苗，仍需要接受宫颈癌筛查。

（3）出院指导。鼓励患者及其家属积极参与出院康复锻炼计划的制订。说明随访的重要性和内容：出院后 1 个月首次随访，治疗后 2 年内每 3 个月复查 1 次，3～5 年每 6 个月复查 1 次，第 6 年开始每年复查 1 次。随访时除全面体检外，应定期进行胸部 X 线片、血常规检查等。告知患者出现任何症状都要及时复查。鼓励患者参加社交活动，树立生活信心，告知患者性生活的恢复依据术后复查结果而定，一般术后半年可恢复性生活。

第 2 节 子宫肌瘤

案例 14-2

王女士，50 岁。因“月经量增多，经期 10～20 日”就诊，查血红蛋白 75g/L，B 超见子宫后壁 6.4cm×4.6cm×4.7cm 实质性包块，提示子宫肌瘤。拟行手术治疗。患者很担心手术风险。

问题：1. 患者目前的主要护理诊断有哪些？

2. 请列出对该患者手术前后的主要护理措施。

子宫肌瘤（uterus myoma）是女性生殖器官中最常见的良性肿瘤，常见于 30～50 岁妇女。育龄妇女发病率为 30%～70%，随着年龄增加，发病率增加。

一、概　述

（一）病因

确切病因尚未明了。因肌瘤好发于生育年龄，青春期前少见，绝经后萎缩或消退，提示其发生和生长可能与女性性激素有关。研究发现，雌激素能使子宫肌细胞增生肥大，肌层变厚，子宫增大；孕激素有促进子宫肌瘤细胞核分裂，刺激肌瘤生长的作用。细胞遗传学研究显示子宫肌瘤存在部分染色体的重排、缺失等。此外，由于性激素受高级神经中枢的调节控制，故有学者认为神经中枢活动对肌瘤的发病也可能起作用。

（二）分类

子宫肌瘤的大小、数目及生长的部位可以极不一致，而使子宫的大小及形态殊异。按生长部位子宫肌瘤分为子宫体肌瘤和子宫颈肌瘤，前者约占 90%，后者仅占 10%。根据肌瘤与子宫壁的关系，子宫肌瘤分为 4 种，即肌壁间肌瘤、黏膜下肌瘤、浆膜下肌瘤及阔韧带肌瘤。子宫肌瘤的分型可采用国际妇产科联盟子宫肌瘤9型分类方法（图14-2）。

（三）病理

1. 巨检　肌瘤多为实质性球形肿块，表面光滑，质地较子宫肌层硬，压迫周围肌壁纤维形成假包膜，肌瘤与假包膜之间有一层疏松网状间隙，故易剥离。肌瘤切面呈灰白色，可见漩涡状或编织状结构。肌瘤的颜色和硬度则与纤维组织的多少有关。

2. 镜检　可见肌瘤主要由梭形平滑肌细胞和不等量的纤维结缔组织构成，细胞大小均匀，排列成漩涡状或栅栏状，核为杆状，染色较深。

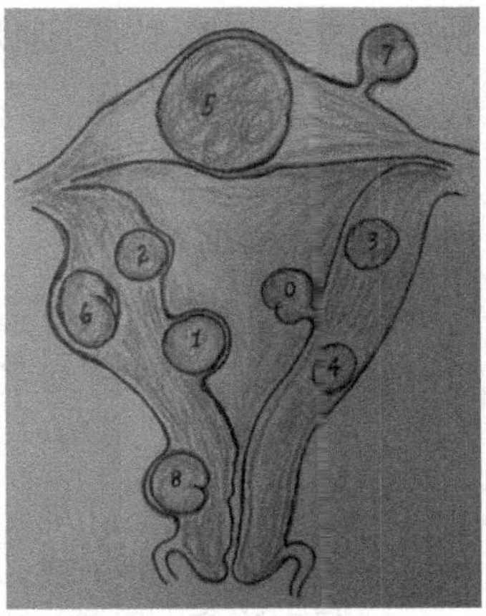

图14-2　国际妇产科联盟子宫肌瘤9型分类方法示意图

注：0. 0型（有蒂黏膜下肌瘤）；1. Ⅰ型（无蒂黏膜下肌瘤，向肌层扩展≤50%）；2. Ⅱ型（无蒂黏膜下肌瘤，向肌层扩展＞50%）；3. Ⅲ型（肌壁间肌瘤，位置靠近宫腔，瘤体外缘距子宫浆膜层≥5mm）；4. Ⅳ型（肌壁间肌瘤，位置靠近子宫浆膜层，瘤体外缘距子宫浆膜层＜5mm）；5. Ⅴ型（肌瘤贯穿全部子宫肌层）；6. Ⅵ型（肌瘤突向浆膜）；7. Ⅶ型（肌瘤完全位于浆膜下，有蒂）；8. Ⅷ型（其他特殊类型或部位的肌瘤，子宫颈肌瘤）

（四）肌瘤变性

肌瘤失去原有的典型结构时称肌瘤变性。常见肌瘤变性如下。

1. 玻璃样变　又称透明样变，最常见。切面漩涡状结构消失，代之以均质透明状物质。

2. 囊性变　继发于玻璃样变，肌瘤内出现大小不等的囊腔，可为单房或多房。

3. 红色样变　多发生于妊娠期或产褥期，肌瘤体积迅速增大。肌瘤剖面呈暗红色，质软，有腥臭味，漩涡状结构消失。患者可有剧烈腹痛伴恶心、呕吐、发热，白细胞计数升高。

4. 钙化　常在脂肪变性后进一步分解为甘油三酯，与钙盐结合，沉积在肌瘤内。

5. 肉瘤样变　即肌瘤恶变表现。绝经后肌瘤继续增大，应警惕肌瘤恶变的可能。

二、护理评估

（一）健康史

仔细询问患者既往月经史、生育史，有无不孕及自然流产史；是否长期使用女性性激素；了解有无压迫症状，肌瘤增长速度及其他伴随症状等；是否接受过治疗及病情变化等。

（二）身心状况

1. 症状与体征

（1）症状　与肌瘤部位、有无变性相关，尤其与肌瘤的生长部位最密切，而与肌瘤大小、数目关系不大。多数患者无明显症状，仅在体检时偶然发现。主要症状：①经量增多及经期延长：是最常见的症状，多见于大的肌壁间肌瘤及黏膜下肌瘤，肌瘤使宫腔及内膜面积增大，影响子宫收缩导致经量增多、经期延长。②下腹部包块：肌瘤逐渐增大致使子宫超过妊娠3个月大小时，下腹部可扪及包块，多见于浆膜下肌瘤及较大的肌壁间肌瘤。③白带增多：肌壁间肌瘤使宫腔面积增大、内膜腺体分泌增加，并伴盆腔充血致白带增多；黏膜下肌瘤脱出于阴道内，表面极易感染、坏死，可产生大量脓血性排液。④疼痛：一般无腹痛，当肌瘤压迫盆腔器官、神经、血管时可出现下腹坠胀、腰酸背痛，经期加重。当浆膜下肌瘤发生蒂扭转时可出现急性腹痛。肌瘤红色样变时，腹痛剧烈并伴有发热。⑤压迫症状：肌瘤增大时可压迫邻近器官，出现尿频、尿急、便秘等症状。⑥其他：肌瘤压迫输卵管或使宫腔变形可引起不孕或流产；长期经量过多可继发贫血等。

（2）体征　与肌瘤大小、位置、数目及有无变性相关。肌瘤大者可在下腹部扪及肿块。妇科检查时，肌壁间肌瘤常可触及增大的子宫，表面不规则，呈结节状突起。浆膜下肌瘤可扪及有蒂与子宫相连的质地较硬的球状物。黏膜下肌瘤的子宫多均匀增大，有时可在宫颈口或阴道内见到红色、表面光滑的肌瘤。

2. 心理–社会状况 患者通常害怕发展为恶性肿瘤，对如何选择治疗方案而显得无助，或因接受手术治疗而恐惧不安，担心治疗结果对女性特征及夫妻关系有影响等。

（三）辅助检查

B 超检查最常用，能了解肌瘤大小、生长部位和数量等；宫腔镜可用于观察黏膜下肌瘤的大小、位置；腹腔镜主要用于观察浆膜下肌瘤和肌壁间肌瘤的大小、位置。

三、治疗要点

治疗根据患者的年龄、症状和生育要求，以及肌瘤类型、大小和数目等情况全面考虑。

1. 保守治疗 ①随访观察：对于肌瘤小，无症状，或已近绝经期的妇女，可每 3～6 个月随访 1 次。②药物治疗：诊断明确的肌瘤，小于 2 个月妊娠子宫大小，症状不明显或较轻者，尤其近绝经年龄或全身情况不宜手术者，可采用药物对症治疗。常用雄激素如丙酸睾酮注射液用以对抗雌激素，促使子宫内膜萎缩。还可选用促性腺激素释放激素类似物（GnRHa），如亮丙瑞林或戈舍瑞林，可抑制 FSH 和 LH 分泌，降低雌激素至绝经后水平，抑制肌瘤生长使其萎缩，但停药后又会逐渐增大。米非司酮也可作为术前用药或提前绝经使用。此外，某些中药制剂也可用于子宫肌瘤治疗，如桂枝茯苓胶囊、宫瘤消胶囊等。

2. 手术治疗 主要用于有严重症状的患者。手术方式包括肌瘤切除术和子宫切除术。手术途径可采用开腹、经阴道、宫腔镜或腹腔镜辅助下手术。①肌瘤切除术：适用于希望保留生育功能的患者。②子宫切除术：不要求保留生育功能或疑有恶变者可行子宫切除术，术前应排除宫颈上皮内病变或宫颈癌。围绝经期的患者要注意排除合并子宫内膜癌。

3. 其他治疗 ①子宫动脉栓塞术：通过阻断子宫动脉及其分支，减少肌瘤的血供，从而延缓肌瘤生长，缓解症状。②磁共振引导聚焦超声治疗：超声波能量产生的焦点热能可使肌瘤蛋白质变性和细胞坏死，从而缩小肌瘤。

四、主要护理诊断/问题

1. 知识缺乏：缺乏子宫肌瘤相关知识。

2. 应对无效 与选择治疗方案的无助感有关。

五、护理措施

1. 一般护理 加强营养，给予高蛋白、高热量、高维生素、富含铁的饮食，纠正贫血。做好会阴护理，保持局部清洁，防止感染。

2. 病情观察 收集会阴垫以准确评估出血量，出血多者应监测其生命体征，及时报告医生。按医嘱给予止血药和子宫收缩剂；必要时输血，纠正贫血状态。巨大肌瘤出现局部压迫症状导致尿潴留、便秘症状时，应给予导尿或用缓泻剂软化粪便以缓解症状。如患者出现急性腹痛（提示蒂扭转）、体温升高，应立即报告处理。

3. 治疗配合 向接受药物治疗的患者讲明药物名称、用药目的、剂量、方法、可能出现的不良反应及应对措施。雄激素治疗者，每月总量不宜超过 300mg，以免男性化。GnRHa 可产生绝经综合征、骨质疏松等副作用。接受手术治疗者，按腹部及阴道手术患者的护理常规进行护理。肌瘤切除术的患者术后常需要滴注缩宫素，由于子宫收缩可能导致腹痛，应告知患者及其家属，消除疑虑和紧张情绪。

4. 子宫肌瘤合并妊娠者的护理 子宫肌瘤合并中晚期妊娠者需要定期接受妊娠期检查，多能自然分娩，不需急于干预；警惕妊娠期及产褥期肌瘤容易发生红色样变的临床表现；若肌瘤阻碍胎先露下降发生难产，应按医嘱做好剖宫产术前准备及术后护理。

5. 心理护理　建立良好的护患关系，讲解有关疾病知识。使患者确信子宫肌瘤属于良性肿瘤，消除其不必要的顾虑。帮助分析可被利用的资源及支持系统，减轻无助感。

6. 健康教育　告知患者术后 1 个月返院检查的内容、具体时间、地点及联系人等。一旦出现不适或异常症状，需要及时随诊。患者的性生活、日常活动恢复均需通过术后复查全面评估身心状况后确定。

第 3 节　子宫内膜癌

案例 14-3

孙女士，55 岁，糖尿病患者。绝经 6 年，阴道少量出血半月。行分段诊断性刮宫，病理提示子宫内膜腺癌。B 超：子宫内膜增厚 1.1cm，回声不均。妇科检查未见异常。拟于血糖稳定后行广泛全子宫切除+双侧附件切除+盆腔淋巴结清扫术。

问题：1. 该女士出现的子宫内膜癌的典型临床表现是什么？

2. 该患者接受了分段诊断性刮宫术，做此检查有什么意义？

子宫内膜癌（endometrial carcinoma）是发生于子宫体内膜层的一组上皮性恶性肿瘤，以腺癌最为常见。该病是女性生殖道常见三大恶性肿瘤之一，占女性生殖道恶性肿瘤的 20%～30%。近年来，发病率呈上升趋势。75%的患者年龄在 50 岁以上，平均发病年龄为 60 岁。

一、概　　述

（一）病因

确切病因不明，目前认为其发病有以下两种类型。

1. Ⅰ型　为雌激素依赖型，该类型多见，腺癌为主，肿瘤分化较好，预后良好。患者较年轻，常伴有肥胖、高血压、糖尿病、不孕或不育及延迟绝经。其发生可能是在无孕激素拮抗的雌激素长期作用下，发生子宫内膜增生、不典型增生，继而癌变。

2. Ⅱ型　为非雌激素依赖性型，少见，与雌激素无明确关系。其好发于老年体瘦妇女，肿瘤分化差，恶性程度高，预后不良，如子宫内膜浆液性腺癌、透明细胞癌、黏液腺癌等。

（二）病理

1. 巨检　①弥散型：癌组织侵犯大部或全部子宫内膜并突向宫腔，常伴有出血、坏死，但较少浸润肌层；②局灶型：多见于子宫底或宫角部，癌灶局限于宫腔的一小部分，呈息肉或菜花状，易浸润肌层。

2. 镜检　根据 2020 版女性生殖器官肿瘤分类的划分，子宫内膜癌主要包含以下病理类型。

（1）子宫内膜样癌　最常见的子宫内膜癌的组织学类型，占子宫内膜癌的 60%～80%。子宫内膜样癌通常表现为腺性或绒毛腺管状结构，管腔光滑，伴有拥挤复杂的分支结构。核非典型性常为轻度至中度，核仁不明显，高级别子宫内膜样癌的癌细胞细胞核可伴有明显非典型性。

（2）浆液性癌　可表现为复杂的乳头和（或）腺性结构，伴有弥漫而显著的核多形性。浆液性癌多有 *TP53* 突变，因此 *p53* 异常表达（至少 75%瘤细胞弥漫强阳性表达，或完全不表达）。

（3）透明细胞癌　特征是出现多角形或鞋钉样细胞，细胞质透明，少数为嗜酸性细胞质，这些细胞排列成管囊状、乳头状或实性结构。约 2/3 的病例可见胞外致密的嗜酸性小球或透明小体。透明细胞癌倾向高度恶性，组织学上不再进行分级，诊断时常处于晚期病变。

（4）未分化癌和去分化癌　子宫内膜未分化癌是一种分化方向不明显的上皮性恶性肿瘤。细胞缺乏黏附性，大小相对一致，小至中等大小，成片排列，无任何明显的巢状或小梁状结构，无腺样结构。恶性程度高的成分决定患者的预后。

（5）子宫内膜混合型腺癌　是指混合 2 种或 2 种以上病理类型的子宫内膜癌，至少有 1 种是Ⅱ型子宫内膜癌，任何比例的Ⅱ型子宫内膜癌的混合存在即可诊断为混合型癌。最常见的是子宫内膜样癌和浆液性癌的混合型癌，其次是子宫内膜样癌和透明细胞癌的混合型癌。混合型癌的预后取决于混合成分中的高级别癌的成分，即使小于 5%的浆液性癌混合在普通型的子宫内膜样腺癌中，预后仍然较差。

（6）子宫癌肉瘤　癌肉瘤是由高级别的癌性和肉瘤成分组成的双相性肿瘤，研究表明，肉瘤成分是在肿瘤演变过程中由于上皮–间质转化而从癌中衍生而来，两者具有相同的基因改变，癌性成分最常显示子宫内膜样或浆液性分化，少部分表现为透明细胞癌和未分化癌。间质成分最常由高级别肉瘤组成，少部分表现为异源性成分（包括横纹肌肉瘤、软骨肉瘤，但很少有骨肉瘤）。30%～40%的肿瘤存在深部肌层和淋巴管侵犯。癌转移的肉瘤形态多样，但大多数转移含有癌性成分。大多数病例的特征是 *TP53* 突变，类似于子宫内膜浆液性癌。通常与子宫内膜样癌相关的突变较少见。

（三）转移途径

多数子宫内膜癌生长缓慢，病变局限于子宫内膜或在宫腔内时间较长。部分特殊病理类型（浆液性腺癌、透明细胞癌）短期内出现转移。子宫内膜癌转移途径有 3 种，即直接蔓延、淋巴转移（主要转移途径）、血行转移。

（四）临床分期

国际妇产科联盟的手术–病理分期见表 14-2。

表 14-2　子宫内膜癌手术–病理分期

分期	肿瘤范围
Ⅰ	肿瘤局限于子宫体
ⅠA	肿瘤浸润肌层深度＜1/2
ⅠB	肿瘤浸润肌层深度≥1/2
Ⅱ	肿瘤侵犯子宫颈间质，但无子宫体外蔓延
Ⅲ	肿瘤局部和（或）区域扩散
ⅢA	肿瘤侵犯浆膜层和（或）附件
ⅢB	阴道和（或）子宫旁受累
ⅢC	盆腔淋巴结和（或）腹主动脉旁淋巴结转移
ⅢC1	盆腔淋巴结转移
ⅢC2	腹主动脉旁淋巴结转移，伴（或不伴）盆腔淋巴结转移
Ⅳ	肿瘤侵及膀胱和（或）直肠黏膜，和（或）远处转移
ⅣA	肿瘤侵及膀胱和（或）直肠黏膜
ⅣB	远处转移，包括腹腔内和（或）腹股沟淋巴结转移

二、护理评估

（一）健康史

仔细询问并记录月经史、生育史、家庭史及既往健康状况，注意患者有无雌激素相关高危因素，有无高血压、糖尿病、肥胖等，询问发病及治疗经过等。

（二）身心状况

1. 症状与体征

（1）症状 ①阴道出血：多为绝经后阴道出血，量一般不多，是最典型的症状。尚未绝经者可表现为经量增多、经期延长或月经紊乱。②阴道排液：约25%的患者因阴道排液异常就诊，多为浆液性或血性液体，合并感染则有脓血性排液，有恶臭。③腹部疼痛及其他：若宫腔积脓，则患者可出现下腹胀痛及痉挛样疼痛，肿瘤压迫神经可致下腹及腰骶部疼痛，晚期可出现贫血、消瘦、恶病质、发热及全身衰竭等情况。

（2）体征 早期患者妇科检查时无明显异常。晚期妇科检查可发现子宫明显增大，稍软，偶见癌组织自子宫颈口脱出，质脆，触之易出血。合并宫腔积脓者子宫明显增大，极软，触痛阳性。癌灶向周围浸润时，子宫固定，在宫旁或盆腔内可扪及结节状物。

2. 心理-社会状况 患者在接受各种检查时会产生焦虑情绪。当确诊子宫内膜癌时，不同个案及家庭会出现不同的心理反应，如悲观、否认、愤怒、哭泣等。

（三）辅助检查

1. 分段诊断性刮宫 是确诊子宫内膜癌最常用、最有价值的方法。该方法通常先环刮宫颈管，再搔刮宫腔内膜，标本分瓶做好标记送病理检查，能明确癌灶是否累及宫颈管，能鉴别子宫内膜癌和宫颈管腺癌。

2. 其他检查 宫腔镜检查、B超检查、MRI、CT等检查可协助判断病变范围。

三、治疗要点

根据患者年龄、全身情况、癌变累及范围及组织学类型选用和制订适宜的治疗方案。手术治疗是早期患者首选的治疗方法，晚期患者则采用手术、放疗、药物治疗等综合治疗方案。

四、主要护理诊断/问题

1. 知识缺乏：缺乏子宫内膜癌相关知识。

2. 焦虑 与担心预后、选择治疗方案有关。

五、护理措施

1. 一般护理 保持室内空气流通，为患者提供安静、舒适的休养环境，必要时按医嘱使用镇静药，保证患者夜间连续睡眠7～8小时。适当下床活动，预防深静脉血栓形成等并发症发生。尊重患者饮食习惯，予以高蛋白、高热量、高维生素、富含铁的饮食。手术当日禁食，术后第1日可以进食流食，根据排气情况逐渐进食半流食、普食。做好会阴护理，勤换会阴垫，保持局部清洁，出血期间禁止盆浴和性生活，以防感染。

2. 病情观察 注意收集会阴垫，评估出血量，严密观察体温、阴道排液性状和气味改变等，如有感染征象，应及时联系医生并按医嘱给予处理。

3. 治疗配合 遵医嘱做好围术期护理，做好肠道、阴道准备，术前留置导尿管。告知患者术后6～7日阴道残端羊肠线吸收或感染时可致残端出血，期间患者应减少活动，需严密观察并记录出血情况。遵医嘱按时服药，严密观察患者孕激素治疗的常用药（如醋酸甲羟孕酮、己酸孕酮等）及可能出现的副作用，如水钠潴留、药物性肝炎等，但停药后即好转。孕激素以高效、大剂量、长期应用为宜，至少应用12周以上才能评价疗效，患者需要具备配合治疗的耐心和信心。化疗患者定期遵医嘱检查血常规、肝肾功能等。

4. 心理护理 评估患者对疾病及有关诊治过程的认知程度，采用有效形式向护理对象介绍子宫内膜癌的治疗方法和预后等情况，提供个性化的心理支持，缓解焦虑。强调家属在疾病治疗中的重要作用，使患者感受到家庭的温暖和家人的支持，建立战胜疾病的信心。

5. 健康教育

（1）普及子宫内膜癌的防治知识宣传，定期进行防癌普查，中老年妇女每年进行 1 次妇科检查。对于具有高危因素的人群，应增加检查次数并严格掌握雌激素的用药指征，加强随访。

（2）为患者提供合理化的康复指导，共同制订锻炼计划，合理科学饮食和休息。对于出院后需服用药物的患者，详细讲解服药的方法及注意事项，可能出现的副作用及应对方法。

（3）强调出院后定期随访复查的重要性。随访时间：一般术后 2～3 年每 3 个月随访 1 次，3 年后每 6 个月 1 次，5 年后每年 1 次。检查内容：随访内容应包括详细询问病史、盆腔检查、胸部 X 线片、腹盆腔超声、血清 CA125、人附睾蛋白 4（HE4）检测等，必要时可做 CT 及 MRI 检查。

第 4 节　卵 巢 肿 瘤

案例 14-4

赵女士，27 岁，未婚。体检发现右侧卵巢囊肿 4 年，未予以处理。早晨锻炼时突感右下腹剧烈疼痛，伴恶心和呕吐。该患者入院后诊断为卵巢畸胎瘤。

问题：1. 该患者最可能发生了什么并发症？

2. 该患者急诊入院后，护士需要进行的治疗配合有哪些？

卵巢肿瘤（ovarian tumor）为妇科常见肿瘤，任何年龄均可发生，有良性、交界性和恶性之分，其中卵巢恶性肿瘤是女性生殖系统常见的三大恶性肿瘤之一，由于卵巢位于盆腔深部，早期病变不易发现，晚期病例缺乏有效治疗手段，致死率居妇科恶性肿瘤首位。

一、概　　述

（一）病因

卵巢肿瘤的病因尚未明确。20%～25%的卵巢恶性肿瘤患者有家族史；女性初潮年龄较早、绝经年龄较晚、少育、不孕、使用激素替代治疗、服用诱发排卵药物等是卵巢肿瘤的易发因素；卵巢癌的发病还可能与高胆固醇饮食、内分泌、环境等因素有关。

（二）组织学分类及临床常见特点

卵巢体积虽小，但组织成分复杂，是全身各器官原发肿瘤类型最多的器官，不同类型卵巢肿瘤的组织学结构和生物学行为存在很大差异。主要组织学分类如下。

1. 卵巢上皮性肿瘤　来源于卵巢表面的生发上皮，是最常见的卵巢肿瘤，占原发性卵巢肿瘤的 50%～70%，有良性、交界性和恶性之分，其恶性类型占卵巢恶性肿瘤的 85%～90%。其多见于中老年妇女，未产、不孕、初潮早、绝经迟等是高危因素；多次妊娠、哺乳和口服避孕药是其保护因素。

（1）浆液性肿瘤　①浆液性囊腺瘤：良性，较为常见，多为单侧，表面光滑，大小不等，囊内充满淡黄色清亮浆液。②交界性浆液性囊腺瘤：多为双侧，囊内较少有乳头状生长。细胞核轻度异型，预后好。③浆液性囊腺癌：是最常见的卵巢恶性肿瘤，常为双侧，肿瘤较大，呈囊实性，腔内有乳头生长，转移早，生长迅速，预后差。

（2）黏液性肿瘤　①黏液性囊腺瘤：良性，多为单侧，体积较大，常为多房，腔内充满胶冻样黏液；②交界性黏液性囊腺瘤：多为单侧，体积较大，表面光滑，常为多房，细胞轻度异型；③黏液性囊腺癌：恶性，多为单侧，体积较大，为囊实性，囊壁可见乳头或实质区，囊液浑浊或呈血性。

（3）卵巢子宫内膜样肿瘤　恶性多见，良性、交界性少见。单侧多，中等大，囊性或实性，有乳头生长。镜下特点与子宫内膜癌极相似，常与子宫内膜癌并存。

2. 卵巢生殖细胞肿瘤 是来源于原始生殖细胞的一组肿瘤，占卵巢肿瘤的 20%～40%，好发于青少年及儿童，青春期前患者占 60%～90%，绝经后期患者仅占 4%。

（1）畸胎瘤 由多胚层组织构成。肿瘤的良恶性及恶性程度取决于组织分化程度。①成熟畸胎瘤：又称皮样囊肿，为良性肿瘤，占卵巢肿瘤的 10%～20%、生殖细胞肿瘤的 85%～97%，畸胎瘤的 95%以上。其可发生于任何年龄，20～40 岁女性高发。肿瘤多为单侧、单房，中等大小，壁光滑，腔内充满油脂和发毛，有时可见牙齿或骨质。恶变率为 2%～4%，多见于绝经后妇女。②未成熟畸胎瘤：恶性，多见于青少年，平均年龄为 11～19 岁，其转移及复发率均高。肿瘤恶性程度与未成熟组织所占比例、分化程度及神经上皮含量有关。

（2）无性细胞瘤 少见，中度恶性，好发于青春期及生育期妇女。肿瘤多为单侧，实性，质硬如橡皮，表面光滑或呈分叶状，切面呈淡棕色，对放疗敏感。

（3）卵黄囊瘤 又称内胚窦瘤，占卵巢恶性肿瘤的 1%，常见于儿童及青少年。多为单侧，较大，易破裂。肿瘤组织形态极似卵黄囊组织，可产生甲胎蛋白（AFP），故 AFP 可作为该肿瘤的肿瘤标志物。其易早期转移，预后差，对化疗敏感。

3. 卵巢性索间质肿瘤 该类肿瘤常有内分泌功能，故又称卵巢功能性肿瘤。

（1）颗粒细胞瘤 是最常见的功能性肿瘤，常见于 45～55 岁妇女，为低度恶性肿瘤，多为单侧，表面光滑，实性或部分囊性，可分泌雌激素，预后较好。

（2）卵泡膜细胞瘤 单侧，圆形或卵圆形。其属良性具有分泌功能的肿瘤，肿瘤细胞可分泌雌激素，常与颗粒细胞瘤同时存在，易合并子宫内膜增生甚至子宫内膜癌。

（3）纤维瘤 良性肿瘤，占卵巢肿瘤的 2%～5%，多见于中年妇女，常为单侧，中等大小，实质性、质硬。纤维瘤常伴有腹水或胸腔积液，称为梅格斯综合征，手术切除肿瘤后，胸腔积液、腹水常自行消失。

（4）支持–间质细胞瘤 也称睾丸母细胞瘤，多发生于 40 岁以下妇女，罕见。肿瘤具有男性化作用，雌激素可由瘤细胞直接分泌或由雄激素转化而来。

4. 卵巢转移性肿瘤 体内任何部位的原发性癌均可能转移到卵巢。库肯勃瘤是一种特殊的卵巢转移性腺癌，其原发部位是胃肠道，镜下见典型印戒细胞，恶性程度高，预后极差。

链接 卵巢瘤样病变

卵巢瘤样病变属卵巢非赘生性肿瘤，是卵巢增大的常见原因。其有时表现为下腹压迫感、盆腔一侧胀痛等。一般无须特殊治疗，囊肿会自行消失。常见有以下几种：①滤泡囊肿，在卵泡发育过程中，因不排卵、卵泡液潴留而形成，囊肿直径常小于 5cm。②黄体囊肿，为黄体持续存在所致，直径 5cm 左右，少见。③黄素囊肿，在滋养细胞疾病中出现。其为大量 hCG 刺激卵巢颗粒细胞及卵泡膜细胞使之过度黄素化所致，直径 10cm 左右。黄素囊肿本身无手术指征。④多囊卵巢，双侧卵巢均匀增大，为正常卵巢的 2～3 倍，患者常有闭经、多毛、不孕等多囊卵巢综合征的表现。⑤卵巢子宫内膜异位囊肿，又称卵巢巧克力囊肿。

（三）卵巢恶性肿瘤的转移途径

卵巢恶性肿瘤转移的主要途径有直接蔓延和腹腔种植两种方式，其次可通过淋巴转移，血行转移少见。其转移特点为盆腔、腹腔内广泛转移灶，即使肿瘤外观局限于原发部位，也可存在广泛微转移。

二、护理评估

（一）健康史

询问患者的月经史、生育史，了解有无肿瘤家族史。注意询问患者有无消化不良、腹胀、阴道不规则出血、尿频、便秘、腹围增大等病史，注意了解与发病相关的高危因素。

（二）身心状况

1. 症状与体征

（1）卵巢良性肿瘤　肿瘤较小时多无症状。随着肿瘤增大，可感腹胀或扪及腹部肿块，检查见腹部膨隆，叩诊实音，无移动性浊音。触诊表面光滑，活动，与子宫无粘连。

（2）卵巢恶性肿瘤　早期常无症状，可在妇科检查时发现。随着病情发展，患者可出现腹胀、腹部肿块及腹水。症状轻重取决于肿瘤大小、肿瘤位置、侵犯邻近器官程度、有无并发症及组织学类型。功能性肿瘤患者有相应的性激素过多的表现，如性早熟、月经紊乱等。晚期患者呈明显消瘦、贫血等恶病质征象。

卵巢良性肿瘤和恶性肿瘤的鉴别见表 14-3。

表 14-3　卵巢良性肿瘤和恶性肿瘤的鉴别

鉴别内容	良性肿瘤	恶性肿瘤
病史	病程长，生长缓慢	病程短，迅速增大
体征	多为单侧，囊性，表面光滑，活动	多为双侧，实性或囊实性，表面不规则，固定
腹水征	多无	常有腹水，多为血性，可查到癌细胞
一般情况	良好	逐渐出现恶病质
B 超	为液性暗区，有间隔光带，边界清晰	液性暗区内有杂乱光团、光点，界限不清
CA125（＞50 岁）	＜35U/ml	＞35U/ml

2. 并发症

（1）蒂扭转　是最常见的并发症，为妇科常见的急腹症。蒂扭转好发于瘤蒂较长、活动度良好、中等大小且重心位于一侧的肿瘤，如成熟畸胎瘤。患者突然改变体位、妊娠期或产褥期子宫大小及位置出现变化时容易发生蒂扭转。典型的症状是突然出现一侧下腹部剧痛，伴有恶心、呕吐甚至出现休克，蒂扭转一经确诊，应尽快手术。

（2）破裂　可分为自发性破裂和外伤性破裂。自发性破裂常因恶性肿瘤浸润生长穿破囊壁，外伤性破裂常因腹部受到严重撞击、性交及粗暴妇科检查等。患者表现为剧烈腹痛伴恶心、呕吐，可出现腹膜刺激征，盆腔原有肿块消失或缩小。怀疑肿瘤破裂时应立即剖腹探查。

（3）感染　少见，多继发于肿瘤蒂扭转或破裂，也可来源于邻近器官的感染。其表现为高热、腹痛、白细胞计数升高等。

（4）恶变　肿瘤短期内增长较快或出现血性腹水，应考虑恶变可能。

3. 心理–社会状况　在肿瘤性质未明确之前，患者及其家属通常会有焦虑、恐惧等情绪，而一旦确诊为恶性肿瘤，患者容易出现悲观、绝望等心理反应，担心疾病进展、经济压力等。

（三）辅助检查

1. B 超检查　最常用，是诊断卵巢肿瘤的主要手段。可了解＞1cm 肿块的部位、大小形态及性质，临床诊断符合率可达 90%以上。并能鉴别腹水和结核性包裹性积液。

2. 放射学诊断　卵巢畸胎瘤行腹部平片检查，可显示牙齿及骨质等。淋巴造影可判断有无淋巴道转移，通过 CT 检查能清晰显示肿块。

3. 肿瘤标志物　包括 AFP、CA125、hCG、雄激素、雌激素等，提示某类卵巢肿瘤。如 80%的卵巢上皮性癌患者 CA125 水平高于正常，90%以上患者 CA125 高低与病情进展相关；AFP 对卵黄囊瘤有特异性诊断价值；hCG 对原发性卵巢绒毛膜癌有特异性；颗粒细胞瘤、卵泡膜细胞瘤可产生较高水平雌激素；睾丸母细胞瘤可产生雄激素。

4. 腹腔镜检查 能直接观察肿块的外观，可在可疑部位进行多点活检。

5. 细胞学检查 抽腹水或腹腔冲洗液行细胞学检查，查找癌细胞，可用于诊断和随访。

三、治疗要点

卵巢肿瘤原则上一经确诊，首选手术治疗。手术方式及范围需根据患者肿瘤的性质、病变累及的范围和患者的年龄、有无生育要求等选择。一般良性肿瘤主要采取手术治疗，恶性肿瘤采取以手术治疗为主、化疗和放疗为辅的综合治疗。卵巢肿瘤并发蒂扭转或破裂属急腹症，一旦确诊，须立即手术。怀疑卵巢瘤样病变且囊肿直径小于5cm者可进行随访观察。

四、主要护理诊断/问题

1. 焦虑 与发现盆腔肿块及担心病情、预后等有关。

2. 营养失调 与卵巢恶性肿瘤的恶病质及化疗药物的治疗反应等有关。

3. 有感染的危险 与机体抵抗力低下及手术、化疗等有关。

五、护理措施

1. 一般护理 为患者提供舒适安静的环境，保证患者能较好地休息。肿瘤过大或腹水较多不能平卧者，指导其取半卧位。给予高热量、高蛋白、高维生素、易消化的饮食，对于不能进食的患者，给予静脉补充营养。

2. 治疗配合

（1）手术患者的护理 按腹部手术的常规做好术前与术后的护理，术前配血量要达到800～1000ml。卵巢癌患者肿瘤常涉及肠道，所以术前3日起需遵医嘱给予肠道抗生素，并于术前1日行清洁灌肠。巨大肿瘤患者术后需要腹部加压沙袋，以免腹内压骤降引起休克。

（2）放腹水的护理 备好腹腔穿刺用物，协助医生完成操作过程。在放腹水的过程中，严密观察并记录患者的生命体征、腹水的性状及出现的不良反应。一次放腹水不宜超过3000ml，放腹水的速度宜缓慢，放腹水后用腹带包扎腹部，以免腹压骤降发生虚脱。

3. 化疗患者的护理 术后化疗的患者按照化疗常规进行护理。对于需要进行腹腔化疗的患者，需注意术后的腹腔化疗管有无脱落，保持化疗管的局部干燥，周边敷料有渗液时须及时更换。一般于抽腹水后再行腹腔化疗，将化疗药物稀释后注入腹腔，注入后让患者定期更换体位，使药物能尽量接触腹腔的各个部位。化疗过程中严密观察患者有无化疗的毒副作用。

4. 心理护理 了解患者的心理情况，耐心向患者解释疾病的有关知识及治疗方案等，消除患者的疑虑，鼓励患者及其家属尽可能参与护理活动，以积极的心态应对。

5. 健康教育

（1）做好随访工作 良性肿瘤患者术后1个月常规进行复查。卵巢恶性肿瘤容易复发转移，应长期随访。随访时间：术后1年内，每月1次；术后第2年，每3个月1次；术后3～5年，每4～6个月1次；术后5年以上者，每年1次。每次随访时应了解患者的症状，进行全身及盆腔的检查，并复查B超、血清肿瘤标志物等。

（2）宣传预防保健知识 大力宣传卵巢癌的高危因素，提倡多摄入高蛋白、富含维生素A的饮食，避免高胆固醇饮食。对于高危妇女，可建议口服避孕药，30岁以上妇女每年应进行1次妇科检查，有高危因素的妇女最好半年检查1次。非赘生性肿瘤直径≤5cm者，应每3～6个月复查并记录。

自 测 题

A_1/A_2 型题

1. 宫颈癌的好发部位是（　　）
   A. 宫颈阴道部的鳞状上皮
   B. 宫颈管柱状上皮
   C. 宫颈内口与宫颈管交接处
   D. 宫颈管与宫颈外口交接处
   E. 宫颈外口鳞-柱交接部
2. 子宫肌瘤患者月经过多，与下述哪项关系特别密切(　　)
   A. 肌瘤大小　B. 肌瘤生长部位
   C. 肌瘤多少　D. 患者体质
   E. 有无并发症
3. 女性生殖系统恶性肿瘤中死亡率最高的是（　　）
   A. 子宫颈癌　B. 外阴癌
   C. 恶性滋养细胞肿瘤　D. 子宫内膜癌
   E. 卵巢癌
4. 下列不属于卵巢肿瘤并发症的是（　　）
   A. 破裂　B. 蒂扭转
   C. 感染　D. 恶变
   E. 红色样变
5. 子宫内膜癌最常见的转移途径是（　　）
   A. 上行蔓延　B. 血行转移
   C. 腹腔种植　D. 直接蔓延
   E. 下行蔓延
6. 经产妇，36岁，宫颈糜烂近5年，近4个月出现腰骶部酸痛，性生活后阴道有少量出血。可疑宫颈癌的症状是（　　）
   A. 宫颈糜烂Ⅲ度　B. 腰骶部酸痛
   C. 经产妇　D. 性生活后阴道出血
   E. 生育年龄
7. 患者，女，46岁，阴道不规则出血，阴道分泌物脓性、有臭味4个月。妇科检查：阴道内触及鸡蛋大实质肿物，其周围均有宫颈包绕，子宫正常大。最有可能的诊断是（　　）
   A. 宫颈巨大息肉　B. 宫颈腺囊肿
   C. 宫颈癌　D. 子宫内膜癌
   E. 子宫黏膜下肌瘤
8. 患者，女，42岁。因月经异常就诊。入院后诊断为子宫肌瘤。护士在询问病史时应着重询问（　　）
   A. 性生活史　B. 孕产史
   C. 饮食习惯　D. 是否长期使用雌激素
   E. 家族中是否有类似的疾病
9. 患者，女，50岁，体检时发现子宫肌壁间肌瘤，患者询问护士随访疾病最常见的临床表现是（　　）
   A. 腹部肿块　B. 月经量多，经期延长
   C. 不孕　D. 白带增多
   E. 腰酸、下腹坠胀

A_3/A_4 型题

（10～12题共用题干）

患者，女，28岁，已婚，平素月经规律，无痛经史。妇科普查发现盆腔包块，无特殊不适。查外阴、阴道正常，宫颈光滑，子宫前位，正常大小，其右侧扪及一近3个月妊娠大小包块，活动好，无压痛。B超显示子宫大小正常，其右侧有一儿头大小强回声团，边界清。

10. 下列诊断可能性最大的是（　　）
    A. 卵巢癌　B. 卵巢巧克力囊肿
    C. 卵巢畸胎瘤　D. 输卵管卵巢囊肿
    E. 子宫浆膜下肌瘤
11. 患者晨跑后突然出现右下腹剧痛，伴恶心、呕吐，最可能的是该包块并发了（　　）
    A. 蒂扭转　B. 破裂
    C. 内出血　D. 感染
    E. 急性阑尾炎
12. 患者需急诊手术，术前准备不需做（　　）
    A. 皮肤准备　B. 阴道准备
    C. 膀胱准备　D. 床位准备
    E. 胃肠道准备

（13～15题共用题干）

患者，女，56岁，绝经8年出现阴道不规则出血。妇科检查：宫颈光滑，阴道黏膜菲薄，宫体稍大，质软，活动良，附件未见异常。初步诊断子宫内膜癌。

13. 最支持诊断的临床表现为（　　）
    A. 年龄　B. 绝经后阴道不规则出血
    C. 宫体增大　D. 阴道黏膜菲薄
    E. 宫颈光滑
14. 为进一步确诊，最佳的检查项目是（　　）
    A. 细致的双合诊　B. 宫腔镜检查
    C. 分段诊刮　D. 宫颈刮片
    E. 宫颈细胞学检查
15. 经检查确诊为子宫内膜癌Ⅰ期，首选的治疗是（　　）
    A. 化学疗法　B. 子宫全切术
    C. 放射疗法　D. 手术和放射疗法相结合
    E. 孕激素疗法

（谭　严）

第15章 盆底功能障碍性及生殖器损伤疾病患者的护理

女性盆底支持组织因退化、创伤等因素而支持薄弱，从而发生女性盆底功能障碍性疾病（pelvic floor dysfunction disease，PFD）。子宫及其相邻的膀胱和直肠可发生向下移位，导致阴道前、后壁脱垂及子宫脱垂等。生殖道因损伤可出现局部出血，损伤累及相邻的泌尿道或与肠道相通时，则可形成生殖道瘘，包括尿瘘和粪瘘。

第1节 外阴、阴道创伤

案例 15-1

患者，女，12 岁，3 小时前因“不慎跌倒，外阴部被尖锐硬物扎伤”就诊。入院查体：体温 37.6℃，脉搏 110 次/分，呼吸 22 次/分，血压 96/60mmHg，患者极其紧张，面色苍白，但神志清楚。外阴部肿胀，可见不规则裂口，伤口持续出血，色鲜红。

问题：1. 患者主要存在哪些护理问题？

2. 如何对患者进行护理？

一、概　述

分娩是导致外阴、阴道创伤的主要原因，外阴、阴道创伤也可为外伤所致，如外阴骑跨伤、粗暴性交及外阴阴道发育不良者性交后。创伤可伤及外阴、阴道或穿过阴道损伤尿道、膀胱或直肠。初次性交时处女膜破裂，绝大多数可自行愈合，偶见裂口延至小阴唇、阴道或伤及阴道穹隆，引起大量阴道出血，导致失血性贫血或休克。药物性外阴阴道创伤多为阴道置药不当所致，如使用过酸或过碱等腐蚀性药物。

二、护理评估

（一）健康史

了解导致创伤的原因，如分娩损伤、外伤等病史。了解患者遭到创伤后有无局部疼痛，以及裂口大小和出血等情况。

（二）身心状况

1. 症状和体征　由于创伤的部位、深浅、范围和就诊时间不同，临床表现亦有区别，主要表现为局部疼痛、肿胀、出血。合并感染者，可见发热和局部炎性反应。

（1）症状　疼痛为主要症状，程度不一，轻者自觉症状不明显，重者可出现疼痛性休克。局部出血较多或血肿较大者，可出现头晕、乏力、心悸等，严重者出现失血性休克表现。另外，由于局部肿胀、疼痛，患者可出现坐卧不安、行走困难等。

（2）体征　妇科检查时发现外阴、阴道局部有水肿、血肿或裂伤。血肿多见于大阴唇下方，呈紫蓝色块状物突起，压痛明显；裂口处可见活动性出血。如伤及膀胱、尿道，可见尿液自阴道流出。

2. 心理–社会状况　患者及其家属常由于突发意外而出现惊慌、焦虑情绪。护士需评估患者及其家属对创伤的反应，并识别异常心理反应。

（三）辅助检查

行血常规检查以了解血红蛋白、红细胞及白细胞情况，有无感染。必要时查血型、进行交叉配血等。

三、治疗要点

治疗要点：止血、镇痛、防治感染和休克。活动性出血者应迅速缝合止血；小于 5cm 的血肿，早期冷敷并加压包扎，24 小时后给予热敷以促进血肿吸收；大血肿，应切开清创止血；失血过多者应防治休克。

四、主要护理诊断/问题

1. 恐惧 与突发创伤事件有关。

2. 疼痛 与外阴、阴道创伤有关。

3. 潜在并发症：失血性休克、感染。

五、护理措施

1. 一般护理 保持外阴部清洁、干燥，每日行外阴冲洗 2 次，大便后及时清洁外阴。

2. 病情观察 密切观察患者的生命体征、尿量及神志变化。注意观察血肿的变化，有活动性出血者应按解剖关系迅速缝合止血。

3. 治疗护理

（1）保守治疗的护理 对于小血肿采取保守治疗者，及时给予止血、镇痛药物；24 小时内冷敷，也可使用棉垫、丁字带加压包扎。24 小时后可热敷或行外阴部红外线灯照射，以促进水肿或血肿吸收。

（2）手术患者的护理 活动性外出血、大血肿及进行性长大的血肿，应及时清创止血，做手术准备。向患者及其家属交代手术的必要性及注意事项。术后应密切观察阴道、外阴伤口有无出血。遵医嘱给予抗生素防治感染。

（3）预防失血性休克 对于出血量多或较大血肿者，应在抢救休克的同时配合医生进行止血。患者平卧、吸氧，开放静脉通路，做好血常规检查及输液输血准备，做好病情观察。

4. 心理护理 护士应对患者及其家属的反应表示同情和理解，鼓励其面对现实，积极配合治疗，同时做好家属的心理护理。

第2节 尿 瘘

案例 15-2

初产妇李女士，30 岁，经阴道分娩一女婴，体重 4500g，分娩过程中第二产程延长。产后 3 日，护士查房时，患者自诉阴道有液体流出，不能自控，诊断为尿瘘。

问题：1. 该患者主要存在哪些护理问题？

2. 如何对患者进行护理？

一、概 述

尿瘘是指生殖道与泌尿道之间形成的异常通道，尿液自阴道流出，不能控制。

（一）病因

1. 产伤 是最常见的原因，多为难产处理不当所致，有坏死型和创伤型两类。坏死型尿瘘多见于骨盆狭窄或头盆不称，产程过长者，胎先露长时间压迫阴道前壁、膀胱或尿道，导致局部组织缺血坏死脱落而成瘘。创伤型是剖宫产手术或产科助产手术操作不当所致。目前创伤型尿瘘多于坏死型尿瘘。

2. 妇科手术创伤　手术中因组织粘连或操作不细致而误伤膀胱、尿道或输尿管引起。

3. 其他　生殖器官肿瘤放疗后、膀胱结核、子宫托安放不当也可导致尿瘘。

（二）分类

尿瘘可发生于生殖道与泌尿道之间的任何部位，根据解剖位置分为膀胱阴道瘘、尿道阴道瘘、膀胱宫颈瘘、膀胱宫颈阴道瘘及输尿管阴道瘘等（图 15-1）。临床上以膀胱阴道瘘最为常见，有时可并存两种或多种类型尿瘘。

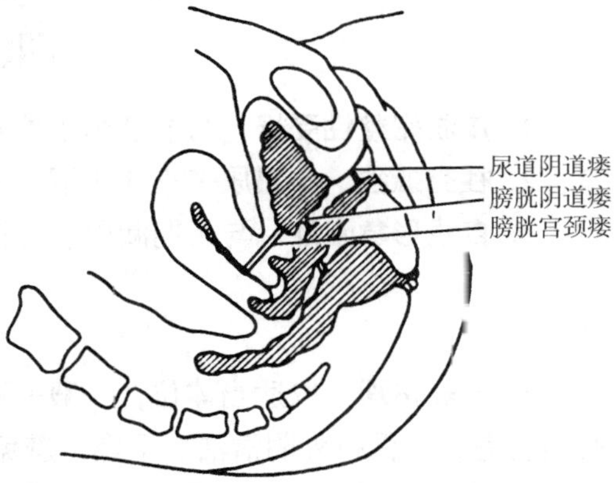

图 15-1　尿瘘

二、护理评估

（一）健康史

了解患者有无肿瘤、结核、接受放疗等相关既往病史，有无难产及盆腔手术史。详细了解漏尿发生的时间和漏尿时的具体表现，评估患者目前存在的问题。

（二）身心状况

1. 症状和体征

（1）漏尿　为主要临床表现。尿液经瘘孔从阴道流出，排尿不能自控。坏死型尿瘘多在产后 3～7 日开始漏尿；创伤型尿瘘在手术后立即出现漏尿。漏尿的程度与瘘孔的部位、大小有关。膀胱阴道瘘患者通常不能控制排尿，较高位的膀胱内小瘘孔表现为站立时无漏尿，而平卧时则漏尿不止。瘘孔极小者在某种体位可能不漏尿，膀胱充盈或体位改变时出现漏尿。

（2）并发症的表现　①外阴瘙痒和疼痛：由于尿液长期刺激，外阴部、臀部甚至大腿内侧常出现湿疹或皮炎，患者感到外阴瘙痒、灼痛、行走不便等；②尿路感染：患者可有不同程度的尿频、尿急、尿痛等尿路感染症状；③闭经或月经稀少：患者易出现精神创伤，不少患者可出现继发性闭经或经量减少及性交困难或不孕等。

2. 心理-社会状况　患者由于漏尿不愿出门，与人接触减少，出现自卑、失望等心理。

（三）辅助检查

1. 亚甲蓝试验　目的在于鉴别膀胱阴道瘘、膀胱宫颈瘘或输尿管阴道瘘，协助辨认位置不明的细小瘘孔。将亚甲蓝溶液经尿道注入膀胱后，蓝色液体经阴道壁小孔溢出者为膀胱阴道瘘，自宫颈口溢出者为膀胱宫颈瘘。

2. 靛胭脂试验　静脉推注靛胭脂 5ml，5～10 分钟见蓝色液体自阴道顶端流出者为输尿管阴道瘘。

3. 其他　膀胱镜检查可了解瘘孔的位置及数目；排泄性尿路造影可了解双侧肾功能及输尿管有无异常，用于诊断输尿管阴道瘘、结核性尿瘘。

三、治疗要点

本病以手术治疗为主。直接损伤的尿瘘应尽早手术修补。根据瘘孔的类型及位置选择不同的手术方式，膀胱阴道瘘和尿道阴道瘘可经阴道手术，输尿管阴道瘘可选择经腹手术。结核及癌肿所致尿瘘，首先应积极治疗原发病。分娩或妇科手术后 1 周内发生的膀胱阴道瘘和输尿管小瘘孔，留置导尿管或输尿管导管，4 周到 3 个月有愈合可能。尿瘘修补失败后至少应等待 3 个月后再次手术。

四、主要护理诊断/问题

1. 皮肤完整性受损 与尿液刺激外阴皮肤导致皮炎有关。

2. 社交孤独 与漏尿带来异味不愿与人交往有关。

3. 自我形象紊乱 与长期漏尿引起精神压力增加有关。

五、护理措施

1. 一般护理 取适当体位，一般采取使瘘孔高于尿液面的卧位，有利于保持创面干燥，促进小瘘孔自行愈合。保持外阴清洁、干燥，避免感染。鼓励饮水，每日饮水不少于 3000ml。

2. 治疗护理

（1）术前护理配合 ①按外阴、阴道手术术前常规护理。②保持外阴清洁、干燥：术前 3～5 日每日用 1∶5000 高锰酸钾溶液或 0.02%的碘伏液坐浴。局部有湿疹者，坐浴后涂氧化锌软膏，使局部干燥，待外阴部病变痊愈后再行手术。③抗感染：如合并感染，遵医嘱使用抗生素，控制感染后再行手术。④老年妇女遵医嘱口服雌激素 1 周，促进阴道黏膜上皮增生，有利于术后伤口愈合。

（2）术后护理配合 是尿瘘修补手术成功的关键。①体位：根据患者瘘孔的位置选择体位，使瘘孔高于尿液面，如膀胱阴道瘘瘘孔在后底部，应取俯卧位，瘘孔在侧面者应健侧卧位，以减少尿液对修补伤口处的浸泡。②尿管护理：术后留置导尿管 7～14 日。确保引流通畅，以避免膀胱过度膨胀而影响伤口愈合。每日尿量不应少于 3000ml，防止尿路感染。导尿管拔除前进行膀胱功能训练，拔除后协助患者 1～2 小时排尿 1 次，并逐渐延长排尿时间。③术前使用雌激素者，遵医嘱继续给予雌激素治疗。④术后加强盆底肌肉锻炼，积极预防咳嗽、便秘，并尽量避免下蹲等增加腹压的动作。

3. 心理护理 护士应了解患者心理感受，不因异常气味疏远患者，告诉患者和家属通过手术能治愈该病，增强治疗疾病的信心。

4. 健康教育

（1）保持外阴清洁、干燥。每日清洗外阴，勤换内裤。

（2）患者出院后应按医嘱继续服用药物。保证营养摄入。

（3）出院后 3 个月内禁止性生活及重体力劳动，注意休息，避免增加腹压的动作。

（4）尿瘘修补术后妊娠者应加强妊娠期保健，提前住院分娩。

第3节 子宫脱垂

案例 15-3

患者，女，38 岁，G_3P_2，3 年前阴道助产分娩一巨大儿，近半年来感觉长时间站立或者下蹲后腰背酸痛有下坠感，清洗外阴时触及一肿物，患者害怕自己患上妇科肿瘤。妇科检查：可见宫颈脱出阴道口，部分宫体仍在阴道内。

问题： 1. 该患者可能的医疗诊断是什么？为确诊还需要做哪些检查？

2. 目前该患者存在的主要护理问题有哪些？

正常情况下，子宫位于骨盆的中央，子宫颈外口位于骨盆坐骨棘水平以上。子宫脱垂是指子宫从正常位置沿阴道下降，子宫颈外口达坐骨棘水平以下，甚至子宫全部脱出于阴道口以外，常伴有阴道前后壁膨出。

一、概　述

（一）病因

1. 分娩损伤　是最主要的原因。分娩时造成宫颈、子宫韧带和盆底肌肉过度延伸甚至出现撕裂，产后局部张力降低容易引起子宫脱垂。多次分娩增加盆底肌肉受损概率。

2. 产褥期过早从事重体力劳动　体力劳动或蹲式劳动等可使腹压增高，影响盆底肌组织张力恢复，导致未复旧的子宫不同程度下移。

3. 长期腹压增加　长期慢性咳嗽、习惯性便秘、重体力劳动、腹腔巨大肿瘤等可增加腹压，使子宫向下移位而发生脱垂。

4. 盆底组织发育不良或退行性改变　子宫脱垂偶可见于未产妇，多是盆底组织发育不良或营养不良所致。部分老年妇女因雌激素水平下降，盆底组织萎缩，对子宫的承托能力下降，导致子宫脱垂。

（二）临床分度

以患者平卧用力向下屏气时子宫下降的最低点为标准，将子宫脱垂分为 3 度（表 15-1，图 15-2）。

表 15-1　子宫脱垂分度

分度	标准	
Ⅰ度	轻型	宫颈外口距离处女膜缘＜4cm，未达处女膜缘
	重型	宫颈已达处女膜缘，阴道口可见宫颈
Ⅱ度	轻型	宫颈脱出阴道口，宫体仍在阴道内
	重型	部分宫体脱出阴道口
Ⅲ度		宫颈及宫体全部脱出阴道口外

二、护理评估

（一）健康史

评估患者有无产程过长、阴道助产、盆底组织撕裂等病史。了解患者产褥期子宫复旧情况，询问有无慢性咳嗽、便秘、盆腔肿瘤等情况。

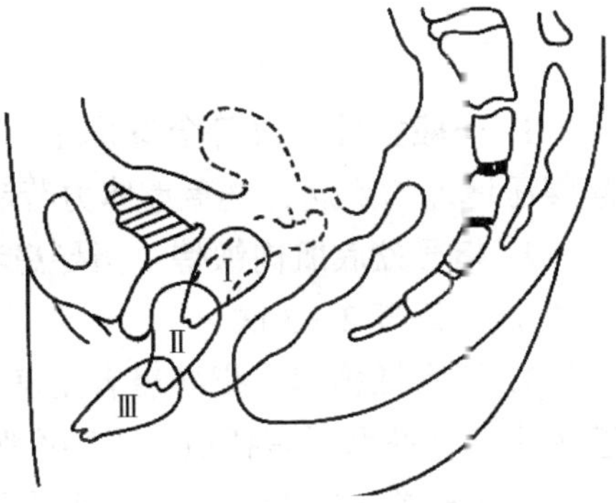

图 15-2　子宫脱垂分度

（二）身心状况

1. 症状和体征

（1）症状　Ⅰ度子宫脱垂患者一般无症状。Ⅱ、Ⅲ度患者自觉“肿物”自阴道口脱出，伴腰骶部酸痛或下坠感，在久站和劳累后加重。重度患者常伴有直肠、膀胱膨出，会出现排便困难、排尿困难、尿潴留或压力性尿失禁等症状。子宫长期暴露在外，造成患者行动不便，长期摩擦还可导致破溃，继发感染时宫颈多有脓性分泌物。病变早期，经卧床休息后，脱出子宫可回纳，多不影响受孕，甚至妊娠后会有所改善，但产后病情加重。

（2）体征　合并膀胱膨出者可见压力性尿失禁。无法回纳的子宫长期暴露摩擦，检查时可见宫颈及阴道壁溃疡，并伴有少量出血及脓性分泌物。

2. 心理–社会状况　由于长期的腰骶部疼痛、行动不便，不能从事体力劳动，影响患者的工作或生活，严重者影响性生活。患者常出现焦虑，情绪低落，因治疗效果不佳而悲观失望。

（三）辅助检查

1. 压力性尿失禁的检查 患者取膀胱截石位，憋尿咳嗽，如有尿液溢出，检查者再用示、中两指置于尿道口两侧，稍加压后再嘱咳嗽，如能控制尿液外溢，证明有压力性尿失禁。

2. 盆腔B超检查 了解生殖系统各器官情况，排除其他妇科疾病。

三、治疗要点

去除病因，同时根据患者年龄、盆底张力及子宫脱垂分度等综合考虑，采用非手术治疗或手术治疗。

1. 非手术治疗 包括盆底肌肉锻炼、物理疗法、放置子宫托、中药和针灸等。

2. 手术治疗 非手术治疗无效及Ⅱ度以上子宫脱垂或者合并膀胱或直肠膨出有症状者，应采取手术治疗。手术方式有阴道前后壁修补术、阴道前后壁修补加主韧带缩短及宫颈部分切除术、子宫悬吊术、经阴道全子宫切除术及阴道纵隔成形术等。

链接 凯格尔（Kegel）运动

凯格尔运动是锻炼盆底肌肉的一种简单、方便易行的方法，可以加强盆底肌肉力量，增强盆底支持力，改善并预防轻、中度子宫脱垂进一步发展。凯格尔运动必须要使盆底肌达到相当的训练量才能有效，可参照如下方法实施：持续收缩盆底肌不少于3秒，松弛休息2～6秒，每日2～3次；或每日做150～200次。持续8周或更长时间。对于训练效果不满意者，还可辅以生物反馈治疗或电刺激等以增强锻炼效果。

四、主要护理诊断/问题

1. 疼痛 与子宫下垂牵拉韧带、宫颈，阴道壁溃疡有关。

2. 焦虑 与长期子宫脱出影响正常生活有关。

五、护理措施

1. 一般护理 改善全身状况、加强营养，采用高蛋白、高维生素饮食，以增强体质；积极治疗引起腹压增加的疾病，避免重体力劳动。

2. 指导盆底肌肉锻炼 指导患者行收缩肛门运动，用力使盆底肌肉收缩3秒以上后放松，每次10～15分钟，每日2～3次。

3. 子宫托护理 指导患者正确使用子宫托，配合医生选择合适的型号，以放置后不脱出又无不适感为宜。支撑型子宫托适合于轻度脱垂者，填充型子宫托适合于重度患者。

（1）放置子宫托 排尿和排便后，洗手，蹲下并两腿分开，一手握托柄，使托盘呈倾斜位进入阴道口内，然后将托柄边向内推、边向前旋转，直至托盘达宫颈，使托盘牢牢吸附在宫颈上。放妥后，将托柄弯度朝前，正对耻骨弓后面（图15-3）。

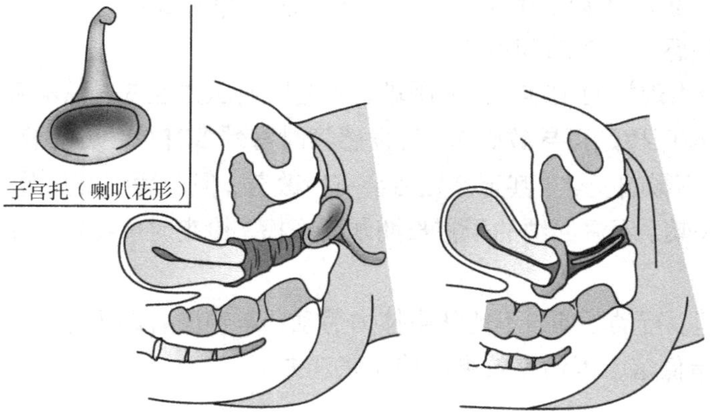

图15-3 放置子宫托

（2）取出子宫托 洗净双手，手指捏住子宫托柄，上、下、左、右轻轻摇动，待负压消除后向后外方牵拉，子宫托可自阴道内滑出。

（3）注意事项 ①放置前阴道应有一定水平的雌激素作用。绝经后妇女可选用阴道雌激素霜剂，一般放托前4～6周开始，并长期使用。②每日早上放入阴道，睡前取出，消毒后备用，避免放置过久造成生殖道瘘。③保持阴道清洁，月经期和妊娠期停止使用。④上托后，于第 1、3、6 个月到医院检查，以后每 3～6 个月检查 1 次。

4. 手术患者的护理

（1）术前准备　术前 5 日开始阴道准备，Ⅰ度子宫脱垂患者用 1∶5000 的高锰酸钾溶液或 0.2%的碘伏液坐浴或阴道冲洗，每日 2 次。Ⅱ、Ⅲ度子宫脱垂者行阴道冲洗后局部涂软膏，将脱垂的子宫还纳于阴道内，让患者平卧半小时。选用丁字带或卫生带托起子宫，减少与内裤摩擦。积极治疗局部炎症，遵医嘱使用抗生素及涂含雌激素的软膏。

（2）术后护理　术后患者宜取平卧位，休息 7～10 日；留置导尿管 10～14 日；注意观察阴道分泌物的情况；避免增加腹压的动作，预防便秘，必要时给予缓泻剂。

5. 心理护理　护士应理解患者，做好心理疏导，向患者及其家属介绍子宫脱垂的相关知识，缓解患者的焦虑和情绪低落。

6. 健康教育

（1）消除子宫脱垂的诱因，正确处理产程，防止分娩损伤，加强产褥期保健，促进盆底康复。积极防治慢性咳嗽、习惯性便秘等使腹压增加的疾病。

（2）术后休息 3 个月，禁止性生活和盆浴，半年内避免重体力劳动。

（3）术后 2 个月到医院复查，评估伤口愈合情况；3 个月后再次复查，医生确认完全恢复后才可有性生活。

自　测　题

A_1/A_2 型题

1. 尿瘘最常见的原因是（　　）
   A. 产伤及妇科手术损伤
   B. 长期安放子宫托
   C. 放射性损伤
   D. 阴道内放腐蚀性药物
   E. 膀胱病变

2. 下列关于子宫脱垂使用子宫托的原则的叙述，错误的是（　　）
   A. 适用于Ⅰ度、重Ⅱ度轻型及老年体弱，不能耐受手术者
   B. 生殖道急慢性炎症或宫颈有恶性可疑者禁用
   C. 子宫托的大小应适宜
   D. 子宫托只需要月经期取出
   E. 上托后定期检查

3. 子宫脱垂患者手术后应采取的体位是（　　）
   A. 头高足低位　B. 平卧位
   C. 俯卧位　D. 侧卧位
   E. 半卧位

4. 患者，女，25 岁，初产妇，难产一健康男婴，产后 2 个月阴道内一直有淡黄色液体流出。妇科查体未见异常。则该患者最可能的诊断是（　　）
   A. 急性盆腔炎　B. 子宫脱垂
   C. 急性阴道炎　D. 输尿管阴道瘘
   E. 慢性宫颈炎

A_3/A_4 型题

（5、6 题共用题干）

张某，女，40 岁，G_2P_1，2 年前产钳分娩。长时间站立、下蹲后腰背酸痛有下坠感，清洗外阴可触及一肿物。妇科检查：见宫颈已脱出阴道口，部分宫体仍在阴道内。

5. 诊断为子宫脱垂几度（　　）
   A. 子宫脱垂Ⅰ度轻型　B. 子宫脱垂Ⅰ度重型
   C. 子宫脱垂Ⅱ度轻型　D. 子宫脱垂Ⅱ度重型
   E. 子宫脱垂Ⅲ度

6. 护士指导患者盆底肌肉组织锻炼的方法为（　　）
   A. 下肢运动　B. 俯卧撑
   C. 仰卧起坐　D. 收缩肛门运动
   E. 上肢运动

（蒋　佩）

第16章 妊娠滋养细胞疾病患者的护理

妊娠滋养细胞疾病（gestational trophoblastic disease，GTD）是一组来源于胎盘滋养细胞的增生性疾病。根据组织学特点其分为葡萄胎、侵蚀性葡萄胎、绒毛膜癌（简称绒癌）及胎盘部位滋养细胞肿瘤。其中葡萄胎是良性绒毛病变，侵蚀性葡萄胎、绒毛膜癌和胎盘部位滋养细胞肿瘤统称为妊娠滋养细胞肿瘤，属恶性病变。

侵蚀性葡萄胎在临床表现、诊断及处理原则上与绒毛膜癌相似，临床上仍将其与绒毛膜癌一起合称为妊娠滋养细胞肿瘤。本章主要介绍葡萄胎、侵蚀性葡萄胎和绒毛膜癌。

第1节 葡 萄 胎

案例 16-1

患者，女，36岁，因停经11周，阴道出血3日来院就诊。患者早孕反应严重。妇科检查：子宫有孕16周大，质软。妊娠试验阳性。彩超检查：子宫腔充满雪花状光片影像，未见胎体影像；双侧附件区均见多房囊性肿物，壁薄。

问题：1. 该患者初步的医疗诊断是什么？如何治疗？

2. 目前该患者存在的护理问题有哪些？应如何进行护理？

葡萄胎（hydatidiform mole，HM）是指妊娠后胎盘绒毛滋养细胞增生、间质水肿而形成大小不一的水泡，水泡间借蒂相连成串形如葡萄，也称水泡状胎块。葡萄胎属于良性滋养细胞疾病，分为完全性葡萄胎和部分性葡萄胎。

一、概　　述

（一）病因

葡萄胎发病的确切原因尚未完全清楚，其可能与营养缺乏（饮食中缺乏维生素 A 及前体胡萝卜素和动物脂肪）、卵子异常受精、妊娠年龄＜20岁及＞35岁、既往葡萄胎史等因素有关。

（二）病理

1. 完全性葡萄胎　水泡状样组织充满整个宫腔，无胎儿及附属物。水泡状物直径为数毫米至数厘米，其间由纤细的纤维素相连成串，水泡壁薄、透亮，水泡间常混有血块及蜕膜碎片。镜下见弥漫性滋养细胞增生，绒毛间质水肿，间质内胎源性血管消失。

2. 部分性葡萄胎　仅部分绒毛发生水泡状变化，宫腔内可见胎儿或胎儿附属物，胎儿多已死亡。镜下见绒毛大小及水肿程度不一，常呈扇形，轮廓不规则，局限性滋养细胞增生，部分间质水肿，间质内可见胎源性血管。

二、护 理 评 估

（一）健康史

询问患者的年龄、月经史、生育史、有无滋养细胞疾病史，本次妊娠早孕反应发生的时间和程度；

有无阴道出血，出血的量和时间，是否有水泡状物排出。

（二）身心状况

1. 症状和体征

（1）症状　①停经后阴道出血：为最常见的症状，多数患者在停经 8～12 周出现间断性、不规则反复阴道出血，多少不定，有时可伴有水泡状组织排出。若出血时间长，可继发贫血和感染，葡萄胎自行排出时可发生大出血导致休克甚至死亡。②妊娠呕吐：出现时间较正常妊娠早，持续时间长，且症状严重，纠正不及时可导致水、电解质紊乱。③腹痛：为葡萄胎增长迅速致子宫过度快速扩张所致，多为阵发性下腹痛，常发生于阴道出血之前。若黄素化囊肿扭转或破裂，患者可出现急性腹痛。

（2）体征　①子宫异常增大、变软：由于葡萄胎增长迅速，约半数以上患者子宫大于停经月份，质地极软，部分患者因水泡退行变、停止发展可出现子宫大小与停经月份相符或小于停经月份。②卵巢黄素化囊肿：大量 hCG 刺激卵巢内膜细胞，产生过度黄素化反应，形成黄素化囊肿。其常为双侧，囊壁薄，大小不等，表面光滑，一般无症状，偶可发生扭转。③子痫前期征象：多发生于子宫异常增大者，出现时间较正常妊娠早，可于孕 24 周前出现高血压、蛋白尿和水肿，但子痫罕见。④甲状腺功能亢进征象：约 7%的患者出现此征象，表现为心动过速、皮肤潮热和震颤，血浆中 T_3、T_4 水平升高，但突眼少见。

以上是典型的完全性葡萄胎的临床表现，部分性葡萄胎患者除停经后阴道出血外，其他症状较少，程度也比完全性葡萄胎轻。

2. 心理–社会状况　确诊后患者和家属会感到不安，担心影响生育、治疗效果等，患者对清宫术恐惧，产生焦虑、恐惧等情绪。

（三）辅助检查

1. hCG 测定　是诊断葡萄胎的重要辅助检查。正常妊娠时血清中 hCG 分泌高峰在妊娠的 8～10 周。葡萄胎时产生大量的 hCG，hCG 较正常妊娠月份高，且在停经 8～10 周后继续持续升高，45%的患者血清 hCG 超过 10 万 U/L，＞8 万 U/L 支持诊断。

2. 超声检查　是诊断葡萄胎可靠和敏感的检查方法，推荐采用经阴道彩色多普勒超声检查。完全性葡萄胎的典型超声图像为子宫大于相应孕周，无妊娠囊或胎心搏动，宫腔内充满不均匀密集状或短条状回声，呈“落雪状”，水泡较大时呈“蜂窝状”。部分性葡萄胎有时可见胎儿或羊膜腔，胎儿通常畸形。

3. 组织学检查　是葡萄胎最终的诊断依据。每次清宫的刮出物全部送组织学检查。

4. 其他检查　DNA 倍体分析、胸部 X 线片、肝肾功能等。

三、治疗要点

1. 清宫　为主要的治疗方法。葡萄胎一经确诊，应及时清宫。最好在超声监测下进行，以减少子宫穿孔发生。通常先用大号吸管吸宫，子宫明显缩小后，改用刮匙轻柔刮宫。一次刮净有困难时，可于 1 周后再次刮宫，每次内容物均需送病理检查。为减少出血和预防子宫穿孔，可在充分扩张宫颈管和开始吸宫后静脉注射缩宫素。

2. 预防性化疗　不常规推荐。有恶变高危因素或随访困难者可考虑选择，如年龄＞40 岁、刮宫前 hCG 异常升高、刮宫后 hCG 不进行性下降、子宫短期内迅速增大、黄素化囊肿直径＞6cm、滋养细胞高度增生或伴有不典型增生等高危因素者。一般采用甲氨蝶呤、放线菌素 D 单药化疗。部分性葡萄胎不进行预防性化疗。

3. 卵巢黄素化囊肿　黄素化囊肿在葡萄胎清除后 2～4 个月可自行消退，一般不需要处理。若发生囊肿扭转，需及时手术探查。

4. 子宫切除术 对于年龄接近绝经、无生育要求者，可行全子宫切除，双侧卵巢应保留。

四、主要护理诊断/问题

1. 恐惧 与担心清宫术及预后有关。

2. 知识缺乏：缺乏葡萄胎术后随访的相关知识。

3. 有感染的危险 与反复阴道出血、贫血致机体抵抗力下降有关。

五、护 理 措 施

1. 一般护理 鼓励患者进食高蛋白、富含维生素 A、易消化的食物。保证充足睡眠，适当活动，改善机体免疫力。保持外阴清洁，勤换会阴垫，预防感染。

2. 病情观察 观察阴道出血、腹痛情况，注意观察每次阴道排出物，如发现有水泡状组织，应送病理检查。发生阴道大出血时，应密切观察生命体征及有无咳嗽、咯血、头晕等症状。

3. 手术患者的护理

（1）清宫术的护理 ①术前准备：建立静脉通路，配血备用，并准备好缩宫素和抢救药品及物品，以防治大出血时抢救。②术中配合：严密观察生命体征及有无呼吸困难、咳嗽及肺栓塞等表现。遵医嘱使用缩宫素。③术后护理：及时将刮出物送病理检查。嘱患者禁止性生活及盆浴 1 个月，保持会阴清洁、干燥。

（2）子宫切除术的护理 术前应做好沟通，按妇科腹部手术常规护理。

（3）预防性化疗患者的护理 做好化疗前准备、化疗中及化疗后护理。

4. 心理护理 耐心倾听患者的诉说，鼓励患者表达，对患者的感受表示同情，耐心讲解葡萄胎的治疗方法及效果，缓解患者焦虑、恐惧情绪。

5. 健康教育

（1）随访指导 葡萄胎患者清宫后必须定期随访，以便尽早发现恶变并及时治疗。随访包括以下内容。①hCG 定量测定：葡萄胎清宫后每周 1 次，直至连续 3 次正常，正常后继续随访血 β-hCG 3～4 次，之后每月监测血 β-hCG 1 次，至少持续 6 个月。②注意月经是否规则，有无异常阴道出血，有无咳嗽、咯血等转移灶症状。③做妇科检查观察子宫复旧情况及黄素囊肿大小变化。④必要时做 B 超、胸部 X 线片或 CT 检查。

（2）避孕指导 葡萄胎清宫后应可靠避孕 1 年，避孕方法建议选用避孕套或口服避孕药，不宜选用宫内节育器，以免造成子宫穿孔或混淆子宫出血的原因。

第 2 节 妊娠滋养细胞肿瘤

案例 16-2

患者，女，35 岁，8 个月前因葡萄胎进行清宫术，近 2 周出现阴道出血，近日咳嗽，痰中带血，精神萎靡，患者非常恐慌。妇科检查：子宫增大变软，附件正常，妊娠试验阳性，胸部 X 线片显示双肺中叶有团块状阴影。

问题：1. 该患者初步的医疗诊断是什么？

2. 该患者的首选治疗方法是什么？护理措施有哪些？

妊娠滋养细胞肿瘤 60%继发于葡萄胎，30%继发于流产，10%继发于异位妊娠或正常妊娠。侵蚀性葡萄胎全部继发于葡萄胎，多发生于葡萄胎清除后 6 个月内，恶性程度低，预后较好。绒毛膜癌可继发于葡萄胎，也可继发于非葡萄胎妊娠，如足月产、流产及异位妊娠，恶性程度较高，发生转移早而广泛，如不进行化疗，死亡率高达90%。如今随着诊疗技术及化疗的发展，其预后已大为改善。

一、概　述

（一）病理

1. 侵蚀性葡萄胎　大体检查可见子宫肌层有大小不等、深浅不一的水泡状组织，宫腔内可以没有原发病灶。当侵蚀病灶接近子宫浆膜层时，子宫表面可见紫蓝色结节。镜下可见侵入肌层的水泡组织，有绒毛结构及滋养细胞增生和异型性。

2. 绒毛膜癌　大体观见肿瘤侵入子宫肌层内，也可突向宫腔或穿破浆膜层，单个或多个，大小不等，无固定形态，与周围组织分界清楚，质地软而脆，暗红色，伴有出血。镜下细胞滋养细胞及合体滋养细胞呈片状高度增生，异型，不形成绒毛或水泡状结构，且广泛侵入子宫肌层并破坏活血管。肿瘤中不含间质和自身血管，靠侵蚀母体血管而获取营养物质。

（二）转移途径

妊娠滋养细胞肿瘤主要的转移途径为血行转移，常见转移部位是肺，其次是阴道、盆腔、肝和脑等。

二、护理评估

（一）健康史

询问患者的月经史、生育史、滋养细胞疾病史等；收集葡萄胎的刮宫病史；询问清宫后阴道不规则出血的量、质、时间；收集随访资料，包括hCG、肺X线检查结果等。

（二）身心状况

1. 原发灶的表现

（1）阴道出血　在葡萄胎排空、流产或足月产后，有持续的不规则阴道出血或月经恢复正常数月后又阴道出血，量多少不定。长期阴道出血可继发贫血。

（2）子宫复旧不全或不均匀增大　葡萄胎排空后4～6周子宫尚未恢复到正常大小，质地软，也可表现为子宫不均匀增大。

（3）卵巢黄素化囊肿　在葡萄胎排空、流产或足月产后卵巢黄素化囊肿持续存在。

（4）腹痛　一般无腹痛，如肿瘤组织穿破子宫或病灶坏死继发感染，可引起腹痛，卵巢黄素化囊发生蒂扭转时可出现急性腹痛。

（5）假孕症状　由于hCG及雌激素、孕激素的作用可出现假孕症状，表现为乳房增大，乳头、乳晕着色，外阴、阴道、宫颈着色，生殖道质地变软等。

2. 转移灶的表现　可与原发灶同时存在，但也有不少患者原发灶消失而仅表现为转移灶症状，容易造成误诊。局部出血坏死是各转移部位症状的共同特点。

（1）肺转移　是最常见的转移，典型症状为咳嗽、咯血、胸痛等；常急性发作，少数情况可致急性肺梗死，导致呼吸衰竭。

（2）阴道转移　阴道壁出现紫蓝色结节，溃破后引起不规则阴道出血甚至大出血。

（3）肝转移　为不良预后因素之一。病灶较小时可无症状，也可出现右上腹部或肝区疼痛、黄疸等，若病灶穿破肝包膜，可引起腹腔内出血，导致死亡。

（4）脑转移　为主要的死亡原因，脑转移的发生发展分为3个时期，即瘤栓期、脑瘤期、脑疝期。患者可出现神经系统的相应症状和体征，脑疝形成压迫生命中枢导致死亡。

（5）其他转移　包括脾、肾、膀胱、消化道、骨等，其症状因转移部位而异。

3. 心理–社会状况　患者通常感到悲哀、痛苦，不能接受现实，因担心疾病的预后而焦虑甚至恐惧。手术者因为切除子宫会因影响生育而绝望，迫切希望得到家人的关心、理解。

（三）辅助检查

1. 血清 hCG 测定　是诊断的主要依据。①葡萄胎后滋养细胞肿瘤，凡符合下列标准中的任何一项且排除妊娠物残留或再次妊娠即可诊断：hCG 测定 4 次呈高水平平台状态，并持续 3 周或更长时间；hCG 测定 3 次升高（＞10%），并至少持续 2 周或更长时间；hCG 水平持续异常达 6 个月或更长。②非葡萄胎妊娠后滋养细胞肿瘤的诊断标准：足月产、流产和异位妊娠后 hCG 多在 4 周左右转阴，若超过 4 周血清 hCG 仍持续高水平，或一度下降后又上升，在排除妊娠物残留或再次妊娠后可作出诊断。

2. B 超检查　是诊断子宫原发灶最常用的方法，肌层内可见高回声团块。

3. 胸部 X 线片　是诊断肺转移的重要检查方法。肺转移早期表现为肺纹理增粗，以后发展为片状或小结节阴影，典型表现为棉球状或团块状阴影。

4. CT 和 MRI　对肺部较小病灶和肝、脑等部位的转移灶有较高的诊断价值。

5. 组织学检查　用于鉴别侵蚀性葡萄胎和绒毛膜癌，只要在子宫肌层内或转移灶组织中见到绒毛或退化的绒毛阴影即诊断为侵蚀性葡萄胎，未见绒毛结构者则诊断为绒毛膜癌。

三、治疗要点

治疗原则为采用以化疗为主，手术和放疗为辅的综合治疗。

1. 化疗　首选治疗方法，化疗可以使部分患者得到根治。目前国内常用的一线化疗药物有甲氨蝶呤（MTX）、放线菌素 D（Act-D）或更生霉素（KSM）、氟尿嘧啶（5-FU）、环磷酰胺（CTX）、长春新碱（VCR）、依托泊苷（VP-16）等。低危患者采用单一药物治疗，高危患者采用联合化疗，首选 EMA-CO 方案或氟尿嘧啶为主的联合化疗方案。

2. 手术　是化疗的辅助治疗。对于无生育要求的无转移患者，行全子宫切除术；对于多次化疗未能吸收的独立肺转移耐药病灶，可行肺叶切除术。

3. 放疗　目前应用较少，主要用于肝转移、脑转移和肺部耐药病灶的治疗。

四、主要护理诊断/问题

1. 自我形象紊乱　与接受化疗、较长时间住院、疾病转归有关。

2. 有感染的危险　与化疗药物致白细胞下降易感染有关。

3. 恐惧　与担心疾病转归和化疗副作用有关。

五、护理措施

1. 一般护理　加强营养，给予高蛋白、高热量、富含维生素的饮食。保证休息和睡眠。保持外阴清洁，每日擦洗外阴 2 次，勤换会阴垫。

2. 病情观察　严密观察患者的生命体征及腹痛和阴道出血情况。注意观察转移灶症状，如咯血、呼吸困难等肺转移症状，头痛、呕吐、视力障碍、偏瘫等脑转移征象。

3. 化疗护理

（1）准确测量并记录体重　根据体重计算和调整药量，一般在每个疗程的用药前及用药中各测 1 次，应在清晨、空腹、排空大小便时测量，酌情减去衣服重量，以保证体重准确。

（2）正确使用药物　①根据医嘱严格查对，正确溶解和稀释药物，并做到现配现用，一般常温下不超过 1 小时；②联合用药应注意药物的使用顺序；③需要避光的药物，使用时要用避光罩或黑布包好，如放线菌素D（更生霉素）、顺铂等；④遵医嘱严格控制输液速度，建议使用静脉注射泵或输液泵给药；⑤顺铂对肾脏损害严重，鼓励患者多饮水并监测尿量，保持每日尿量超过 2500ml；⑥腹腔内化疗时应注意变换体位以增强效果。

（3）合理使用与保护静脉血管　遵循长期补液保护血管的原则，有计划地穿刺，静脉的选择应从远端到近端，左右侧交替。用药前先注入少量生理盐水，确认针头在静脉中后再注入化疗药物。一旦怀疑或发现药物外渗，应重新穿刺。遇到局部刺激性较强的药物外渗，应立即停止滴入，并给予局部冷敷、生理盐水或普鲁卡因局部封闭后金黄散外敷，以减少局部组织坏死、减轻疼痛和肿胀。

（4）化疗药物副作用的护理　①骨髓抑制的护理：监测白细胞计数，如白细胞计数低于 3.0×10^9/L，应报告医生，遵医嘱停药；如白细胞计数低于 1.0×10^9/L，应进行保护性隔离，净化空气，减少探视，禁止带菌者入内，遵医嘱应用抗生素、输新鲜血或成分输血等。②消化道副作用的护理：指导进食易消化的软食，避免生、冷、硬及刺激性大的食物，少量多餐，鼓励呕吐后再进食，必要时静脉补充液体。进食前后用生理盐水漱口，用软毛牙刷刷牙，保持口腔清洁。对于口腔溃疡疼痛难以进食者，可在进食前 15 分钟给予丁卡因溶液涂抹溃疡面减轻疼痛，进食后可涂锡类散或冰硼散。③化疗期间定期检查肝功能、肾功能，一旦发现肝功能、肾功能受损，应积极治疗，严重者停药，恢复正常后才可用药。④其他：告知患者色素沉着和脱发停药后可恢复，可建议患者戴帽子或假发等。皮肤角化可服用维生素 A 并避免日光照晒。有的患者会出现周围神经炎，表现为指（趾）麻木、感觉异常，停药后症状逐渐消失。

（5）动脉灌注化疗并发症的护理　动脉灌注化疗可致大出血，术后应密切观察穿刺点有无渗血及皮下淤血或大出血。用沙袋压迫穿刺部位 6 小时，穿刺肢体制动 8 小时，卧床休息 24 小时。若有渗出，应及时更换敷料，出现血肿或大出血者立即报告医生对症处理。

4. 转移患者的护理

（1）肺部转移患者的护理　①卧床休息，减少消耗，有呼吸困难者给予半卧位并吸氧；②按医嘱给予镇静药及化疗药；③大量咯血者，应立即通知医生抢救，同时让患者取头低侧卧位，保持呼吸道通畅，轻击背部，排出积血，以免引发窒息。

（2）阴道转移患者的护理　①预防出血：卧床休息，密切观察，禁止性生活及不必要的阴道检查。②抢救准备：配血备用，准备好抢救器械和物品。③抢救配合：破溃大出血时应及时通知医生并配合抢救。用长纱条填塞阴道压迫止血，纱条必须于 24～48 小时取出。④预防感染：保持外阴清洁，每日行外阴擦洗 2 次，并按医嘱给予抗生素预防感染。

（3）脑转移患者的护理　①卧床休息，专人守护。②严密观察病情，注意颅内压升高的症状，记录液体出入量，一旦发现异常，及时通知医生，并配合处理。③按医嘱给予止血剂、脱水剂、吸氧、化疗等。④预防跌倒、咬伤、吸入性肺炎、压疮等。⑤做好 hCG 测定、腰穿、CT 等项目检查的配合。⑥昏迷、偏瘫者按相应的护理常规实施护理。

5. 心理护理　评估患者及其家属对疾病的心理反应，让患者有机会宣泄。为患者及其家属讲解相关疾病知识及化疗药物在临床治疗中的疗效，帮助患者树立信心，配合治疗。

6. 健康教育

（1）鼓励患者进食高蛋白、高维生素、易消化的食物，以增强机体抵抗力。

（2）出现转移灶症状时，应卧床休息，病情缓解后再适当活动。

（3）节制性生活，注意避孕指导。一般在化疗停止 1 年以上才可妊娠。

（4）出院后严密随访，随访内容同葡萄胎。出院后 3 个月进行第 1 次随访，以后每 6 个月 1 次，随访 3 年；此后每年 1 次，随访 5 年；以后可每 2 年 1 次。

自 测 题

A_1/A_2 型题

1. 李某，女，28岁，已婚。停经10周，阴道不规则出血12日，诊断为葡萄胎，立即行清宫术，该患者术后首选的避孕方法是（　　）

A. 宫内节育器　　B. 紧急避孕药
C. 避孕套　　D. 安全期避孕
E. 皮下埋植避孕药

2. 王某，女，26岁，葡萄胎清宫术后出院，下述健康教育内容错误的是（　　）

A. 定期测 hCG
B. 行胸部X线片检查
C. 清宫术后禁止性生活1个月
D. 注意有无咳嗽、咳血及阴道出血等不适
E. 宜用宫内节育器避孕

3. 患者，女，30岁，葡萄胎患者，妇科检查黄素化囊肿大小约为4cm，下述处理措施正确的是（　　）

A. 应同时切除囊肿及同侧卵巢
B. 一经发现，应立即切除囊肿
C. 一般情况下不需要处理
D. 一经发现，应在B超引导下行穿刺术
E. 当发生黄素囊肿扭转时应手术切除卵巢

4. 刘女士，34岁，葡萄胎术后8个月出现不规则阴道出血来医院就诊，诊断为绒毛膜癌，正确的治疗原则是（　　）

A. 放疗为主，手术为辅
B. 手术为主，化疗为辅
C. 手术为主，放疗为辅
D. 化疗为主，手术为辅
E. 手术、放疗同时进行

5. 患者，女，32岁，葡萄胎术后4个月。近1周来咳嗽、咳痰，痰中带血，应首先考虑进行的检查是（　　）

A. 尿妊娠试验　　B. 胸部X线片
C. B超　　D. CT检查
E. 妇科检查

6. 患者，女，27岁，已婚，葡萄胎患者，妇科检查发现子宫约孕12周大小，处理的方法是（　　）

A. 先行止血治疗　　B. 清宫术
C. 直接化疗　　D. 切除附件
E. 清宫后放疗

7. 患者，女，33岁，侵蚀性葡萄胎阴道转移，主要体征是（　　）

A. 阴道黏膜充血水肿
B. 阴道黏膜紫蓝色结节
C. 阴道黏膜溃疡
D. 阴道黏膜散在出血点
E. 阴道大出血

8. 患者，女，45岁，绒毛膜癌，出现剧烈头痛、喷射性呕吐、偏瘫。家属询问护士可能的原因，护士正确的回答是（　　）

A. 肺转移　　B. 脑转移
C. 阴道转移　　D. 肝转移
E. 肾转移

9. 患者，女，40岁，人工流产后5个月，阴道出血1周，尿妊娠试验阳性，胸部X线片显示双肺有散在粟粒状阴影，子宫刮出物镜检未见绒毛结构。首先考虑的是（　　）

A. 葡萄胎　　B. 侵蚀性葡萄胎
C. 绒毛膜癌　　D. 吸宫不全合并肺结核
E. 恶性葡萄胎

A_3/A_4 型题

（10～12题共用题干）

陈某，女，28岁，已婚，因侵蚀性葡萄胎行化疗，第1个疗程化疗第4日，恶心、呕吐频繁，呕吐物初为胃内容物，继而变为白色黏液和淡黄色黏液。复查白细胞为3.5×10^9/L。

10. 化疗患者消化道反应中最常见的是（　　）

A. 腹泻、便秘　　B. 口腔溃疡
C. 食欲减退　　D. 恶心、呕吐
E. 肝功能异常

11. 下述预防患者感染的措施不正确的是（　　）

A. 遵医嘱给予抗生素
B. 室内定期消毒，减少探视
C. 提高饮食质量并立即停用化疗药
D. 各项护理操作严格无菌
E. 密切观察白细胞和血小板变化

12. 关于侵蚀性葡萄胎患者术后的健康指导，错误的是（　　）

A. 给予高蛋白、高维生素的饮食
B. 嘱患者要坚持正规化疗
C. 注意外阴清洁，以防感染
D. 严密随访半年
E. 采取避孕措施

（蒋　佩）

第 17 章
生殖内分泌疾病患者的护理

第 1 节 异常子宫出血

案例 17-1

患者，女，47 岁，已婚。因月经紊乱 10 个月就诊。患者自述近 10 个月月经周期不规律，经期长短不一，此次月经来潮 40 天还未结束，患者面色苍白，自觉头晕、心悸、乏力。血常规提示血红蛋白 92g/L。B 超提示子宫及附件无异常，基础体温测定呈单相型。

问题：1. 该患者最可能的临床诊断是什么？

2. 该患者的治疗要点及常见护理措施有哪些？

异常子宫出血（abnormal uterine bleeding，AUB）是指与正常月经的周期频率、规律性、经期长度、经期出血量中的任何 1 项不符，源于子宫腔的异常出血，是妇科常见的症状和体征。月经的临床评价指标至少包括周期频率、规律性、经期长度、经期出血量 4 个要素，我国暂定的相关术语见表 17-1。异常子宫出血的病因很多，本节仅介绍无排卵性异常子宫出血及排卵性异常子宫出血。

表 17-1 AUB 术语及范围

月经临床评价指标	术语	范围
周期频率	闭经	≥6 个月无月经
	月经频发	<21 日
	月经稀发	>35 日
周期规律性（近 1 年）	规律月经	<7 日
	不规律月经	≥7 日
经期长度	经期延长	>7 日
	经期过短	<3 日
经期出血量	月经过多	>80ml
	月经过少	<5ml

链 接 异常子宫出血（AUB）的分类

AUB 病因分为两大类 9 个类型，包括子宫内膜息肉所致 AUB（AUB-P）、子宫腺肌病所致 AUB（AUB-A）、子宫平滑肌瘤所致 AUB（AUB-L）、子宫内膜恶变和不典型增生所致 AUB（AUB-M）、全身凝血相关疾病所致 AUB（AUB-C）、排卵障碍相关 AUB（AUB-O）、子宫内膜局部异常所致 AUB（AUB-E）、医源性 AUB（AUB-I）、未分类 AUB（AUB-N）。其中，前 4 种“PALM”存在结构性改变，可采用影像学或病理学检查确诊；而后 5 种“COEIN”无结构性改变。导致 AUB 的原因可以是多个因素并存。根据 2014 年中华医学会妇产科学分会内分泌学组建议，“功能失调性子宫出血”不再使用。

一、无排卵性异常子宫出血

（一）概述

70%～80%的异常子宫出血为排卵障碍性，无排卵性异常子宫出血常见于青春期和绝经过渡期，也可发生于生育期。

1. 病因

（1）青春期 AUB　下丘脑–垂体–卵巢轴的调节机制尚未成熟，大脑中枢对雌激素的正反馈作用存在缺陷，FSH 持续低水平，无 LH 峰形成，卵巢内卵泡生长但无排卵。

（2）绝经过渡期 AUB　卵巢内的卵泡已消耗殆尽，卵巢对 FSH 的调节反应性低下，导致雌激素分泌量锐减，FSH 水平升高，常比 LH 更高，无排卵前 LH 峰，故无排卵。

（3）生育期 AUB　受应激、肥胖、多囊卵巢综合征等因素干扰，也可发生无排卵。

2. 病理生理　各种原因的无排卵均可致子宫内膜受单一雌激素影响，无孕激素对抗，从而引起雌激素突破性出血和雌激素撤退性出血。根据体内雌激素水平的高低和持续作用的时间长短，子宫内膜可表现出不同程度的增生期变化，少数可呈萎缩性改变。

（1）增生期子宫内膜　与正常月经周期的增生期内膜无区别，只是在月经后半周期甚至月经期仍表现为增生期形态。

（2）子宫内膜增生　分为不典型增生和不伴有不典型的增生。其中，前者发生子宫内膜癌的风险较高，属于癌前病变；后者属于长期雌激素作用而无孕激素拮抗所致，发生子宫内膜癌的风险极低。

（3）萎缩型子宫内膜　多见于绝经过渡期，内膜萎缩菲薄，腺体少而小，腺管狭而直。

（二）护理评估

1. 健康史　评估本次发病经过，诊治经历，所用药物的名称、剂量、效果及不良反应；评估患者年龄、月经史、婚育史，既往有无慢性疾病（肝病、血液病、糖尿病、代谢性疾病等）；评估患者发病前有无疾病诱发因素，如精神紧张、过度劳累及环境影响等。

2. 身心状况

（1）症状和体征

1）症状：临床上最常见的症状是月经紊乱，失去正常周期性和出血自限性。主要表现为月经周期紊乱，经期长短不一，经量多少不定。出血量少者只有点滴出血，多者大量出血，甚至出现贫血或休克。出血期间一般不伴腹痛或其他不适。

2）体征：盆腔检查子宫及双附件正常。出血量多或持续时间长者呈贫血貌。

（2）心理–社会状况　青春期患者常因害羞或其他顾虑不及时就诊，影响身心健康、生活和学习；生育期女性常担心疾病对生育造成影响；绝经过渡期患者怀疑肿瘤时出现恐惧。病程较长、并发感染或止血效果不佳时患者易焦虑。

3. 辅助检查

（1）全血细胞计数及凝血功能检查　确定患者有无贫血和凝血功能障碍。

（2）尿妊娠试验或 hCG 检测　有性生活者行此检查，以排除妊娠及妊娠相关疾病。

（3）B 超检查　确定有无宫腔占位病变或其他器质性病变。

（4）基础体温测定　了解卵巢排卵功能。无排卵患者的基础体温呈单相型（图 17-1）。

（5）血清性激素测定　通过测定下次月经前 5～9 日血孕酮水平估计有无排卵，孕酮浓度＜3ng/ml 提示无排卵。

（6）宫颈黏液结晶检查　月经前仍可见羊齿植物叶状结晶表示无排卵。目前已较少使用。

（7）刮宫或子宫内膜活组织检查　可明确子宫内膜病理诊断，刮宫同时兼有止血作用。适用于年

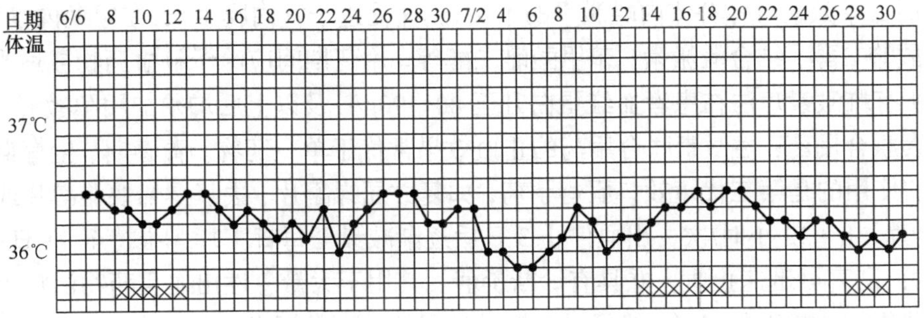

图 17-1 基础体温单相型（无排卵性异常子宫出血）

龄＞35 岁、药物治疗无效或存在子宫内膜癌高危因素的患者。刮宫时间根据目的不同而有所差异。为判断卵巢是否排卵，应于月经前 1～2 日或月经来潮 6 小时内刮宫，见到增生期内膜确定无排卵。不规则阴道流血或大量出血时，可随时进行刮宫。

（8）宫腔镜 在宫腔镜直视下选择病变区进行活检，诊断价值较高。

（三）治疗要点

治疗原则是出血期止血并纠正贫血，出血停止后调整周期，预防子宫内膜增生和 AUB 复发。青春期女性以止血、调整月经周期为主；绝经过渡期妇女以止血、调整周期、减少经量、预防子宫内膜病变为主；生育期妇女以止血、调整周期、促排卵为主。

（四）主要护理诊断/问题

1. 组织灌注不足 与短期内子宫大量出血有关。

2. 有感染的危险 与出血时间长、出血量多导致机体抵抗力下降有关。

3. 疲乏 与子宫异常出血导致继发性贫血有关。

（五）护理措施

1. 一般护理 加强营养，给予高铁、高维生素 C、高蛋白质饮食，如猪肝、蛋黄、瘦肉、柑橘等。嘱患者保证足够睡眠，避免过度疲劳。保持会阴清洁，预防感染。

2. 病情观察 监测生命体征，重点观察子宫出血情况、贫血程度及药物治疗效果；嘱患者保留出血期间使用的会阴垫，以便准确估计出血量；严密观察感染有关的征象，如体温升高、下腹压痛等，如有异常，及时报告医生。

3. 治疗护理 使用性激素时，护士应准时、准量给药，不得随意停服和漏服，以防出现撤退性出血；出血停止后遵医嘱进行药物减量，每 3 天递减 1 次，每次减量不超过原剂量 1/3，直至维持量；有性激素使用禁忌证者，如血液高凝或有血栓性疾病病史者，忌使用大剂量雌激素止血；告知患者出血停止时，进一步调整月经周期是治愈的关键。

（1）止血

1）性激素：为首选药物，尽量使用最低有效剂量。对于大量出血者，应在性激素治疗后 6 小时内见效，24～48 小时出血基本停止，如果 96 小时出血仍不能停止，应报告医生，查找有无器质性病变。①单纯孕激素：又称“子宫内膜脱落法”或“药物刮宫”。其适用于体内已有一定雌激素水平，血红蛋白＞80g/L、生命体征稳定的患者。止血机制是使雌激素持续作用下增生的子宫内膜转化为分泌期，一旦停药内膜剥脱较完全。不适用于严重贫血者。常用药物有地屈孕酮、微粒化孕酮、黄体酮、醋酸甲羟孕酮等。具体用法：如地屈孕酮 10mg，口服，每日 2 次，共 10 日；黄体酮 20～40mg，肌内注射，每日 1 次，共 3～5 日。②单纯雌激素：也称“子宫内膜修复法”。其适用于血红蛋白＜80g/L 青春期患者。

止血机制是大剂量雌激素可弥补体内雌激素的不足，迅速促进子宫内膜生长，在短期内修复创面而止血。常用药物有戊酸雌二醇、结合雌激素、苯甲酸雌二醇等。用药期间应给予补血药物或适当输血，尽快改善患者贫血。所有雌激素疗法在患者血红蛋白升至 80～90g/L 及以上后均须加用孕激素，引发撤退性出血。③雌孕激素联合用药：性激素联合用药的止血效果常优于单一药物。青春期、生育期患者常使用口服避孕药，目前使用的是第三代短效口服避孕药，如复方屈螺酮片、去氧孕烯炔雌醇片或复方孕二烯酮片，每次 1～2 片，8～12 小时/次，出血停止 3 日后逐渐减量至每日 1 片，维持至 21 日本周期结束。

2）刮宫术：刮宫可迅速止血，并具有诊断价值。其用于大量急性出血且药物治疗无效，需要立即止血或子宫内膜组织学检查的患者。绝经过渡期及病程长的育龄期患者首选刮宫术。无性生活青少年不轻易选择刮宫术。

3）辅助治疗：①一般止血药，常用氨甲环酸、酚磺乙胺或维生素 K 等；②雄激素，如丙酸睾酮，适用于绝经过渡期女性，可对抗雌激素，减轻盆腔充血，从而减少出血量；③矫正凝血功能，出血严重时可补充凝血因子、新鲜血等；④预防并发症，对于出血时间较长、贫血严重、抵抗力差或有合并感染征象的患者，应给予铁剂、抗生素治疗。

（2）调整月经周期　使用性激素止血后，调整月经周期。调整月经周期是治疗的根本，也是巩固疗效、避免复发的关键。一般需要 3 个周期的治疗。

1）孕激素法：适用于体内有一定雌激素水平的各年龄段患者。常用药物有地屈孕酮、微粒化孕酮及甲羟孕酮等。以上药物均于撤药性出血第 15 日起服用。如口服地屈孕酮 10～20mg/d，用药 10 日，停药后出现撤退性出血。酌情使用 3～6 个月经周期。

2）雌、孕激素序贯法：孕激素治疗后如不出现撤退性出血，应考虑内源性雌激素量偏低，即可用雌、孕激素序贯法，常用于青春期患者。此法原理是通过模拟自然月经周期中卵巢的内分泌变化，序贯应用雌、孕激素，使子宫内膜发生相应变化引起周期性脱落，也称“人工周期疗法”（图 17-2）。连续 3 个月经周期为 1 个疗程。如正常月经仍未建立，重复上述疗法。

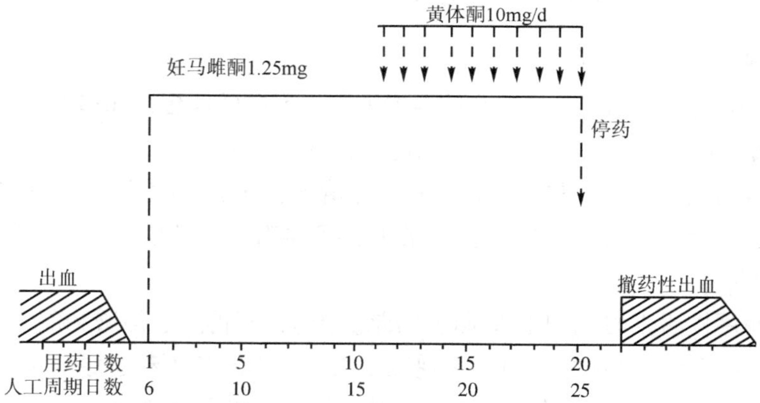

图 17-2　雌、孕激素序贯疗法

3）口服避孕药：此法适用于生育期有避孕需求患者。一般自撤退性出血后，周期性使用口服避孕药 3 个周期，病情反复者可酌情延至 6 个周期。有长期避孕需求且无避孕药禁忌证者可长期应用。

4）宫内孕激素缓释系统：适用于生育期或绝经过渡期无生育需求患者。原理是在宫腔内放置含有黄体酮或左炔诺孕酮的宫内节育器，使孕激素直接作用于子宫内膜，抑制内膜生长。可减少月经量 80%～90%，有时会导致闭经。

（3）促排卵　经上述药物治疗几个疗程后，部分患者可恢复自发排卵。对于仍无排卵的有生育要求患者，可按医嘱针对病因促排卵治疗。常用药物有氯米芬（CC）、人绒毛膜促性腺激素（hCG）、人类绝经期促性腺激素（尿促性素，hMG）等。青春期不应使用促排卵药物。

（4）手术治疗 对于药物治疗无效、不适合用药者，尤其年龄较大不易随访患者，遵医嘱做好手术准备。

1）子宫内膜切除术：原理是在宫腔镜引导下利用电切割、激光切除或热疗等方法破坏子宫内膜和浅肌层，使月经减少甚至闭经。术前可使用达那唑等药物使子宫内膜萎缩，以缩短手术时间，减少出血，增加手术安全性。手术前需排除子宫内膜癌或癌前病变。

2）子宫切除术：患者经药物治疗效果不佳或无效，并了解所有可行疗法后，由患者和家属知情选择后行子宫切除术。此法很少用于治疗异常子宫出血。

4. 心理护理 向患者和家属提供疾病知识及相关信息，使患者和家属理解并积极配合治疗；鼓励患者表达内心感受，耐心倾听患者的疑虑；指导患者使用放松技术，如听音乐等减轻患者的压力。

5. 健康教育 指导患者测定基础体温，预测是否排卵。嘱患者保持会阴部清洁卫生，阴道流血期间使用合格月经垫并及时更换，禁止性生活及盆浴，以预防生殖器官感染；一旦出现感染征象或出血量过多，应及时就诊。

二、排卵性异常子宫出血

（一）概述

排卵性异常子宫出血较无排卵性异常子宫出血少见，一般发生于生育期妇女。患者有可辨认的月经周期。排卵性异常子宫出血主要包括黄体功能不足、子宫内膜不规则脱落及子宫内膜局部异常所致异常子宫出血。

1. 发病机制

（1）黄体功能不足 黄体健全发育的前提包括足够的 FSH 和 LH 及卵巢对 LH 的良好反应。黄体功能不足病因复杂，包括卵泡发育不良、LH 排卵高峰分泌不足等，使排卵后黄体发育不全或黄素化不良，孕激素分泌少，导致子宫内膜分泌反应不良及黄体期缩短。生理性因素如初潮、分娩后、绝经过渡期等也可致黄体功能不足。

（2）子宫内膜不规则脱落 由下丘脑-垂体-卵巢轴调节功能紊乱引起，患者虽有排卵，但黄体萎缩不全，导致子宫内膜不规则脱落。

（3）子宫内膜局部异常所致异常子宫出血 其发病机制可能有子宫内膜局部凝血纤溶调节机制异常、子宫内膜修复异常、子宫内膜血管生成异常等。

2. 病理

（1）黄体功能不足 一般表现为分泌期内膜，子宫内膜分泌不良，间质水肿不明显或腺体与间质发育不同步。内膜活检显示分泌反应至少落后 2 日。

（2）子宫内膜不规则脱落 在正常月经的第 3～4 日，分泌期的子宫内膜已全部脱落。而黄体萎缩不全时，在月经第 5～6 日仍能见到分泌型子宫内膜，表现为残留的分泌期内膜与新生的增生期内膜共存，即混合型子宫内膜。

（二）护理评估

1. 健康史 评估患者月经史、婚育史，本次发病经过及诊疗情况；了解有无疾病诱发因素，如分娩后、绝经过渡期、过度劳累或环境影响等。

2. 身心状况

（1）症状和体征

1）症状：①黄体功能不足，表现为月经周期缩短、月经频发（＜21 日），经期、经量一般正常；部分患者月经周期虽然正常，但卵泡期延长，黄体期较短；常有不孕或易流产。②子宫内膜不规则脱落，表现为月经周期正常，但经期延长，常为 9～10 日，且出血量较多。③子宫内膜局部异常，表现为月经量多、经期延长或月经间期出血，而月经周期正常。

2）体征：妇科检查无器质性病变，出血多或时间长者可有贫血。

（2）心理-社会状况　患者虽有月经来潮，但因月经频发、经期延长、月经量多等对日常生活和工作造成不利影响；尤其有生育需求者，担心发生不孕及流产，易产生焦虑心理。

3. 辅助检查

（1）诊断性刮宫或子宫内膜活组织检查　刮宫可止血和排除子宫内膜病变。为明确有无排卵或判断黄体功能，应于月经前1～2日或月经来潮6小时内刮宫，黄体功能不足时子宫内膜呈分泌不良表现；为确定子宫内膜不规则脱落，应在月经第5～7日刮宫，见到残留的分泌期内膜与新生的增生期内膜共存，可确定为子宫内膜不规则脱落。如为大量出血，可随时刮宫。

（2）基础体温测定　排卵性AUB基础体温呈双相型，黄体功能不足者黄体期缩短，高温相小于11日（图17-3）。子宫内膜不规则脱落者黄体萎缩不全，高温相下降缓慢，历时较长（图17-4）。

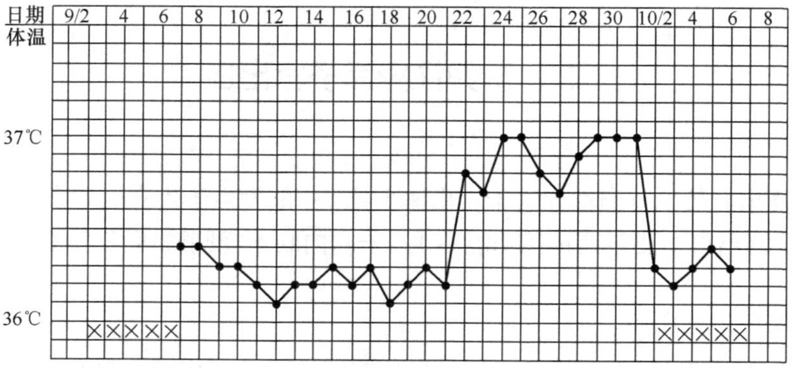

图17-3　基础体温双相型（黄体期短）

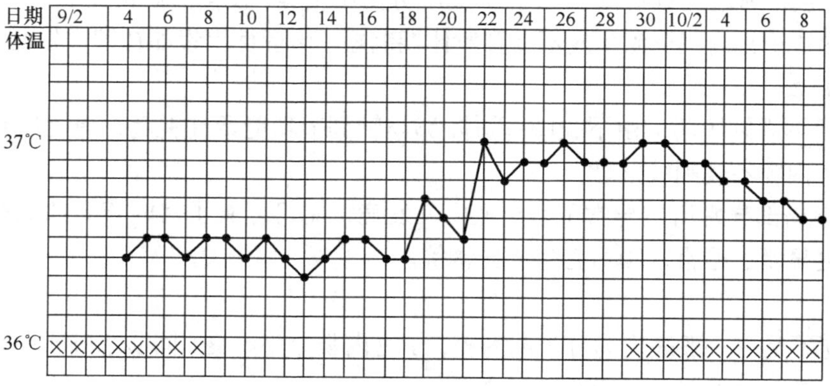

图17-4　基础体温双相型（黄体萎缩不全）

（三）治疗要点

黄体功能不足者以调整性腺轴功能，促进卵泡发育和排卵，加强黄体功能为主；子宫内膜不规则脱落者应调整黄体功能，使黄体及时萎缩、内膜按时完整脱落；子宫内膜局部异常所致异常子宫出血者以药物治疗为主，无生育要求者可考虑子宫内膜切除术。

（四）主要护理诊断/问题

1. 焦虑　与担心生育能力受影响和治疗效果有关。

2. 舒适度减弱　与经期延长、月经频发、出血量多影响日常生活和工作有关。

（五）护理措施

1. 一般护理　保持生活规律，充分休息、加强营养、适度锻炼。多摄入富含铁、维生素C和蛋白质的食物，以改善贫血症状。保持会阴清洁，预防感染。

2. 病情观察 重点观察阴道出血情况及用药反应，嘱患者月经期准确估计并记录出血量；关注体温、下腹压痛等与感染有关的生命体征，监测白细胞计数及分类。

3. 用药护理 使用性激素时，遵医嘱按时给药，保持合理血药浓度，不得随意停服漏服。

（1）黄体功能不足 ①促进卵泡发育和排卵：可口服氯米芬或卵泡期使用低剂量的雌激素。②黄体功能刺激疗法：肌内注射绒毛膜促性腺激素，可促进黄体形成，并提高孕酮的分泌。③黄体功能补充疗法：选用天然黄体酮制剂肌内注射。④口服避孕药：适用于有避孕需求的患者。

（2）子宫内膜不规则脱落 可口服甲羟孕酮、天然微粒化孕酮，或肌内注射黄体酮等孕激素，使黄体及时萎缩，内膜按时完整脱落；也可以肌内注射绒毛膜促性腺激素，促进黄体功能。对于无生育要求者，可使用复方短效口服避孕药抑制排卵，控制周期。

（3）子宫内膜局部异常所致异常子宫出血 推荐药物顺序为：左炔诺孕酮宫内缓释系统，适用于最近1年以上无生育要求者；氨甲环酸抗纤溶治疗，适用于想尽快妊娠、不能或不愿接受性激素治疗者；短效口服避孕药；孕激素子宫内膜萎缩治疗。

4. 心理护理 积极向患者解释病情并提供相关疾病信息，鼓励患者表达内心感受，耐心倾听患者的诉说，帮助患者摆脱紧张、焦虑的心情，提高患者用药依从性。

5. 健康教育 告知患者阴道出血期间需禁止性生活及盆浴；指导患者正确评估阴道出血量；教会患者如何预防感染及观察感染征象。

第2节 闭 经

案例17-2

患者，女，22岁，未婚。因继发性闭经10个月就诊。患者自述15岁月经初潮，之后较为规律。患者1年前失恋，出现失眠、抑郁情绪，随后为减肥每日严格节食，过度运动，体重下降迅速。全身检查可见患者身材消瘦，皮肤偏干，第二性征发育正常。妇科检查无异常。

问题：1. 该闭经患者最可能的病变部位是哪些？

2. 该患者的主要病因及护理措施有哪些？

闭经（amenorrhea）是妇科常见症状，表现为无月经或月经停止。根据既往有无月经来潮，分为原发性闭经和继发性闭经。原发性闭经是指年龄超过14岁，第二性征尚未发育；或年龄超过16岁，第二性征已发育，月经还未来潮者；继发性闭经指正常月经建立后停止6个月，或按自身原有月经周期计算停经3个周期以上者。临床上继发性闭经的发病率明显高于原发性闭经。生理性闭经如妊娠期、哺乳期月经不来潮等不在本节介绍。

一、概 述

1. 原发性闭经 较少见，多由遗传因素或先天性发育缺陷引起。

（1）第二性征存在的原发性闭经 包括米勒管发育不全综合征、雄激素不敏感综合征、卵巢不敏感综合征、真两性畸形和生殖道闭锁。

（2）第二性征缺乏的原发性闭经 包括低促性腺激素性腺功能减退和高促性腺激素性腺功能减退。后者又包括特纳综合征、46，XX单纯性腺发育不全及46，XY单纯性腺发育不全等疾病。

2. 继发性闭经 病因复杂。按病变和功能失调的部位，分为下丘脑性闭经、垂体性闭经、卵巢性闭经及子宫性闭经等。以下丘脑性闭经最多见。

（1）下丘脑性闭经 最常见，以功能性原因为主。①精神应激：突然或持续精神压抑、紧张、忧虑、过度劳累、环境变化等，均可影响神经内分泌功能而导致闭经。②体重下降和神经性厌食：1年内体重下降 10%～15%，可引起闭经；饮食习惯改变也是原因之一。③运动性闭经：长期剧烈运动后可造成闭经。④药物性闭经：长期使用甾体类避孕药、吩噻嗪衍生物（奋乃静、氯丙嗪）、利血平等可导致闭经。停药 3～6 个月后多自然恢复。⑤颅咽管瘤：较为罕见，瘤体增大压迫下丘脑和垂体引起闭经。

（2）垂体性闭经 主要病变在垂体。由于腺垂体器质性病变或功能失调，影响促性腺激素分泌，继而导致闭经，如垂体梗死（希恩综合征）、垂体肿瘤、空蝶鞍综合征等。

（3）卵巢性闭经 主要病因在卵巢。卵巢分泌的性激素水平低下，子宫内膜不发生周期性变化而导致闭经，如卵巢早衰、卵巢功能性肿瘤和多囊卵巢综合征等。

链 接 多囊卵巢综合征

多囊卵巢综合征（PCOS）是常见的育龄期妇女内分泌疾病。以雄激素过高、持续无排卵、卵巢多囊改变为特征，患者表现为多毛、痤疮、月经失调甚至闭经、不孕等，常伴有肥胖及胰岛素抵抗。该病多于青春期发病，病因不明，目前研究认为由遗传与环境因素相互作用所致。多囊卵巢综合征的处理主要是调整生活方式和药物治疗。尤其肥胖型患者，应注意降低体重和缩小腰围。部分多囊卵巢综合征患者可接受腹腔镜下卵巢打孔术，增加妊娠机会。

（4）子宫性闭经 闭经原因在子宫。子宫内膜受到感染或创伤破坏而引起的闭经。患者月经调节功能正常，第二性征发育也正常。常见病因有子宫内膜损伤粘连（Asherman 综合征）、子宫切除术或放疗。其中，Asherman 综合征是子宫性闭经最常见的原因。

（5）其他 内分泌功能异常，如甲状腺、肾上腺、胰腺等功能紊乱也可引起闭经。

二、护 理 评 估

（一）健康史

评估闭经时间及伴随症状；评估有无闭经诱因，如精神因素、环境改变、体重增减、剧烈运动、各种疾病及用药情况等；了解月经史、有无痛经、末次月经时间等；评估已婚妇女生育史及产后并发症情况；评估家族中有无相同疾病者。

（二）身心状况

1. 症状和体征 主要表现为无月经或月经停止。患者体征与闭经发生原因密切相关。评估患者的精神、营养状况、智力发育及有无多毛。妇科检查评估内、外生殖器，了解第二性征发育情况，评估全身发育情况及有无先天缺陷、畸形和肿瘤等。

2. 心理–社会状况 患者常担心闭经对健康、生育及性生活的影响。另外，病程过长及治疗效果不佳时会加剧患者和家属的心理压力，导致情绪低落，丧失信心。

（三）辅助检查

生育期妇女需首先排除妊娠，通过健康史及体格检查，对闭经病因及病变部位有初步了解，再通过有选择的辅助检查明确诊断。

1. 功能试验

（1）药物撤退试验 用于评估体内雌激素水平以确定闭经程度。①孕激素试验：口服孕激素或肌内注射黄体酮注射液，停药后 3～7 日出现撤药性出血（阳性反应），表明子宫内膜已受一定雌激素水平的影响；停药后无撤药性出血（阴性反应），说明体内雌激素水平低下，应进一步行雌孕激素序贯试验。

②雌孕激素序贯试验：适用于孕激素试验阴性的闭经患者。每晚睡前服用雌激素，一般连服20日，最后10日加用孕激素，停用后如发生撤药性出血（阳性反应），提示子宫内膜功能正常，可排除子宫性闭经，闭经主要由患者体内雌激素水平低落导致，应进一步查找原因；无撤药性出血（阴性反应），应重复试验一次，仍为阴性提示子宫内膜有缺陷或被破坏，可确定为子宫性闭经。

（2）垂体兴奋试验　又称GnRH刺激试验。了解垂体对GnRH的反应性。注射黄体生成素释放激素后，如果LH值明显升高，提示垂体功能正常，病变在下丘脑；经反复试验LH值无升高或升高不显著，提示垂体功能减退，如希恩综合征。

2. 激素测定　建议停用雌孕激素至少2周后测量，测E_2、P、PRL、FSH、LH、促甲状腺激素（TSH）等水平，必要时还可行OGTT等检测。

3. 影像学检查　包括盆腔超声检查、子宫输卵管造影、盆腔及头部蝶鞍区CT或MRI检查等。

4. 其他检查　包括靶器官反应检查，如基础体温测定、子宫内膜取样等。必要时可做染色体核型分析、内分泌激素测定，以及腹腔镜、宫腔镜检查等。

三、治疗要点

针对病因给予全身治疗、激素治疗或手术治疗。有生育需求者可考虑辅助生殖技术。全身治疗占重要地位，强调生活方式调整及心理治疗。

四、主要护理诊断/问题

1. 自我认同紊乱　与长期不来月经或缺乏第二性征有关。

2. 焦虑　与担心疾病对生育、性生活、工作的影响有关。

五、护理措施

1. 一般护理　指导患者合理营养，适度运动，保持正常体重，尤其避免短时间内体重急剧增加或降低。

2. 病情观察　关注患者的运动量，进食情况，体重、体脂率改善情况等；观察激素治疗患者药物疗效及副作用；手术治疗患者重点关注术后有无感染征象。

3. 治疗护理

（1）激素治疗　明确病变环节及病因后，给予相应激素治疗以补充体内激素不足或拮抗剂过多。嘱患者严格按医嘱服药，不得随意改变药量或停服、漏服。①性激素补充治疗：维持女性全身健康及生殖健康，促进和维持第二性征及月经。②诱发排卵：适用于年轻有生育要求的患者，首选氯米芬。③其他激素治疗：如溴隐亭适用于单纯高催乳素血症患者；肾上腺皮质激素适用于肾上腺皮质增生患者；甲状腺素适用于甲状腺功能减退患者。

（2）手术治疗　针对各种器质性病因，采用相应的手术治疗。例如，生殖器畸形、Asherman综合征及部分肿瘤患者，做好相应的术前术后护理。

4. 心理护理　在闭经治疗中起重要作用。尤其是应激或精神因素所致的闭经，告知患者保持心情舒畅有利于疾病恢复，鼓励患者参与社会活动，学会自我减压；帮助患者树立正确的审美观，不追求“骨感美”“零脂肪”。

5. 健康教育　告知患者此病的相关临床检查流程及意义；指导患者做好药物治疗的随访及自我监测；向患者介绍健康饮食及合理运动的相关知识；指导患者采用合适方法应对心理应激及精神压力。

第3节 痛　经

案例 17-3

患者，女，16 岁，未婚。因经期严重下腹痛 1 年就诊。患者 13 岁月经初潮，平时月经规律，近 1 年来每次月经来潮时下腹疼痛，第 1 日最痛，向腰背部放射，严重时需要卧床休息。患者自述因害怕药物成瘾及副作用，腹痛时未服用过镇痛药。B 超检查提示子宫及附件无异常，基础体温呈双相型。

问题：1. 该患者经期腹痛的病因是什么？

2. 简述该患者首要的护理问题及相应护理措施。

痛经（dysmenorrhea）是行经前后或月经期出现下腹部疼痛、坠胀，伴腰酸或其他不适，严重时影响生活和工作质量，为妇科常见症状之一。痛经分为原发性痛经和继发性痛经两类，原发性痛经指生殖器官无器质性病变而出现的痛经；继发性痛经指由于盆腔器质性疾病导致的痛经。临床上，90%以上的痛经为原发性痛经，本节只阐述原发性痛经。

一、概　述

原发性痛经主要与月经来潮时子宫内膜前列腺素（PG）含量升高有关，$PGF_{2\alpha}$ 含量增高是造成原发性痛经的主要原因。$PGF_{2\alpha}$ 可导致子宫平滑肌过强收缩，子宫缺血缺氧，从而发生痛经；增多的前列腺素进入血液循环，还可引起心血管和消化系统等症状。此外，原发性痛经还与精神、神经因素及个体痛阈等有关。

无排卵的子宫内膜无孕酮刺激，子宫内膜前列腺素浓度很低，通常不发生痛经。

二、护理评估

（一）健康史

评估患者年龄、月经史及婚育史；询问有无诱发痛经的相关因素；了解疼痛与月经的关系；评估疼痛发生的时间、部位、性质、程度及伴随症状；明确是否接受过药物治疗及所用药物的名称、剂量、持续时间和效果。

（二）身心状况

1. 症状和体征

（1）症状　下腹疼痛是主要症状。青春期多见，常在初潮后 1～2 年发病。疼痛多自月经来潮后开始，最早出现在经前 12 小时，以行经第 1 日最剧烈，持续 2～3 日后缓解。疼痛呈痉挛性，多位于下腹部耻骨上，可向腰骶部和大腿内侧放射。可伴随出现恶心、呕吐、腹泻、头晕、乏力和嗜睡等不适，甚至出现面色苍白、出冷汗。

（2）体征　妇科检查多无异常。

2. 心理-社会状况　痛经患者常排斥月经来潮，尤其影响到正常学习和工作时，患者会认为来月经是“倒霉”；部分患者认为痛经不是疾病，吃药会有副作用，忍忍即可，不用治疗；个别患者担心痛经影响未来生育，加重其焦虑心理。

（三）辅助检查

为排除继发性痛经，未婚女性可行盆腔超声检查，已婚妇女可采用子宫输卵管造影、宫腔镜、腹腔镜等检查来排除器质性病变。

三、治疗要点

重视心理疏导，对于疼痛难以忍受者给予药物治疗，同时做好一般护理。

四、主要护理诊断/问题

1. 急性疼痛　与月经期宫缩过强，组织缺血缺氧刺激疼痛神经元有关。

2. 焦虑　与反复经期疼痛，甚至影响工作、生活有关。

3. 知识缺乏： 缺乏疾病及药物相关知识。

五、护理措施

1. 一般护理　痛经发生时，注意保暖，可热敷下腹部，饮红糖水等热饮以缓解腹部肌肉痉挛，从而缓解疼痛；针刺、艾灸、理疗等方法也可有效减轻疼痛，增加舒适感。另外，平时保持规律生活，保证足够的休息、适度的锻炼及戒烟对缓解疼痛有一定帮助。

2. 病情观察　评估患者疼痛程度，对于接受药物治疗患者，观察用药效果及不良反应。

3. 用药护理

（1）前列腺素合成酶抑制剂　可减少子宫内膜 $PGF_{2\alpha}$ 的合成，防止过强子宫收缩和痉挛，从而减轻疼痛，有效率可达 80%。月经来潮前开始服药效果佳。常用药物有布洛芬、酮洛芬、双氯芬酸等。嘱患者于餐后服用药物以减轻胃肠道刺激性，并避免长期大量使用。

（2）口服避孕药　适用于有避孕需求的患者。通过抑制排卵降低 $PGF_{2\alpha}$ 浓度，缓解疼痛。

4. 心理护理　向患者说明原发性痛经不伴器质性病变，不会对未来生育造成影响，消除患者焦虑情绪；前列腺素合成酶抑制剂不属于阿片类镇痛药，没有成瘾性；月经期可能有一些生理反应，如小腹坠胀和轻度腰酸，不用过于紧张。

5. 健康教育　告知患者保持心情舒畅；注意经期清洁卫生，禁止性生活及盆浴；经期避免剧烈运动、过度劳累；进食应清淡、易消化，避免生冷、辛辣等刺激类食物。

第4节　经前期综合征

案例 17-4

患者，女，30 岁，已婚。因月经前乳房胀痛伴失眠 6 天就诊。患者 15 岁月经初潮，平时月经规律。自述月经来潮之前常出现类似症状，但较轻，月经来潮后症状消失。最近因工作压力大，症状明显加重，且出现记忆力差、易怒等表现。患者手足轻度水肿，妇科检查无异常。

问题：1. 该患者最可能的临床诊断是什么？

2. 该患者主要护理措施有哪些？

一、概　述

经前期综合征（premenstrual syndrome，PMS）是指在月经前（黄体期）周期性出现以情感、行为和躯体障碍为特征的综合征，严重者影响学习、工作和日常生活。月经来潮后症状自然消失。该病多发于25～45 岁妇女，发病率为 30%～40%。

病因目前尚不确定，可能与精神社会因素、卵巢激素失调及神经递质异常有关。

二、护理评估

（一）健康史

了解患者每次发病的时间、严重程度、是否接受治疗及治疗效果如何；评估既往妇科、产科疾病史；排除精神病及心、肝、肾等疾病引起的水肿。

（二）身心状况

1. 症状和体征 常出现于月经前1～2周，周期性反复出现。

（1）症状 ①躯体症状：头痛、乳房胀痛、腰骶部痛、便秘、腹胀、水肿、体重增加、运动协调功能减退等。②精神症状：出现紧张、易怒、抑郁、情绪起伏不定、易疲劳、睡眠及性欲差等。③行为改变：注意力不集中、工作效率低、记忆差、神经质等。

（2）体征 全身检查水肿；妇科检查无异常。

2. 心理–社会状况 评估患者精神心理状态如紧张、情绪不稳、失眠等，并确定其严重程度；评估近期有无疾病诱发因素；注意排除精神疾病。

（三）辅助检查

可通过肝肾功能、心电图、B超等检查排除其他疾病。

三、治 疗 要 点

以心理治疗、调整生活状态为主，辅以必要的药物治疗。

四、主要护理诊断/问题

1. 焦虑 与周期性出现经前不适症状有关。

2. 体液过多 与雌、孕激素比例失调有关。

五、护 理 措 施

1. 一般护理 均衡饮食，给予高碳水、低蛋白饮食，补充钙、镁及维生素B_6等；限制摄入糖、酒、咖啡，水肿患者还需限制盐分摄入。鼓励患者充分休息、适度运动，运动可舒缓紧张情绪和不适症状。

2. 病情观察 评估患者症状及严重程度；观察药物疗效及副作用。

3. 治疗护理 指导患者遵医嘱用药，药物治疗以解除症状为主，如利尿、镇静、镇痛等。抗焦虑药物如阿普唑仑，抗抑郁药物如氟西汀，适用于明显焦虑或抑郁患者；利尿剂如螺内酯，可减轻水钠潴留，改善精神症状；维生素B_6可调节自主神经系统与性腺轴的关系，还可抑制催乳素的合成而改善症状。

4. 心理护理 帮助患者调整心理状态，必要时接受心理治疗，重建对自我情绪的掌控。

5. 健康教育 指导患者观察不适症状及治疗效果，帮助患者获得家属的关心和支持。教会患者记录月经周期，并在经前期调整饮食，以减轻相关症状。

第5节 绝经综合征

案例 17-5

患者，女，50岁，已婚。因月经紊乱1年就诊。患者14岁月经初潮。1年前出现月经周期不规律，经期不固定，并伴心悸、头面部阵发性潮热、敏感易怒等表现，患者自觉身患重疾，但相关检查结果均正常。妇科检查患者内、外生殖器轻度萎缩，其余无异常。

问题：1. 该患者最可能的临床诊断是什么？

2. 该患者的主要护理措施有哪些？

绝经综合征（menopause syndrome）指妇女在绝经前后出现性激素波动或减少引起的一系列躯体及

精神心理症状。

一、概　述

（一）绝经

绝经指卵巢功能停止所引起的永久性无月经状态，停经后连续12个月无月经来潮方可判定绝经。绝经分为自然绝经和人工绝经。人工绝经妇女更容易发生绝经综合征。

1. 自然绝经 指卵巢内卵泡生理性耗竭所致绝经，多发生在45～55岁。

2. 人工绝经 指双侧卵巢经手术切除或受放射线照射所致的绝经。

（二）内分泌变化

绝经前后最突出的变化是卵巢功能衰退，随后为下丘脑–垂体功能退化。卵泡闭锁导致雌激素和抑制素水平降低，以及FSH水平升高，均是绝经的主要信号。

二、护理评估

（一）健康史

了解患者年龄、月经史；既往有无妇科手术史和放疗史；了解患者绝经综合征症状出现时间及严重程度；有无不明原因阴道出血、性激素依赖性恶性肿瘤等性激素使用禁忌证。

（二）身心状况

1. 症状和体征

（1）近期症状

1）月经紊乱：是绝经过渡期最早出现的症状，由于稀发排卵或无排卵，表现为周期不规则、经期长短不一，经量多少不定。

2）血管舒缩症状：是雌激素降低导致的特征性症状。主要特点是面部、颈部和胸部皮肤阵发性出现发红，伴有潮热，继之出汗，一般持续1～3分钟。应激状态及夜间易发作。轻者每日数次，严重者十余次或更多。可持续1～2年，有时长达5年或更久。潮热严重时可影响妇女的工作、生活和睡眠，是绝经后期妇女需要性激素治疗的主要原因。

3）自主神经失调症状：常表现为心悸、失眠、耳鸣、眩晕和头痛等。

4）精神神经症状：注意力不易集中、情绪波动大，以及焦虑、抑郁、记忆力减退等。

（2）远期症状

1）泌尿生殖器绝经后综合征：表现为泌尿生殖道萎缩症状，如阴道干涩、性交困难及反复阴道感染；反复尿路感染症状如尿急、尿痛、排尿困难。

2）骨质疏松：表现为骨骼压痛、患者体格变小，严重者可发生骨折。由绝经后雌激素缺乏使骨质吸收增加，导致骨量快速丢失，从而出现骨质疏松，常发生于绝经后5～10年。

3）心血管疾病：绝经后妇女糖、脂代谢异常增加，动脉硬化、冠心病的发病风险明显增加，可能与雌激素低下有关。

4）阿尔茨海默病：绝经后期妇女比老年男性发病率高，可能与雌激素水平低下有关。

2. 心理–社会状况 绝经过渡期各器官功能逐渐衰退、身材外貌改变，妇女如不能正确面对自身变化，会出现消沉、悲观情绪；一些妇女敏感、多疑，将绝经综合征的症状误认为是严重疾病，多方就医得不到确诊会更加焦虑、恐慌；部分妇女情绪不稳，得不到家人的理解和支持时，会进一步加重患者心理压力，严重者可发展为抑郁症。

（三）辅助检查

1. 血清 FSH 值及 E_2 值测定 卵巢功能衰退的最早征象是卵泡对 FSH 敏感性降低，FSH 水平升高。绝经过渡期血清 FSH＞10U/L，提示卵巢储备功能下降；FSH＞40U/L 且 E_2 值低于 10～20pg/ml，提示卵巢功能衰竭。绝经过渡早期雌激素水平波动很大，并非逐渐下降，甚至可高于正常卵泡期水平，只是在卵泡完全停止生长发育后，雌激素水平才迅速下降。

2.抗米勒管激素（AMH）测定 若 AMH＜1.1ng/ml 提示卵巢储备下降；AMH＜0.2ng/ml 提示即将绝经；绝经后 AMH 一般测不出。

3. 其他 包括超声、骨密度测定、心电图及血脂等检查。

三、治 疗 要 点

绝经健康管理应从绝经过渡期开始进行全面的生活方式调整，并在适宜人群中开展包括绝经激素治疗（menopausal hormone therapy，MHT）在内的各项医疗干预。

四、主要护理诊断/问题

1. 体象紊乱 与卵巢衰竭导致的内在健康、外在形象改变有关。

2. 焦虑 与治疗效果不满意及怀疑自己身患绝症有关。

3. 知识缺乏： 缺乏对绝经的正确认识及相关症状的合理应对。

五、护 理 措 施

1. 一般护理 鼓励绝经过渡期妇女建立规律、健康的生活方式，及早适应新的女性生理阶段；坚持体育锻炼，增加日晒时间，食用富含蛋白质及钙的食物，以预防骨质疏松；培养自己的兴趣爱好，适度增加社交活动，保持乐观开朗的心境。

2. 病情观察 绝经过渡期伴异常子宫出血者，应注意阴道出血的持续时间、间隔时间、出血量及有无感染征象等。观察患者的面部潮热时间和程度，以及血压波动、心悸、胸闷等情况。

3. 用药护理

（1）绝经激素治疗（MHT）有适应证且无禁忌证时选用。MHT 可有效缓解绝经相关症状。

1）适应证：月经紊乱、阵发性潮热出汗、失眠、心悸、头痛、易怒、多疑等绝经相关症状；阴道干涩、排尿困难、性交痛、反复阴道炎、反复泌尿系统感染等泌尿生殖道萎缩相关症状；低骨量及骨质疏松。

2）禁忌证：已知或可疑妊娠、原因不明的阴道出血、已知或可疑乳腺癌及其他性激素依赖性恶性肿瘤、近 6 个月内有活动性静脉或动脉血栓栓塞性疾病、严重肝肾功能障碍、血卟啉病、耳硬化症、脑膜瘤（禁用孕激素）等。

3）慎用情况：不是禁忌证，是否启动 MHT，应当根据患者具体病情来判定。慎用情况包括子宫肌瘤、子宫内膜异位症、子宫内膜增生史、未控制的糖尿病及严重高血压、有血栓形成倾向、胆囊疾病、癫痫、偏头痛、哮喘、高催乳素血症、系统性红斑狼疮、良性乳腺疾病及乳腺癌家族史，以及已经完全缓解的部分性激素依赖性妇科恶性肿瘤等。

4）常用制剂：MHT 治疗以雌激素为主、孕激素为辅。单用雌激素适用于已切除子宫的妇女；单用孕激素适用于绝经过渡期异常子宫出血；雌孕激素联合应用于有完整子宫的妇女。原则上应选择天然制剂，应个体化给药，遵医嘱以最小量达到最好的效果。常用制剂有戊酸雌二醇、尼尔雌醇、替勃龙、地屈孕酮、黄体酮胶丸等。

5）用药途径：有口服给药和胃肠道外给药两种途径。口服给药血药浓度稳定，但长期用药有一定的肝损害，还可刺激产生肾素底物和凝血因子；胃肠道外给药如经阴道或经皮肤给药，可有效缓解潮热、预防骨质疏松，避免肝脏首过效应，对血脂影响较小。

6）用药时间：MHT 从卵巢功能衰退并出现相关症状时即可开始。用药期间应定期评估，明确受益大于风险方可继续应用，反之则停药或减量。停止性激素治疗时，应缓慢减量或间歇用药，逐渐停药，以免复发。

7）副作用及危险性：①子宫出血，MHT 中发生子宫异常出血，应仔细查明原因，必要时行诊断性刮宫取子宫内膜活检，以排除子宫内膜恶性病变。②性激素副作用，雌激素剂量过大时会引起乳房胀、白带多、头痛、水肿和色素沉着等，应酌情减量或更换药物；孕激素副作用有抑郁、易怒、乳房痛和水肿等，长时间用药患者不易耐受。③危险性，长期 MHT 可增加子宫内膜癌、乳腺癌、卵巢癌、糖尿病、血栓性疾病等患病风险。

8）指导用药：向患者强调长期 MHT 时定期随访的重要性，用药后 1 个月、3 个月、半年、1 年复诊，主要了解 MHT 的疗效和副作用。内容包括：体重、身高、血压、乳腺、妇科检查；盆腔超声检查、血糖、血脂、肝肾功能等检查；骨密度每 3～5 年检测一次。

（2）非激素类药物　①维生素 D 和钙剂：适用于缺少户外活动者，维生素 D 有利于钙吸收；②镇静剂：适用于有失眠症状的绝经期妇女；③谷维素：可调节自主神经功能；④选择性 5-羟色胺再摄取抑制剂：如盐酸帕罗西汀，可有效改善血管舒缩及精神神经症状。

4. 心理护理　介绍绝经发生的原因及绝经后的变化，引导妇女乐观、坦然地面对人生的新阶段；耐心倾听绝经综合征患者表达焦虑或困惑，正向引导患者的认识、情绪和行为；鼓励家属向绝经过渡期妇女提供心理支持和生活上的照顾，协助患者顺利度过此期。

5. 健康教育　介绍缓解绝经综合征症状的方法；积极预防绝经期妇女远期症状，注意预防生殖系统和乳房肿瘤；关心绝经期妇女的性需求，指导使用润滑剂来维持性生活；督促长期使用性激素者接受定期随访。

自 测 题

A_1/A_2 型题

1. 下丘脑性闭经的原因不包括（　　）
   A. 精神应激　B. 体重下降
   C. 神经性厌食　D. 长期剧烈运动
   E. 卵巢早衰

2. 患者，女，15 岁，未婚。2 年前月经初潮后，患者月经一直不规律，表现为周期不固定，一般 1～2 个月，经期长短不一，为 5～15 日，不伴腹痛。基础体温呈单相型，妇科检查正常，最可能的临床诊断是（　　）
   A. 子宫腺肌病　B. 子宫肌瘤
   C. 黄体功能不全　D. 子宫内膜不规则脱落
   E. 排卵障碍性异常子宫出血

3. 患者，女，47 岁。异常子宫出血 1 年，周期及经期均不规律，经量时多时少。本次月经持续半月仍量多如注，药物治疗无效。首选的止血方法是（　　）
   A. 口服避孕药　B. 雌激素治疗
   C. 诊断性刮宫　D. 雄激素止血
   E. 雌、孕激素序贯治疗

4. 患者，女，30 岁，已婚。月经周期正常，经期延长，经量偏多。基础体温呈双相型，妇科检查未见异常，最可能的临床诊断是（　　）
   A. 子宫腺肌病　B. 子宫肌瘤
   C. 黄体功能不全　D. 子宫内膜不规则脱落
   E. 排卵障碍性异常子宫出血

5. 患者，女，25 岁，已婚。2 年前行人工流产手术，至今无月经来潮，未再怀孕。患者孕激素试验及雌孕激素序贯试验均为阴性。其闭经部位最可能在（　　）
   A. 下丘脑　B. 垂体
   C. 卵巢　D. 子宫
   E. 阴道

6. 患者，女，17 岁，未婚。因原发性痛经来院就诊。以下关于原发性痛经的描述错误的是（　　）
   A. 青春期多见
   B. 月经第 1 日最痛，2～3 日后缓解
   C. 疼痛部位下腹多见，可向腰骶部放射
   D. 可伴随恶心、呕吐、乏力、嗜睡等症状

E. 一般月经初潮即发病

7. 患者，女，32岁，未婚。因月经前乳房胀痛、轻度水肿就诊。患者常月经前1周左右出现该症状，并伴腹胀、情绪不稳定、记忆力差等，月经来潮即自行缓解。该患者应首先考虑的临床诊断是（　　）
A. 排卵障碍性异常子宫出血
B. 黄体功能不足
C. 子宫内膜不规则脱落
D. 经前期综合征
E. 乳腺增生

A_3/A_4型题

（8～10题共用题干）

患者，女，36岁，G_3P_1。2年前于产后出现月经不调，表现为月经周期正常，经期缩短，随后2次怀孕均于孕早期流产。患者基础体温呈双相型，但高温相明显缩短，少于11天。

8. 患者最可能的临床诊断是（　　）
A. 无排卵性异常子宫出血
B. 黄体功能不足
C. 子宫内膜不规则脱落
D. 卵巢早衰
E. 子宫内膜癌

9. 为确诊需做诊断性刮宫，其刮宫时间应约在（　　）
A. 月经前1～2日或月经来潮6小时内
B. 月经的第1天
C. 月经第5～7日
D. 月经干净后3～7天
E. 月经周期的任意时间

10. 该患者子宫内膜最可能符合的描述是（　　）
A. 增生期内膜
B. 分泌期内膜
C. 分泌期内膜，但腺体分泌不良
D. 增生期与分泌期内膜共存
E. 萎缩性子宫内膜

（11～14题共用题干）

患者，女，48岁。月经紊乱1年。自述月经周期延长，2～3个月1次，经量减少。同时伴有阵发性潮热、心悸、失眠、情绪低落、记忆力减退。妇科检查子宫稍小，其余正常。

11. 该患者最有可能的临床诊断是（　　）
A. 抑郁症　　B. 神经衰弱
C. 绝经综合征　　D. 甲亢
E. 阿尔茨海默病

12. 该患者的健康教育内容，不正确的是（　　）
A. 应规律运动、合理饮食
B. 应适当摄取钙剂和维生素D
C. 失眠时可适量使用镇静药
D. 所有绝经过渡期妇女务必尽早开始HRT
E. 适度增加社交活动

13. 该患者询问激素替代治疗的主要目的，护士的正确回答是（　　）
A. 调整周期
B. 纠正与性激素不足有关的健康问题
C. 促使卵巢功能的恢复
D. 减少月经量
E. 防止子宫内膜病变

14. 该病患者不能应用激素补充治疗的是（　　）
A. 不明原因的子宫出血
B. 骨质疏松
C. 冠心病
D. 反复泌尿系统感染
E. 萎缩性阴道炎

（徐雅轲）

第18章 子宫内膜异位症与子宫腺肌病患者的护理

案例18-1

陈女士，36岁。结婚10年未孕，痛经8年且逐渐加重。B超检查显示子宫后壁有一个5.5cm×4.5cm囊性包块，内见细小的絮状光点，囊壁厚而粗糙，与子宫粘连。妇科检查：右侧附件可扪及6cm×5cm、活动度欠佳的囊性肿物，压痛不明显。诊断为子宫内膜异位症。

问题：1. 陈女士主要的护理问题是什么？

2. 针对此患者应采取哪些护理措施？

子宫内膜异位症和子宫腺肌病均为子宫内膜异位性疾病，两者均由具有生长功能的异位子宫内膜所致，临床上常并存。但两者的发病机制、组织学发生、治疗、预后不尽相同，临床表现及其对卵巢激素的敏感性也有差异，前者对孕激素敏感，后者不敏感。

第1节　子宫内膜异位症

具有生长功能的子宫内膜组织（腺体和间质）出现在子宫体以外的部位时，称为子宫内膜异位症（endometriosis，EMT），简称内异症。异位内膜可侵犯全身任何部位，但绝大多数位于盆腔脏器和壁腹膜，以卵巢、子宫骶韧带最常见；其次为子宫及其他脏腹膜、阴道直肠隔等部位。由于内异症是激素依赖性疾病，在自然绝经和人工绝经后，异位内膜病灶可逐渐萎缩吸收；妊娠或使用性激素抑制卵巢功能，可暂时阻止疾病发展。内异症在形态学上呈良性表现，但在临床行为学上具有类似恶性肿瘤的特点，如种植、侵袭及远处转移等。

一、概　　述

（一）病因

本病的病因尚未阐明，目前主要学说有子宫内膜种植学说（经血逆流、淋巴及静脉播散、医源性种植）、体腔上皮化生学说、诱导学说。目前仍无一种学说可以完全解释内异症的发病原因，不同部位的内异症可能有不同的发病机制。另有研究认为，内异症的形成还可能与遗传因素、免疫与炎症因素等有关。

（二）病理

本病的基本病理变化为异位种植的子宫内膜随卵巢激素变化发生周期性出血，病灶局部反复出血和缓慢吸收导致周围纤维组织增生、粘连形成，在病变区形成紫褐色斑点或小泡，最终发展为大小不等的紫褐色实质性结节或形成囊肿。

卵巢是最易被异位内膜侵犯的器官，累及双侧者约占50%。卵巢异位病灶早期位于卵巢浅表皮层，为紫蓝色或褐色斑点的小囊。随病变发展，侵犯卵巢皮质并向内生长、反复周期性出血，形成单个或多个囊肿型的典型病变，称为卵巢子宫内膜异位囊肿。囊肿大小不一，直径5～20cm，内含暗褐色、似巧克力样糊状陈旧血性液体，故又称卵巢巧克力囊肿。近卵巢表面囊壁易反复破裂，发生局部炎性反应，导致卵巢与邻近的子宫阔韧带、盆侧壁或乙状结肠等广泛粘连，致使卵巢固定在盆腔内，活动度差。

典型的异位内膜组织结构在显微镜下可见到子宫内膜腺体、间质、纤维素及血液等 4 种成分，临床上出现其中 2 种即可诊断。

二、护理评估

（一）健康史

询问患者年龄、婚姻状况，以及其家族史、月经史、孕产史。不孕症患者特别应注意询问有无多次输卵管通液、碘油造影、子宫镜等宫腔操作史；评估是否有宫颈狭窄、阴道闭锁等引起经血潴留的因素。

（二）身心状况

1. 症状和体征 症状的特征与月经周期密切相关。约 25%的患者没有症状。

（1）疼痛 是最主要、最常见的症状，其典型表现为继发性痛经呈进行性加重。疼痛多位于下腹部、腰骶部及盆腔中部，可放射至阴道、会阴、肛门或腹股沟部，常于月经来潮时开始，持续到经期结束。疼痛的严重程度与病灶大小不一定成正比，粘连严重的卵巢异位囊肿患者可能并无疼痛，而盆腔有小的散在病灶却可引起难以忍受的疼痛。

（2）不孕 内异症患者中不孕率可高达 40%，不孕的机制非常复杂，可能与粘连、输卵管扭曲、黄体功能不足、腹腔液微环境变化等因素有关。

（3）月经异常 常伴有经量增多或经期延长，可能与子宫内膜异位病灶破坏卵巢实质、影响排卵、导致黄体功能不良或合并子宫腺肌病等因素有关。

（4）性交不适 多见于直肠子宫陷凹有异位病灶或因局部粘连使子宫后倾固定的患者。性交时碰撞或子宫收缩上提而引起疼痛，一般表现为深部性交痛，月经来潮前最明显。

（5）盆腔邻近脏器刺激症状 病灶位于直肠阴道隔、直肠或乙状结肠者，可出现与月经有关的周期性排便痛，肛门和（或）会阴坠胀及排便次数增多。若压迫肠腔，可致排便困难。

（6）妇科检查 双合诊检查表现为子宫后倾固定，直肠子宫陷凹、宫骶韧带或子宫后壁下方扪及触痛性结节，在子宫一侧或双侧附件处可触及囊实性包块，多有轻压痛。病变累及直肠阴道间隙时，可在阴道后穹隆触及甚至直接看到局部隆起的小结节或紫蓝色斑点。较大的巧克力囊肿在妇科检查时可扪及与子宫粘连的肿块。囊肿破裂时出现腹膜刺激征。

2. 心理–社会状况 由于痛经进行性加重，影响生活、工作和学习，患者常表现为焦虑、烦躁，对疾病的治愈缺乏信心。尚未生育的患者担心影响生育，药物治疗的患者担心药物的不良反应，手术患者担心手术的效果。

（三）辅助检查

1. B 超检查 是诊断卵巢、膀胱和直肠内异症的重要方法，可确定卵巢子宫内膜异位囊肿的位置、大小和形状。

2. 血清糖类抗原 125（CA125）测定 中、重度内异症患者血清 CA125 值升高。但其升高还可见于卵巢肿瘤等其他疾病，故特异性不高。主要用于监测内异症的疗效和复发。

3. 腹腔镜检查 是目前诊断内异症的最佳方法。腹腔镜下对可疑病变进行活检可确定诊断，特别是有不孕或腹痛而盆腔检查和 B 超检查无阳性发现者可明确诊断。

三、治疗要点

治疗内异症的根本目的是缩减和去除病灶，减轻和控制疼痛，治疗和促进生育，预防和减少复发。治疗方法应根据患者年龄、症状病变部位和范围，以及对生育要求等加以选择，强调治疗个体化。症状轻或无症状的轻微病变可选用期待治疗；有生育要求的轻度患者可以先给予药物治疗，重者行保留生育功能手术；年轻无生育要求的重度患者，可行保留卵巢功能手术，并辅以性激素治疗；症状及病变均严重的无生育要求者，考虑行根治性手术。

四、主要护理诊断/问题

1. 疼痛 与子宫内膜异位病灶引起进行性加重的痛经有关。

2. 恐惧 与害怕经前期、经期出现严重的下腹痛、腰骶部疼痛有关。

3. 自尊紊乱 与子宫内膜异位病灶所致性交痛及不孕影响夫妻感情，影响女性在家庭和社会中的地位有关。

五、护 理 措 施

1. 一般护理 充足睡眠，规律生活，健康饮食，积极锻炼。疼痛严重者在经期要卧床休息。月经期避免酸、冷、辣等刺激性食物，避免过度劳累，保持会阴部清洁、干燥。

2. 病情观察 对于非手术患者，观察月经情况，痛经是否减轻及药物的不良反应。对于手术患者，观察术后伤口是否愈合，症状有无减轻，是否怀孕。

3. 治疗护理

（1）期待治疗 对于盆腔病变不严重、无明显症状者，可嘱其按医嘱3～6个月随诊一次。对于希望生育者，应鼓励尽早妊娠，一旦妊娠，异位内膜病灶坏死萎缩，分娩后症状缓解甚至消失。随访期间，如发现症状或体征加剧时应改用其他治疗方法。

（2）用药护理 药物治疗适用于慢性盆腔痛、痛经症状明显、无生育要求及无卵巢囊肿形成的患者。常用非甾体抗炎药控制疼痛，长期应用警惕胃溃疡的可能；因为妊娠和闭经可避免发生痛经，可进行性激素抑制治疗，如大剂量孕激素（假孕疗法）或达那唑（假绝经疗法），可导致子宫内膜萎缩退化，一般应至少用药6个月，指导患者要遵医嘱用药，观察用药后效果和副作用，定期随访。达那唑停药后4～6周恢复月经及排卵，其副作用有恶心、头痛、潮热、体重增加、性欲减退、多毛、痤疮等，一般能耐受，已有肝功能损害者不宜使用，也不适用于高血压、心力衰竭、肾功能不全者。

（3）手术前后护理 手术治疗适用于药物治疗无效、局部病情加剧或生育功能仍未恢复者，以及卵巢异位囊肿直径超过5～6cm且迫切希望妊娠者。首选腹腔镜手术。常有三种手术方式：①保留生育功能手术，仅切除病灶，适用于药物治疗无效、年轻、有生育要求的妇女；②保留卵巢功能手术，切除病灶及子宫，保留卵巢功能，适用于年龄在45岁以下但无生育要求的妇女；③根治性手术，切除病灶及子宫、附件，适用于45岁以上重症患者。对手术治疗者做好解释工作，核对术前各项检验结果，做好手术前后的相关护理。

4. 心理护理 耐心倾听并引导患者表达真实感受，采取相应措施对患者进行心理安慰与疏导，缓解和消除患者的焦虑、恐惧。并解释治疗过程通常较长，要有耐心，坚持规范治疗才会有较好的疗效，鼓励患者树立战胜疾病的信心。

5. 健康教育 由于内异症病因不清，不可能完全预防，并且复发的可能性较高。根据可能的病因和流行病学结果从以下几个方面进行预防指导。

（1）加强经期卫生宣教，经期避免性生活、重力挤压子宫及盆腔检查，禁行输卵管通畅试验，以及宫颈冷冻、电熨等手术，以免经血逆流入盆腔引起子宫内膜异位种植。及时治疗容易引起经血逆流的疾病，如先天性生殖道畸形、闭锁、狭窄和继发性宫颈粘连、阴道狭窄等。

（2）防止医源性异位内膜种植，尽量避免多次宫腔手术操作。经宫颈及阴道手术均不宜在月经前进行。

（3）做好婚育及避孕指导，口服避孕药可抑制排卵，促进子宫内膜萎缩，降低内异症的发病风险。鼓励已属婚龄或婚后痛经的妇女及时婚育，鼓励母乳喂养。若政策允许，短期内重复妊娠有预防复发的作用。

医者仁心

衷中参西 继承创新

2022 年 8 月 19 日是第五个“中国医师节”，中央宣传部、国家卫生健康委向全社会公开发布 2022 年“最美医生”先进事迹，国医大师许润三教授获此殊荣。许教授是中日友好医院中医妇科首任科室主任，他从医 70 余载，潜心医道，精通内外妇儿各科，尤其擅于妇科疾病诊疗，特别是不孕症、子宫内膜异位症、盆腔炎、子宫肌瘤、功能性子宫出血、闭经、更年期综合征等疾病的中医诊断及治疗。许老认为：“中西医两大学科各有所长，应互相取长补短。”他常常教导年轻医生：“我们要体谅患者的不易，‘医乃仁术’，不能做冷冰冰的医生，诊疗要有温度和人情味。”

第 2 节　子宫腺肌病

当子宫内膜腺体及间质侵入子宫肌层时，称子宫腺肌病（adenomyosis），多发生于 30～50 岁经产妇，常合并子宫内膜异位症和子宫肌瘤。子宫腺肌病与子宫内膜异位症的病因不同，但均受雌激素的调节。

一、概　述

（一）病因

子宫腺肌病患者部分子宫肌层中的内膜病灶与子宫内膜直接相连，故认为是由基底层子宫内膜侵入生长所致，多次妊娠及分娩、宫腔操作或手术史（如人工流产手术）、慢性子宫内膜炎等造成子宫内膜基底层损伤，与子宫腺肌病的发生有密切关系。

（二）病理

病变局限于子宫肌层，分为弥漫型和局限型两种。弥漫型常见，异位的内膜在子宫肌层多呈弥漫性生长，子宫呈均匀性增大，一般不超过妊娠 12 周的子宫大小；少数病灶呈局限性生长，形成结节或团块，使子宫形态似肌壁间肌瘤，故称子宫腺肌瘤。因局部反复出血导致病灶周围纤维组织增生，腺肌瘤与周围肌层无明显界限，手术难以剥出。

腺肌病的异位子宫内膜对雌激素有反应性改变，但对孕激素无反应或不敏感。

二、护理评估

（一）健康史

询问年龄、婚姻状况等信息。询问出现典型症状的情况，以及相关病史，如不孕病史、痛经病史、月经过多史。询问是否有全身性疾病史、局部疼痛史等。

（二）身心状况

1. 症状和体征　约 35%的患者无任何临床症状。临床症状与病变的范围有关。

（1）痛经　特点是继发性痛经伴进行性加重。疼痛位于下腹正中，常在月经来潮前一周开始，至月经结束。疼痛程度与异位内膜多少有关。痛经的原因可能是子宫肌层内的异位子宫内膜在月经期充血水肿、脱落出血，使局部压力剧增，刺激周围平滑肌产生痉挛性收缩。

（2）月经异常 主要表现为经量增多，经期延长。半数患者表现为连续数个月经周期中的月经期出血量多，大于 80ml，影响女性身体、心理、社会和经济等方面。少数患者可表现为月经前后的阴道点滴出血。

（3）妇科检查 可发现子宫均匀增大或有局限性结节隆起，质地较硬，可有压痛。月经期 由于病灶充血、水肿及出血，子宫可增大，质地变软，有压痛或压痛较平时明显。

2. 心理–社会状况 子宫腺肌病给患者带来的心理压力主要有两个方面：对疼痛的恐惧和对月经异常的担忧。周期性、进行性加重的下腹疼痛使患者常常恐惧月经期的来临。同时月经经期延长、经量增多也使患者疑虑不安，患者的性生活也因为疾病受到影响。

（三）辅助检查

1. B 超检查 是有效的检查，确诊取决于手术后的病理学检查。超声检查可见子宫均匀增大，边界清楚，肌层中见到种植内膜所引起的不规则回声增强。

2. 病理学检查 子宫肌层出现子宫内膜腺体和间质是本病的特征，子宫内膜腺体周围有典型的子宫内膜间质细胞，是子宫内膜腺肌症最典型的表现。

3. 实验室检查 子宫腺肌病患者血清 CA125 可轻度升高。

三、治疗要点

应根据患者症状、年龄及对生育要求而定。目前无根治性有效药物，对于症状较轻、有生育要求及近绝经期患者，可试用达那唑或 GnRH-a 等，可缓解症状。近年来，左炔诺孕酮宫内节育器（曼月乐环）对于症状缓解有较好的作用。对于年轻或希望生育的子宫腺肌瘤患者，可试行病灶切除术，但术后有复发风险。对于症状严重、无生育要求或药物治疗无效者，可行全子宫切除术。是否保留卵巢，取决于卵巢有无病变和患者年龄。

四、主要护理诊断/问题

1. 慢性疼痛 与月经期或月经前期出现下腹疼痛并呈进行性加重有关。

2. 焦虑 与痛经及治疗效果不佳有关。

五、护理措施

1. 一般护理 帮助患者保持愉快的心情，积极面对疾病，配合治疗。月经期注意休息，避免剧烈活动和劳累，避免刺激性食物，保持会阴部的清洁、干燥。

2. 治疗护理 和患者讨论非药物治疗减轻痛经症状的方法，如局部热敷。GnRH-a 治疗可使疼痛缓解或消失、子宫缩小，但停药后症状复现，子宫又重新增大。观察 GnRH-a 治疗时的骨质疏松的症状，预防骨折的发生。用达那唑治疗可以使子宫肌层变薄，子宫变小，长期服用有男性化的副作用，出现声音低沉、青春痘、长胡子等表现。用米非司酮治疗要随访肝功能。

3. 心理护理 倾听患者对疾病的详细描述，引导患者表达真实感受，采取相应措施对患者进行心理安慰与疏导，缓解和消除患者的焦虑。

4. 健康教育 帮助患者选用合适的治疗方法，讲解不同治疗方法的优势和劣势，让患者在知情情况下参与治疗方案的决策。如果选择药物治疗，要做好用药指导，使患者正确用药，注意观察药物副作用。

自 测 题

A_1/A_2 型题

1. 子宫内膜异位症最常见的部位是（　　）
   A. 卵巢　B. 直肠子宫陷凹
   C. 阔韧带　D. 宫骶韧带
   E. 直肠
2. 子宫内膜异位症患者的典型症状是（　　）
   A. 撕裂样疼痛　B. 继发性腹痛
   C. 继发性渐进性痛经　D. 脐周疼痛
   E. 牵拉性疼痛
3. 关于子宫内膜异位症的预防措施，不妥当的是（　　）
   A. 平素进行有规律的体育锻炼
   B. 月经期可施行输卵管通畅术
   C. 尽量避免多次的子宫腔手术操作
   D. 培养良好的生活习惯，禁止酗酒
   E. 月经期避免剧烈运动、性交
4. 子宫内膜异位症患者卵巢病变最常见的类型是（　　）
   A. 卵巢恶性肿瘤　B. 卵巢黄体囊肿
   C. 卵巢滤泡囊肿　D. 卵巢巧克力囊肿
   E. 卵巢炎性包块
5. 为了减轻伤口疼痛，子宫内膜异位症患者术后卧位应为（　　）
   A. 半卧位　B. 去枕平卧位
   C. 头低足高位　D. 侧卧位
   E. 头高足低位
6. 患者，女，45 岁，因“继发性痛经逐渐加重 10 年”就诊，双侧卵巢囊性增大，考虑为子宫内膜异位症，既能诊断又能治疗该疾病的最佳方法是（　　）
   A. 双合诊　B. 三合诊
   C. 腹腔镜　D. CA125
   E. 盆腔
7. 患者，女，36 岁，结婚 12 年未孕，月经量多，经期较长，深部性交痛 9 年。妇科检查：子宫略有增大。B 超显示子宫前倾固定，血 CA125 升高，应考虑为（　　）
   A. 子宫内膜异位症　B. 子宫内膜炎
   C. 功血　D. 盆腔炎
   E. 不孕症
8. 患者，女，50 岁，经产妇，经量增多 4 年，经期延长至 10 天，痛经 10 年。妇科检查：子宫如 6 周妊娠子宫大小。最可能诊断为（　　）
   A. 子宫肌瘤　B. 子宫腺肌病
   C. 子宫内膜息肉　D. 子宫内膜炎
   E. 功血

（李德琴）

第19章 不孕症妇女的护理

第1节 不 孕 症

案例19-1

患者，女，32岁。因“结婚2年未孕”就诊。夫妻同居，性生活正常，至今未孕。平素月经规律，量少，无痛经，非常焦虑。

问题： 1. 为明确诊断，患者需要进一步做哪些检查？

2. 目前患者的主要护理问题有哪些？

不孕症（infertility）是指女性未避孕，有正常性生活，至少12个月未受孕者。在男性则称为不育症。不孕（育）症是一种由多种病因导致的生育障碍状态，是生育期夫妇的生殖健康不良事件。我国不孕症的发病率为7%～10%。

一、概　　述

（一）分类

按照曾否受孕分为原发性不孕和继发性不孕。

1. 原发性不孕　指正常性生活、未避孕、既往从未有过妊娠史者。

2. 继发性不孕　指曾有过妊娠，而后未避孕连续超过12个月未孕者。

（二）病因

流行病调查显示不孕症的病因中女性因素占40%～55%，男性因素占25%～40%，男女共同因素占20%～30%，不明原因约占10%。

1. 女性不孕因素

（1）输卵管因素　最常见，约占女性不孕因素的40%。各种原因引起输卵管炎症使输卵管伞端闭锁或输卵管堵塞而导致不孕，任何影响输卵管功能的因素都可导致不孕，如输卵管发育异常、子宫内膜异位症、先天性发育不良、纤毛运动或管壁蠕动功能丧失等。此外，阑尾炎及产后、术后所引起的继发感染也可以导致输卵管堵塞而引起不孕。

（2）卵巢因素　包括排卵障碍和内分泌因素，占女性不孕因素的25%～35%。主要原因包括：①卵巢病变，如先天性卵巢发育不全、多囊卵巢综合征、卵巢功能减退和卵巢功能早衰等。②性腺轴功能紊乱，引起无排卵性月经、闭经等。③全身性因素（重度营养不良、压力、甲状腺功能亢进等），影响卵巢功能导致不排卵。

（3）子宫因素　子宫先天性畸形、子宫肌瘤（黏膜下肌瘤、体积较大的肌壁间肌瘤）、子宫腺肌症、子宫内膜炎、宫腔粘连和子宫内膜息肉等影响受精卵着床，引起不孕。

（4）子宫颈因素　如宫颈狭窄、松弛或先天性宫颈发育异常、宫颈感染、宫颈肌瘤等。

（5）阴道因素　先天发育异常，如无阴道、阴道横隔等。严重阴道炎也可影响受孕。

2. 男性不育因素　主要是生精障碍与输精障碍。

（1）精液异常　先天或后天原因所致精液异常，表现为少、弱精子症及无精子症，精子发育停滞，畸形精子症和单纯性精浆异常等。

（2）男性性功能障碍　指器质性或心理性原因引起的勃起功能障碍、不射精或逆行射精，或性唤起障碍所致的性交频率不足等。

（3）其他　如免疫因素，但目前临床尚无明确的诊断标准。

3. 男女双方因素

（1）缺乏基本的性生活知识　因不了解生殖系统的解剖结构而导致不正确的性生活。

（2）精神因素　男女双方盼孕心切、精神过度紧张、生活工作压力大等。

（3）免疫因素　有两种情况：①同种免疫，精子、精浆或受精卵都是抗原物质，使女性产生抗体，导致精子与卵子不能受精或受精卵不能着床。②自身免疫，不孕女性血清中存在透明带自身抗体，与透明带起反应可阻止精子穿透卵子，影响受精。

4. 不明原因不孕　是一种生育力低下的状态，男女双方因素均不能排除，占不孕症人群的 10%～20%。可能病因包括免疫因素、隐性输卵管因素、潜在的卵母细胞异常、受精障碍、胚胎发育阻滞、胚胎着床失败和遗传缺陷等。依据目前的检查手段难以明确病因。

二、护 理 评 估

（一）健康史

应从家族、社会、性生殖等方面全面评估男女双方的健康史。双方的健康资料包括年龄、生长发育史、生育史、结婚年龄、婚育史、同居时间、是否两地分居、性生活情况、是否采取避孕措施、既往史（有无结核病、内分泌疾病、生殖器官疾病等）、家族史（有无精神性疾病、遗传性疾病）等。对继发性不孕，还应了解既往流产或分娩经过，有无感染情况等。

（二）身心状况

1. 症状和体征

（1）症状　不孕是患者就诊的主要原因。不同病因导致的不孕症可伴有相应疾病的临床症状。

（2）体征　夫妇双方均应进行全身检查，男方应重点检查外生殖器有无畸形或病变，如尿道下裂、精索静脉曲张等。女方应重点检查第二性征发育情况、内外生殖器和乳房的发育情况，有无畸形、炎症、包块等。

2. 心理–社会状况　不孕症妇女往往受到各方面压力，常出现一系列的情绪反应如惊讶、否认、愤怒等。不孕影响到妇女生活的各方面，由此引发焦虑、抑郁等负性情绪。

（三）辅助检查

通过男女双方全面检查明确不孕原因，是诊断不孕症的关键。

1. 男方精液常规检查　是不孕症夫妇首选的检查项目。根据《世界卫生组织人类精液检查与处理实验室手册》（第 6 版）进行，需进行 2～3 次精液检查以明确精液质量。

2. 女方检查

（1）卵巢功能检查　了解卵巢有无排卵及黄体功能状态。主要的方法包括：B 超监测卵泡发育及排卵；基础体温测定；阴道脱落细胞涂片检查；宫颈黏液检查；月经来潮前子宫内膜活组织检查、女性激素水平测定等。

（2）输卵管功能检查　常用的方法有子宫输卵管碘油造影、输卵管通液术等，有条件者可采用输卵管镜，了解输卵管通畅情况。输卵管造影及通液术应在月经干净后 3～7 日无禁忌时进行。子宫输卵管造影可显示阻塞部位，了解有无子宫畸形及黏膜下肌瘤等病变。输卵管通液术除检查输卵管是否通畅外，还可分离轻度管腔粘连，但不如造影直观。

（3）宫腔镜检查 了解宫腔内膜情况，可发现宫腔粘连、黏膜下子宫肌瘤、内膜息肉、子宫畸形等。

（4）腹腔镜检查 可进一步了解盆腔情况，直接观察子宫、输卵管、卵巢和盆腔有无粘连、畸形或异常病变，并可结合输卵管通液术，直视下确定输卵管是否通畅，必要时可在病变处取活检。

（5）其他 如性交后精子穿透力试验、免疫检查等。

三、治疗要点

针对不孕的原因进行处理，必要时根据具体情况选择辅助生殖技术。常用方法：①纠正盆控器质性病变；②诱导排卵；③免疫治疗；④辅助生殖技术等。

对于不明原因性不孕症，以及年轻、卵巢功能良好女性可期待治疗，但一般试孕不超过3年；年龄超过30岁、卵巢储备开始减退的患者则建议试行3～6个周期宫腔内夫精人工授精作为诊断性治疗，若仍未受孕则可考虑体外受精–胚胎移植。

四、主要护理诊断/问题

1. 知识缺乏： 缺乏生育与不孕的相关知识。

2. 自尊紊乱 与不孕症诊治过程中繁杂的检查、无效的治疗效果有关。

3. 社交孤立 与缺乏家人的支持、不愿与其他人沟通有关。

五、护理措施

1. 一般护理 改善生活方式，注意休息，保持心情愉快，避免过度紧张和焦虑。均衡饮食，生活起居规律，适当锻炼，增强体质。夫妇双方应戒烟、戒酒。

2. 检查配合 向妇女解释诊断性检查可能引起的不适，如子宫输卵管碘油造影可引起腹部痉挛感，在术后持续1～2个小时。子宫内膜活检后可能引起下腹部的不适感，如痉挛、阴道流血。若宫颈管有炎症，可能会影响性交后试验的结果。

3. 用药护理 严格遵医嘱用药，指导患者按时、按量用药，避免随意停药或漏服，告知药物的作用和副作用。如果妇女服用克罗米芬类促排卵药物，可能会导致经间期下腹一侧疼痛、潮热、恶心、呕吐、头痛、卵巢囊肿、体重增加、乳房不适及可逆性的脱发等。提醒患者及时报告药物的不良反应。指导其在妊娠后立即停药。

4. 协助选择人工辅助生殖技术 医护人员要解释各种辅助生殖技术的优缺点及其适应证，应及时告知风险，以便不孕夫妇知情选择，合理决策。

5. 心理护理 了解不同患者所处不同时期的心理特点，设身处地为患者着想。协助患者接受诊治方案，利用挂图、实物、宣传资料等介绍有关知识，解除其疑虑，缓解其不安情绪，使其能以积极态度接受诊治过程。

6. 健康教育 指导不孕症妇女与性伴侣交流自己的感受和希望，保持心情愉悦；了解自己的排卵规律，学会预测排卵日期，在排卵期可增加性交次数，隔日1次为宜；采用性交后卧床并抬高臀部20～30分钟，有便于精子进入子宫颈，在性交前、中、后禁止使用阴道润滑剂或进行阴道灌洗，以增加受孕概率。

第 2 节　辅助生殖技术及护理

案例 19-2

患者，女，28 岁。因“结婚 4 年未孕”就诊。4 年未避孕从未妊娠。2 年前在当地医院诊断为输卵管积水，给予抗炎、中药治疗，无效。本次就诊拟选择辅助生育技术。

问题：1. 常用的辅助生育技术种类有哪些？

2. 辅助生育技术的常见并发症及护理措施有哪些？

辅助生殖技术（assisted reproductive technology，ART）也称为医学助孕，指在体外对配子和胚胎采用显微操作等技术，帮助不孕夫妇受孕的一组方法。

（一）分类

辅助生殖技术包括人工授精和体外受精–胚胎移植及其衍生技术等。

1. 人工授精（AI）　是指将精子通过非性交方式注入女性生殖道，使其受孕的一种技术。根据精液来源分为夫精人工授精（AIH）和供精人工授精（AID）两类。按国家法规，目前 AID 精子来源一律由国家卫生健康委员会认定的人类精子库提供和管理。具备正常发育的卵泡、正常范围的活动精子数目、健全的女性生殖道、至少一条通畅的输卵管的不孕症夫妇，可以实施人工授精治疗。根据授精部位可将人工授精分为宫腔内人工授精、宫颈管内人工授精、阴道内人工授精、输卵管内人工授精及直接经腹腔内人工授精等，目前临床上以宫腔内人工授精、宫颈管内人工授精最为常用。

2. 体外受精–胚胎移植（IVF-ET）　是将卵子从母体取出置于培养皿内，加入经优选诱导获能处理后的精子，使精子和卵子在体外受精并培养 3～5 日，然后将卵裂期或囊胚期阶段的胚胎移植回母体子宫腔内，使其在宫腔内着床并发育成胎儿的全过程，俗称为“试管婴儿”。

（1）适应证　输卵管性不孕症、原因不明的不孕症、子宫内膜异位症、男性因素不育症、排卵异常及宫颈因素等不孕症患者，通过其他常规治疗仍无法妊娠，均为适应证。

（2）主要步骤　药物刺激卵巢、监测卵泡至发育成熟，经阴道超声介导下取卵，将卵母细胞和精子在模拟输卵管环境的培养液中受精，受精卵在体外培养 3～5 日，形成卵裂球期或囊胚期胚胎，再移植入子宫腔内，并同时进行黄体支持。胚胎移植 2 周后测血或尿 hCG 水平确定妊娠，移植 4～5 周后超声检查确定是否宫内临床妊娠。

3. 卵胞质内单精子注射（ICSI）　又称第二代试管婴儿技术，是在显微镜操作系统帮助下，在体外直接将精子注入卵母细胞质内使其受精，其他技术环节同常规 IVF-ET。主要用于严重少、弱、畸精子症，以及不可逆的梗阻性无精子症、体外受精失败、精子顶体异常及需行植入前胚胎遗传学诊断/筛查的患者夫妇。

4. 胚胎植入前遗传学诊断/筛查（PGD/PGS）　又称第三代试管婴儿技术，是利用现代分子生物技术与显微操作技术，在受精卵分裂为 8 细胞左右时，取出 1～2 个细胞，进行特定的遗传学性状检测，然后选择合适的囊胚进行移植的技术，适用于有可能分娩遗传性疾病后代的高危夫妇。该技术以辅助生殖技术为基础，有效地防止遗传病患儿的妊娠及出生，以达到优生的目的。

5. 配子移植技术　是将男女生殖细胞取出，并经适当的体外处理后移植入女性体内的一类助孕技术。包括经腹部和经阴道两种途径，将配子移入腹腔（腹腔内配子移植）、输卵管（输卵管内配子移植）及子宫腔（宫腔内配子移植）等部位，其中以经阴道宫腔内配子移植应用较多。该技术的特点是技术简便，主要适用于双侧输卵管梗阻、缺失或功能丧失者。随着体外培养技术的成熟，配子移植的临床使用逐渐减少。

（二）常见的并发症及处理

1. 卵巢过度刺激综合征（ovarian hyperstimulation syndrome，OHSS）　诱导排卵药物刺激卵巢后，导致多个卵泡发育、雌激素水平过高及颗粒细胞的黄素化，引起全身血管通透性增加、血液中水分进入体腔和血液成分浓缩等血流动力学病理改变，hCG 升高会加重病理进程。在接受促排卵药物的妇女中，约 20%的妇女发生不同程度卵巢过度刺激综合征，重症者为 1%～4%。轻度表现为轻度腹胀、恶心、呕吐、卵巢增大；重度表现为腹胀，胸闷、气急，以及大量腹腔积液、胸腔积液，导致血液浓缩、重要脏器血栓形成和功能损害、电解质紊乱等严重并发症，严重者可引起死亡。治疗原则以增加胶体渗透压扩容为主，防止血栓形成，辅以改善症状和支持治疗。

2. 多胎妊娠　多个胚胎移植会导致体外助孕后多胎妊娠发生率增加。多胎妊娠可增加母体孕产期并发症、流产和早产的发生率，增加围产儿死亡率。应限制移植胚胎的数量，如三胎或三胎以上，可在妊娠早期或中期施行选择性胚胎减灭术。

3. 流产和异位妊娠　IVF-ET 成功妊娠后早期和晚期流产的发生率均较高。虽然胚胎移植时将胚胎植于子宫腔中，但偶尔胚胎会进入输卵管并着床发生异位妊娠，其发生率约 3%，一般认为子宫的异常运动、输卵管积水等是异位妊娠的诱因。

（三）护理要点

1. 详细询问健康史　包括年龄、既往不孕症治疗时的并发症病史、促性腺激素的剂量、卵泡数量、一次助孕治疗中卵子数量、血清雌二醇峰值、使用 hCG 的日期、取卵的日期、胚胎移植中胚胎的数量、症状的发生、发展及严重程度。

2. 配合做好辅助检查　包括血常规、凝血酶原时间、血电解质、肝功能、肾功能、阴道超声检查。如果有气促、胸痛或胸部体检异常，配合行胸部 X 线检查。

3. 病情观察　轻度 OHSS 具有自限性，可严密随访。中、重度 OHSS 住院患者每 4 小时测量 1 次生命体征，记录出入量，每天测量体重和腹围，每天监测血常规、血电解质、肾功能。防止继发于 OHSS 的严重并发症，如卵巢破裂或蒂扭转、肝功能损害、肾功能损害甚至衰竭、血栓形成、成人呼吸窘迫综合征等。不能平卧者取半卧位，减少活动，避免增加腹压的动作，保持大便通畅，以免腹压增高导致卵巢破裂。

4. 治疗护理　注意促排卵药物应用的个体化原则，严密监测卵泡的发育。遵医嘱对卵巢反应不足的患者使用人类绝经期促性腺激素（hMG）。有 OHSS 倾向者，遵医嘱对中、重度患者静脉滴注白蛋白、低分子右旋糖酐、前列腺素拮抗剂。出现卵巢破裂、内出血严重时，应手术治疗。必要时可放弃该周期，将胚胎进行冷冻保存，待自然周期再行胚胎移植。

5. 心理护理　向患者介绍该技术的适应证、治疗的基本流程，可能出现的并发症及处理措施，使患者有一定的思想准备，消除紧张、焦虑情绪。

自　测　题

A_1/A_2 型题

1. 不孕症是婚后未避孕同居（　　）
   A. 至少 3 个月未孕者
   B. 至少 6 个月未孕者
   C. 至少 12 个月未孕者
   D. 至少 18 个月未孕者
   E. 至少 24 个月未孕者

2. 女方不孕因素中最常见的病因是（　　）
   A. 无排卵　　B. 输卵管因素
   C. 子宫黏膜下肌瘤　　D. 宫颈细长、宫颈炎
   E. 子宫内膜异位症

3. 患者，女，32 岁。婚后 2 年一直未孕，月经周期欠规律，25～35 日。下列对判断排卵无帮助的是（　　）
   A. B 超动态监测卵泡

B. 基础体温测定

C. 诊断性刮宫（月经前）

D. 生殖内分泌激素测定

E. 宫颈细胞学检查（TCT）

4. 患者，女，38 岁，已婚。自然流产 1 次，2 年未避孕，未怀孕，月经周期正常，经期延长，量正常，医生告知需诊刮术。护士告知其目的是（　　）

A. 确定有无排卵及黄体功能

B. 改善子宫内环境

C. 防止感染

D. 了解子宫大小

E. 促进子宫收缩

5. 患者，女，29 岁，G_2P_1。月经尚规律，双侧输卵管通液示双侧输卵管梗阻，中西医结合治疗无效，应选择的辅助生育技术是（　　）

A. 卵细胞质内单精子注射

B. 人工授精

C. 体外受精与胚胎移植

D. 植入前遗传学诊断

E. 配子输卵管移植

A_3/A_4 型题

（6、7 题共用题干）

张某，女，30 岁。婚后 4 年未孕，13 岁初潮，经期 5～8 日，月经周期 28～35 日，量中等，无痛经。经夫妇双方检查，男方精液常规正常，女方阴道通畅。子宫颈红，呈颗粒状，子宫颈口见透明分泌物，子宫体后位，正常大小，双侧附件未见异常，基础体温测定呈单相型。

6. 该妇女不孕的可能原因是（　　）

A. 子宫后位　　B. 宫颈炎

C. 无排卵　　D. 黄体萎缩不全

E. 黄体功能不足

7. 应采取的治疗手段是（　　）

A. 月经后半期应用孕激素使内膜呈分泌期变化

B. 应用氯米芬促排卵治疗

C. 应用维生素 E 提高生育能力

D. 应用雌激素

E. 应用雌、孕激素序贯疗法

（蒋　佩）

第 20 章 计划生育妇女的护理

计划生育（family planning）是妇女生殖健康的重要内容。2021 年我国修订的《中华人民共和国人口与计划生育法》提倡适龄婚育、优生优育，一对夫妻可以生育三个子女。计划生育服务应为育龄期女性倡导适宜的生育时间、生育间隔、生育次数及生育质量，促进积极生育和优生优育。避孕是计划生育的重要组成部分，本章主要介绍常用避孕方法、绝育及避孕失败后的补救措施。

第 1 节　避　　孕

案例 20-1

患者，女，35 岁，已婚，G_3P_2。既往体健，1 个月前因意外受孕行人工流产术，近几年不打算再生育，来咨询如何避孕。

问题：1. 应建议患者采取何种避孕措施？

2. 患者采用了含铜宫内节育器，放置半年内常出现腰痛、月经量增多、经期延长，该如何处理？

避孕（contraception）是指采用科学的方法使妇女暂时不受孕。目前常用的避孕方法有宫内节育器避孕、药物避孕及其他避孕方式。

一、宫内节育器

宫内节育器（intrauterine device，IUD）是育龄妇女易于接受的一种避孕措施，具有安全、有效、经济、简便可逆的优点，是我国育龄妇女避孕的主要措施。

（一）种类

一般将宫内节育器分为惰性和活性两大类（图 20-1）。

1. 惰性宫内节育器　为第一代 IUD，主要由惰性材料如金属、硅胶、尼龙、塑料等制成，由于脱落率及带器妊娠率高，现已淘汰使用。

2. 活性宫内节育器　为第二代 IUD，其内含有活性物质，如铜离子、药物、激素及磁性物质等，可提高避孕效果，降低副作用。主要有：①含铜 IUD，临床常用，有 T 形、V 形、宫形等多种形态，放置时间可达 10～15 年。②药物缓释 IUD，如含左炔诺孕酮 IUD（曼月乐），含锌、前列腺素合成酶抑制剂及抗纤溶药物等节育器，有效期可维持 5 年左右。

（二）避孕原理

1. 干扰受精卵着床　IUD 可以改变子宫腔内环境，使子宫内膜与胚泡成熟不同步，受精卵着床受阻；含孕激素 IUD 释放孕酮，使子宫内膜腺体萎缩，间质蜕膜化，不利于受精卵着床，孕激素还可改变宫颈黏液性状使宫颈黏液变稠，不利于精子穿透。

2. 对精子和胚胎的毒性作用　IUD 放置后引起宫腔内局部炎性反应，使宫腔液具有细胞毒性作用；带铜 IUD 释放的铜离子对精子和胚泡具有毒性作用。

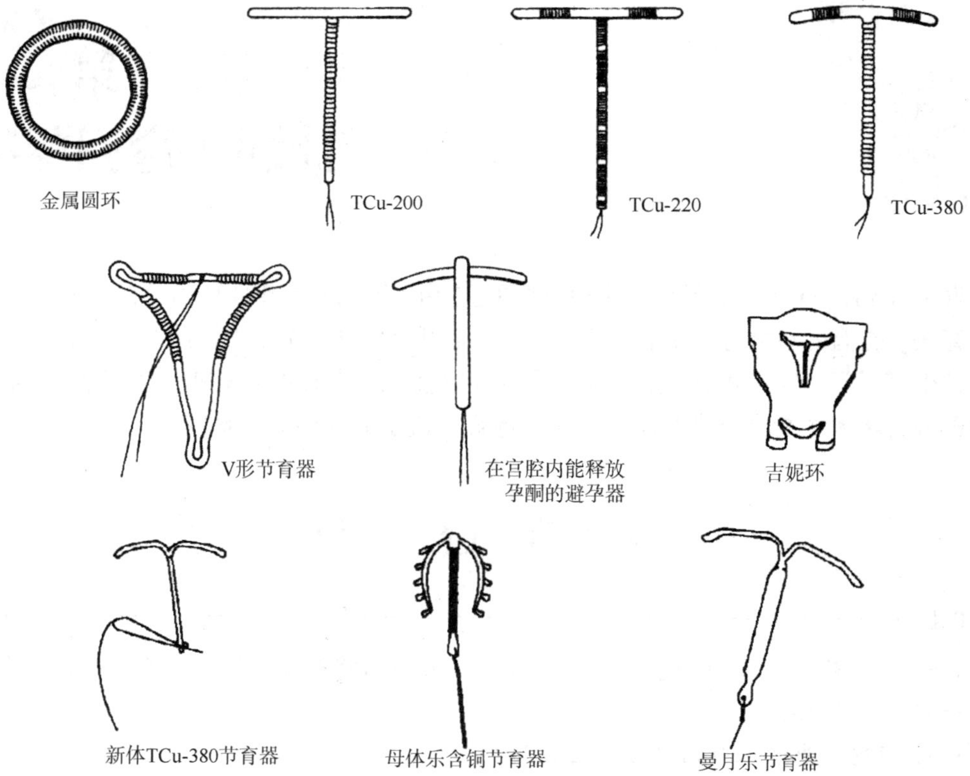

图 20-1　我国常见宫内节育器类型

（三）宫内节育器放置术

1. 适应证　凡育龄妇女无禁忌证，自愿要求放置者。

2. 禁忌证　①生殖道急性炎症者。②妊娠或可疑妊娠。③人工流产、分娩或剖宫产后疑有胚胎组织残留可能。④生殖器官肿瘤。⑤严重的全身性疾病患者。⑥子宫畸形者、宫颈过松、重度陈旧性宫颈裂伤或子宫脱垂者。⑦宫腔＜5.5cm 或＞9.0cm。⑧月经过多、过频或有阴道不规则流血。⑨有铜过敏史。

3. 放置时间　①月经干净后 3～7 日无性交。②人工流产手术后且宫腔深度＜10cm 者。③产后 42 日恶露已净，子宫恢复正常，会阴伤口已愈合。④剖宫产后 6 个月。⑤哺乳期闭经排除早孕。⑥含孕激素 IUD 在月经第 3 日放置。⑦自然流产于转经后，药物流产于 2 次正常月经后放置。⑧性交后 5 日内放置可作为紧急避孕方式之一。

4. 放置方法　受术者排尿后取膀胱截石位；双合诊检查子宫大小位置及双附件后，用阴道窥器暴露宫颈，再次消毒宫颈，用宫颈钳夹持宫颈前唇，用子宫探针顺子宫位置探测宫腔深度，宫颈管较紧者可用宫颈扩张器依次扩至 6 号。用放环叉或放置器将节育器推送至宫腔底部后，轻轻退出放环器，带有尾丝者则在距宫颈外口 2cm 处剪断尾丝。

5. 护理要点

（1）术前准备　①物品准备：阴道窥器 1 个，宫内节育器 1 个，宫颈钳 1 把，消毒钳 2 把，纱布钳 1 把，弯盘 1 个，子宫探针 1 个，放环器 1 个，剪刀 1 把，方包巾 1 块，洞巾 1 块，无菌手套 1 副。②受术者准备：排空膀胱，取膀胱截石位，消毒外阴与阴道。

（2）术后护理　①术后休息 3 日，1 周内避免重体力劳动，2 周内禁止性生活和盆浴，保持外阴清洁。②不规则阴道流血是常见的副作用，主要表现为经量增多、经期延长或少量点滴出血，一般不需处理，3～6 个月后逐渐恢复。少数妇女放置节育器后可出现白带增多或伴有下腹胀痛，应报告医生根据具体情况明确诊断后对症处理。③术后第 1 个月、3 个月、6 个月、12 个月进行随访，以后每年复查 1 次。④术后 3 个月内每次行经或排便时注意有无 IUD 脱落。

6. 放置宫内节育器的并发症及防治

（1）感染　常因放置节育器时无菌操作不严格、IUD 尾丝过长导致上行感染。明确感染者，在抗感染治疗的同时取出 IUD。

（2）节育器异位　原因有：①子宫穿孔、操作不当将节育器放到宫腔外。②节育器过大、过硬或子宫壁薄而软，子宫收缩造成节育器逐渐移位至宫腔外。术中穿孔时受术者感觉腹痛，应停止操作，损伤小者，住院观察，损伤较大，立即剖腹探查。在复查或取环时发现异位者，应协助医生从阴道取出或剖腹探查时取出。

（3）节育器嵌顿或断裂　因放置时损伤子宫壁或带器时间过长，绝经后取出过晚，致部分器体嵌入子宫肌壁或发生断裂，应及时取出。若取出困难，可在超声或宫腔镜下取出。

（4）节育器下移或脱落　原因有：①操作不规范，节育器放置未送至宫腔底部。②节育器选择过小。③宫颈内口过松。④月经量过多等。常见于放置 IUD 后 1 年之内。

（5）带器妊娠　多见于 IUD 脱落、下移或异位。一经确诊，行人工流产，同时取出 IUD。

（四）宫内节育器取出术

1. 适应证　①带器妊娠者。②计划再生育者。③因不良反应严重或出现并发症经治疗无效者。④放置期限已满需更换者。⑤拟改用其他避孕措施者。⑥绝经过渡期停经 1 年内。

2. 禁忌证　有生殖器急慢性炎症或严重的全身性疾病。

3. 取器时间　①月经干净后 3～7 日。②子宫不规则出血者随时可取。③带器妊娠者可行人工流产术时取出。

4. 取器方法　取出前查看有无尾丝，确定 IUD 的位置和类型。无尾丝者，需在手术室进行，用取环钩钩住节育器的下缘缓慢拉出。有尾丝者用血管钳夹住尾丝后轻轻牵出。

5. 护理要点　术前准备同放置术，准备取环包等物品。术后休息 1 日，2 周内禁止性生活和盆浴，保持外阴清洁，预防感染。

二、药物避孕

药物避孕也称为激素避孕，是指应用甾体激素达到避孕的目的。其是一种高效避孕方法，大多由人工合成的雌、孕激素配伍组成。

（一）避孕原理

1. 抑制排卵　通过干扰下丘脑-垂体-卵巢轴的正常功能，抑制下丘脑释放 GnRH，使垂体分泌的 FSH 和 LH 的量减少，不出现排卵前 LH 高峰，因此不能排卵。

2. 改变宫颈黏液性状　避孕药中的孕激素可使宫颈黏液黏稠度增加，分泌量减少，拉丝度降低，不利于精子穿透。

3. 改变子宫内膜的形态与功能　避孕药通过抑制子宫内膜的增殖变化，改变子宫内膜功能和形态，使子宫内膜分泌反应不良与胚胎发育不同步，不适于受精卵着床。

4. 改变输卵管的功能　在雌、孕激素作用下，影响输卵管的正常分泌和蠕动功能，干扰受精卵着床。

（二）适应证与禁忌证

1. 适应证　健康育龄妇女均可服用。

2. 禁忌证　①严重的心血管疾病、血栓性疾病不宜应用，如高血压、冠心病、静脉栓塞等。②急、慢性肝炎或肾炎。③部分恶性肿瘤、癌前病变、子宫或者乳房肿块者。④内分泌疾病：如甲状腺功能亢进、糖尿病等。⑤哺乳期妇女。⑥年龄＞35 岁的吸烟妇女。⑦严重精神病生活不能自理者。⑧有严重偏头痛、反复发作者。⑨月经稀少或年龄超过 45 岁者。

（三）药物的种类与用法

甾体激素避孕药包括口服避孕药、长效避孕针、缓释系统避孕药和避孕贴剂。常用药物种类及用法如下：

1. 复方短效口服避孕药 是雌、孕激素复合制剂，应用最广。主要作用为抑制排卵，正确使用避孕药的有效率接近 100%。

（1）药物类型 根据在整个周期中雌、孕激素的剂量和比例变化分为单相片、双相片和三相片 3 种，我国常用的是单相片和三相片。①单相片：在整个周期中雌、孕激素含量是固定的，常用制剂有复方炔诺酮片（避孕片 1 号）、复方甲地孕酮片（避孕片 2 号）、复方去氧孕烯片（妈富隆）等。于月经第 5 日开始，每晚 1 片，连服 21 日或 22 日不间断。②三相片：三相片中每一相雌、孕激素含量，是根据女性生理周期而制定不同剂量，药盒内的每一相药物颜色不同，每片药旁标有日期，提醒服药者按箭头所示顺序服药。三相片的服用方法也是每日 1 片，连服 21 日。

（2）注意事项 ①若漏服必须于次晨（12 小时内）补服 1 片，以免发生突破性出血或避孕失败。②一般停药后 2～3 日出现撤药性出血，类似月经来潮，于月经第 5 日开始下一个周期用药。若停药 7 天尚无阴道出血，于当晚开始第 2 周期服药。若服用 2 个周期仍无月经来潮，则应该考虑更换避孕药的种类或就医诊治。

2. 复方长效口服避孕药 主要由长效雌激素和孕激素配伍而成。首次最好在月经周期第 5 日服用 1 片，月经周期第 10 日服用第 2 片，以后按第一次服药日每月 1 片。此类药物由于激素含量较大，不良反应较多，现已少用。

3. 长效避孕针 目前长效避孕针有单纯孕激素类和雌、孕激素复合制剂两种。避孕有效率达 98% 以上。尤其适用于对口服避孕药有明显胃肠道反应者。长效避孕针有月经紊乱、点滴出血或闭经等副作用。月经频发或经量过多者不宜选用长效避孕针。①单纯孕激素制剂：如醋酸甲羟孕酮避孕针，每隔 3 个月肌内注射 1 支。因不含雌激素，适用于哺乳期妇女避孕。②雌孕激素复合制剂：每月肌内注射 1 次，避孕 1 个月。由于激素剂量大、副作用大，很少用。

4. 探亲避孕药 又称速效避孕药或事后避孕药，有孕激素制剂、雌孕激素复合制剂和非孕激素制剂。服用此类药物不受月经周期的时间限制，适用于夫妻两地分居、短期探亲夫妇。可于探亲前一日服用 1 片，于房事当晚及以后每晚口服 1 片，连续服用 10～14 日。如服用 14 日后探亲仍未结束，可改用短效避孕药至探亲结束。探亲不满 10 天，需服完 10 粒。但由于目前激素避孕药种类不断增加，探亲避孕药剂量又大，现在已很少使用。

5. 缓释避孕药 将避孕药（主要是孕激素）与具备缓释性能的高分子化合物制成多种剂型，即一次给药后可在体内缓慢、持久释放微量甾体激素，达到长效避孕目的。目前常用的有皮下埋植剂、阴道药环、避孕贴片及含药的宫内节育器（详见本节“宫内节育器”）。

（1）皮下埋植剂 是将左炔诺酮制成硅胶棒，埋于育龄妇女的上臂皮下，恒定缓慢地向血液循环中释放左炔诺酮，产生避孕效果。药物不含雌激素，不影响乳汁质量，可用于哺乳期妇女。注意事项：皮下埋植时间应在月经来潮 7 天内，局部麻醉后在上臂内侧做皮下扇形插入，放置 24 小时后即可发挥避孕作用，一组埋植剂有效期为 5 年。副作用主要有不规则少量阴道流血或点滴出血，少数患者出现闭经，一般 3～6 个月后逐渐减轻或消失。

（2）微球和微囊避孕针 将甾体激素避孕药与具有生物降解作用的高分子聚合物混合或包裹制成微球或微囊，将其注入皮下，能缓慢地释放避孕药。高分子聚合物在体内能够降解、吸收，无须取出。一次注药，可避孕3个月。

（3）缓释阴道避孕环　通过载体将携带甾体激素的避孕药制成环状放入阴道内，月经干净后将避孕环放入阴道后穹隆或套在宫颈上，药物可被阴道黏膜上皮直接吸收，产生避孕作用，有效期1年，具有取、放方便的优点。

（4）避孕贴剂　外用缓释避孕药，含有人工合成的雌激素及孕激素，粘贴于皮肤后，通过皮肤吸收，发挥避孕作用。月经周期第1天使用，每周1贴，连用3周，停药1周。

（四）甾体激素避孕药的副作用及处理

1. 类早孕反应　避孕药中含有的雌激素可刺激胃黏膜，服药初期可出现类似早孕反应，如恶心、呕吐、头晕、乏力、困倦等反应。轻者不需处理，坚持服药数个周期后副作用自然消失。症状严重需考虑更换制剂或停药改用其他措施。

2. 不规则阴道流血　服药期间阴道不规则流血又称突破性出血，多数发生在漏服避孕药后，少数未漏服也会发生。轻者点滴出血，不用处理。若出血较多者，在每晚服用避孕药同时加服雌激素直至停药。若流血似月经量或流血时间已近月经期，应停止服药，作为一次月经来潮。于出血第5日再开始服用下一周期的药物，或更换避孕药。

3. 闭经　1%～2%的妇女发生闭经，常发生于月经不规则妇女。对原有月经不规则妇女，使用避孕药应谨慎。停药后月经不来潮，需除外妊娠，停药7日后可继续服药，若连续停经3个月，需停药观察。

4. 体重增加及色素沉着　有些妇女服药后会导致体重增加，一般不需处理，停药后多数能自然恢复，如症状显著者可改用其他避孕措施。少数妇女颜面部出现淡褐色色素沉着，停药后多能自行消退，一般不需处理。

5. 其他　个别妇女可出现皮疹、皮肤瘙痒、乳房胀痛、头痛、复视等，可对症处理，严重者停药。

三、其他避孕方法

（一）外用避孕

1. 阴茎套　也称避孕套，为男性避孕工具。阴茎套为筒状薄型乳胶制品，筒径有29mm、31mm、33mm、35mm四种规格，顶端呈小囊状，射精时精液储留于小囊内。每次性生活时将其套在阴茎上，使精液排在套内不进入宫腔而达到避孕目的。如正确使用，有效避孕率可达93%～95%，避孕效果好；此外阴茎套还具有防止性传播疾病的作用，故应用广泛。

使用时注意：选择合适阴茎套型号，使用前吹气检查证实确无漏孔，排去小囊内空气后方可应用。射精后在阴茎尚未软缩时，即捏住套口和阴茎一起取出。每次性生活均应全程使用，不能反复使用。如发现阴茎套滑脱、破裂、破口时，应采取其他避孕方法。

2. 女用避孕套　又称阴道套，是一种由乳胶（或聚氨酯）制成的宽松、柔软袋状物，既能避孕，又能有效防止性传播疾病。目前在我国女性中使用较少，尚未普及。

3. 外用杀精剂　于性交前放入阴道内杀精起到避孕目的的一类化学避孕制剂。每次性交前均要使用，目前广泛使用的为非离子型表面活性剂，如以壬苯醇醚为主药制成避孕药膜，具有高效快速杀精能力。将药膜揉成团状于性交前10分钟放入阴道深处，待其溶解后即可性生活，若正确使用，避孕率可达95%以上。若置入30分钟尚未性交，必须再次放入。

（二）紧急避孕法

紧急避孕是指在无防护性生活或避孕失败后几小时或3～5日，妇女为防止非意愿妊娠的发生而采取的补避孕方法。此种方法只针对一次无防护性生活起作用，有效率低于常规避孕方法，且紧急避孕药激素剂量大，副作用亦大，不能替代常规避孕。

1. 适应证与禁忌证 适用于性生活未使用任何避孕措施和避孕失败者（如阴茎套滑脱、破裂、过早取出；IUD 脱落；漏服避孕药等）。已确定妊娠的妇女不再适用此方法。

2. 方法 有放置宫内节育器和口服避孕药物两种方式。

（1）放置宫内节育器 适合于希望长期避孕，并无放置宫内节育器禁忌证的妇女。在无防护性生活 5 日（120 小时）内放置带铜宫内节育器。

（2）口服避孕药物 主要有雌、孕激素复方制剂（复方左炔诺孕酮片），单孕激素制剂（左炔诺孕酮片）及抗孕激素制剂（米非司酮）3 大类。复方左炔诺孕酮片或左炔诺孕酮片均在无保护性生活后 72 小时内服用首剂，12 小时再服 1 次。米非司酮在无保护性生活 120 小时内服用 10mg，其不良反应相对较轻。

（三）安全期避孕法

安全期避孕法又称自然避孕，是指避开女性易受孕期性交而不采用其他药物或工具而达到避孕目的的方法。一般月经规律女性排卵通常发生在下次月经来潮前 14 日左右，据此推算排卵前后 4～5 日为易受孕期，其余时间视为安全期。由于女性排卵时间可受情绪、健康状况、外界环境等因素的影响而提前或延后，此法并不可靠，不宜推广。

（四）免疫避孕法

免疫避孕法是通过机体的免疫防疫机制达到避孕目的。免疫避孕法主要分为抗生育疫苗和导向药物避孕，如抗精子疫苗、基因免疫避孕法等。目前正在研究中，还未在临床应用。

四、避孕方法的选择

选择适当的避孕方法，有利于性伴侣双方的身心健康。人生的不同阶段、不同时期，对避孕的需求也不相同。护士可根据其具体情况，协助其选择最适宜、安全及有效的避孕措施。

1. 新婚夫妇 因尚未生育，需选用简便、短效的避孕方法。可采用男用避孕套；也可采用短效口服避孕药或外用避孕栓、薄膜等，一般暂不选用宫内节育器。

2. 已生育过的夫妇 应选择长效、安全、可靠的避孕方法。可采用宫内节育器、男用避孕套及口服避孕药物、避孕针或缓释避孕药等各种方法。若对某种避孕方法有禁忌证，则不宜使用该方法。

3. 哺乳期妇女 选择不影响乳汁质量和婴儿健康的避孕方法。宜选用男用避孕套、宫内节育器，不宜选用甾体激素避孕药。哺乳期放置宫内节育器，应先排除妊娠，操作注意要轻柔，防止子宫损伤。

4. 绝经过渡期妇女 仍有排卵可能，应坚持避孕。首选男用避孕套。原来采用宫内节育器无不良反应者可继续使用，至绝经后半年内取出。年龄超过 45 岁的妇女一般不用口服避孕药或注射避孕针。

第 2 节 计划生育相关的输卵管手术

计划生育相关的手术包括输卵管绝育术和输卵管吻合术。

一、输卵管绝育术

通过输卵管结扎手术阻断精子与卵子相遇而达到绝育，称输卵管绝育术。绝育方式可经腹、经腹腔镜或经阴道操作。目前常用方法为经腹输卵管结扎术或经腹腔镜输卵管结扎术。

（一）经腹输卵管结扎术

该方法为经腹壁小切口结扎输卵管术，是国内应用最广的绝育方法，具有安全方便、切口小、组织损伤小等优点。

1. 适应证 要求接受绝育术且无禁忌证者；患严重全身性疾病不宜生育者。

2. 禁忌证 24小时内有2次体温达到或超过37.5℃者；各种疾病的急性期（如急性生殖道炎症）；全身情况差不能耐受手术者，如心力衰竭、严重贫血等；患严重的神经官能症。

3. 手术时间 非孕妇女在月经干净后3～4日；人工流产或分娩后48小时内施术；剖宫产手术时；哺乳期或闭经妇女应排除早孕后。

4. 手术实施 ①麻醉：以局部麻醉为主或硬膜外麻醉。②体位：受术者排空膀胱，取平卧位，留置尿管，常规消毒铺巾。③选择腹部切口：一般取下腹正中耻骨联合上方3～4cm处做纵切口；产后可在宫底下2～3cm做纵切口。④寻找、提取输卵管。⑤结扎输卵管：于输卵管峡部切开浆膜层，游离输卵管，剪除输卵管约1cm长，结扎输卵管两侧断端，然后缝合浆膜层。同法处理对侧输卵管。⑥手术结束：清点器械、纱布无误后逐层关闭腹腔，术毕。

5. 术后并发症 一般不发生。①出血或血肿：多因过度牵拉损伤输卵管或输卵管系膜血管所致。②感染：包括局部感染和全身感染。多因体内原有感染尚未控制，或手术操作中无菌观念不强。③脏器损伤：解剖关系辨认不清或操作粗暴可致膀胱或肠管损伤。④绝育失败：偶有发生，即绝育后再孕。由于绝育措施本身的缺陷，或技术操作误差。一旦发生，根据是正常妊娠还是异位妊娠及妇女有无生育要求，采取相应的处理方法。

6. 术后护理要点

（1）一般护理 局部浸润麻醉，不需禁食，及早下床活动。

（2）病情观察 观察患者生命体征、一般情况，以及腹痛及腹部切口等表现。如有感染征象，应及时联系医生并按医嘱给予处理。注意有无内出血、脏器损伤等征象。

（3）出院指导 嘱术后休息3～4周，禁止性生活1个月，1个月时复查。

（二）经腹腔镜输卵管结扎术

经腹腔镜输卵管结扎术的手术时间短、恢复快、安全、效果好，近年来已逐渐推广使用。

1. 适应证 同经腹输卵管结扎术。

2. 禁忌证 心肺功能不全、腹腔粘连、膈疝者禁用，其余同经腹输卵管结扎术。

3. 术前准备 术前日晚做肥皂水灌肠，术时患者取头低仰卧位。其余同经腹输卵管结扎术。

4. 手术步骤 行局部浸润麻醉或硬膜外麻醉。于脐孔下缘做切口，将气腹针插入腹腔，充气（二氧化碳）2～3L，然后换置腹腔镜。在腹腔镜直视下将弹簧夹或硅胶环钳夹或环套于输卵管峡部，以阻断输卵管通道。也可采用双极电凝烧灼输卵管峡部1～2cm。

5. 术后护理 术后需静卧数小时后下床活动；严密观察受术者的生命体征，以及是否有腹腔内出血或脏器损伤的征象。

二、输卵管吻合术

输卵管吻合术又称输卵管复通术，指输卵管绝育术后，由于各种原因要求恢复生育功能而行的输卵管手术。其适用于夫妇双方身体健康且具有生育功能的女性。为了提高手术的精确度和成功率，减少损伤形成的粘连，输卵管复通术可在放大镜和手术显微镜下进行。手术将结扎或堵塞部位的输卵管切除，再将两断端修整后重新接通。近几年，随着腹腔镜微创手术技术的不断成熟，腹腔镜下输卵管吻合术成功率逐渐增加，替代了显微镜下输卵管吻合术。

第3节 终止妊娠的方法及护理

因避孕失败所导致意外妊娠，或疾病原因等不能继续妊娠者，需采用人工方法终止妊娠，是避孕失败的补救措施，但人工终止妊娠对妇女的生殖健康有一定的影响，应重点指导做好避孕工作。常用终止妊娠的方法有药物流产、人工流产、中期妊娠引产。

一、药 物 流 产

药物流产是用药物终止早期妊娠的方法。目前常用的药物是米非司酮与米索前列醇配伍，终止早孕完全流产率可达 90%以上。米非司酮是一种类固醇类的抗孕激素制剂，能和孕酮竞争与蜕膜的孕激素受体结合，具有抗孕激素及糖皮质激素作用。米索前列醇是前列腺素的类似物，具有子宫兴奋和宫颈软化作用。

（一）适应证

1. 妊娠 49 日以内，确诊为正常宫内妊娠，本人自愿要求使用药物终止妊娠。>49 日应酌情考虑，必要时住院流产。

2. 人工流产术高危因素者，如瘢痕子宫、哺乳期、宫颈发育不良或严重骨盆畸形者。

3. 多次人工流产史，对手术流产有恐惧心理者。

（二）禁忌证

1. 使用米非司酮的禁忌证 如肾上腺疾病、肝肾功能异常、内分泌疾病、妊娠期皮肤瘙痒史、血液疾病、血管栓塞等病史。

2. 使用前列腺素类药物的禁忌证 如二尖瓣狭窄、低血压、高血压、青光眼、哮喘、过敏体质、胃肠功能紊乱、癫痫、贫血等。长期服用抗前列腺素药物、抗癫痫、抗抑郁、抗结核等类药物者。

3. 其他 过敏体质，有长期嗜酒、吸烟病史，带器妊娠，异位妊娠，妊娠剧吐者。

（三）用药方法

米非司酮分为顿服法和分服法。顿服法为 200mg 一次口服；分服法为总量 150mg，分 3 日口服。两种方法均于服药第 3 日早上口服米索前列醇 0.6mg，前后空腹 1 小时。服药后可出现恶心、呕吐、腹痛、腹泻等胃肠道症状。

（四）护理要点

1. 向孕妇详细讲解药物的原理、用药方法、用药效果、可能的不良反应或失败的可能性，使其有充分的思想准备，自愿选用后，填写记录表，告知用药注意事项。

2. 服药前需确诊为宫内妊娠。

3. 一般于服用米索前列醇后应留院观察 6 小时，2～4 小时排出胚胎，注意观察有无用药不良反应及胚囊是否排出。医护人员认真检查排出的绒毛情况，判断流产是否完全。

4. 药物流产失败者或不全流产发生阴道大出血者，应及时行清宫术。

5. 心理护理。根据患者不同的心态做好相应的心理护理，解除患者的思想顾虑。

6. 指导正确避孕，再次妊娠应在月经复潮 6 个月后。

二、手 术 流 产

手术流产是采用手术方法终止妊娠，包括负压吸引术和钳刮术。

（一）负压吸引术

利用负压吸引原理，将妊娠物从宫腔内吸出，称为负压吸引术。

1. 适应证 妊娠10周内要求终止妊娠而无禁忌证，患有某种严重疾病不宜继续妊娠。

2. 禁忌证 生殖道炎症；各种疾病的急性期；全身情况不良，不能耐受手术；术前24小时内两次体温在37.5℃以上。

3. 手术流产的镇痛与麻醉 人工流产一般数分钟完成，可不需要麻醉，但为了减轻受术者疼痛，可在麻醉下行人工流产术。常用的麻醉方法有依托咪酯静脉注射法，该麻醉方法需由麻醉师负责麻醉管理。

4. 手术步骤 术前排空膀胱，取膀胱截石位。做双合诊复查子宫位置、大小及附件等情况。消毒宫颈，用宫颈钳夹住前唇，将宫颈钳向外牵引和固定子宫。探测宫腔，扩张宫颈由小号到大号，循序渐进，扩张至比选用吸头大半号或1号。按孕周选择吸管粗细及负压大小。一般按顺时针或逆时针方向上下移动吸引宫腔1～2周，感觉宫腔逐渐缩小，宫壁紧贴吸头时，表示已经吸净。此时，先捏紧橡皮管后再取出吸头，注意不要带负压进、出宫颈管（图20-2）。再次测量宫腔深度，取出宫颈钳及阴道窥器。检查胚胎及绒毛是否完全，如发现异常及未见绒毛，组织物全部送病理检查。

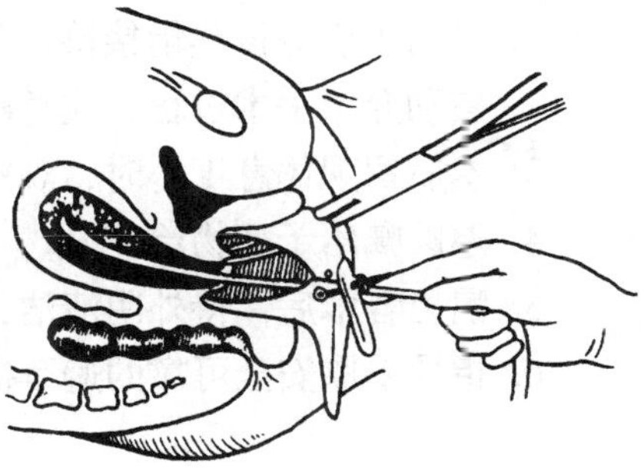
图20-2 负压吸宫术

5. 注意事项 ①正确判别子宫大小及位置，动作轻柔。②扩张宫颈时用力均匀，防宫颈内口撕裂。③探针进入宫腔遇有阻力时勿用暴力，以免发生子宫穿孔。④严格遵守无菌操作。⑤吸净的标志：吸管头紧贴宫腔壁有紧涩感；宫腔缩小1.5～2.0cm；宫颈口有血性泡沫出现。

（二）钳刮术

钳刮术适用于孕11～14周者。适应证、禁忌证同负压吸引术。

术前24小时常规消毒后用橡胶导尿管扩张宫颈管，也可于手术前3～4小时在阴道后穹隆放置前列腺素制剂使宫颈软化扩张。术中将子宫颈充分扩张后，用有齿卵圆钳夹破羊膜，使羊水流净。用卵圆钳夹取妊娠组织，再行刮宫、吸宫的手术。

现常用药物流产让胎儿娩出，胎盘用卵圆钳钳夹，减少因胎儿较大造成的损伤和出血。

（三）手术流产术并发症及防治

1. 人工流产综合反应 主要是由于术中宫颈或宫体局部受到机械性过度刺激，引起受术者迷走神经兴奋症状，表现为心动过缓、心律不齐、血压下降、面色苍白、出汗、头晕、胸闷等。这与受术者的情绪、身体状况及手术操作有关。发现症状应立即停止手术，给予吸氧，一般能自行恢复。严重者静脉注射或肌内注射阿托品0.5mg，即可迅速缓解症状。术前重视精神安慰，术中动作轻柔，吸宫掌握适当负压，减少不必要的反复吸刮。

2. 术中出血 多见于钳刮术中。妊娠月份较大时，因子宫较大，子宫收缩欠佳，出血量多。术中扩张宫颈后，可在宫颈注射缩宫素促使子宫收缩，同时尽快钳取或吸出内容物。

3. 子宫穿孔 是手术流产术的严重并发症。常见于术者操作技术不熟练，哺乳期子宫或剖宫产后瘢痕子宫妊娠。疑有穿孔者应立即停止手术，使用缩宫素和抗生素。密切观察受术者的生命体征、腹痛及有无出血情况。破口大、有内出血或怀疑脏器损伤，应配合医生剖腹探查或腹腔镜检查，根据情况处理。

4. 吸宫不全 指人工流产术后部分妊娠组织物的残留，是人工流产术后常见并发症。与操作者技术不熟练或子宫位置过度前屈或后屈有关。常表现为术后10日阴道流血量仍多，或者出血停止后又有多量流血者，血或尿 hCG 检测和超声检查有助于诊断。无明显感染征象，即行刮宫术，术后给予抗生素预防感染。若同时伴有感染，应控制感染后再行刮宫术。

5. 感染 多因吸宫不全或流产后过早性生活，器械、敷料消毒不严或操作无菌观念不强所致。表现为子宫内膜炎、盆腔炎甚至腹膜炎。按医嘱应用抗生素进行抗感染治疗。

6. 漏吸 手术中未吸出胚胎及绒毛而导致继续妊娠或胚胎停止发育，称为漏吸。漏吸常见于子宫畸形、位置异常或操作不熟练引起。一旦发现漏吸，应再次行负压吸引术。

7. 远期并发症 包括宫颈粘连、宫腔粘连、慢性盆腔炎、月经失调、继发性不孕等。

（四）护理要点

1. 术前护士应该热情接待，和蔼可亲，关心患者，消除其紧张不安的心理。
2. 主动介绍手术过程、注意事项等，术中陪伴鼓励，使患者产生信任感和安全感。
3. 术后留观休息 1 小时，观察宫缩及阴道流血等情况。
4. 遵医嘱给予药物治疗。
5. 嘱患者术后保持外阴清洁，禁性生活和盆浴 1 个月；如有异常，随时就诊。
6. 指导采取安全可靠的避孕措施。需再孕者，下一次妊娠宜在月经复潮 6 个月后。

三、中期妊娠引产

孕妇患有严重疾病不宜继续妊娠或防止先天性畸形儿出生需要终止中期妊娠，可以采取依沙吖啶（利凡诺）引产和水囊引产。依沙吖啶能刺激子宫平滑肌兴奋，使内源性前列腺素升高导致宫缩，也能使胎儿中毒死亡。水囊引产：将水囊置于子宫壁与胎膜之间，水囊内注入生理盐水，膨胀水囊增加宫内压力，刺激子宫引起宫缩，促使胎儿及附属物排出。目前临床常用依沙吖啶（利凡诺）引产。

（一）适应证

1. 妊娠 13 周至不足 28 周患有严重疾病不宜继续妊娠者。
2. 妊娠早期接触导致胎儿畸形因素，检查发现胚胎异常者。

（二）禁忌证

1. 严重全身疾病。急慢性肝、肾疾病及严重心脏病、高血压、血液病。
2. 各种急性传染病、急性生殖器炎症、慢性疾病急性发作期。
3. 剖宫产术或肌瘤挖除术 2 年内。子宫壁有瘢痕、宫颈有陈旧性裂伤者慎用。
4. 前置胎盘或局部皮肤感染者。
5. 术前 24 小时体温两次超过 37.5℃者。

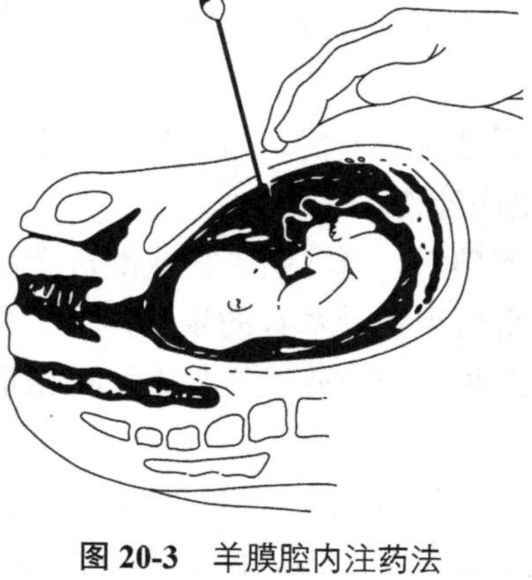
图 20-3 羊膜腔内注药法

（三）依沙吖啶（利凡诺）引产步骤

1. 溶液的配制 依沙吖啶安全用药量为每次 100mg。

2. 术前准备 遵医嘱做阴道分泌物检查、血尿常规及肝肾功能检查。B 超监测胎盘位置及羊水深度，标记定位以便选择穿刺部位。

3. 手术步骤 孕妇排空膀胱，取仰卧位，常规消毒铺巾。用 20～21 号腰穿针从选好的囊性感最明显的部位垂直进针，从腹壁垂直刺入至羊膜腔。换上吸有依沙吖啶 100mg 的注射器，回抽羊水后缓慢注入药物，注毕快速退针，用无菌纱布压迫 2～3 分钟，然后用胶布固定（图 20-3）。有条件时，在超声指引下进行，则更为安全可靠。

（四）并发症及防治

1. 全身反应　偶见体温升高，一般不超过 38℃，多发生在应用依沙吖啶后 24～48 小时，胎儿排出后体温很快下降。

2. 阴道流血　80%受术者出现阴道流血，量少于 100ml，个别妇女可超过 400ml。

3. 胎盘胎膜残留　发生率低。为避免妊娠组织残留，多主张胎盘排出后立即行刮宫术。

4. 感染　发生率较低，但严重感染可致死亡。一旦发生感染征象，应立即处理。

（五）护理要点

1. 一般护理　遵医嘱休息调养，加强营养，多吃富含营养且易于消化的食物。

2. 知情选择　将中期妊娠引产方法的作用机制、特点、效果、适应证和禁忌证、方法、注意事项、并发症等交代清楚，以得到患者的知情同意。

3. 心理护理　护士应建立良好的护患关系，关心和尊重患者，耐心地解答其提出的任何问题。努力消除患者紧张不安的心理。

4. 术后护理

（1）让患者尽量卧床休息，防止突然破水。

（2）用药后患者不可擅自离开病房，应定时测量生命体征。严密观察宫缩，注意有无阴道流血或发热等情况。如有寒战、发热，应立即报告医生，遵医嘱处理。

（3）依沙吖啶引产时，一般注药后 12～24 小时开始出现宫缩，约 48 小时娩出；若用药 5 日后仍未临产者即为引产失败，通报医生和家属，协商再次给药或改用其他方法。

5. 避免并发症　严格无菌操作，仔细检查胎儿、胎盘胎膜完整性，预防性使用抗生素，产后及时观察宫缩及阴道流血情况。

6. 健康教育　产后康复期间注意休息，加强营养；术后 6 周内禁止性生活及盆浴；产后立即采取回奶措施，为产妇提供避孕措施的指导；手术 1 个月后门诊复查，如有发热、腹痛、出血多等症状，随时就诊。

自 测 题

A_1/A_2 型题

1. 宫内节育环放置术的禁忌证除外（　　）
   A. 轻度贫血　　B. 急性盆腔炎
   C. 月经过频　　D. 生殖道肿瘤
   E. 宫颈口过松
2. 人工流产负压吸引术适用于妊娠（　　）
   A. 6 周内　　B. 8 周内
   C. 10 周内　　D. 12 周内
   E. 14 周内
3. 放置宫内节育器时间错误的是（　　）
   A. 人工流产后立即放置
   B. 剖宫产后 3 个月
   C. 月经干净后 3～7 日无性交
   D. 阴道分娩后 42 日
   E. 哺乳期闭经者排除妊娠后
4. 服用短效避孕药期间如漏服，补服的时间应在（　　）
   A. 4 小时内　　B. 8 小时内
   C. 12 小时内　　D. 24 小时内
   E. 36 小时内
5. 人工流产术时患者出现心动过缓、血压下降、面色苍白，应首先考虑（　　）
   A. 羊水栓塞　　B. 人工流产综合反应
   C. 吸宫不全　　D. 子宫穿孔
   E. 空气栓塞
6. 张某，孕 18 周，因胎儿严重缺陷，需要终止妊娠，应采取的措施是（　　）
   A. 钳刮术　　B. 负压吸引术
   C. 依沙吖啶引产　　D. 缩宫素静脉滴注
   E. 药物流产
7. 王某，因停经 50 天人工流产术后半月。阴道流血时多时少，查子宫如 40 天妊娠大小，软，尿 hCG 可疑，最可能的原因是（　　）

A. 子宫内膜炎　B. 漏吸
C. 空吸　D. 吸宫不全
E. 月经不调

A_3/A_4 型题

（8～11 题共用题干）

王女士，32 岁，足月顺产 8 个月，哺乳期，月经未复发，近期晨起呕吐，自测尿妊娠试验阳性，B 超确诊为宫内妊娠 8 周。

8. 采用何种方式终止妊娠（　　）
A. 负压吸引术　B. 钳刮术
C. 药物流产　D. 等待至 14 周引产
E. 缩宫素引产

9. 下列关于负压吸引术的描述正确的是（　　）
A. 适用于妊娠 14 周内
B. 术前不必排空膀胱
C. 术前不必向受术者介绍手术情况
D. 术中观察，及时发现异常并配合处理
E. 术后认真查吸出物，发现异常不必送病理检查

10. 术中该女士突然面色苍白，大汗淋漓，心律不齐，血压 70/50mmHg，脉搏 50 次/分，首先考虑（　　）
A. 子宫穿孔　B. 人工流产综合反应
C. 吸宫不全　D. 羊水栓塞
E. 空气栓塞

11. 上述情况应使用何种药物抢救治疗（　　）
A. 地西泮　B. 苯巴比妥
C. 哌替啶　D. 异丙嗪
E. 硫酸阿托品

（郑昌婧）

第21章 妇女保健

妇女保健是以妇女为对象，运用现代医学和社会科学的基本理论、基本技能及基本方法，研究妇女身体健康、生理发育及心理行为的变化，分析其影响因素，制订有效的保健措施，对女性的各阶段进行健康维护和健康促进。

第1节 概　　述

一、妇女保健工作的目的和意义

（一）妇女保健工作的目的

妇女保健工作目的是通过积极的预防、普查、监护和保健措施，做好妇女各期保健以降低患病率，消灭和控制某些疾病及遗传病的发生，控制性传播疾病的传播，降低孕产妇及围产儿死亡率，促进妇女身心健康。

（二）妇女保健工作的意义

妇女保健是我国卫生保健事业的重要组成部分，其宗旨是维护和促进妇女身心健康。坚持“以保健为中心，以保障生殖健康为目的，实行保健与临床相结合，面向群体、面向基层和预防为主”的工作方针开展妇女保健工作，保护妇女健康，提高人口综合素质，维护家庭幸福和后代健康，有效落实计划生育基本国策。

二、妇女保健工作的组织机构

（一）行政机构

1. 国家卫生健康委员会设置妇幼健康司，负责拟订妇幼卫生健康政策、标准和规范，推进妇幼健康服务体系建设，指导妇幼卫生、出生缺陷防治、婴幼儿早期发展、人类辅助生殖技术管理和生育技术服务工作。

2. 省（直辖市、自治区）卫生健康委员会下设妇幼健康处。

3. 市（地）级卫生健康委员会内设妇幼健康科或预防保健科。

4. 县（市）级卫生健康委员会设妇幼健康科或预防保健科。

（二）专业机构

1. 妇幼卫生专业机构　各级妇产科医院，综合性医院妇产科、儿科、预防保健科，中医医疗机构中妇科、儿科、妇产科、儿科诊所及各级妇幼保健机构。不论其所有制关系如何（全民、集体、个体），均属妇幼卫生专业机构。

2. 各级妇幼保健机构　①国家级：目前由中国疾病预防控制中心妇幼保健中心负责管理。②省级（直辖市、自治区）：省（直辖市、自治区）妇幼保健院及部属院校妇产科、妇幼系。③（地）市级：（地）市妇幼保健院（所）。④县级：县级妇幼保健院（所）。

第2节　妇女保健工作的内容

案例 21-1

王女士，48 岁。自诉近 2 年月经周期不规律，有时候经期 6～12 日不等，量多少不定，近 1 个月自感阵发性潮热、出汗、心烦，心悸，有时眩晕、失眠。

问题：1. 陈女士目前处于女性一生中的哪个时期？

2. 这个时期的保健内容有哪些？

妇女保健工作内容包括妇女各期保健、计划生育指导、妇女常见疾病及恶性肿瘤的普查普治、妇女劳动保护、妇女心理保健等。

一、妇女各期保健

（一）女童期保健

女童期是指从新生儿至青春早期（10 周岁）的阶段。10 周岁之前，女童的生殖器官仍为幼稚型，外阴发育不完善，阴道黏膜菲薄，大小阴唇未发育，加之缺乏雌激素，阴道酸度低，对入侵的病原菌没有自净能力，易发生外阴阴道炎。应加强此期的保健教育，更好地维护女童的身心健康。主要包括：①生殖卫生保健，2 周岁的女童已经能独立行走，应避免穿开裆裤，以减少外阴、阴道污染的机会。养成良好的排便习惯，定时排便，便后需自前向后擦拭。②培养良好的饮食习惯，婴儿期最佳的营养品是母乳，于出生后 6 个月开始添加辅食。幼儿期要均衡营养，食物多样化，保证身体发育所需的营养。③培养良好的生活习惯，充足的睡眠是生长发育的必要条件，能保证神经系统的正常发育。一般年龄越小所需睡眠时间越长，小儿平均每天睡眠时间不应少于 11 小时。④重视心理健康和体格锻炼。

（二）青春期保健

青春期保健的目的是通过健康教育、保健干预等使青春期女性主动寻求保健服务，从而健康过渡到成年期。此期以加强一级预防为主。①营养指导，注意营养成分的搭配，提高足够的热量，定时定量，三餐有度。②卫生指导，注意外阴部卫生；选择宽松、棉质、透气性好的内裤；做好月经期卫生保健指导。③乳房保健，青春期少女在乳房发育之后应适时佩戴胸罩，选择合适罩杯，临睡前应取下胸罩。加强营养和锻炼是乳房发育的必要条件。④性教育，春期最常见的心理特点是性意识明显增强。通过性教育使女性掌握基本的卫生保健知识，正确对待和处理性发育过程中的各种问题，以减少非意愿妊娠率，预防性传播疾病。二级预防包括小儿、妇科常见病的筛查和防治。通过学校保健等普及对青少年的体格检查，及早筛查出健康和行为问题。三级预防包括对青年女性疾病的治疗与康复。

（三）生育期保健

生育期妇女生殖功能旺盛，生殖作为妇女健康的核心，应得到良好的有关避孕、节育技术服务及与生殖有关的医疗保健服务，以维护正常的生殖功能。应以加强一级预防为重点：普及孕产期保健和计划生育技术指导；二级预防：使妇女在生育期因孕育或节育导致的各种疾病，能做到早发现、早防治；三级预防：提高对高危孕产妇的处理水平，降低孕产妇死亡率和围产儿死亡率。

我国提供孕前保健的检查措施有结婚前和受孕前两个时间窗。婚前检查为即将婚配的男女双方在结婚登记前所提供的保健服务，包括婚前医学检查、婚前卫生指导和婚前卫生咨询。婚前医学检查是通过医学检查手段发现有影响结婚和生育的疾病，给予及时治疗，并提出有利于健康和出生子代素质的医学意见。一是“暂缓结婚”，如精神病发病期间，指定传染病传染期间，重要脏器疾病伴功能不全，患有生殖器发育障碍或畸形；二是“不宜结婚”，双方为直系血亲或三代以内旁系血亲；三是“不宜生育”，严重遗传性疾病患者。

（四）围产期保健

围产期保健是指从妊娠前开始历经妊娠期、分娩期、产褥期、哺乳期、新生儿期，为保证孕妇、胎儿、新生儿的健康而进行的一系列保健措施。

1. 孕前保健 主要是指导夫妇选择最佳的受孕时机，有计划妊娠。有不良病史或孕产史者，要进行孕前咨询，充分做好孕前准备，以减少高危妊娠及高危儿的发生。

2. 孕期保健 孕期保健的目的是加强母儿监护，预防和减少妊娠期并发症，降低围产儿死亡率和缺陷儿的出生率，保障母儿健康。妊娠早期应尽早确诊妊娠，建立孕期保健手册，按时进行产检。妊娠中期应定期进行产前检查，监测胎儿宫内生长发育指标及孕妇健康状况；对高危妊娠进行筛查；预防妊娠并发症；加强孕妇营养指导；促进早期获得母亲角色，鼓励丈夫积极参与。妊娠晚期重点指导孕妇掌握自我监护胎儿宫内情况的方法；注意监测胎盘功能，及早发现并纠正胎儿宫内缺氧；做好分娩前的各种准备指导。

3. 分娩期保健 分娩期是整个妊娠安全的关键，提倡住院分娩，高危孕妇应提前入院。分娩期保健应做到"五防""一加强"。"五防"指防滞产、防感染、防产伤、防产后出血、防新生儿窒息。"一加强"指加强产时监护和产程处理。此期需要给予产妇生理上、心理上和精神上的帮助与支持，缓解疼痛和焦虑，保证母子平安。

4. 产褥期保健 目的是促使产妇身体恢复，及时做好心理调适，稳定产妇情绪，预防和及时发现产褥期疾病。对产妇进行产后访视及产后健康检查，产后访视至少3次，分别为产妇出院后3日内、产后14日和28日。产妇于产后42日到医院接受全面的健康检查，包括全身检查和妇科检查，同时给予计划生育指导，有性生活者要采取避孕措施。

5. 哺乳期保健 此期中心任务是保护、促进和支持母乳喂养。WHO提出"促进母乳喂养成功的十项措施"：①有书面的母乳喂养政策，并常规传达到所有的保健人员。②对所有的保健人员进行必要的技术培训。③将母乳喂养的好处及有关问题的处理方法告诉所有的孕妇。④帮助母亲在产后半小时内哺乳。⑤指导母亲如何哺乳，以及在需要与婴儿分开的情况下如何保持泌乳。⑥除母乳外，禁止给新生儿喂任何食物或饮料，除非有医学指征。⑦实行母婴同室，让母亲与婴儿每天24小时在一起。⑧鼓励按需哺乳。⑨不要给母乳喂养的婴儿长期吸吮橡皮奶头，或使用奶头作为安慰物。⑩促进母乳喂养支持组织的建立，并将出院母亲转给这些组织。

（五）绝经过渡期保健

由于绝经过渡期性激素的减少可引发一系列临床和精神心理症状，此时期的主要目的是提高妇女的自我保健意识和生活质量。保健内容有：①合理安排生活，加强营养，适度运动，并保持心情愉悦。②积极防治绝经前期月经失调；重视绝经后阴道流血。③鼓励并指导妇女进行缩肛运动，预防子宫脱垂和张力性尿失禁。④此时期是妇科肿瘤好发年龄，应每年定期体检。⑤在医师的指导下，采用绝经激素治疗或补充钙剂等综合措施防治绝经综合征。⑥此期妇女仍可能排卵，必须坚持避孕，妇女经期紊乱时，可适时取出宫内节育器，同时指导其避孕至停经12个月。

（六）老年期保健

国际老年学会规定60～65岁为老年前期，65岁以后为老年期。由于生理上的变化，使老年人的心理和生活发生改变，产生各种心理障碍，易患各种疾病。如萎缩性阴道炎、子宫脱垂和膀胱膨出、直肠膨出、妇科肿瘤、老年性痴呆等。因此应指导老年人定期体检，对疾病做到早发现、早诊断、早治疗，适度参加社会活动，保持生活规律，注意劳逸结合，防治老年期常见病和多发病，提高生活质量。

链 接 《中国妇女发展纲要（2021—2030 年）》之妇女与健康

《中国妇女发展纲要（2021—2030 年）》在妇女与健康发展领域提出了主要目标：①妇女全生命周期享有良好的卫生健康服务，妇女人均预期寿命延长；②孕产妇死亡率下降到 12/10 万以下，城乡、区域差距缩小；③妇女的宫颈癌和乳腺癌防治意识明显提高。适龄妇女宫颈癌人群筛查率达到 70%以上，乳腺癌人群筛查率逐步提高；④生殖健康和优生优育知识全面普及，促进健康孕育，减少非意愿妊娠；⑤减少艾滋病、梅毒和乙型肝炎母婴传播；⑥妇女心理健康素养水平不断提升；⑦普及健康知识，提高妇女健康素养水平；⑧改善妇女营养状况。预防和减少孕产妇贫血；⑨提高妇女经常参加体育锻炼的人数比例；⑩健全妇幼健康服务体系，提升妇幼健康服务能力。

二、计划生育技术指导

积极开展计划生育知识的健康教育及技术咨询，大力推广以避孕为主的综合避孕措施。人工流产只能作为避孕失败后的最后补救措施，不应作为避孕措施。指导夫妇双方选择安全有效的节育方法，降低非意愿妊娠，预防性传播疾病。严格掌握节育手术的适应证和禁忌证，减少和防止手术并发症的发生，提高节育手术质量，确保受术者的安全与健康。

三、妇女常见疾病及恶性肿瘤的普查普治

妇女常见病普查工作是贯彻预防为主、保护妇女生殖健康的一项公共卫生行动，是保证妇女常见妇科疾病早发现、早治疗的人群干预措施。健全妇女保健网络，定期对育龄妇女进行常见病及恶性肿瘤的普查普治工作，普查内容包括妇科检查（外阴、阴道、宫颈、双合诊、三合诊）、阴道分泌物检查、宫颈细胞学检查、B 超检查。倡导接种 HPV 疫苗，预防宫颈癌。针对普查结果，制定预防措施，降低发病率，提高治愈率，维护妇女健康。

四、妇女劳动保护

我国政府十分重视保护劳动妇女的健康。目前已建立较完善的妇女劳动保护和保健法规，有关规定如下。

1. 月经期 女职工在月经期不得从事重体力劳动及冷水作业。

2. 妊娠期 妇女妊娠后在劳动时间进行产前检查，可按劳动工时计算；妊娠期不得延长工作时间，妊娠满 7 个月后不得安排夜班劳动；不允许在女职工妊娠期、产期、哺乳期降低基本工资或解除劳动合同；对有两次以上自然流产史者，现又无子女的女职工，应暂时调离有可能导致流产的工作岗位。

3. 产期 女职工顺产假为 98 日，其中产前休息 15 日，难产增加产假 15 日，多胎生育每多生一个婴儿增加产假 15 日。女职工妊娠未满 4 个月流产的，享受 15 日产假；妊娠满 4 个月流产的，享受 42 日产假。我国女职工执行计划生育可按本地本部门规定延长产假。随着我国生育政策的调整，不同地区延长了产假时间。

4. 哺乳期 对哺乳未满 1 周岁婴儿的女职工，用人单位不得延长劳动时间或者安排夜班劳动。每日工作应安排 1 小时的哺乳时间；生育多胞胎的，每多哺乳 1 个婴儿每日多增加 1 小时哺乳时间。

五、妇女心理保健

健康的心理对妇女的身心健康有非常重要的意义。

1. 月经期心理卫生 月经初潮来临，身心发生的巨大变化对少女造成焦虑、困惑、烦躁，这需要对少女进行适当的性教育。月经周期中激素水平的变化可能和相应的情绪变化有关，经期前后的乏力、

烦躁不安、嗜睡是常见的心理行为症状，需适当运动以利于放松。

2. 妊娠期和分娩期心理卫生 妊娠期孕妇最常见心理问题是焦虑、抑郁，这时的心理卫生保健重点是充分休息，进行心理咨询和心理疏导。产妇的常见心理问题是不适应心理、焦虑紧张、恐惧和依赖心理。因此，在分娩过程中，医护人员要耐心安慰产妇，提倡开展家庭式产房，有丈夫或家属陪伴，消除产妇的焦虑和恐惧。

3. 产褥期心理卫生 产后常见的心理问题是焦虑和抑郁症，心理因素抑制催乳素及缩宫素释放，影响母乳喂养。此期的心理保健要依靠家人和社区妇幼保健人员及时了解产妇的心理问题和心理需要，及时给予心理疏导，鼓励母乳喂养和产后锻炼。

4. 绝经过渡期和老年期心理卫生 此阶段妇女雌激素水平显著降低，导致神经体液调节紊乱，引起绝经前后的心理障碍，如抑郁、焦虑、情绪不稳定等，随着机体逐步适应，内分泌环境重新建立平衡，这些心理反应也会逐渐消失。必要时加强心理咨询和健康教育。

第3节 妇女保健统计指标

妇女保健统计指标是客观评价妇幼保健工作的质量和反映妇女儿童健康状况最基本的指示，同时也为进一步制定妇幼保健工作规划，开展科研工作提供科学依据。

（一）孕产期保健质量指标

1. 孕产期保健工作指标

（1）孕产妇系统管理率=期内孕产妇系统管理人数/活产数×100%

（2）早孕建册率=辖区内孕 13 周之前建册并进行第一次产前检查的产妇人数/该地该时间段内活产数总数×100%

（3）产前检查率=期内产妇产前检查总人数/期内活产数×100%

（4）住院分娩率=期内住院分娩活产数/期内活产总数×100%

（5）产后访视率=期内接受产后访视的产妇数/期内活产数×100%

2. 孕产期保健质量指标

（1）高危孕产妇比重=期内高危孕产妇人数/期内孕产妇总数×100%

（2）剖宫产率=期内剖宫产活产数/期内活产数×100%

（3）产后出血率=期内发生产后出血的产妇人数/期内产妇总数×100%

（4）产褥感染率=期内产褥感染产妇人数/期内产妇总数×100%

（5）会阴侧切率=期内会阴侧切产妇人数/期内阴道分娩产妇总数×100%

3. 孕产期保健效果指标

（1）孕产妇死亡率=年内孕产妇死亡数/年内活产总数×10 万/10 万

（2）围产儿死亡率=（孕 28 周以上死胎死产数+生后 7 日内新生儿死亡数）/（孕 28 周以上死胎死产数+活产数）×1000‰

（3）新生儿死亡率=期内生后 28 日内新生儿死亡数/期内活产数×1000‰

（4）早期新生儿死亡率=期内生后 7 日内新生儿死亡数/期内活产数×1000‰

（5）新生儿访视率=期内接受 1 次及以上访视的新生儿人数/期内活产数×100%

4. 人口和计划生育统计指标

（1）人口出生率=某年出生人数/该年平均人口数×1000‰

（2）人口死亡率=某年死亡人数/该年平均人口数×1000‰

（3）人口自然增长率=年内人口自然增长数/同年平均人口数×1000‰

（4）出生人口性别比=出生男婴数/出生女婴数×100

（5）出生人流比=期内人工流产总例数/同期活产总数

（二）妇女病普查普治统计指标

1. 妇女常见病筛查率=该年该地区妇女常见病实查人数/某年某地区妇女常见病应查人数×100%
2. 妇女常见病患病率=该年该地区妇女常见病患病总人数/某年某地区妇女常见病实查人数×10万/10万
3. 妇女病治愈率=治愈例数/患妇女病总例数×100%

自 测 题

A_1/A_2 型题

1. 关于婚前卫生咨询以下错误的是（　　）
   A. 婚前卫生咨询是面对面，个人的咨询
   B. 应包括婚育问题的咨询
   C. 应包括个人、家庭个别医学问题的咨询
   D. 与咨询的方法、技巧关系不大
   E. 应对服务对象做好保密工作
2. 妇女月经期劳动保护不包括（　　）
   A. 不得从事重体力劳动
   B. 不得从事高空作业
   C. 不得从事低温作业
   D. 不得从事户外作业
   E. 不得从事水下作业
3. 妇女保健工作的基本内容是（　　）
   A. 妇女各期保健　　B. 妇女病普查普治
   C. 劳动保护　　D. 计划生育指导
   E. 以上都是
4. 对 35 岁以上妇女常见疾病和恶性肿瘤的普查普治应（　　）
   A. 每半年普查一次
   B. 每 1～2 年普查一次
   C. 每 2～3 年普查一次
   D. 每 3 年普查一次
   E. 每 4 年普查一次
5. 关于妇女劳动保护内容，下列错误的是（　　）
   A. 妊娠女职工在劳动时间内进行产前检查，所需时间不计入劳动时间
   B. 女职工哺乳时间为 1 年，不得安排其上夜班
   C. 产期女职工难产增加产假 15 日
   D. 对妊娠 7 个月以上的女职工，用人单位不得延长劳动时间
   E. 不得在女职工妊娠期解除劳动合同
6. 青春期性教育的特点是（　　）
   A. 养成健康的生活方式
   B. 预防疾病和意外
   C. 法制和品德教育
   D. 性心理教育
   E. 社会适应性培养
7. 某女童，11 岁。月经初潮，自觉胸部胀痛，情绪焦虑，对其健康教育内容首选的是（　　）
   A. 正确的人生观教育
   B. 经常开展同伴教育
   C. 经常坐浴，保持清洁
   D. 正确的生理卫生指导
   E. 适当增加户外活动
8. 王某，产后 2 周，情绪低落，经常掉眼泪，此时期妇女常见的心理问题是（　　）
   A. 焦虑和产后抑郁症
   B. 嗜睡少动
   C. 担心恐惧
   D. 担心自己女性形象受损
   E. 困惑烦躁
9. 李某，女，45 岁。近半年来出现月经不规律，心情烦躁，下列关于绝经过渡期保健的描述错误的是（　　）
   A. 合理安排生活
   B. 预防生殖器发生感染
   C. 避孕至月经停止 3 个月以后
   D. 防治绝经过渡期月经失调
   E. 每年定期体检
10. 王某，女，37 岁。结婚 1 年后计划妊娠，应该到医疗保健机构接受的保健服务是（　　）
   A. 婚前　　B. 孕前
   C. 产前　　D. 产时
   E. 产褥期

（蒋　佩）

第22章
妇产科常用护理技术

第1节　产前外阴消毒

案例 22-1

王女士，25岁，G_1P_0，孕40周，进入第二产程产妇。

问题：1. 如何为王女士做好接产前外阴消毒？

2. 外阴消毒的注意事项有哪些？

外阴消毒是分娩前最常规的外阴皮肤消毒操作，也是保证无菌接生的必要前提。它包括外阴清洁和外阴消毒两个环节。

1. 目的　外阴清洁消毒为阴道操作、自然分娩、妇产科手术做准备。避免发生感染。

2. 适应证　分娩产妇；行人工流产术的妇女；其他产科检查或经阴道手术术前患者。

3. 用物准备　无菌包1个（内装弯盘2个、卵圆钳4把）、有盖无菌敷料缸3个（分别盛放浸有0.5%聚维酮碘溶液的棉球、消毒干棉球、消毒干纱布）、冲洗壶（内盛温开水约1000ml）、无菌治疗巾1块、一次性垫单1块，便盆。

4. 操作方法

（1）操作者衣帽鞋穿戴整齐、戴口罩、修剪指甲，洗手。

（2）向产妇说明外阴清洁、消毒的重要事项，取得产妇配合。

（3）核对产妇姓名、床位及一般资料。室内光线明亮，调节室内温湿度，温度符合产房无菌要求，给予屏风遮挡。

（4）嘱产妇排空膀胱，臀下铺一次性垫单，协助产妇脱去一侧裤腿，取膀胱截石位。

（5）嘱产妇抬高臀部，将便盆放于臀下。用消毒干纱布块盖于阴道口。

（6）清洁会阴部：用消毒干棉球蘸温水清洗会阴部，顺序是小阴唇、大阴唇、阴阜、大腿内侧上1/3、会阴及肛门周围。

（7）消毒会阴部：用浸有蘸0.5%聚维酮碘溶液的棉球消毒会阴部，顺序同上。消毒3遍（每次范围不超过前一次）。嘱产妇抬高臀部，取出便盆，垫无菌治疗巾。

（8）整理用物，洗手帮助产妇取适宜体位，双手置于身体两侧。清理用物，用物按消毒技术规范要求处理，垃圾分类处理。

5. 注意事项

（1）环境设置温湿度适宜，室温为24～26℃，湿度为50%～60%。

（2）天冷时，擦洗注意保暖，消毒液需要加温。温开水温度为38～40℃。

（3）擦洗及消毒顺序、范围要正确。擦洗液勿流入阴道内。

（4）严格无菌操作，每次消毒的范围应逐渐缩小，不超过前一次。凡触碰过肛门的卵圆钳不可再用。

第2节 会阴擦洗

案例 22-2

李女士，27 岁，G_1P_1，昨日经会阴侧切助娩一正常女婴，重 3000g，遵医嘱行会阴擦洗。

问题：1. 如何为李女士做好产后会阴擦洗？

2. 会阴擦洗的注意事项有哪些？

会阴擦洗是利用消毒液对会阴进行擦洗和消毒的技术。由于会阴部各个孔道位置接近，易引起交叉感染，另外会阴部温暖、潮湿，容易滋生病原体。会阴擦洗是保持会阴局部清洁的常用护理技术。

1. 目的 保持会阴及肛门部清洁，促进患者会阴伤口愈合和舒适，防止生殖系统、泌尿系统的逆行感染。

2. 适应证 急性外阴炎患者，以及长期卧床、生活不能自理的患者；产后会阴有伤口者；妇科或产科手术后有留置导尿管者；会阴部手术术后患者。

3. 用物准备 一次性垫巾 1 块，一次性手套 1 副。会阴擦洗盘 1 个，盘内放置消毒弯盘 2 个，无菌卵圆钳或长镊子 2 把，浸有 0.02%聚维酮碘溶液或 1∶5000 高锰酸钾溶液的棉球若干个，无菌干纱布 2 块。若行会阴冲洗，则准备冲洗壶 1 个，消毒溶液（如 1∶5000 高锰酸钾溶液、0.02%聚维酮碘溶液等）500ml，无菌干棉球若干个，便盆。

4. 操作方法

（1）操作者衣帽鞋穿戴整齐、戴口罩、修剪指甲，洗手。

（2）核对患者，评估患者情况，向患者说明实施本操作的目的、意义和方法，以取得患者配合。注意用屏风或围帘遮挡，以保护患者隐私。

（3）嘱患者排空膀胱，取膀胱截石位，协助其脱去一侧裤腿，充分暴露外阴。给患者臀下垫一次性垫巾，注意为患者保暖。

（4）操作者戴一次性手套，弯盘置于会阴处，两手各持一把无菌卵圆钳或无菌长镊子，其中一把夹取无菌的干棉球或浸透药液的棉球，另一把用于擦洗。

（5）擦洗顺序如下：第 1 遍自上而下、由外向内，分别擦洗阴阜、大腿内侧上 1/3、大小阴唇、尿道口、阴道口、会阴体至肛门，初步擦净污垢。第 2 遍自上而下、由内向外，分别擦洗尿道口和阴道口、大小阴唇、阴阜、大腿内侧上 1/3、会阴及肛门。会阴有伤口时，应以伤口为中心擦洗。擦洗至少 3 遍，第 3 遍同第 2 遍，将用过的棉球放于弯盘内，直至把分泌物擦干净。

（6）用干棉球或干纱布擦干外阴，顺序同会阴擦洗。

（7）擦洗结束后，撤去一次性垫巾，嘱患者更换干净卫生巾或会阴垫，协助其整理衣裤及床单位。

（8）如行会阴冲洗，注意先将便盆放于一次性垫巾上，用无菌干棉球堵住阴道口，防止污水进入阴道，用卵圆钳夹无菌干棉球，一边冲一边擦洗，顺序同会阴擦洗。

5. 注意事项

（1）会阴擦洗过程中，注意观察患者会阴伤口周围有无红肿和分泌物等情况，发现异常及时报告医生并配合处理。

（2）会阴擦洗时，动作应轻柔，按照顺序进行。

（3）每擦洗完一位患者，均应清洁双手；注意将切口感染者安排在最后擦洗，防止交叉感染。

（4）会阴擦洗或冲洗每日 2 次，大便后应及时擦洗局部。

（5）留置尿管者，应注意保持留置尿管通畅，防止导尿管脱落或打结等。

第3节　会阴湿热敷

案例 22-3

陈女士，27 岁，G_1P_1，28 小时前阴道顺娩 1 男婴，今晨查房时产妇自述下体不适，查外阴肿胀，医嘱行会阴湿热敷。

问题：1. 如何为陈女士做好会阴湿热敷？

2. 会阴湿热敷的注意事项有哪些？

会阴湿热敷是利用热原理和药物化学反应用于皮肤患部，促进局部血液循环，增强局部白细胞的吞噬作用和组织活力，促进伤口愈合。

1. 目的　加强组织再生、消炎、镇痛，减轻局部组织充血和水肿，促进伤口愈合。

2. 适应证　会阴水肿及会阴血肿的吸收期、会阴伤口硬结及早期感染等患者。

3. 用物准备　橡胶单、中单各 1 块或一次性垫巾 1 块，治疗碗 1 个，消毒弯盘 2 个，镊子 2 把，棉垫 1 个，消毒干纱布 2 块，医用凡士林，50%硫酸镁或 95%乙醇。

4. 操作方法

（1）操作者衣帽鞋穿戴整齐、戴口罩、修剪指甲、洗手。

（2）核对患者，解释说明实施湿热敷的目的、意义和方法，以取得患者配合。注意用屏风或围帘遮挡，以保护患者隐私。

（3）嘱患者排空膀胱，协助其取膀胱截石位，臀下垫橡胶单、中单或一次性垫巾，协助患者脱去一侧裤腿。

（4）病变部位先涂上一薄层凡士林，盖上干纱布。

（5）将热敷溶液中的纱布拧至不滴水，后轻敷在病变区域，外面加盖棉垫保温，会阴水肿者可用 50%硫酸镁湿敷。

（6）每隔 3～5 分钟更换一次热敷垫，也可将热水袋放于棉垫外保温，减少热敷垫更换次数。一次热敷时间为 15～30 分钟，每日 2～3 次。

（7）热敷结束，移去热敷垫，观察热敷部位皮肤，用纱布拭净皮肤上的凡士林，整理床单位，清理用物。脱去手套，洗手，记录。

5. 注意事项

（1）会阴湿热敷水温一般为 41～46℃，防止烫伤。

（2）热敷过程中，注意观察患者局部皮肤及全身反应情况，对于休克、昏迷、术后感觉障碍及昏迷的患者应更加警惕烫伤及其他并发症的发生。

（3）会阴热敷面积应为病变范围的两倍。

（4）热敷完要记录好热敷的时间、部位、效果、反应。

第4节　阴 道 冲 洗

案例 22-4

林女士，51 岁，多发性子宫肌瘤，来医院行子宫全切术，医嘱行术前阴道冲洗。

问题：1. 如何为林女士做阴道冲洗？

2. 阴道冲洗的注意事项有哪些？

阴道冲洗/擦洗是利用消毒液对阴道局部进行清洗的技术。通过阴道冲洗/擦洗，可使阴道和宫颈保持清洁，避免子宫切除过程中阴道与盆腔相通，细菌或病原体进入盆腔引起感染，以减少术后阴道残端炎症等并发症。

1. 目的 使宫颈和阴道保持清洁，减少阴道分泌物，是妇科手术前的常规阴道准备。

2. 适应证 阴道手术前或子宫切除术的常规阴道准备。

3. 用物准备 阴道窥器 1 个，输液架 1 个，消毒冲洗器 1 个，冲洗头 1 个，带调节开关的橡皮管 1 根，弯盘 1 个，便盆 1 个，卵圆钳 1 把，水温计 1 个，干纱布若干，一次性手套 1 副，橡胶单、中单及一次性垫巾各 1 块，冲洗液 500～1000ml。常用冲洗液为 1∶5000 高锰酸钾溶液；2%～4%碳酸氢钠溶液；1%乳酸溶液；0.02%聚维酮碘溶液等。

4. 操作方法

（1）操作者衣帽鞋穿戴整齐、戴口罩、修剪指甲、洗手。

（2）核对患者，向患者解释说明实施阴道冲洗的目的、意义和方法以取得配合。注意用屏风或围帘遮挡，以保护患者隐私。

（3）嘱患者排空膀胱，协助其取膀胱截石位，臀下垫橡胶中单，协助患者脱去一侧裤腿，戴一次性手套。

（4）根据病情配制冲洗液于冲洗器内，试水温，宜在 41～43℃，将冲洗器挂于高于床面 60～70cm 处的输液架上，排出橡皮管内空气。先用右手持冲洗头，用冲洗液冲洗外阴，然后用左手将小阴唇分开，冲洗头沿阴道纵侧壁缓缓插入阴道达后穹隆部，应将冲洗头围绕宫颈上下左右轻轻移动；也可用阴道窥器暴露宫颈后再冲洗，边冲洗边不停地转动阴道窥器，冲洗干净后将阴道窥器轻轻向下按，使阴道内的残留液体流出。

（5）当冲洗液剩下 100ml 左右时，抽出冲洗头和阴道窥器，再次冲洗外阴部。然后将患者扶起坐在便盆上，使阴道内残留的液体流出。

（6）冲洗结束后，用干纱布擦干患者外阴部，撤去便盆、橡胶单、中单或一次性垫巾，协助患者穿衣裤。

（7）整理用物，洗手，记录。

5. 注意事项

（1）冲洗液温度以 41～43℃为宜，温度过低可使患者不舒适，过高则可能烫伤阴道黏膜。

（2）冲洗器与床沿的距离不超过 70cm，以免压力过大，使水流过快，液体或污物进入子宫腔或冲洗液的局部作用时间不足。

（3）对于产后 10 日或妇科手术 2 周后的患者，若出现阴道分泌物混浊、有臭味，阴道伤口愈合不良、黏膜感染坏死时可行低位冲洗，冲洗器的高度一般不超过床沿 30cm。以免污物进入宫腔或损伤阴道残端伤口。

（4）月经期及阴道有不规则出血者、产后或人工流产术后宫口未闭、宫颈癌患者有活动性出血者禁止本操作。

（5）冲洗头插入不宜过深，操作时，动作要轻柔，切勿损伤阴道黏膜和宫颈组织。

（6）必要时可用阴道窥器暴露宫颈，直视下进行冲洗能够达到更好的效果。

第 5 节 阴道或宫颈上药

案例 22-5

林女士，38 岁，诊断为外阴阴道假丝酵母菌阴道病 2 天，今日来医院门诊治疗室进行阴道上药。

问题：1. 如何为林女士做好阴道上药？

2. 阴道上药的注意事项有哪些？

阴道和宫颈上药是对阴道和宫颈局部用药，用以消除局部炎症，促进伤口愈合，应用广泛，因为操作简单，一般在妇科门诊进行，也可指导患者在家自行上药。

1. 目的 对阴道和宫颈局部用药，用以消除局部炎症，从而治疗阴道炎和宫颈炎。

2. 适应证 各种阴道炎和急慢性子宫颈炎，或术后阴道残端炎症者。

3. 用物准备 橡胶单、中单各1块或一次性垫巾1块、一次性手套1副。阴道冲洗用物1套、阴道窥器、治疗所需药品、长镊子、干棉球、无菌长棉签、带尾线的大棉球等。

4. 药品准备

（1）阴道后穹隆塞药：常用甲硝唑、制霉菌素等药片、丸剂或栓剂。

（2）局部非腐蚀性药物上药：常用1%甲紫、新霉素或氯霉素等。

（3）局部腐蚀性药物上药：常用20%～50%硝酸银溶液、20%或100%铬酸溶液。

（4）宫颈棉球上药：有止血药、抗生素等。

（5）喷雾器上药：常用药物有土霉素、磺胺嘧啶、呋喃西林、己烯雌酚等。

5. 操作方法

（1）操作者衣帽鞋穿戴整齐、戴口罩、修剪指甲、洗手。

（2）核对患者，向患者解释说明实施阴道上药的目的、意义和方法，以取得患者配合。注意用屏风或围帘遮挡，以保护患者隐私。

（3）嘱患者排空膀胱，协助患者取膀胱截石位，臀下垫一次性垫巾，协助患者脱去一侧裤腿并用治疗巾遮盖，戴一次性手套。

（4）上药前先进行阴道冲洗或擦洗，根据病情和药物的不同性状采用以下方法：

1）阴道后穹隆塞药：栓剂、片剂、丸剂可用此法。可指导患者自行放药，方法是临睡前洗净双手，戴上一次性无菌手套或无菌指套，用示指将药片推进至阴道后穹隆部。

2）局部涂擦法：液体、药膏或粉剂可用此法。用阴道窥器暴露宫颈后取无菌长棉签蘸取药液、药粉或药膏均匀涂抹于宫颈或阴道病变处。应用腐蚀性药物时，如应用20%～50%硝酸银溶液，用无菌长棉签蘸少许药液涂于宫颈病变处，再插入宫颈管内约0.5cm，稍后用生理盐水棉球擦去表面多余的药液，最后用干棉球吸干。

3）宫颈棉球上药：用阴道窥器暴露宫颈后，用卵圆钳将带有尾线的大棉球蘸药后塞于宫颈部，同时将阴道窥器轻轻退出，然后取出卵圆钳，以防退出阴道窥器时将棉球带出，将线尾端留在阴道口外，嘱患者上药12～24小时后拉尾线将棉球自行取出。

4）喷雾器上药：各种阴道用药的粉剂如土霉素、呋喃西林等药均可用喷雾器喷射，使药物粉末均匀散布于炎性组织表面。

（5）上药完毕，撤去橡胶单、中单或一次性垫巾，协助患者穿衣裤，取舒适体位。

6. 注意事项

（1）给未婚女性上药时，禁用阴道窥器，可用无菌长棉签涂抹药液。

（2）应用腐蚀性药物时，要注意保护好阴道壁及正常组织。上药前可将纱布或干棉球垫于阴道后壁以免药液下流灼伤阴道壁及正常组织。

（3）经期或子宫出血者不宜阴道给药。

（4）棉签上的棉花必须捻紧，涂药时应向同一方向转动，防止棉花落入阴道。

（5）用药期间禁止性生活。

第6节 坐 浴

案例 22-6

王女士，42岁。外阴瘙痒、疼痛，诊断为非特异性外阴炎。医嘱给予1∶5000的高锰酸钾溶液坐浴。

问题：1. 如何为王女士进行坐浴护理？

2. 坐浴的注意事项有哪些？

坐浴是通过水温及药物作用促进局部组织血液循环，减轻炎症及疼痛，使创面清洁而利于组织修复。该方法简便易行，是妇产科常用的护理技术之一。

1. 目的 清洁外阴，减轻局部的炎症及疼痛，促进局部血液循环，促进组织修复。

2. 适应证 外阴炎、阴道特异性或非特异性炎症；子宫脱垂；外阴、阴道手术的术前准备；经阴道行子宫切除术的术前准备。

3. 用物准备 坐浴盆1个，30cm高的坐浴架1个，坐浴溶液2000ml，无菌纱布数块。

4. 溶液的配制

（1）外阴阴道假丝酵母菌病 一般用2%～4%碳酸氢钠溶液。

（2）阴道毛滴虫病 常用0.5%醋酸溶液、1%乳酸溶液或1∶5000高锰酸钾溶液。

（3）萎缩性阴道炎 常用0.5%～1%乳酸溶液。

（4）外阴炎、非特异性阴道炎及外阴、阴道手术前准备 可用1∶5000的高锰酸钾溶液、1∶1000的苯扎溴铵（新洁尔灭）溶液、0. 02%聚维酮碘溶液、中成药液如洁尔阴等。

5. 操作方法

（1）操作者衣帽鞋穿戴整齐、戴口罩、修剪指甲、洗手。

（2）核对患者，向患者解释说明实施坐浴的目的、意义和方法，以取得患者配合。注意用屏风或围帘遮挡，以保护患者隐私。

（3）根据病情需要在坐浴盆中按比例配制好溶液2000ml，将坐浴盆置于坐浴架上。

（4）嘱患者排空膀胱后全臀和整个外阴部浸泡于溶液中，持续20分钟左右。坐浴过程中若水变凉，可适当加入热液以维持水温，结束后用无菌纱布或小毛巾蘸干外阴部。

（5）根据患者病情选择不同温度的坐浴溶液。①热浴：水温在41～43℃，适用于渗出性病变及急性炎症，可先熏后坐。②温浴：水温在35～37℃，适用于慢性盆腔炎、手术前准备。③冷浴：水温在14～15℃，刺激肌肉神经，改善血液循环。适用于膀胱阴道松弛、性无能等，持续2～5分钟即可。

6. 注意事项

（1）阴道流血者、月经期妇女、孕妇、产后7日内的产妇禁止坐浴。

（2）坐浴溶液严格按比例配制，浓度过高容易造成黏膜烧伤，浓度过低影响治疗效果。

（3）坐浴前应将外阴及肛门周围擦洗干净，坐浴时需将全臀和整个外阴部浸入溶液中。

（4）坐浴盆专人专用。坐浴过程中注意室温及保暖，防止受凉。

自 测 题

A_1/A_2 型题

1. 会阴擦洗的护理要点不包括（ ）

A. 擦洗动作轻稳

B. 会阴擦洗每日4次，大便后及时擦洗

C. 每擦洗1位患者，护理人员清洁双手

D. 切口感染者安排在最后擦洗，防止交叉感染

E. 擦洗顺序规范

2. 会阴冲洗时错误的操作是（ ）

A. 护士协助患者取屈膝仰卧位，暴露外阴

B. 调节好冲洗液的温度

C. 冲洗时用无菌纱布堵住肛门，避免冲洗液流入肛门
D. 冲洗时用无菌纱布堵住阴道口，以免引起逆行感染
E. 操作完毕清理用物，脱手套，洗手

3. 会阴热敷的目的不正确的是（　　）
A. 可促进血液循环
B. 刺激局部组织的生长
C. 增加白细胞的吞噬作用和组织活力
D. 有助于脓肿扩散
E. 可加速创面修复

4. 下列患者不属于阴道冲洗禁忌范围的是（　　）
A. 月经期
B. 妊娠期
C. 产后或人工流产术后子宫颈内口未闭
D. 阴道出血者
E. 宫颈癌患者无活动性出血者

5. 有关阴道宫颈上药的方法正确的是（　　）
A. 经期可行宫颈上药
B. 宫颈棉球上药法嘱患者12～24小时后取出棉球
C. 上药期间可以性生活
D. 丸剂、片剂上药都用的是喷洒法
E. 纳入法一般在清晨刚醒时放入药物

6. 毕女士，会阴侧切术分娩，产后第4天，伤口红肿、疼痛、流脓。不正确的处理是（　　）
A. 嘱健侧卧位
B. 切开引流
C. 会阴擦洗
D. 坐浴
E. 红外线照射

7. 某女士，40岁，患滴虫性阴道炎，指导患者进行会阴坐浴，操作不正确的是（　　）
A. 液体量约为2000ml
B. 水温约为42℃
C. 坐浴前需排空膀胱
D. 选用药物为4%碳酸氢钠
E. 浸泡20～30分钟

A_3/A_4型题

（8～10题共用题干）

患者，已产妇女，35岁，外阴奇痒，坐卧不安。妇检：阴道内白带多，呈白色豆渣样，处女膜缘有白色膜状物。

8. 其疾病诊断，首先考虑（　　）
A. 阴道假丝酵母菌病
B. 萎缩性阴道炎
C. 滴虫性阴道炎
D. 淋病
E. 非特异性阴道炎

9. 该妇女行坐浴，适宜的药液是（　　）
A. 1%乳酸　　B. 2%～4%碳酸氢钠
C. 0.5%醋酸　　D. 1：5000高锰酸钾
E. 食醋

10. 坐浴时，药液的温度一般应控制在（　　）
A. 21～25℃　　B. 41～43℃
C. 48～51℃　　D. 51～53℃
E. 31～33℃

（郑昌婧）

第23章 妇产科常用特殊检查及护理配合

案例 23-1

患者，女，36 岁，G_4P_2。因阴道分泌物过多、色黄 6 个月就诊，患者自述偶感外阴瘙痒。妇科检查发现宫颈外口呈糜烂样改变，有较多脓性分泌物，触之易出血。

问题：1. 你认为该患者应做哪些检查？

2. 简述子宫颈癌筛查的护理要点。

第 1 节　阴道分泌物检查

阴道分泌物由阴道黏膜渗出物、子宫颈管和子宫内膜腺体分泌物混合组成，俗称“白带”。阴道分泌物检查是妇科临床最常用的检查项目。其适用于阴道炎或子宫颈炎患者的辅助诊断。

（一）检查方法

1. 患者排空膀胱后，取膀胱截石位。

2. 对于已婚妇女，用阴道窥器暴露阴道及宫颈后，常用棉拭子于阴道后穹隆、阴道深部或宫颈管口取分泌物送检；无性生活者可取外阴部分泌物。

3. 检查内容有 pH 测定、病原菌检查和清洁度检查。①pH 测定：采用 pH 试纸测定阴道分泌物的酸碱度。②病原菌检查：取两张分别滴有生理盐水和 10%氢氧化钾的玻片，将阴道分泌物涂于玻片上，混匀后行显微镜检查。另外，疑诊淋病奈瑟球菌感染常用涂片法或培养法，怀疑衣原体感染常用酶联免疫吸附试验或核酸检测法。③清洁度检查：在高倍镜下判断白细胞、上皮细胞、阴道杆菌及杂菌的多少，划分清洁度，共分Ⅳ度。

（二）护理配合

1. 月经期或阴道异常出血时避免检查。
2. 取分泌物前 24～48 小时避免性生活、阴道冲洗或局部用药。
3. 取分泌物时阴道窥器用生理盐水润滑。
4. 分泌物取出后及时送检，并注意保暖，否则低温会影响滴虫检出率。
5. 嘱患者及时反馈检查结果。

（三）结果判断

1. pH 测定　正常阴道 pH 为 3.8～4.4。外阴阴道假丝酵母菌感染常见 pH＜4.5，滴虫性阴道炎及细菌性阴道病患者均可见 pH＞4.5。

2. 病原菌检查　显微镜检查时，如玻片上找到波纹状运动的虫体及被推移的白细胞或上皮细胞，考虑滴虫感染；玻片可见芽孢和假菌丝，考虑外阴阴道假丝酵母菌病；若找到线索细胞或胺试验阳性，考虑细菌性阴道病。

3. 清洁度检查 清洁度Ⅰ度、Ⅱ度为正常，Ⅲ度提示炎症，Ⅳ度提示阴道炎症较严重。仅有清洁度降低而未发现病原体时，考虑非特异性阴道炎。

第2节 生殖道脱落细胞学检查

女性生殖道细胞包括阴道、宫颈、子宫及输卵管的上皮细胞，以阴道上段、宫颈阴道部上皮细胞为主。其中，阴道上皮细胞受卵巢激素的影响会出现周期性的改变，妊娠期亦有影响。因此，生殖道脱落细胞学检查既可判断女性体内性激素水平变化，又可协助诊断生殖道各部位的恶性病变。但该检查只能作为恶性疾病的初步筛查，也无法定位，需要进一步行组织学检查才能确诊。临床上广泛用于宫颈癌的早期筛查及生殖道感染、异常子宫出血、闭经等疾病的辅助诊断。

（一）检查方法

嘱患者排空膀胱后取膀胱截石位；用阴道窥器充分暴露宫颈及阴道。

1. 阴道涂片 了解卵巢或胎盘功能。用木质刮板于阴道侧壁上1/3轻轻刮取浅层细胞，薄而均匀地涂在玻片上，固定后送检。对无性生活者，可用生理盐水浸湿的消毒棉签伸入阴道取材。

2. 宫颈刮片 用于早期宫颈癌筛查。以宫颈管外口为圆心，用木质刮板在鳞-柱上皮交界处轻刮1周，然后均匀涂于玻片上并固定送检。如白带过多，应先用无菌干棉球轻轻拭去。该法制片效果不佳。

3. 宫颈刷片 先擦净宫颈表面分泌物，将专用的“细胞刷”置于宫颈管内，达宫颈管外口上方1cm左右，旋转“细胞刷”数圈后取出，将小刷子上的标本均匀涂于玻片上或洗脱于保存液中。薄层液基细胞学检查（TCT）制备的单层细胞涂片在临床应用多，且制片效果好，易观察。该技术一次取样可重复制片并可供做HPV检测。

4. 宫腔吸片 筛查宫腔内恶性病变。用直径1～5mm的不同型号塑料管，一端连于无菌注射器，另一端用镊子送入宫腔至宫底，然后轻轻抽吸注射器同时上下左右转动塑料管，将吸出物涂片、固定并送检。注意取出吸管时停止抽吸，以免混入宫颈管内容物。也可用宫腔灌洗法，以10ml生理盐水洗涤宫腔并收集、离心洗涤液后取沉渣涂片并送检。

（二）护理配合

1. 月经期及生殖器官急性炎症期避免检查。
2. 取材前24小时禁性生活、阴道冲洗及上药。
3. 操作动作轻柔，避免出血。
4. 取材后标本立即用95%乙醇固定，做好标记送检。
5. 检查后评估患者阴道出血情况，嘱患者如有不适告知医生。
6. 嘱患者及时反馈检查结果，以免耽误治疗。

（三）宫颈细胞学检查结果判断

宫颈细胞学检查是宫颈癌筛查的主要方法。临床细胞学诊断的报告方式主要为巴氏五级分类法和贝塞斯达报告系统（TBS）分类法。巴氏五级分类法：巴氏Ⅰ级（正常）、巴氏Ⅱ级（炎症）、巴氏Ⅲ级（可疑癌）、巴氏Ⅳ级（高度可疑癌）、巴氏Ⅴ级（癌）。TBS系统是近年来提出的描述性细胞病理学诊断的报告方式，也是世界卫生组织积极提倡的规范细胞学诊断方式。巴氏分级法已逐步被TBS分类法所取代。

第3节 女性生殖器官活组织检查

一、宫颈局部活组织检查

宫颈局部活组织检查是诊断子宫颈癌及癌前病变的必需步骤。

（一）检查方法

1. 患者排空膀胱后取膀胱截石位；常规消毒外阴，铺无菌巾。
2. 用阴道窥器暴露宫颈，用干棉球擦净宫颈黏液及分泌物，局部消毒。
3. 用活检钳在宫颈外口鳞–柱上皮交界处3时、6时、9时、12时处或特殊病变处取材，然后固定、标记部位后送检。已明确宫颈癌诊断，只为确定病理类型或浸润程度时可单点取材。为提高取材准确性，可在阴道镜检查指引下行定位活检，或在宫颈阴道部涂以碘溶液，选择不着色区取材。
4. 取材后宫颈局部用带尾线纱布压迫止血。
5. 取出组织固定，做好标记后及时送检。

（二）护理配合

1. 急性或亚急性生殖道炎症、月经期、异常子宫出血及血液病患者有出血倾向时不宜手术。
2. 向患者介绍检查的目的、过程，取得患者的配合。
3. 术中观察患者反应并给予安慰、鼓励。
4. 告知患者手术12小时后自行取出带尾线纱布。
5. 嘱患者保持会阴部清洁干燥。
6. 术后1个月禁止盆浴、性生活及阴道冲洗。
7. 告知患者如阴道出血量超过月经量，应立即就诊。

二、诊断性宫颈锥切术

诊断性宫颈锥切术是对子宫颈局部活检诊断不满意时实施的补充诊断手段。不是宫颈癌及癌前病变诊断必需步骤。

（一）检查方法

1. 麻醉下患者取膀胱截石位；消毒外阴，铺无菌巾；导尿。
2. 用阴道窥器暴露阴道、宫颈、宫颈外口并消毒。用宫颈钳钳夹宫颈前唇向外牵拉，宫颈涂碘溶液。在碘不着色区外0.5cm处，以尖刀在宫颈表面做环形切口，深度约0.2cm，包括宫颈上皮及少许皮下组织。再按30°～50°向内深入1～2.5cm做宫颈锥形切除，具体切除深度依病变深度及组织学类型而定。患者也可采用宫颈环形电切除术（LEEP），此时要避免热损伤影响病理结果。
3. 切除组织在12时处做标记，装瓶固定并送检。
4. 创面以无菌纱布压迫止血；有动脉出血时应缝扎止血，也可加用吸收性明胶海绵或止血粉止血。
5. 切口缝合，术毕探查宫颈管。

（二）护理配合

1. 急性或亚急性生殖道炎症、月经期、妊娠期、异常子宫出血及患血液病有出血倾向者不宜手术。
2. 为患者预约合适手术时间，一般在月经干净后3～7日为宜。
3. 术中不宜用电刀、激光刀，以免破坏组织而影响诊断。
4. 评估患者术中阴道出血情况，嘱患者手术24小时后自行取出止血用无菌纱布。
5. 术后保持会阴清洁，遵医嘱使用抗生素预防感染。

6. 告知患者术后休息3天，禁性生活及盆浴2个月。

7. 术后6周门诊复查，探查有无宫颈管狭窄。

三、诊断性刮宫术

诊断性刮宫术是刮取子宫内膜及病变组织进行病理检查的方法，简称诊刮。用于诊断宫腔疾病如子宫异常出血、子宫内膜癌等。怀疑同时存在宫颈管病变者，需行分段诊断性刮宫。

（一）检查方法

1. 宫颈内口较紧者给予镇痛、局部麻醉或静脉麻醉。

2. 患者排尿后取膀胱截石位；双合诊查清子宫大小、位置；消毒外阴，铺无菌巾。

3. 用阴道窥器暴露阴道、宫颈、宫颈外口并消毒。用宫颈钳钳夹宫颈前唇，用探针探查宫腔后，用刮匙置于宫底，自宫底向宫颈方向，沿宫壁全面刮取子宫内膜，避免来回刮，刮出内膜固定后标明取材部位并送检。

4. 分段诊挂时，暂不探查宫腔深度，先用小刮匙刮取宫颈内组织，然后再刮宫腔，刮出组织分别固定、送检。

（二）护理配合

1. 急性、亚急性生殖器炎症或盆腔炎性疾病不宜诊刮。

2. 提前为患者预约合适的检查日期。如判断卵巢排卵和黄体功能，应预约在月经前1～2日或月经来潮后6小时内；疑诊子宫内膜不规则脱落者，预约在月经第5～7日取材。

3. 术中观察患者生命体征及腹痛情况，及早发现并配合医生处理出血、穿孔等异常。

4. 指导患者术中疼痛时做深呼吸等放松动作。

5. 术后患者留观1小时，注意观察患者腹痛及出血情况。

6. 嘱患者保持会阴清洁，给予抗生素3～5日口服，以防感染。

7. 告知患者禁止盆浴及性生活2周。

第4节 经阴道后穹隆穿刺术

直肠子宫陷凹是女性直立时腹腔最低点，腹腔内如有积血、积液、积脓易积存于此处。阴道后穹隆紧贴直肠子宫陷凹。经阴道后穹隆穿刺术是用穿刺针经阴道后穹隆刺入直肠子宫陷凹，抽取积存液体进行检查的方法。可协助诊断腹腔内出血、盆腔积液。另外，也可进行取卵、引流或局部注药治疗等。

（一）检查方法

1. 患者排空膀胱后取膀胱截石位；消毒外阴，铺无菌巾。

2. 用阴道窥器暴露阴道、阴道后穹隆并消毒。用宫颈钳夹持宫颈后唇往上提拉，充分暴露阴道后穹隆，再次消毒后以22号长针头连接5ml或10ml注射器，于后穹隆中央平行宫颈管穿刺，进针约2cm有落空感后开始抽吸。若无液体抽出，可以边抽吸边退针，必要时调整针头方向。

3. 拔针后穿刺点如有活动性出血，应以无菌棉球压迫片刻止血，出血停止后取出阴道窥器。抽出物做好标记，及时送检。

（二）护理配合

1. 盆腔严重粘连、怀疑恶性肿瘤、异位妊娠非手术治疗等不宜行穿刺术。

2. 术中观察患者生命体征及不适症状，如腹部剧痛等。

3. 术后抽出血液如颜色暗红，放置 6 分钟以上不凝固为腹腔内出血，但未抽出血液不能完全排除腹腔内出血。

4. 嘱患者术后半卧位休息，保持外阴清洁。

5. 需急诊手术者配合医生抢救休克，尽快做好术前准备。

第 5 节　输卵管通畅检查

输卵管通畅检查用于确定宫腔、输卵管的形态及输卵管畅通程度。常用方法有输卵管通液术、子宫输卵管造影术，前者兼有一定治疗作用。随着妇产科内镜技术的普及，腹腔镜、宫腔镜直视下通液检查得到广泛应用。

（一）检查方法

1. 患者排尿后取膀胱截石位；双合诊查清子宫大小、位置；消毒外阴，铺无菌巾。

2. 用阴道窥器充分暴露并消毒阴道及宫颈。用宫颈钳钳夹并固定宫颈前唇，沿宫腔方向置入宫颈导管，将其用 Y 形管与压力表及注射器相连。

3. 排气后用注射器向宫腔缓慢推注生理盐水或抗生素溶液，注意压力不超过 160mmHg。推注过程中观察有无阻力、液体反流，患者有无腹痛等。如注射液体有阻力，略加压时又能继续注入，说明患者有轻度输卵管粘连已被分离，此时患者会略感腹痛。

4. 输卵管造影术时通过导管注入造影剂，再行 X 线透视摄片或三维超声实时观察记录。

（二）护理配合

1. 急性、亚急性生殖器炎症或盆腔炎性疾病，月经期，严重全身性疾病等患者不宜检查。

2. 碘过敏者禁做子宫输卵管碘油造影。

3. 提前预约检查时间，以月经干净后 3～7 日为宜。

4. 术前 3 日禁止性生活，检查前 30 分钟给予阿托品 0.5mg 肌内注射解痉。

5. 输卵管通液术时将生理盐水加热至体温水平，避免低温刺激输卵管发生痉挛。

6. 输卵管造影时观察患者有无呛咳等油栓表现，有异常及早报告医生。

7. 检查后卧床留观 30 分钟。

8. 遵医嘱给予抗生素预防感染。

9. 嘱患者保持会阴清洁，禁止盆浴及性生活 2 周。

第 6 节　妇产科内镜检查

一、阴道镜检查

阴道镜检查是利用阴道镜将充分暴露的局部组织放大 10～40 倍，以便于观察上皮结构及血管形态，发现微小病变，必要时指导可疑病变部位的活组织检查。该检查主要用于阴道及宫颈疾病诊断，也可用于观察外阴、会阴体及肛周皮肤的病变情况。

（一）检查方法

1. 患者排尿后取膀胱截石位。

2. 用阴道窥器暴露宫颈后以棉球擦净宫颈分泌物。调整阴道镜和检查台，使阴道镜物镜距阴道口15～20cm，并对准宫颈或病变部位，打开光源，调节焦距至成像清晰。

3. 在白光下用10倍镜观察宫颈情况，然后逐渐增大倍数。

4. 精密观察时可分别用3%醋酸棉球、复方碘溶液涂擦宫颈表面后观察。醋酸试验时，醋酸白出现越快，持续时间越长，通常病变级别越高；碘试验中，不着色区病变可能性大。必要时加上绿色滤光镜片精密观察血管。

5. 在可疑病变部位或醋酸试验及碘试验异常部位取材送检。

（二）护理配合

1. 对于急性、亚急性生殖器炎症或盆腔炎性疾病，应治疗后再行检查，避开阴道出血期。

2. 检查前24小时内避免性生活、阴道冲洗或上药。

3. 术中观察患者反应，嘱患者如有不适，立即告知医生。

4. 嘱患者保持外阴清洁，适当休息，避免剧烈活动。

5. 禁止性生活及盆浴1周。

二、宫腔镜检查

宫腔镜检查是用膨宫介质扩开宫腔，并将光导玻璃纤维镜插入宫腔内，直视观察宫颈管、宫颈内口、宫腔及输卵管开口，并对可疑病变组织取材活检。同时，也可在宫腔镜下直接手术治疗。

（一）检查方法

1. 患者排尿后取膀胱截石位；消毒外阴，铺无菌巾。

2. 用阴道窥器充分暴露并消毒阴道及宫颈，宫颈表面涂抹局部浸润性麻醉药，以松弛宫颈。用宫颈钳钳夹固定宫颈，用探针确定宫腔大小及方向，用扩宫棒扩张宫颈管至大于镜体外鞘半号。

3. 接通液体膨宫泵，调节压力后排空气体，将宫腔镜缓缓插入宫腔，调节液体流量使宫腔内达到合适压力，扩张宫腔。

4. 移动镜体先观察宫腔全貌，包括宫底、宫腔前后壁、输卵管开口；退出过程中观察宫颈内口及宫颈管情况。

（二）护理配合

1. 急性、亚急性生殖器炎症，心、肝、肾衰竭急性期，宫颈损伤影响扩宫或膨宫等患者不宜检查。

2. 提前预约检查时间，以月经干净后3～7日为宜。

3. 拟行宫腔镜手术者，常用硬膜腔外麻醉或静脉麻醉，术前禁食6～8小时。

4. 操作中观察患者异常表现，及早发现出血、穿孔、过度水化综合征等并发症，并协助医生处理。

5. 常用膨宫液有5%葡萄糖液、生理盐水及5%甘露醇。为防膨宫液流出浸染衣物，患者应提前备好卫生巾。

6. 检查后留观30分钟，如无不适症状，经医生同意后方可离开。

7. 遵医嘱给予抗生素预防感染。

8. 嘱患者保持会阴清洁，禁止盆浴及性生活2周。

三、腹腔镜检查

腹腔镜检查是将接有冷光源的腹腔镜自腹壁插入腹腔，连接摄像系统，通过监视屏幕观察盆、腹腔脏器，必要时取材送病理检查，完成疾病诊断或手术治疗。腹腔镜手术作为一种微创手术方式，手术范畴不断扩大，已经广泛用于妇科疾病的诊疗过程。

（一）检查方法

1. 患者排尿后取膀胱截石位；消毒腹部，铺无菌巾；导尿；必要时消毒外阴及阴道，放举宫器（无性生活史者不用）。

2. 局部浸润麻醉后，根据套管针外鞘直径切开脐下拟穿刺点处皮肤。提起腹壁，气腹针垂直腹壁皮肤刺入腹腔，连接自动 CO_2 气腹机缓慢充气，充气 1L 后调整患者体位为头低臀高位，继续充气至腹腔内压力达 12～15mmHg，拔去气腹针。

3. 提起腹壁，用套管针垂直皮肤从切开处穿刺，穿刺进入腹腔后去除套管针针芯，打开摄像系统及冷光源，将腹腔镜自套管针针鞘置入腹腔，可见盆腔视野后连接 CO_2 气腹机。

4. 按顺序检查盆腔、腹腔，根据检查结果进行可疑病变部位取材或手术等操作。

5. 操作结束后，取出腹腔镜，排出腹腔内 CO_2，取出套管针针鞘并缝合穿刺口。

（二）护理配合

1. 严重心脑血管疾病、肺功能不全、严重凝血功能障碍、绞窄性肠梗阻、严重腹壁疝或膈疝、腹腔内大出血者不宜检查。

2. 术前肠道、阴道、皮肤准备同妇科腹部手术，应注意清洁脐孔。

3. 操作中帮助患者调整体位为头低臀高位，倾斜度以 15°～25°为宜，以使肠管上滑至腹部，暴露盆腔视野。

4. 术后常规留置尿管 24 小时，做好尿管及其他引流管护理。

5. 穿刺口以无菌创可贴覆盖，观察穿刺口感染征象，并遵医嘱给予抗生素预防感染。

6. 指导患者术后平卧 24～48 小时，避免残留 CO_2 气体上移引起上腹部不适及肩痛，可床上翻身，必要时可抬高床尾缓解不适。

7. 禁止盆浴及性生活 2 周。

自 测 题

A_1/A_2 型题

1. 关于阴道分泌物检查的护理配合，下列说法错误的是（　　）
   A. 应避开月经期
   B. 取分泌物前 24～48 小时避免性生活、阴道冲洗或局部用药
   C. 患者取膀胱截石位
   D. 阴道窥器用生理盐水润滑
   E. 样本冷藏送检
2. 关于诊断性宫颈锥切术，下列说法错误的是（　　）
   A. 准确率更高，可取代宫颈局部活组织检查
   B. 一般在月经干净后 3～7 日手术
   C. 术中不宜用电刀、激光刀，以免破坏组织而影响诊断
   D. 切除组织在 12 时处做标记后固定送检
   E. 禁性生活及盆浴 2 个月
3. 分段诊断性刮宫的刮取顺序是（　　）
   A. 宫颈外口、宫颈内口、宫腔
   B. 宫颈内口，宫颈外口、宫腔
   C. 宫腔、子宫颈管
   D. 子宫颈管、宫腔
   E. 子宫所有部位一次刮完
4. 下列疾病的诊断不宜采用诊断性刮宫的是（　　）
   A. 异常子宫出血　B. 子宫内膜癌
   C. 子宫内膜结核　D. 不孕症
   E. 慢性盆腔炎
5. 子宫内膜异位症最佳的检查方式是（　　）
   A. B 超检查　B. 阴道镜检查
   C. 宫腔镜检查　D. 腹腔镜检查
   E. 以上均可
6. 阴道镜检查不能用于下列部位疾病诊断的是（　　）
   A. 外阴　B. 阴道
   C. 宫颈　D. 宫腔
   E. 肛周
7. 腹腔镜检查禁忌证不包括（　　）
   A. 严重凝血功能障碍　B. 绞窄性肠梗阻
   C. 严重腹壁疝或膈疝　D. 腹腔内大出血

E. 子宫内膜异位症

8. 患者，女，36 岁。因外阴奇痒并伴阴道分泌物过多 2 日来院就诊。首选检查是（　　）

A. 阴道分泌物检查　B. 宫颈刮片

C. 宫颈活组织检查　D. 诊断性刮宫

E. 阴道镜检查

9. 患者，女，28 岁，已婚。疑诊输卵管妊娠破裂，血压 85/60mmHg。首选的检查是（　　）

A. 诊断性刮宫　B. 阴道后穹隆穿刺术

C. 阴道镜检查　D. 宫腔镜检查

E. 腹腔镜检查

10. 患者，女，38 岁，G_3P_2。人流手术后疑有妊娠产物残留，拟行宫腔镜检查。下列说法错误的是（　　）

A. 宫颈损伤影响扩宫或膨宫时，不宜检查

B. 以月经干净后 3～7 日检查为宜

C. 常见并发症有出血、穿孔、过度水化综合征等

D. 遵医嘱给予抗生素预防感染

E. 禁盆浴、性生活 2 个月

11. 患者，女，28 岁。已婚 3 年不孕，患者自述有慢性盆腔炎。妇科检查示后位子宫，活动差；基础体温呈双相型。拟行输卵管通畅检查。以下关于该检查的护理配合说法错误的是（　　）

A. 月经干净后 3～7 日进行

B. 检查前 3 日禁性生活

C. 检查前 30 分钟给予阿托品肌内注射

D. 碘过敏者禁做输卵管碘油造影

E. 术后禁盆浴性生活 1 个月

A_3/A_4 型题

（12、13 题共用题干）

患者，女，40 岁，已婚。单位组织体检。行宫颈刮片细胞学检查以筛查宫颈癌。

12. 宫颈刮片细胞学检查的注意事项错误的是（　　）

A. 检查应避开月经期

B. 急性炎症期应尽快检查以免耽误病情

C. 取材前 24 小时禁性生活及阴道冲洗

D. 取材时患者应排空膀胱

E. 阴道窥器应用生理盐水润滑

13. 如该患者需进一步确诊是否为宫颈癌，应选择（　　）

A. 妇科检查

B. 阴道分泌物细胞学检查

C. 宫颈局部活组织检查

D. 诊断性刮宫

E. 阴道后穹隆穿刺术

（14、15 题共用题干）

患者，女，32 岁，G_1P_0。因人工流产后进行性痛经 2 年就诊。患者自述平素月经规律，既往无痛经。妇科检查示子宫后位，活动差，宫侧扪及数个结节。疑诊子宫内膜异位症。

14. 患者首选的辅助检查是（　　）

A. 诊断性刮宫　B. 阴道后穹隆穿刺

C. 阴道镜检查　D. 宫腔镜检查

E. 腹腔镜检查

15. 检查过程中，患者主要采用的体位是（　　）

A. 平卧位　B. 侧卧位

C. 俯卧位　D. 臀高头低位

E. 头高臀低位

（徐雅轲）

参考文献

安力彬，陆虹，2022. 妇产科护理学. 7版. 北京：人民卫生出版社.

李耀军，2020. 妇产科护理学. 3版. 北京：科学出版社.

单伟颖，黎梅，2018. 妇产科护理. 2版. 北京：科学出版社.

时春艳，李博雅，2014. 新产程标准及处理的专家共识（2014）. 中华妇产科杂志，（7）：486.

王丽君，2020. 妇科护理学. 北京：人民卫生出版社.

夏海鸥，2019. 妇产科护理学. 4版. 北京：人民卫生出版社.

谢幸，孔北华，段涛，2018. 妇产科学. 9版. 北京：人民卫生出版社.

中国妇幼保健协会助产士分会，中国妇幼保健协会促进自然分娩专业委员会，2020. 正常分娩临床实践指南. 中华围产医学杂志，55（6）：371-375.

中国抗癌协会妇科肿瘤专业委员会，2021. 妊娠滋养细胞疾病诊断与治疗指南（2021 年版）. 中国癌症杂志，31（6）：520-532.

中国新生儿复苏项目专家组，2016. 中国新生儿复苏指南（2016年北京修订）. 中华围产医学杂志，19（7）：481-486.

中国优生科学协会肿瘤生殖学分会，中国医师协会微无创医学专业委员会妇科肿瘤专委会，2020. 妊娠期卵巢肿瘤诊治专家共识（2020）. 中国实用妇科与产科杂志，36（5）：432-440.

中华医学会妇产科学分会妇科盆底学组，2020. 盆腔器官脱垂的中国诊治指南（2020年版）. 中华妇产科杂志，55（5）：300-306.

自测题参考答案

第 1 章

1. D　2. B　3. C　4. E　5. B　6. E　7. C　8. D　9. C　10. E　11. B　12. A

第 2 章

1. D　2. C　3. C　4. A　5. C　6. E　7. B　8. B　9. D　10. B　11. E　12. E　13. D　14. B　15. E

第 3 章

1. D　2. A　3. E　4. A　5. B　6. E　7. D　8. B　9. A　10. B　11. B　12. C　13. D　14. E　15. B　16. E　17. B　18. C　19. A

第 4 章

1. D　2. A　3. B　4. C　5. D　6. A　7. A　8. A　9. D　10. C　11. A　12. B　13. A　14. A　15. A　16. B　17. C

第 5 章

1. A　2. E　3. C　4. C　5. C　6. B　7. E　8. C　9. E　10. A　11. E　12. C　13. A　14. E　15. E　16. A　17. D　18. D　19. D

第 6 章

1. E　2. D　3. C　4. A　5. C　6. E　7. C　8. B　9. A　10. C　11. C　12. D　13. B　14. E

第 7 章

1. A　2. B　3. E　4. D　5. B　6. A　7. D　8. C　9. E　10. A　11. A　12. C　13. C

第 8 章

1. D　2. E　3. D　4. C　5. C　6. E　7. C　8. C　9. E　10. A　11. D　12. A　13. D　14. D　15. E

第 9 章

1. E　2. D　3. B　4. C　5. A　6. D　7. A　8. D　9. C　10. C　11. D　12. C　13. C

第 10 章

1. C　2. A　3. A　4. B　5. E　6. E　7. C　8. C　9. E　10. D　11. B　12. D　13. D

第 11 章

1. E　2. A　3. A　4. B　5. B　6. A　7. D　8. D　9. A

第 12 章

1. D　2. E　3. C　4. B　5. C　6. E　7. B　8. D　9. A　10. B　11. E

第 13 章

1. D　2. A　3. B　4. A　5. D　6. A　7. C　8. C　9. E

第 14 章

1. E　2. B　3. E　4. E　5. D　6. D　7. E　8. D　9. B　10. C　11. A　12. B　13. B　14. C　15. B

第 15 章

1. A　2. D　3. B　4. D　5. D　6. D

第 16 章

1. C　2. E　3. C　4. D　5. B　6. B　7. B　8. B　9. C　10. D　11. C　12. D

第 17 章

1. E　2. E　3. C　4. D　5. D　6. E　7. D　8. B　9. A　10. C　11. C　12. D　13. B　14. A

第 18 章

1. A　2. C　3. B　4. D　5. A　6. C　7. A　8. B

第 19 章

1. C　2. B　3. E　4. A　5. C　6. C　7. B

第 20 章

1. A　2. C　3. B　4. C　5. B　6. C　7. D　8. A　9. D　10. B　11. E

第 21 章

1. D　2. D　3. E　4. B　5. A　6. D　7. D　8. A　9. C　10. B

第 22 章

1. B　2. C　3. D　4. E　5. B　6. D　7. D　8. A　9. B　10. B

第 23 章

1. E　2. A　3. D　4. E　5. D　6. D　7. E　8. A　9. B　10. E　11. E　12. B　13. C　14. E　15. D